臨床試験と治験	1
臨床試験と倫理	2
医薬品と特殊領域における開発フェーズ	3
医療統計学と臨床試験成績の読み方	4
治験薬	5
医薬品・医療機器の製造販売承認	6
海外の臨床試験	7
臨床試験に参加するには	8
臨床試験プロトコル	9
臨床試験を支援する職種と業務	10
臨床試験に関連する法的諸問題	11
臨床試験に関係する略語集	
セルフ・アセスメント	
巻末資料	
索引	

臨床試験のABC

監修　高久史麿
編集　岩砂和雄　矢崎義雄　西岡　清
　　　橋本信也　飯沼雅朗　伊藤澄信

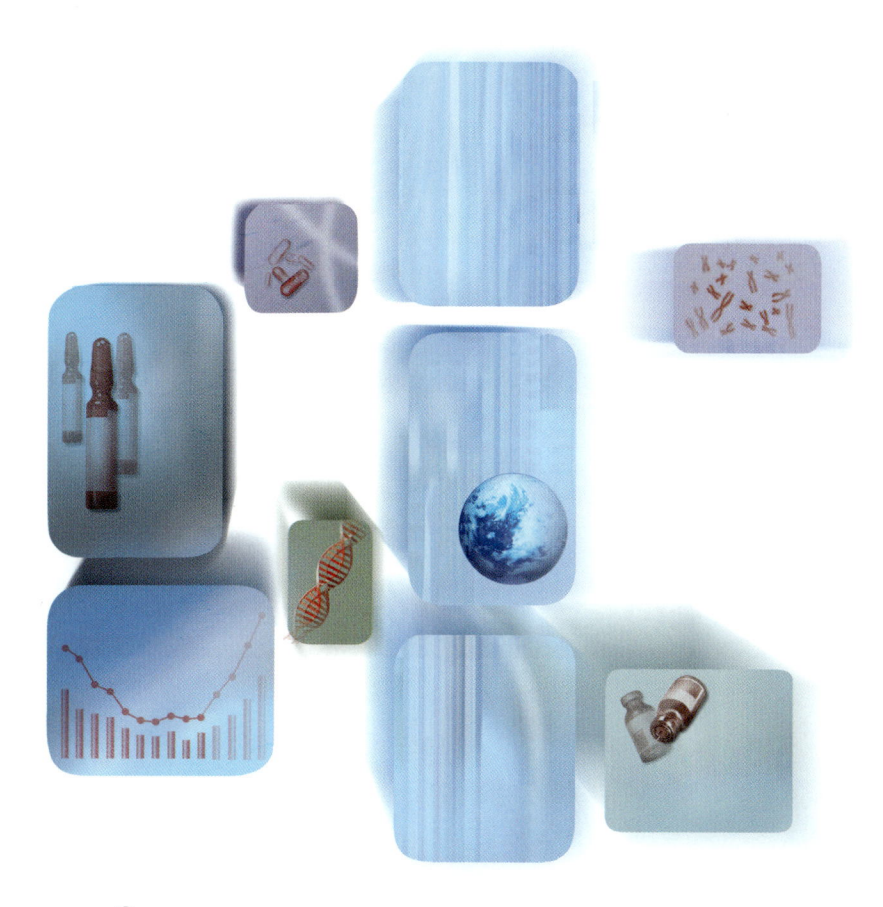

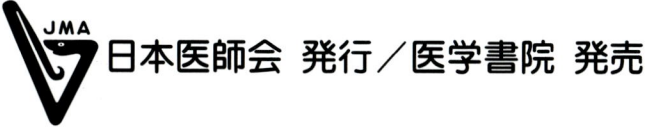

日本医師会 発行／医学書院 発売

臨床試験と治験

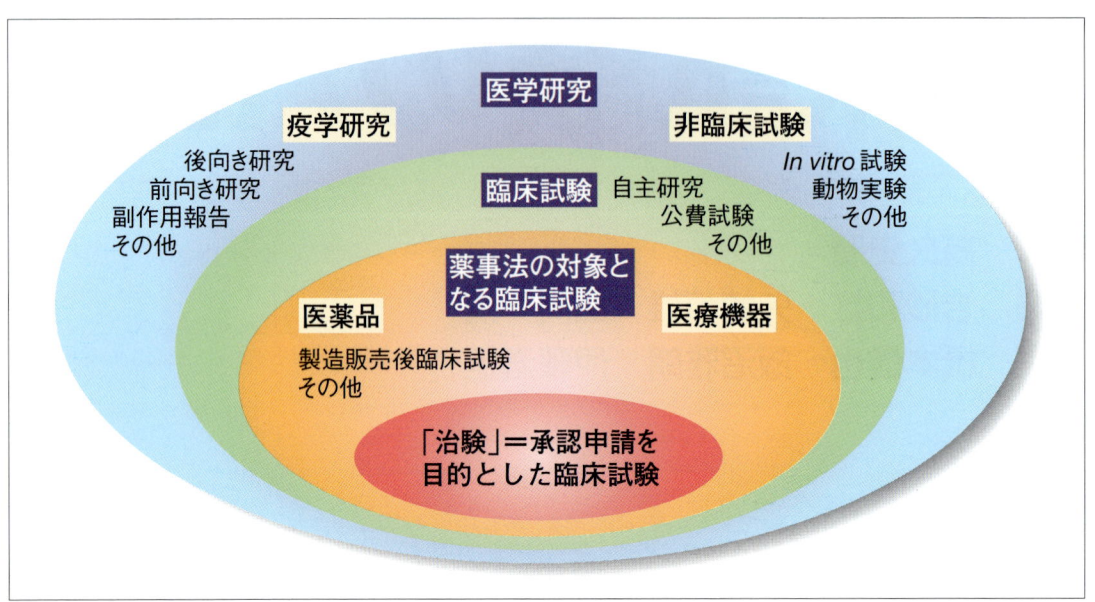

図中テキスト：
- 医学研究
- 疫学研究：後向き研究、前向き研究、副作用報告、その他
- 非臨床試験：In vitro試験、動物実験、その他
- 臨床試験：自主研究、公費試験、その他
- 薬事法の対象となる臨床試験：医薬品、医療機器、製造販売後臨床試験、その他
- 「治験」＝承認申請を目的とした臨床試験

図提供：佐瀬一洋（順天堂大学大学院教授・臨床薬理学）

　医学研究のうち，疫学研究および非臨床試験を除いたものが臨床試験である．このうち薬事法上の製造販売承認申請のための試験が治験である．

　治験の実施にあたっては，薬事法，医薬品の臨床試験の実施の基準（GCP）および治験実施計画書を遵守しなければならない．

　GCPは，医薬品については平成9（1997）年，医療機器については平成17（2005）年に厚生労働省令として定められた．現在は，製薬企業や医療機器企業だけでなく，医師が治験の企画立案・実施を行う，いわゆる医師主導治験が実施可能となっている．

大規模治験ネットワーク

　日本国内での治験実施件数の減少などへの対策に取り組む全国治験活性化3カ年計画を受けて，日本医師会は，治験実施基盤の整備を目的とする治験推進研究事業を実施するために平成15（2003）年に治験促進センターを設置した．この活動にあたっては，全国から治験に意欲・関心のある医療機関の参加を募り，大規模治験ネットワークを構築したうえで活動している．

　この大規模治験ネットワークは，全都道府県から構成されており，病院のみならず診療所の登録も増えている．

臨床試験の重要性

■ EBMの基盤をつくる臨床試験の重要性

① 患者が示す症状，症候だけでなく，科学的なエビデンスに基づいた，質が担保された医療の提供

② 患者が無駄の少ない，より良質な医療を受けるための公平性が確保される

③ EBMのエビデンスは，病態生理的な妥当性のみからではなく，臨床試験により臨床に使ったときの効果からつくられる

■ 一般臨床医による臨床試験の重要性

① 従来主に臨床試験が行われていた大学病院を中心とした教育研究病院では，症例登録数の不足，選り抜きによるバイアスの存在が指摘されている

② 一般臨床病院，診療所では症例が豊富で，その背景因子や地域を含めて網羅的であり，そこから得られた結果はそのまま一般集団に適用が可能となる大きな利点がある

③ また，迅速な登録が実施されて脱落例も少なく，臨床試験の質向上に大きな貢献が期待される

　医師が患者にとって最適で効率的な医療を選択するための科学的根拠となるエビデンスは，病態生理に基づいた妥当性を追求することだけで生まれるものではなく，治療を実際に患者に適用した結果から初めて生まれてくることが多い．この臨床結果を導き出してエビデンスとして確立するのが臨床試験である．

　臨床医が臨床試験に参加することには2つの意義がある．それは，「臨床医の参加により臨床試験の質が向上すること」と「臨床医の資質そのものを向上させる大きなインパクトになりうること」である．

■ わが国における治験届の推移

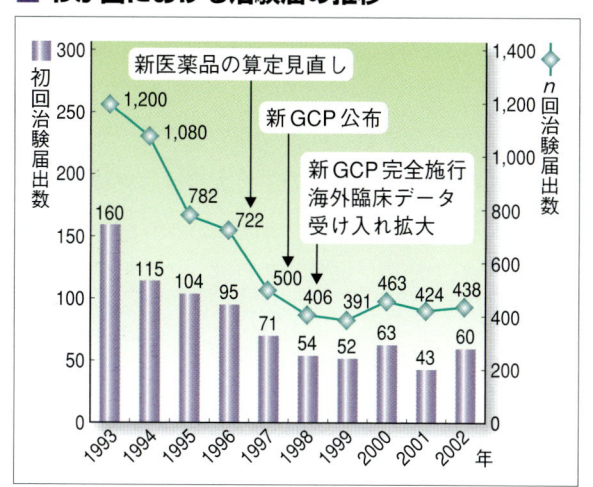

■ 大規模治験ネットワーク

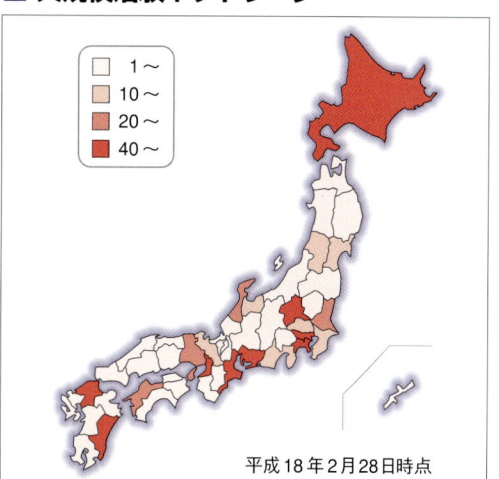

平成18年2月28日時点

医薬品開発と試験の種類

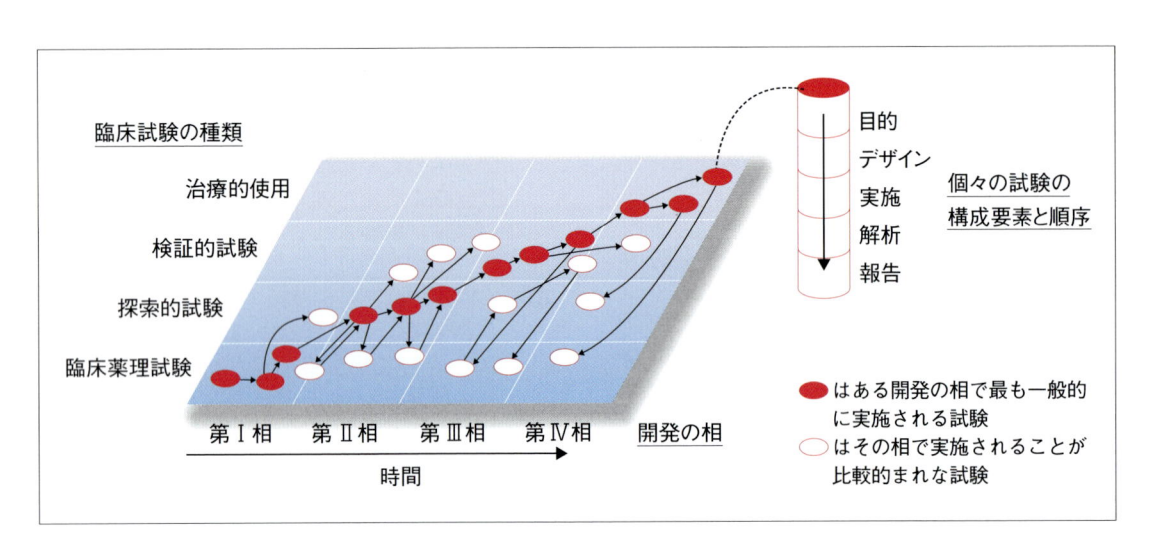

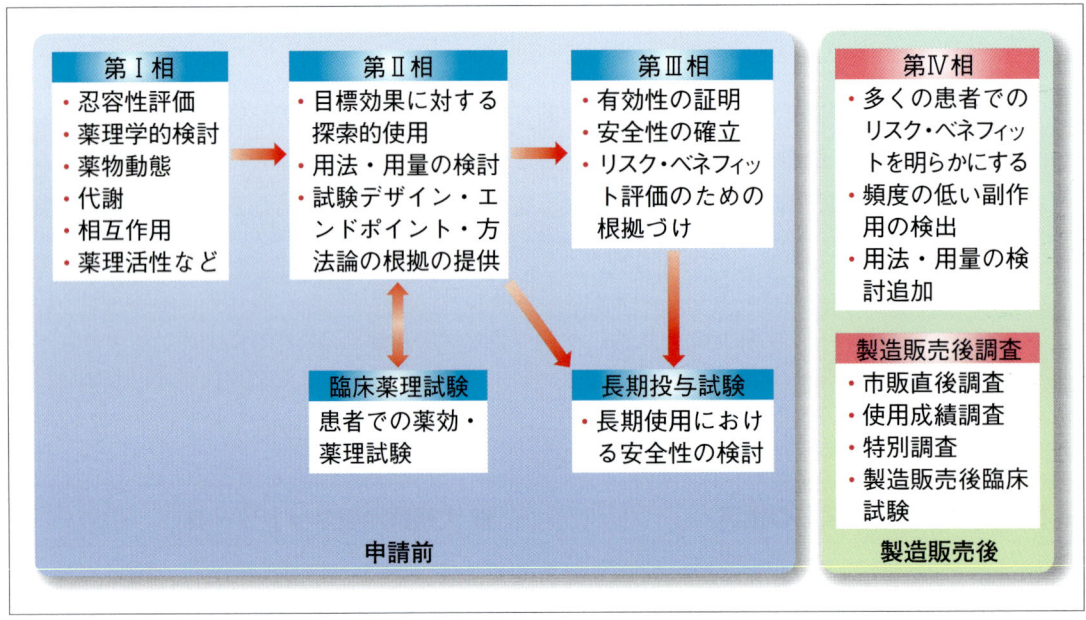

臨床試験の種類
- 治療的使用
- 検証的試験
- 探索的試験
- 臨床薬理試験

第Ⅰ相　第Ⅱ相　第Ⅲ相　第Ⅳ相　開発の相

時間

個々の試験の構成要素と順序
- 目的
- デザイン
- 実施
- 解析
- 報告

● はある開発の相で最も一般的に実施される試験
○ はその相で実施されることが比較的まれな試験

申請前

第Ⅰ相
- 忍容性評価
- 薬理学的検討
- 薬物動態
- 代謝
- 相互作用
- 薬理活性など

第Ⅱ相
- 目標効果に対する探索的使用
- 用法・用量の検討
- 試験デザイン・エンドポイント・方法論の根拠の提供

第Ⅲ相
- 有効性の証明
- 安全性の確立
- リスク・ベネフィット評価のための根拠づけ

臨床薬理試験
- 患者での薬効・薬理試験

長期投与試験
- 長期使用における安全性の検討

製造販売後

第Ⅳ相
- 多くの患者でのリスク・ベネフィットを明らかにする
- 頻度の低い副作用の検出
- 用法・用量の検討追加

製造販売後調査
- 市販直後調査
- 使用成績調査
- 特別調査
- 製造販売後臨床試験

　理想的には，医薬品の開発は論理的で段階的な手続きにより進められる．その過程では，小規模な初期の試験から得られた情報が，より後期のより大規模な結論づけのための試験の計画および根拠づけに用いられる．

　開発期間を通じて，新たなデータが得られた結果，通常であれば，より前の相で行われるべき試験を追加する必要性が生じることがある．

新医薬品の承認審査

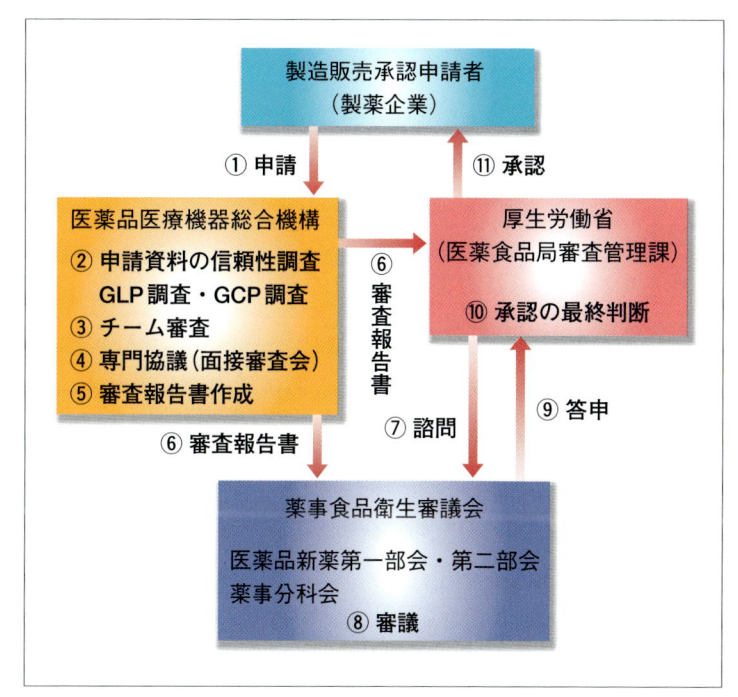

```
          製造販売承認申請者
            （製薬企業）
              │  ↑
           ①申請 ⑪承認
              ↓  │
  医薬品医療機器総合機構      厚生労働省
  ②申請資料の信頼性調査      （医薬食品局審査管理課）
    GLP調査・GCP調査    ⑥審査報告書
  ③チーム審査              ⑩承認の最終判断
  ④専門協議（面接審査会）
  ⑤審査報告書作成
              │         ⑦諮問  ⑨答申
         ⑥審査報告書     ↓      ↑
              ↓
          薬事食品衛生審議会
          医薬品新薬第一部会・第二部会
          薬事分科会
              ⑧審議
```

　治験が終了し，承認審査資料としてまとめられたものは，製薬企業が厚生労働大臣あてに製造販売承認申請を行う．

　この申請を受けて，承認されたものが医療現場で使用可能となる．医薬品の承認審査の流れは左のとおりである．

　なお，医療機器の承認審査も同様の流れである．

真の薬効とプラセボ反応

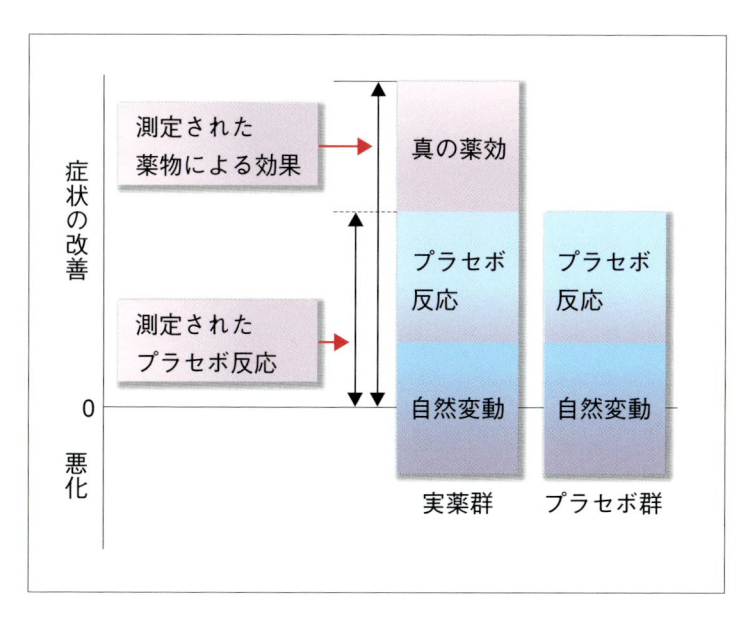

　臨床試験では心理的，主観的な患者および評価者による評価の変動が大きな問題となる．

　すなわち，薬を使用することによる暗示効果が患者のみならず医師などの評価者にも及んでいる．これをプラセボ反応（または効果）という．

　このプラセボ反応を科学的に評価するには，実薬を使用した群と，プラセボを使用した群とを比較する必要がある．

序

　医薬品・医療機器は，日常の診療において欠かすことのできないものであり，医学の進歩と医薬品・医療機器の新たな開発は共にある．

　よりよい医療の提供に向け，また，さらなる医学の進歩のため医薬品・医療機器の開発は必要であり，そのためには臨床試験・治験が必要となる．これらの実施により，疾病に対する新たな治療方法が見出されることになる．

　近年，臨床試験・治験を取り巻く環境は，国際的な調和を目的とした議論の進展とともに，わが国でも新たな治験制度の導入が図られるなど，大きく変化してきている．また，近年の医師国家試験には臨床試験に関する出題もあり，医師にとって臨床試験・治験は，身近にとらえなければならないものとなってきた．

　本書を通じ，日常診療で使用している医薬品・医療機器がどのようにして実地医家に供されるのか，新たな医薬品・医療機器の開発のために医師が取り組むべきことは何か，また，臨床試験に関する国際的な動向も紹介したい．本書が，臨床試験・治験に関する有益な手引き書となることを祈りたい．

　本書の刊行に当たり，大きな牽引力を発揮していただいた監修の高久史麿先生，編集の労をおとりいただいた矢崎義雄先生，西岡　清先生，橋本信也先生，伊藤澄信先生，岩砂和雄先生，飯沼雅朗先生，ご執筆に貴重な時間を割いていただいた数多くの先生方に，深く感謝する次第である．

平成 18 年 11 月

日本医師会長
唐 澤 祥 人

刊行のことば

　臨床試験・治験をめぐる環境は，国際的な調和を目指すガイドラインの作成，いわゆる医師主導治験の導入，医療機器の臨床試験の実施に関する基準の省令化，国の承認審査組織の新設など，近年大きく変化してきている．

　わが国の治験を活性化させるための取り組みも，文部科学省・厚生労働省をはじめとして，医薬品・医療機器の業界，医師・医療機関も含めて進められている．また，日本医師会も治験促進センターを設置し，治験の推進に向けた基盤の整備を進めている．

　医薬品・医療機器は，厚生労働大臣の承認を得た後に医療現場で使用可能となるが，その承認を得るためには薬事法に従い臨床試験(治験)を実施し，有効性・安全性を確認しなければならない．

　医薬品・医療機器の開発には，企業，医師，医療機関，行政がそれぞれの役割を果たすことが必要であるが，何よりも被験者となる国民の方々の理解・協力が必要であることを忘れてはならない．

　本書の刊行に際し，監修の労をおとりいただいた高久史麿先生(日本医学会長)，編集にあたってご苦労いただいた矢崎義雄先生(独立行政法人国立病院機構理事長)，西岡　清先生(横浜市立みなと赤十字病院院長)，橋本信也先生(前日本医師会常任理事・医療教育情報センター理事長)，伊藤澄信先生(順天堂大学大学院客員教授)，岩砂和雄先生(日本医師会副会長・治験促進センター長)をはじめ，ご執筆いただいた数多くの先生方に深謝申し上げる．

平成 18 年 11 月

日本医師会常任理事(生涯教育担当)

飯 沼　雅 朗

監修・編集のことば

　今回，日本医師会生涯教育シリーズ71『日本医師会雑誌』臨時増刊号として，『臨床試験のABC』が刊行されることとなった．日本医師会は厚生労働省の医薬品産業ビジョン，全国治験活性化3カ年計画に対応して，平成15年8月に治験促進センターを設立した．新たに設置された日本医師会治験促進センターについては本文の中で詳しく紹介されているが，このセンターは医師主導治験の実施の支援，大規模治験ネットワークの構築，治験に関する国民への啓発活動をその活動の中心としている．

　研究室の中で新しい薬物が見いだされ，その薬効が動物実験で証明されても，その薬物が医薬品として臨床の現場で使われるようになるためには，開発された薬物の有効性ならびに安全性の確認が必須の条件となる．新しい薬物の有効性，安全性を証明するためには治験という過程を経なければならない．治験の実施に際して，薬物の開発を行った企業の研究者，開発の担当者，さらに治験コーディネーター等さまざまな人たちが関与するが，その薬物を実際に患者に投与し，その効果を確認するのは医師である．したがって，医師には治験に関する幅広い知識を有していることが求められる．とくに製薬企業の直接の関与なしに医師が中心となって行う，いわゆる「医師主導」の治験が，医師ならびに患者の両方からの要請に基づいて最近かなりの数の施設で行われるようになり，そのための法律も平成15年7月に施行された．この医師主導の治験に従事する医師には，とくに治験に関する知識と経験が要求される．

　治験の国際的な標準化を目指した新しい医薬品の臨床試験の実施の基準（Good Clinical Practice；GCP）に関する省令が平成9年から実施された．このこと自体はわが国における治験の結果を国際的に利用するという点で画期的なことであったが，わが国の病院では新しいGCPに対応する体制が十分に整っていなかったために治験の遅れが目立つようになった．一方，企業のほうはより速やかな治験の実施を求めて外国で治験を行うようになり，いわゆる治験の空洞化が目立つようになった．このことはわが国の産業の発展にとっても憂うべきことであり，最近わが国の治験を活性化しようという動きが活発になっている．日本医師会の治験促進センターの設立もその一環である．また治験の活性化の動きの一つとして，従来病院の医師が中心になることが多かった治験の実施者を地域のかかりつけ医にまで広げるようになったことがあげられる．とくに生活習慣病を対象とした薬剤の治験の場合には，地域のかかりつけ医の積極的な参加がその効率を上げるために是非必要である．

　このたび刊行される『臨床試験のABC』はその表題が示すとおり，これから臨床試験に参加されようとする医師会会員の方々はもちろんのこと，研修医・医学生も対象にした臨床試験の解説書である．一人でも多くの方々に読んでいただくことを期待している．

平成18年11月

　　　　　　　　　　　　　　　　　　　　　　　　　　監修　高久 史麿

臨床試験のABC 目次

■ カラー口絵 ……………………………… 飯沼雅朗 2

序 ……………………………………………… 唐澤祥人 6
刊行のことば ……………………………… 飯沼雅朗 7
監修・編集のことば ……………………… 高久史麿 8
監修・編集・執筆者紹介 ………………………… 12

1 臨床試験と治験

1 治験と医薬品の開発 ……………………… 西岡　清 16
2 臨床研究と臨床試験と治験 ……………… 下山正徳 22
3 わが国における治験の現状と問題点 …… 景山　茂 29
4 医師主導治験と臨床試験 ………………… 福田治彦 34
5 日本医師会治験促進センターの果たす役割 …… 寺岡　暉 40

2 臨床試験と倫理

1 生命倫理の過去・現在・未来──研究倫理を中心に
　……………………………………… 前田正一・赤林　朗 48
2 ヘルシンキ宣言と各種臨床試験倫理指針について ……………………………………… 渡邉裕司 54
3 臨床試験と個人情報保護法 ……………… 樋口範雄 59

3 医薬品と特殊領域における開発フェーズ

1 第Ⅰ相試験 ………………………………… 中野重行 66
2 第Ⅱ相試験 ………………………… 砂川慶介・佐藤淳子 71
3 第Ⅲ相試験 ………………………… 楠岡英雄・森下典子 77
4 第Ⅳ相試験 ………………………………… 山本晴子 82
5 小児の治験 ………………………… 伊藤　進・河田　興 87

6　悪性腫瘍の治験 ……………… 土井美帆子・藤原康弘　93
　　　7　医療機器の治験 ……………………………… 佐瀬一洋　98

4　医療統計学と臨床試験成績の読み方

　　　1　医療統計学の基本 …………………………… 浦島充佳　106
　　　2　臨床試験成績の読み方 ……………………… 名郷直樹　111

5　治験薬

　　　1　プラセボとは ………………………………… 川合眞一　116
　　　2　治験薬と毒薬・劇薬 ………………………… 日髙慎二　118
　　　3　生物製剤 ……………………………………… 鹿野真弓　120
　　　4　ファーマコゲノミクス（薬理遺伝学）……… 辻本豪三　122

6　医薬品・医療機器の製造販売承認

　　　1　治験と医薬品・医療機器の製造販売承認制度 … 平山佳伸　126
　　　2　医薬品医療機器総合機構の役割 …… 上田慶二・山田博史　131

7　海外の臨床試験

　　　1　海外における医薬品開発 …………………… 小林利彦　138
　　　2　日米EU医薬品規制調和国際会議と
　　　　　外国臨床データ ……………………………… 森　和彦　141
　　　3　海外の臨床試験 ……………………………… 鎌倉孝行　144

8　臨床試験に参加するには

　　　1　臨床試験に参加することの意義 …………… 矢崎義雄　148
　　　2　臨床試験を始めるときの心得 ……………… 島田安博　154
　　　3　医薬品の臨床試験の実施の基準（GCP）…… 小野俊介　159

9 臨床試験プロトコル

1. プロトコルの読み方 …………… 岸本淳司・山崎　力　166
2. 臨床試験審査委員会(IRB)の役割 ………… 小林真一　170
3. 同意説明文書 …………………………… 伊藤澄信　175
4. 治験薬概要書の読み方 …………… 大橋京一・小手川　勤　180
5. 医師主導治験と企業治験 ………………… 中村秀文　185
6. 有効性評価と安全性評価のガイダンス ………… 宇山佳明　191
7. 補償と賠償 ………………………………… 辻　純一郎　202

10 臨床試験を支援する職種と業務

1. 治験コーディネーター …………… 和泉啓司郎・江口久恵　206
2. モニタリングと監査 ………………………… 横田雅彦　213
3. CROとSMO ………………………………… 成川　衛　218

11 臨床試験に関連する法的諸問題

1. 薬事法 ……………………………………… 山田雅信　222
2. 麻薬及び向精神薬取締法 …………… 村上貴久・富永俊義　226
3. 医薬品副作用被害救済制度 ……………… 宮崎生子　229

臨床試験に関係する略語集 ………………………………… 234
セルフ・アセスメント ……………………………………… 236
巻末資料
　　薬事法(抄) ……………………………………………… 250
　　薬事法施行規則(抄) …………………………………… 254
　　医薬品の臨床試験の実施の基準(GCP) ……………… 258
　　同意説明文書の雛形 …………………………………… 276
　　医薬品等の副作用の重篤度分類基準について ……… 287
　　有害事象共通用語規準(CTCAE) v3.0 ……………… 297
索　引 ………………………………………………………… 345

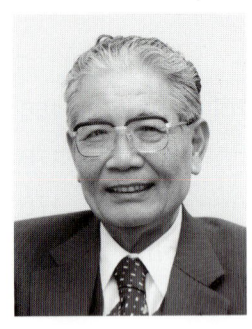

臨床試験のABC 監修・編集・執筆者紹介

●監修

高久 史麿（たかく ふみまろ）
日本医学会長

●編集

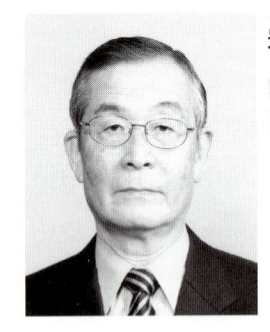

岩砂 和雄（いわさ かずお）
日本医師会副会長
日本医師会治験促進センター長

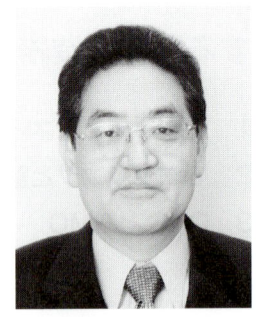

矢崎 義雄（やざき よしお）
独立行政法人国立病院機構理事長

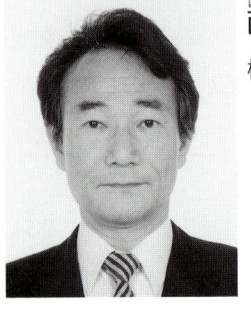

西岡 清（にしおか きよし）
横浜市立みなと赤十字病院院長

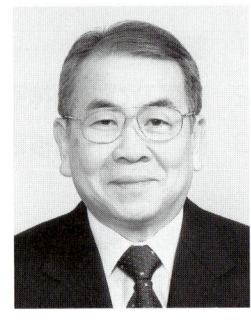

橋本 信也（はしもと のぶや）
前日本医師会常任理事
医療教育情報センター理事長

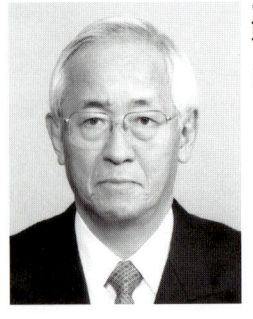

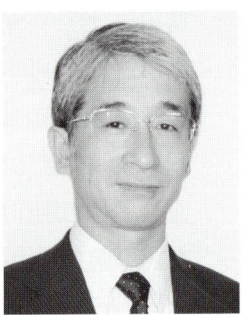

飯沼 雅朗（いいぬま まさお）
日本医師会常任理事

伊藤 澄信（いとう すみのぶ）
順天堂大学大学院客員教授

●執筆 (本文執筆順)

西岡　清
横浜市立みなと赤十字病院院長

下山　正徳
国立がんセンター中央病院 客員研究員
JCOG 委員会事務局／
独立行政法人国立病院機構
名古屋医療センター 名誉院長

景山　茂
東京慈恵会医科大学教授・総合医科学
研究センター 薬物治療学研究室

福田　治彦
国立がんセンター研究所 薬効試験部
抗がん作用研究室長／JCOG データ
センター長

寺岡　暉
社団法人府中地区医師会 顧問／
特定医療法人陽正会寺岡記念病院
理事長

前田　正一
東京大学大学院助教授・
医療安全管理学

赤林　朗
東京大学大学院教授・医療倫理学

渡邉　裕司
浜松医科大学教授・臨床薬理学／
臨床研究管理センター長

樋口　範雄
東京大学大学院教授・
法学政治学研究科

中野　重行
国際医療福祉大学大学院教授・
臨床試験研究分野／
大分大学教授・創薬育薬医学

砂川　慶介
北里大学教授・感染症学

佐藤　淳子
独立行政法人 医薬品医療機器総合
機構 新薬審査第一部 審査役代理

楠岡　英雄
独立行政法人 国立病院機構
大阪医療センター 副院長

森下　典子
独立行政法人 国立病院機構 本部
医療部 研究課 治験推進室 治験専門職

山本　晴子
国立循環器病センター
臨床研究開発部 臨床試験室長

伊藤　進
香川大学教授・小児科学

河田　興
香川大学医学部附属病院助手・総合
周産期母子医療センター新生児部

土井　美帆子
県立広島病院 臨床腫瘍科 副部長

藤原　康弘
国立がんセンター中央病院 通院治療
センター 医長／治験管理室長

佐瀬　一洋
順天堂大学大学院教授・臨床薬理学

浦島　充佳
東京慈恵会医科大学助教授・総合医科
学センター 臨床研究開発室

名郷　直樹
社団法人 地域医療振興協会 地域医療
研修センター長

川合　眞一
東邦大学教授・医療センター大森病院
膠原病科

日髙　慎二
徳島文理大学教授・香川薬学部
医療薬学

鹿野　真弓
独立行政法人 医薬品医療機器総合
機構 生物系審査部 審査役

辻本　豪三
京都大学大学院教授・薬学研究科
ゲノム創薬科学

平山　佳伸
大阪市立大学大学院教授・
医薬品・食品効能評価学

上田　慶二
独立行政法人 医薬品医療機器総合
機構 顧問

山田　博史
前 独立行政法人 医薬品医療機器総合
機構 信頼性調査部 信頼性第一課長

小林　利彦
米国研究製薬工業協会 日本技術代表

森　和彦
独立行政法人 医薬品医療機器総合機構 審議役

鎌倉　孝行
欧州製薬団体連合会 技術委員会 副委員長

矢崎　義雄
独立行政法人 国立病院機構 理事長

島田　安博
国立がんセンター中央病院 第一領域外来部 胃科医長

小野　俊介
東京大学大学院助教授・薬学系研究科 医薬品評価科学

岸本　淳司
九州大学助教授・デジタルメディシン・イニシアティブ デジタルオーガン部門

山崎　力
東京大学大学院教授・クリニカルバイオインフォマティクス

小林　真一
聖マリアンナ医科大学教授・薬理学／聖マリアンナ医科大学病院 治験管理室長

伊藤　澄信
順天堂大学大学院客員教授

大橋　京一
大分大学教授・臨床薬理学／大分大学病院 臨床薬理センター長

小手川　勤
大分大学助教授・臨床薬理学

中村　秀文
国立成育医療センター 治験管理室長

宇山　佳明
独立行政法人 医薬品医療機器総合機構 新薬審査第三部 審査役代理

辻　純一郎
昭和大学客員教授・第二薬理学

和泉　啓司郎
独立行政法人 国立病院機構 本部 医療部 研究課 治験推進室長

江口　久恵
独立行政法人 国立病院機構 北海道がんセンター 副薬剤科長

横田　雅彦
独立行政法人 医薬品医療機器総合機構 安全部 調査分析課長

成川　衛
厚生労働省 医薬食品局 審査管理課 審査調整官

山田　雅信
厚生労働省 医薬食品局 安全対策課 安全使用推進室長

村上　貴久
厚生労働省 医薬食品局 監視指導・麻薬対策課長

富永　俊義
厚生労働省 大臣官房 総務課 企画官

宮崎　生子
独立行政法人 医薬品医療機器総合機構 健康被害救済部 調査課長

1

臨床試験と治験

1 治験と医薬品の開発

西岡 清

　治験は医薬品あるいは医療機器の製造販売承認申請のために実施する臨床試験である．治験というと，研究費を稼ぐための医師の雑用の一つであり，適当にこなせばよい仕事として先輩から教育された方も多くおられるのではないだろうか．治験の報告書（論文）を書いても医師の業績とならず，そのような論文を多くもっていると，かえって医師としての価値が下がるといった考えをおもちの方もおられるのではないだろうか．この考え方が，日本の治験の国際的信用を低下させてしまったと考えられる．しかし，わが国でも，根拠に基づく医療（Evidence-based Medicine；EBM）の考え方が普及するにつれ，治療薬の有効性，有害事象などを検討しながら，薬物を治療に導入することが強く求められるようになり，臨床試験結果の重要性が認識されるようになってきた．

　海外で開発された薬物がわが国に導入される場合が多く，すでに海外で臨床試験が実施されているにもかかわらず，わが国で再度すべての段階の臨床試験が実施された経緯があった．そのため，医薬品開発のための時間と費用が膨大となる傾向があったのは事実といえる．

　このような状況に対して，日本，米国，EUの3極で日米EU医薬品規制調和国際会議（The International Conference on Harmonisation of Technical Requirements for Registration of Pharmaceuticals for Human Use；ICH）がもたれ，3極共通の医薬品の臨床試験の実施の基準（Good Clinical Practice；GCP）が検討され，わが国では平成9（1997）年に法制化されるに至っている．

　新しい治療を行うためには，新しい医薬品の開発が必要である．そのためには質の高い治験を行われなければならない．これまでのわが国の治験は，「費用が高い」「時間がかかる」「質が悪い」という批判が多く出されていた．この「高い，遅い，悪い」の3拍子を払拭する，国際的にも評価される治験がわが国でも行われる必要がある．また，これまで治験の実施は大学病院などを中心とした施設で行われ，症例数を集めるため時間がかかっていた．現状では，症例の多く集まる一般病院や診療所をも巻き込んだ活動が必要となってきている．そのためには，すべての医師が質の高い治験に参加し，新しい医薬品の開発に参加することが要請されている．

◆◆◆医薬品の開発◆◆◆

　医薬品の開発には，まず，どのような医薬品が必要であるかの基礎調査が行われる．続

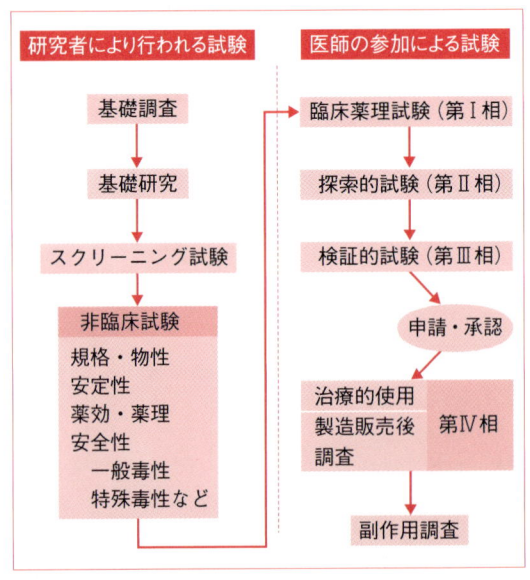

図1　医薬品開発の流れ

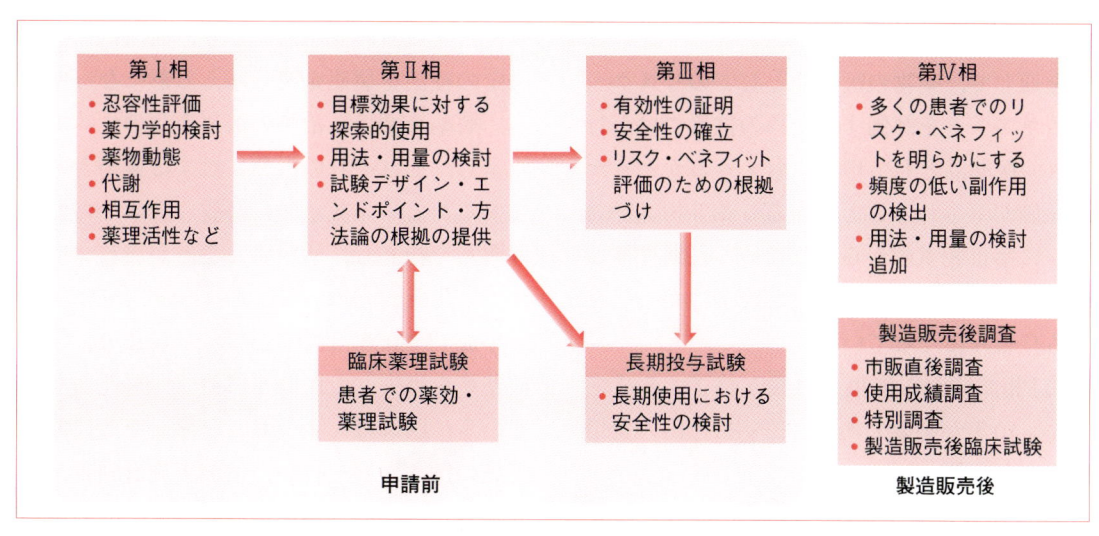

図2 治験の流れ

いて，調査結果に基づいて研究テーマが設定される（図1）．医薬品となるべき化合物の抽出，精製，構造決定，合成などの過程を経て候補化合物が選び出される．一般に，この間に2～3年を要し，5～50億円の費用を要するとされている．候補化合物が決定されると，この化合物に対して種々のスクリーニング試験が行われ，その結果を受けて，医薬品としての非臨床試験が実施される．また，同時に医薬品としての工業化の研究も実施される．この過程で，3～5年の期間と10～20億円の費用が必要とされている．非臨床試験として，候補化合物の規格・物性試験，安定性試験，薬効・薬理試験，安全性試験（毒性試験），薬物動態試験などが行われる．また，工業化研究として物性，製造，製剤についての検討が行われる．この段階を経て治験にもちこまれる．ここでやっと，われわれ臨床医の目に触れるようになる．

最近では医薬品創薬の技術が進歩し，遺伝子組換え技術，細胞培養技術を駆使したバイオ創薬，遺伝子解析に基づくゲノム科学を利用した創薬などが行われ，化学合成においても，コンピュータを駆使した活性基探索から構造決定に至るデータベースを利用した創薬が行われ，開発期間の短縮と効率化が進んでいる．

◆◆◆ 治験の流れ ◆◆◆

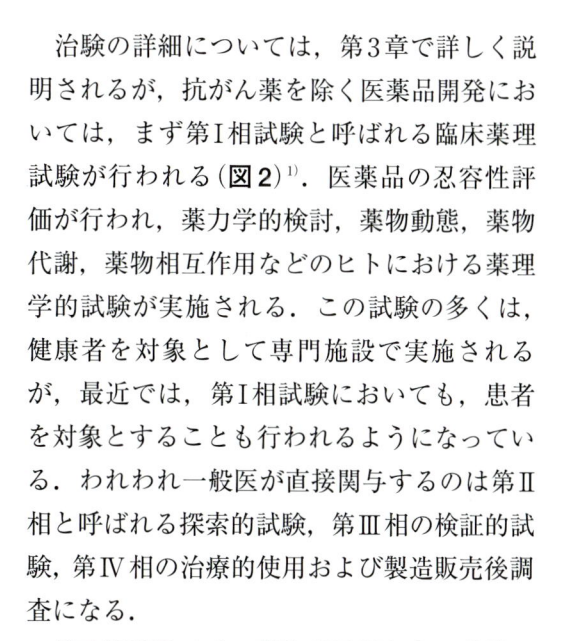

治験の詳細については，第3章で詳しく説明されるが，抗がん薬を除く医薬品開発においては，まず第Ⅰ相試験と呼ばれる臨床薬理試験が行われる（図2）[1]．医薬品の忍容性評価が行われ，薬力学的検討，薬物動態，薬物代謝，薬物相互作用などのヒトにおける薬理学的試験が実施される．この試験の多くは，健康者を対象として専門施設で実施されるが，最近では，第Ⅰ相試験においても，患者を対象とすることも行われるようになっている．われわれ一般医が直接関与するのは第Ⅱ相と呼ばれる探索的試験，第Ⅲ相の検証的試験，第Ⅳ相の治療的使用および製造販売後調査になる．

第Ⅱ相試験では，薬物が目標とする薬効に達するための用法・用量を決定する探索的試験が行われる．薬物の試験のデザイン，治療効果のエンドポイントの決定が行われ，治験全体の方法論的検討が行われる．第Ⅱ相試験の結果を踏まえて，第Ⅲ相試験が実施される．

第Ⅲ相試験では，薬物の有効性の証明が行

われる．同時に安全性も確認される．この試験を通じて，薬物の医薬品としてのリスク・ベネフィットを評価するための位置づけが行われ，医薬品として申請に耐えうるかどうかの評価が下されることになる．第Ⅱ相試験ならびに第Ⅲ相試験から引き続いて長期投与試験も実施され，薬物の効果と安全性が検討される仕組みになっている．

　第Ⅰ相試験から第Ⅲ相試験が終了するまでに5〜10年が必要であり，5〜20億円の費用が必要となる．

　第Ⅲ相試験までのデータがそろった時点で，初めて医薬品としての製造販売承認の申請が行われる．詳細な審査が行われた後，承認され，続いて薬価が決定され，われわれ臨床医の手に届くようになる．一時期，承認審査の時間が長くかかることに対する批判が出され，審査時間短縮のための取り組みが行われている．

　医薬品の開発から市販までの時間を大まかに計算すると，15〜20年を要し，費用は1品目につき200億円を要するといわれている[1]．そのため，中小の製薬企業では新規医薬品の開発に手をつけることは難しい状況にあることが指摘されている．

　近年，治験の効率化のために，システムが整備されている欧米，あるいは，多くの症例を集めやすい中国などでの治験が行われるようになり，わが国での治験の空洞化現象が起こっている．

◆◆◆ 新しいGCP ◆◆◆

　日本，米国ならびにEUの3極で協議が重ねられ，3極共通の臨床試験実施基準が決定され，わが国では平成9（1997）年から新しいGCPが薬事法のもとに法制化された[2]．

　新GCP以前の治験は，形式的には治験を実施する医師の責任で進められていたが，新しいGCPでは，治験に関する全般的責任を製薬企業に負わせる形をとり，同時に，意思決定の権限を製薬企業に与える形になっている．製薬企業は，治験の関連業務のすべてを決定し，それぞれの業務に対する適格者を指名すること，当該治験に必要な医学その他の専門家を指名し，活用することが義務づけられている．

　平成15（2003）年のGCP改定[3]により，GCPの基準を遵守した医師主導治験が可能となっている．医師は，企業および学会などに治験実施の働きかけを行い，治験実施計画書，治験薬の管理，副作用情報の収集，治験の管理および業務の手順書の作成，治験薬概要書，説明文の作成などを行い，治験審査委員会の審査を受け，GCPに準拠した治験を行うことが要求されている．

　新しいGCPでは，被験者の人権，安全および福祉の保護が優先される．人権保護の条件下で，治験の科学的な質と成績の信頼性を確保するための医薬品の製造販売承認申請における提出資料と遵守事項を定めている[2]．

　新GCPによる治験の原則として遵守されなければならない事項として，以下のような項目があげられている．

被験者の自由意志による参加と人権擁護と保障
①ヘルシンキ宣言に基づく被験者の人権の擁護
②被験者の人権，安全及び福祉が科学と社会のための利益よりも優先されること
③被験者に対して，治験についての十分な情報提供と説明が行われること
④被験者から自由意志によるインフォームド・コンセントを取得すること
⑤被験者のプライバシーと秘密保全を行うこと
⑥治験に関連して起こる被験者の健康被害に対して，過失の有無にかかわらず適切に保障すること

治験の科学性と正当性の確保
⑦治験は，科学的基盤に基づくものであること
⑧治験の実施において，被験者の危険をおかすことをはるかに上回る利益が期待されること
⑨治験審査委員会が事前に承認した治験実施計画書を遵守して行われること
⑩治験に関するすべての情報は，正確な報告，解釈ならびに検証が可能となる形で記載され，保存されること
⑪治験のあらゆる局面での質を保証するシステムが運用されていること

治験実施医師の役割と責任
⑫治験実施医師は，業務を十分に遂行できる教育・訓練を受け，経験をもっていること
⑬治験実施医師は，被験者に行われる医療上のすべての決定に責任を負うこと

治験薬の正当性
⑭治験薬に対する非臨床試験及び臨床試験に関する情報が十分に得られていること
⑮治験薬の製造，取り扱い，管理は，「医薬品の製造管理及び品質管理に関する基準」に準拠して行われ，また，その使用は治験実施計画書を遵守して使用されること

治験の空洞化

「高い，遅い，悪い」の3拍子が指摘されているわが国での治験に対して，製薬企業の多くは，治験の実施権限が製薬企業に移行したことを機に，新医薬品の治験を海外で実施するようになっている．医薬品開発経費の高騰，新GCPの施行などにより1990年代前半に比べて，わが国での治験実施数が激減している．すなわち，わが国での治験の空洞化が起こっている．これに対して，厚生労働省は，わが国での治験を推進するための施策を発表し，日本での治験の推進運動を展開している[4]．

平成15（2003）年に厚生労働省が発表した全国治験活性化3カ年計画[4]では，治験ネットワークの推進，医師主導治験の推進，オーファンドラッグなどの治験の推進，地域ネットワークなどへの支援を推進することとし，治験参加医師のインセンティブの向上，治験コーディネーター（Clinical Research Coordinator；CRC）の育成，治験実施施設の整備と医療関係者への治験に関する理解の促進を提案している．

世界的に臨床試験は，数百例程度の臨床試験成績では治験薬の有効性・安全性を保証するデータが不十分であることから，大規模試験へと移行しつつある．このような状況下で，わが国でも，臨床試験の大規模化への組織づくりが行われている．

治験への医師の参加と役割

新しい医薬品が一般の診療に使われるようになるためには，信頼性の高い臨床試験は必須である．医師が医薬品開発に関与するのは，非臨床試験での医薬品に対する基礎データがそろい，かつ医薬品のヒトへの安全な使用が予測される段階からである．

製薬企業が主体となって行う臨床試験，あるいは最近各地で行われるようになった医師主導の臨床試験において，いかに開発医薬品の有効性と安全性についての信頼あるデータを速やかに作成できるかが問題となる．この過程での医師の役割は非常に大きい．

医師が参加する臨床試験は，臨床症例を対象とした第Ⅱ相から第Ⅳ相の試験である．正確な臨床効果と安全性を確保するためには，多数の臨床症例が必要とされる．また，試験の信頼性を確かなものとするためには，対照群を置いた試験（well-controlled study）が必要である．そのためには，臨床効果と安全性を的確に判定できる能力を備えた医師の存在が必須である．対象疾患に対する豊富な経験

と深い知識をもち，また，科学的な観察力と洞察力をもつ医師が必要となる．

治験をできるだけ短い期間に終了させるためには，多くの臨床症例が集まる施設の参加が必要である．製薬企業が治験実施の責任の主体となる新しいGCPのルールのもとでは，臨床症例の集積のためマスメディアを利用して患者の協力を要請する手法も目立ってきている．

現在注目を集めている生活習慣病などの症例は大学病院や大病院よりも，一般診療所や中小病院に多く集まる傾向がある．そのため，それらの医療施設で活躍する医師にも治験の機会が増加している．日本医師会に治験促進センターが設立され[5]，また，地域医師会が中心となって治験を行う場合も認められる．すべての医師に治験に参加する機会が与えられたといえる．

治験の実施にあたり，治験審査委員会（Institutional Review Board；IRB）の設置が必要であり，また，実際に治験を実施するにあたって，患者の同意を取ること，治験薬の安全性，有害事象を含めた詳細な説明，治験実施計画書（プロトコル）に沿った試験の遂行などの業務があり，診療時間が大幅に制約されることが起こる．そこで，開発業務受託機関（Contract Research Organization；CRO）や治験施設支援機関（Site Management Organization；SMO）といった治験の実施を計画し，進行を調整する機関が設立され，またCRCの参加による協力体制もとられるようになり，治験への参画がより容易となっている．

治験に参加するうえで，医師として遵守しなければならない最も大切なことは，前述の新しいGCPの原則である．治験に参加する患者に正確な情報を与え，患者の自由意志による参加を勧めること，患者の人権を擁護すること，科学的な治験を行うことである．

科学的な治験を行うためには，対象疾患に対する深い造詣をもつよう，また，些細な所見をも見逃さないよう医師としての研鑽が必要であり，治験でのエンドポイントをしっかり認識したうえでの治験参加であることなどがあげられる．

治験参加による医師のメリット

医師にとって余分な仕事が付加されると思われる治験を行うことによって，医師にどのようなメリットがあるのかという疑問が出てくる．日頃の忙しい診療を犠牲にするだけの価値があるのかという批判が出るのは当然である．

かつてのように新しい医薬品が開発されたのを受けて，同じ効能をもつ化学構造がほんの少し変わったような医薬品（ゾロ新薬）の治験はなくなりつつある．たとえそのような医薬品であっても，すでに開発された医薬品の効果を上回るものしか承認されない場合もある．対象疾患の治療に対して新しい治療法を付与できる医薬品でなければ，治験終了後の審査において，承認が得られないというのが現在の流れである．そのための製薬企業の取り組みもこれまでとは大きく異なっているのが実情である．

そのため，対象疾患を診療の得意分野としている医師にとっては，治験に参加することが新しい治療法開発への直接参加となり，対象疾患に対する最新情報を手にすることができると同時に，新しい治療を実践できるメリットが出てくる．質の高い診療を行うためにはこのような最新情報を手に入れ，かつ最新情報を作る側の一員となることは大切で，このような医師となることが患者からも強く要望されている．

また，治験参加により医療機関に研究費が支払われ，医療機関にとって医療経営にイン

センティブを与えるものとなっている．

◆◆◆ 大規模治験への積極的参加を ◆◆◆

限られた臨床症例を被験者とした治験を行う時代から，多数の臨床例を対象とした大規模治験が必要になっている．大規模治験によって，対象となる医薬品の有効性がより確かなものになると同時に，医薬品開発において最も注意を要する有害事象の発生率もより確かなものとなる．このような大規模治験はこれまでのような限られた医療施設のみでは実施に時間がかかる．そのため，多くの医療施設が積極的に参加する必要がある．

これまでの治験と，新しいGCP下での治験の実態に変化が起こり，また，治験を支援する組織としてのCROおよびSMO，また専門家としてのCRCの参加により，科学性に富んだ治験が学術活動として認知されるようになっている．多くの臨床家の治験への参加により，信頼性の高い治験が実施されることを期待する．

参考文献

1) 野口隆志：新医薬品の開発．日本薬剤師研修センター 監；中野重行 他編：医薬品の臨床試験とCRC，薬事日報社，2001；1-12
2) 野口隆志：GCP：医薬品の臨床試験の実施の基準．日本薬剤師研修センター 監；中野重行 他編：医薬品の臨床試験とCRC，薬事日報社，2001；20-24
3) 医薬品の臨床試験の実施の基準に関する省令の一部を改正する省令の施行について．厚生労働省医薬局長通知．平成15年6月12日
4) 文部科学省・厚生労働省：全国治験活性化3カ年計画．平成15年4月（http://www.mhlw.go.jp/topics/bukyoku/isei/chiken/kasseika.html）
5) Mikami H：Activities of the Japan Medical Association's Center for clinical trials. JMAJ 2005；48：518-521

2 臨床研究と臨床試験と治験

下山正徳

医学生物学分野における基礎研究の進歩は目覚ましく，その成果が臨床医学へ導入され，医療技術が急激に進歩した．新しい診断技術や治療技術を臨床応用する際には臨床研究が必須である．臨床研究は基礎研究成果を患者や国民に還元するうえで必須の過程であり，その重要性は明らかである．

日本ではこれまで臨床研究があまりにも軽視されてきた．国際的にみて，日本の臨床研究，なかでも最も重要な治療研究のレベルは高いとはいえない状況が長く続いた．日本は世界の最長寿国であり，医療のレベルは高いに違いないという思い込みがある．しかし，がん患者の5年生存率を地域がん登録データで日米を比較すると，米国白人は65％に近いのに反し日本人は40％台であり，過去約30年間にわたり15〜20％も低い．人種差やがん腫の差というよりは，医療レベルの差によることはすでに報告した[1]．

医療技術は本で勉強すれば身につくものではない．臨床研究を通して新しい医療技術を自分たちの手で習得することがまず必要であり，それを臨床修練によって広めることが必要である．

日本の臨床研究の状況は早急に改善しなければならない．臨床研究の基盤整備，臨床研究コーディネーター(Clinical Research Coordinator；CRC)の育成，そして最も肝心な医師・研究者(physician-investigator)の育成を早急に図り，臨床研究を活性化しなければならない[1]．

臨床研究，とくに臨床試験の特徴

典型的な臨床研究は患者を対象にした患者指向型研究である．これは症例報告にはじまって，病気の診断，病態，治療，病理，病因，疫学，予防などの研究が含まれる．このなかには患者個人個人を研究対象とする診断，治療，疫学，予防などの研究がある．その研究方法には，研究対象をあるがままに観察する観察研究，介入を行いその効果を観察する介入試験があり，臨床試験は治療介入試験の典型的なものである．臨床研究の場は病院であり，研究計画に基づいた質の高い研究を行い，臨床疫学的方法でデータ収集や統計解析が行われる．

一方，患者の検体を用いて研究する臨床研究には病態，病理，病因などの研究があり，その研究方法は基礎生物科学的な精密分析法を用いて研究室で行われる．

日本で立ち後れているのは，患者個人個人を対象とする臨床研究であり，その研究基盤や研究体制は研究室で行う基礎研究の手法とは異なっている．表1は，臨床研究を代表する臨床試験と基礎研究を代表する基礎生物科学実験とを比較したものである．

基礎生物科学実験の目的は法則発見，病因究明，本態解明などであり，その研究対象は核酸や蛋白などの物質で，分析方法は精密分析の手法によって分子レベルで原因物質を同定することにある．実験方法が確立していれば，実験誤差を0に近づけることは可能であり，バイアスも容易に排除できるので，実験の制御は容易である．研究成果は個別化され

表1 基礎生物科学実験と臨床試験の科学的方法の相違と特徴

基礎生物科学実験		臨床試験
法則発見 病因，本態解明	目的	臨床技術評価 有用性
物質・分子レベル 個別化	特徴	個体レベル，多数例 一般化，臨床研究倫理
精密分析，同定	分析方法	比較性保持，誤差制御 差，推定と検定
易	実験の制御	難
排除	バイアス	ランダム化で最小
0であるべき	誤差	0にできない α, βエラーを規定

た特定対象に適応できるが，一般化はできない．研究の成否は，優れた研究目的と研究方法，それにアイデアであり，それを実施する研究室を研究者がもっているか否かにかかっている．

一方，臨床試験の目的は医療技術の有用性を評価することである．そのために適切な評価指標（エンドポイント）を設定し，個体レベルで多数例を研究対象とする．研究には偶発的な誤差や意図しないバイアスがつきまとい，それらを0にすることは不可能である．そこで，誤差をある範囲内に制御したうえで，適正に照合できる比較対照群をもつ臨床試験でバイアスを除き，エンドポイントを指標として医療技術の有用性の差を比較評価し，推定と検定の統計学的方法で判定する．臨床試験の質は研究を行う共同研究グループ機構と参加施設の臨床研究体制にかかっており，基礎研究の研究室と研究スタッフに相当するものである．

◆◆◆ 臨床研究：米国と日本 ◆◆◆

■ 臨床研究の見直し

臨床研究の種類や内容は，時代によって変わり，その意義や重要性も変遷する．したがって，臨床研究の見直しは時に必要である．

これは，臨床研究が必要な分野に対し，それに見合った公的研究費の支援を決め，その分野の臨床研究を活性化して，優れた基礎研究成果を適切に臨床の現場に還元する必要があるからである．

基礎研究で著しい成果が上げられるに従い，臨床研究の最先進国である米国ですら，1990年前後に臨床研究の定義を再整理しなければならないという事態が起こった．それには次のような事情があった．

がん遺伝子（オンコジン）とプロトオンコジンを発見した業績に対し1989年のノーベル医学生理学賞を受賞した米国のマイケル・ビショップ（Bishop JM）博士とハロルド・バーマス（Varmus H）博士は，1989年に米国国立衛生研究所（National Institute of Health；NIH）の生物医学研究費が減りだしたことに危機感を感じていた．分子生物学や遺伝子研究で後れをとることは国家の損失になるのみならず，科学は米国の文化にとって必要不可欠な活動であり，社会の隅々まで影響を及ぼす力になっていると考えていた．

ビショップ博士は米国を代表するいくつかの生物医学関連学会を束ねた連合体をつくり「公共政策合同運営委員会」を立ち上げた．同じように危機感を募らせた生物医学分野の研

表2 臨床研究の分類

1. 患者指向型研究（patient-oriented research）
    - ヒトの病気のメカニズム（mechanisms of human disease）
    - 治療介入（therapeutic interventions）
    - 臨床試験（clinical trials）
    - 新技術開発（development of new technologies）
2. 疫学研究と行動科学研究（epidemiologic and behavioral studies）
3. アウトカム研究と健康サービス研究（outcomes research and health services research）

究者たちはサンフランシスコに結集し，1992年11月に政策討論会を開き，米国政府にもっと強く働きかけるにはどうしたらよいかを話し合った．そしてこの委員会は，生物医学研究に対する新政策の必要性をまとめ，それを米国連邦政府とクリントン大統領およびゴア副大統領に対し彼らの勧告を実施するように要望した[2]．

さらに彼らはロビイストを雇って議会へ強力に働きかけた．そして，生物医学研究に関する「議員連盟」がつくられるまでになった．バーマス博士が1993年11月にNIHの所長に任命されると，2人は協力して，米国政府に対し彼らの勧告に従い新政策を実行するように働きかけた．彼の友人で米国国立科学アカデミー（National Academy of Science；NAS）会長に就任したブルース・アルバーツ教授や米国国立科学財団（National Science Foundation；NSF）会長のウォルター・マッシー博士，および有力なジャーナリストも強力な支援者になった[2,3]．

医学生物学の研究者たちの政治活動は米国大統領と議会を動かし，1998年度から5年間でNIHの総予算を2倍に増額するという方針が決定され，毎年15％増の予算が組まれることになった．その結果，NIH総予算は1998年度の136億ドルから2003年度の270億ドルへと倍増した．

臨床研究の定義

こうした一連の運動のなかで，1995年にNIHのバーマス所長は「NIH所長の臨床研究パネル」を招集し，米国の臨床研究の現状を調査し，基礎研究と並行して臨床研究を維持発展させるための勧告をまとめることを要請した．そこでこのパネルはまず臨床研究の定義を表2のようにまとめた[4]．

臨床研究の定義は，患者指向型研究，疫学・行動科学研究，アウトカム研究と健康サービス研究の3つに大別される[4]．患者指向型研究は典型的な臨床研究であり，それにはヒトの病気のメカニズム，治療介入，臨床試験，新技術開発の研究などが含まれる．この定義では，ヒトの組織を用いた in vitro の研究で，患者個人に直接関係する診断，病態，病理，病因などの研究は臨床研究に含まれるが，直接関係しない基礎的研究は臨床研究から除外されている．ただし，両者を同時に行う場合は臨床研究に含まれる．

アウトカム研究とは，研究業績（論文，特許，報告者）などのアウトプットではなく，研究業績がもとになって生み出された結果の状況を研究するものである．たとえば，臨床試験によって標準治療法が確立し，根拠に基づく医療（Evidence-based Medicine；EBM）のエビデンス（E）として一般医療に導入される状況において，それが一般医療の結果にどのように反映され，どのような効果が出ているのかを，ある地域集団，ある病院群などで

調査研究するものである.

その調査により地域差や病院差があれば，その対策をとらねばならない．これは医療の質をマクロでとらえ，医療の質向上を図るための医療政策や臨床研究政策に直接影響を与える重要な研究である．患者や国民の側からみれば，医療の情報公開を迫り，セカンドオピニオンを求める世論にも大きな影響を与えるものでもある．

健康サービス研究とは，たとえば医療サービスの質，適切さ，有効性を向上させるための研究である．現行の医療サービス制度について，需要，供給，利用，結果などの関係を疫学的に調査研究し，医療サービスの構造，過程，成果（アウトプット），社会へ及ぼす結果（アウトカム），あるいは医療経済への影響について評価し，その改善を図る．したがって，医療政策を立てるうえで重要な研究である．

一方，わが国の臨床研究は，「臨床研究に関する倫理指針」（厚生労働省告示第459号）によって，「医療における疾病の予防法，診断方法及び治療方法の改善，疾病原因及び病態の理解並びに患者の生活の質向上を目的として実施される医学系研究であって，人を対象とするもの（個人を特定できる人由来の材料及びデータに関する研究を含む）」と定義されている．「医学系研究」には，医学に関する研究とともに，歯学，薬学，看護学，リハビリテーション学，予防医学，健康科学に関する研究が含まれる．

臨床研究には遺伝子治療，遺伝子解析，疫学研究などが含まれ，それぞれに対し個別の倫理指針が定められている．とくに，「疫学研究に関する倫理指針」（文部科学省・厚生労働省告示第1号）の対象は，「人の疾病の成因及び病態の解明並びに予防及び治療の方法の確立を目的とする疫学研究」とされ，臨床研究との区別が紛らわしく，対象外となる臨床研究が定められている．したがって，医師/研究者は臨床研究の内容によって遵守すべき倫理指針をよく理解しておく必要がある．

臨床研究に対する公的研究費

米国ではNIHがまとめて予算請求し，疾患別に設立された14の国立研究所に配分している．そのうち，がんに対する研究費は米国世論を反映し最も多く，1970年代にNIHの総研究費の30％を占めていた．その割合は徐々に減っているものの現在17％を占め，最大の研究費が配分されている．

米国の生物医学研究費のうち，基礎研究，開発研究，臨床研究の予算上の配分比率は1980年代中ごろまでの5：1：4で，それ以降は基礎研究に重点をおいたとはいえ6：1：3となっている．これでわかるように，臨床研究費は基礎研究費とバランスをとってかなり支出されている．

「NIH所長の臨床研究パネル」はNIH予算の臨床研究関連費の増額が必要であること，臨床研究に携わる医師/研究者の割合は36％に過ぎないという調査結果から，医師/研究者の育成を支援する制度を拡充すべきだという勧告を出した[4]．そして，NIH予算総額は増額され，2005年度は286.5億ドルに達している．

このうち，臨床研究分野に対し87.2億ドル（全体の30％）が支出され，うち臨床試験には28.6億ドル（臨床研究費の約33％，全体の約10％）が配分されている．臨床試験は臨床研究のなかで最も重要な研究とみなされている．

わが国では文部科学省と厚生労働省の縦割り行政のため，生物医学研究予算の基礎研究費，臨床研究費，開発研究費がわかりにくい．また，わが国の研究費には人件費が含まれていないため直接の比較はできないが，おそらく米国の約1/10程度と思われる．臨床研究

表3 臨床試験の種類

規　制	薬事法と新GCP	臨床倫理指針
1. 医師・研究者主導型		
1）制度別		
①医師主導臨床試験		○
②医師主導治験	○	
2）規模・性格別		
①トランスレーショナル研究		○
②個別研究		○
③グループ共同研究		○
2. 企業主導型		
1）治験	○	
2）製造販売後臨床試験	○	

費は以前では日本は米国の約1/100〜1/50と少ない状態が続いたが，最近ではそれより若干多くなっていると思われる．

臨床試験と治験

臨床試験とは，ヒトに適応される予防，診断，治療法の主効果と価値を，事前に作成された臨床試験実施計画書（プロトコル）に基づき，前向きの研究によって明らかにするために行われる科学的の技術評価法である．このうち，治験は医薬品あるいは医療機器の製造販売承認のために行う臨床試験である．

臨床試験の目的は臨床技術の有用性を科学的に評価することであり，そのために適切なエンドポイントを設定し，患者または被験者を対象とした個体レベルで多数例を研究対象とする．そして，臨床試験の科学的訓練と経験をもつ専門医によって行われた，適正に照合できる比較対照群をもつ臨床試験，すなわちランダム化比較試験（Randomized Controlled Trial；RCT）の結果，専門医により公正かつ責任をもって結論づけられた本質的証拠（substantial evidence）があり，複数のRCTによる独立した立証が示される必要がある．被験者の安全性と人権保護，個人情報保護などの倫理面の配慮は当然必須である．

臨床試験の種類は，表3に示すように規制面から，薬事法と医薬品の臨床試験の実施の基準（Good Clinical Practice；GCP）の規制を受けるものと，臨床研究に関する倫理指針を遵守して研究するものに分けられる．また，研究を主導する主体によって，医師・研究者主導型のものと，企業主導型のものに分けられる．

医師・研究者主導で行われる臨床試験は，制度別に医師主導臨床試験と医師主導治験の2つがある．治験は医薬品あるいは医療機器の製造販売承認申請のために行われる臨床試験であるが，治験とそれ以外の臨床試験の実施要件には差がある．医師・研究者主導で行われる臨床試験は，患者に最適で最善の標準治療法を確立することを目的に行うものであり，質の高いEBMのエビデンスを創出する重要な研究である．

医師主導治験は製薬企業が希用薬や適応外医薬品に対し経済的理由などにより治験を行わない医薬品のなかで，医師が治験届を出して治験を行うものである．医薬品は製薬企業から提供され，必要な研究費は厚生労働省が支援しているものもある．これは米国の共同研究開発協定（Cooperative Research and Development Agreement；CRADA）[5]を日

本式に制度化したものである．

　医師・研究者主導で行われる臨床試験を規模・性格別に分けると，基礎研究成果を臨床へ初めて応用するトランスレーショナル・リサーチ（Translational Research；TR），小規模な個別研究，研究グループによる共同研究の3つがある．個別研究やグループ共同研究は公的研究費を得て行うことで制度化された．

　問題はTRである．TRは治験と同じように，ヒトに初めて投与する第I相試験から始める必要がある．しかし，TRの医療技術に関する前臨床試験と，その関連の医薬品の安全性に関する非臨床試験の実施の基準（Good Laboratory Practice；GLP）や，医薬品及び医薬部外品の製造管理及び品質管理規則（Good Manufacturing Practice；GMP）などは，すべて医師・研究者側で行うことになる．しかも，第I相試験以降のすべての臨床試験は，医師主導治験の制度内で行うことになるが，それが困難な場合に医師・研究者主導の臨床試験として行えるかどうかは，制度的にはっきりしていない．混合診療の問題を避けるには，医師主導治験の制度内で行うようにする必要がある．米国で盛んに行われているベンチャー企業を母体として治験を行うなど，制度的な整備が必要である．

　TRが医薬品に関係ない医療技術の場合，かつての骨髄移植，臓器移植，内視鏡手術，現在では画像診断の新規開発やそれを用いた治療介入，がんのワクチン療法や免疫細胞療法などがあり，合法的なTRが行える臨床研究制度が必要である．

　企業主導臨床試験には治験と製造販売後臨床試験がある．問題なのは，新GCPを導入して以来，治験の空洞化が起こった理由が正しく認識されていなかったことである（臨床医薬 2000；16：7-11）．

　治験は新薬を初めてヒトに用い，その有効性と安全性を適正な臨床試験によって適切に評価するという最も難しい研究である．したがって治験は，医師・研究者主導の臨床研究で研究基盤が整備され，臨床研究体制が整い，質の高い臨床研究が行われ，診療レベルも当然高い病院で初めて可能になる．GCPとは，文字どおりよい診療業務ができている病院で臨床試験・治験を行うという意味である．そうした臨床研究体制が整っていないところで，新GCPで規制された質の高い治験をいきなり行うのは困難である[1,5]．

　しかし，わが国では，治験のための制度作りや研究基盤を整えるほうを先行させるなど，対策を間違えてきた．厚生労働省が医師・研究者主導で行われる臨床研究に対する臨床研究倫理指針を作ったのは，遺伝子治療，遺伝子解析，疫学研究のものより遅く，最後の倫理指針として平成15（2003）年7月であり，旧GCPからみても13年も後になった．残念ながら米国の約40年遅れであった．

　日本では臨床研究を活性化するために，まだいくつかの改善が必要と思われる．ここで述べなかった利益相反（conflicts of interest）を研究倫理指針に入れる必要がある．公的な臨床研究費の取り扱い規制を改善し，CRCなどの雇用条件を改善しなければならない．医師・研究者の育成のために，臨床研究レジデント制度を導入する必要がある．病院で臨床研究を行う医師の診療義務の見直しが必要である．税制のなかで寄付制度を見直し，医学研究に対する寄付を容易にする制度改善が求められる．そして，臨床研究が可能な専門医の育成，臨床研究の場である専門センター病院，たとえば米国の総括がんセンターや臨床がんセンターのようなものを認定し，臨床研究の基盤整備や医師・研究者に対する支援を行う必要がある．

参考文献

1) 下山正徳:日本におけるがん臨床試験の活性化と研究基盤整備は何故必要か―がん治癒率向上のために―. 癌の臨床 2005 ; 51 : 589-615
2) Bishop JM, Kirschner M, Varmus H : Science and the new administration. Science 1993 ; 259 : 444-445
3) マイケル・ビショップ(大平祐司 訳):がん遺伝子は何処から来たか? 日経BP社,2004 ; 104-117
4) The NIH director's panel on clinical research report to the advisory committee to the NIH director, December 1997 (http://www.nih.gov/news/crp/97report/index.htm)
5) 下山正徳:医師・研究者主導型の臨床試験:現状の日米比較と改善策. Cancer Frontier 2002/2003 ; 4 : 94-103

3 わが国における治験の現状と問題点

景山　茂

　新しい薬物を臨床に供するためには新薬開発の最終段階として臨床試験を行って，当該薬物の有効性と安全性を確認しなければならない．この医薬品の承認申請のための資料収集を目的とする臨床試験が薬事法上「治験」と定義される．

　現在，治験については，よりよい医薬品を速やかに患者に提供するために日米EUの3極で新薬開発にかかわるさまざまな事柄について共通の取り決めを行っている[1]．このため，自主研究で行われる臨床試験と異なり，試験の計画立案，実施，結果解析などは厳しい規約に則って行わなければならず，治験を実施するためには治験の依頼者である製薬企業のみならず，治験を実施する医療機関，さらにはこれらの間に介在する開発業務受託機関（Contract Research Organization；CRO）や治験施設支援機関（Site Management Organization；SMO）などの多方面のインフラの整備が必要とされる．しかしながら，わが国の臨床試験の現状は欧米に比較して現在なお劣っているところが多くあり，このため必要な新薬の供給が欧米よりも遅れがちで，とりわけ予後不良な疾患の治療薬の場合には社会的な関心事となっている．本節ではわが国の治験の現状の問題点，およびその解決策について論じる．

◆◆◆ 治験の減少 ◆◆◆

　わが国の治験数は，十数年前に比較すると初回治験届出，すなわち新規物質の治験は約1/3に減少している（図1）．初回治験届出の減少は1990年代前半に始まっている．巷間，日米EU医薬品規制調和国際会議-医薬品の臨床試験の実施の基準（The International Conference on Harmonisation of Technical Requirements for Registration of Pharmaceuticals for Human Use-Good Clinical Practice；ICH-GCP）に基づき1997年に発出された，いわゆる新GCPへの対応が困難であるがゆえに治験が減少したとしばしばいわれている．しかし，新GCP施行1年後に新GCPが医療機関にも適用されるようになった，新GCPのいわゆる完全実施の年のレベルがその後も続いており，新GCPのみが治験数減少の主因とは考えにくい．また，初回以降のn回治験届出も同様の減少傾向を示している．この状況は治験の空洞化ともいわれている．

　治験数の減少の理由については，いくつもの要因が関与している．一つは，わが国の治験環境が未発達な点があげられる．新GCPが施行され，従来のわが国の治験の実施方法と新GCPの要求する水準との間に乖離を生じたため，治験は第I相試験を中心に一部海外

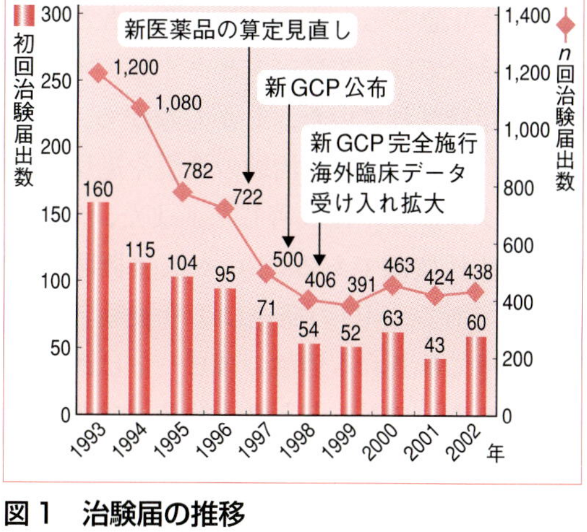

図1　治験届の推移

へシフトした．しかしながら，新GCP施行以前からすでに，わが国の治験数は減っており，新GCP施行1〜2年後には減少に歯止めがかかっていることからは，むしろ他の要因を考えるべきであろう．かつて盛んに開発されていた抗生物質や降圧薬などの開発が1990年代には一段落したことも，この一因とされている．

治験のコスト，スピード，クオリティ

わが国の治験については，高いコスト，遅いスピード，低いクオリティという表現でしばしば揶揄される．現行のGCPに規定される国際標準の治験を実施するためには，急ごしらえの治験インフラをもって臨む以外に方策がなく，コスト，スピード，クオリティの間に歪みを生じてしまった．このため，まがりなりにも治験を実施するためには，医療機関と治験依頼者(製薬企業)との間に介在するCRO/SMOの台頭や臨床試験コーディネーター(Clinical Research Coordinator；CRC)の養成などでなんとか急場をしのいだというのが実情である．その結果，わが国の被験者1例当たりのコストは米国およびEUよりも高くなったことが指摘されている．治験の費用は，CRO/SMOへの依頼およびCRCの導入に伴って高くなることが示されている[2]．このような急ごしらえのインフラのもとで行われた治験では，スピードとクオリティにも問題が指摘されていた．しかしながら，CRCの治験への介入により治験の逸脱や違反が減少し，クオリティは改善した．また，治験依頼者の支援機関であるCROや医療機関の支援機関であるSMOの発達により被験者の登録によって示される治験のスピードは改善してきている．スピードとクオリティは改善したが，コストは依然として課題として残っている．

治験を実施する医療機関の体制整備

わが国の医学の歴史は明治初期のドイツ医学の導入以来，ヒト(患者)を対象とする臨床研究ではなく，いわゆる「試験管を振る」という基礎研究を重視してきた．このため，大学附属病院においても臨床研究を円滑に行うためのハード・ソフト両面の整備はほとんど行われてこなかった．しかし，1997年の新GCP施行後，これまで多くの治験に参加してきた大学附属病院をはじめとする大規模医療機関は治験を支援する組織を病院内に設け，また，治験専属のCRCを雇用するようになってきた．これらの施策により，治験のスピードとクオリティの改善はわずか数年の間に大きく進歩した．

中央治験審査委員会の導入

わが国の治験の特徴の一つは，一施設当たりの被験者が少なく，結果として治験参加施設数が増えることである．東京慈恵会医科大学附属病院に最近依頼のあった第Ⅲ相試験の施設数と一施設当たりの被験者数，およびこの治験を審査した治験審査委員会(Institutional Review Board；IRB)の数を表1に示した．同一のプロトコルに対して何十ものIRBで審査することは明らかに過剰な重複であろう．また，近年，生活習慣病治療薬の治験は大規模医療機関から個人開業医等の小規模医療機関にシフトしてきている．小規模医療機関では，治験を実施するための専門分野の医師等の人材や設備を有していても，適切な人材からなるIRBを設置することは負担が過大で困難である．これらの状況を踏まえてわが国でも中央IRB制度を導入すべきとの意見が強くなってきた．厚生労働省の設置した「治験のあり方に関する検討会」および同省の

表1　わが国の多施設共同治験の現状

目標症例数	実施施設	IRB数	大学病院数	Phase	探索的/検証的
160	41	41	35	II/III	探索的
240	63	63	37	III	検証的
240	48	37	9	II/III	検証的
400	45	8	3	III	検証的
250	24	23	14	III	検証的
160	36	26	5	III	検証的

GCPに関する研究班において，いわゆる中央IRBについて種々の検討がなされた．この結果は治験のあり方に関する検討会の「中間まとめ その2」に報告されているが，そこで浮き彫りにされた現行のIRBの課題は以下の9項目にまとめられている[3]．

①IRBの審査対象となる治験の医学的領域とIRB委員の専門性とが乖離することにより，審査が形式化する場合があること

②専門分野の委員及び非専門委員の確保が困難であること

③IRBの開催に要するマンパワー等の確保のため，治験実施医療機関における人的負担及び経済的負担が過大であること

④IRB委員の時間的余裕が不足していること

⑤審査の対象となる情報・資料が膨大なため，実際の審議時間が短くなり，議論が不十分である（例：有害事象報告等）こと

⑥一施設ごとにIRBを設置するため，IRBの数が多くなり，個々のIRBに対応する治験依頼者の事務的負担が過大であること

⑦治験依頼者から提供された安全性情報等が速やかに審査されないこと

⑧IRBの質の確保を図る仕組みがないこと

⑨IRBの活動が被験者にとってわかりにくいこと

これらの課題に対する解決策として，同検討会では次のような改善策を打ち出した．

すなわち，今後も治験実施医療機関の長が自ら設置したIRBにおいて審査することを基本とする．しかし，審議を行うために十分な委員を確保できないIRBで審査することは，被験者の人権，安全等を守る観点から問題がある．そこで，専門分野の委員の確保が困難な場合には，当該医療機関の長が設置するIRBに代えて，外部のIRBにその審査の全部または一部を行わせることができるようにする，というものである．

また，現状では外部IRBに審議を委ねている治験例は少なく，IRBを設置する公益法人，学術団体等も少ないことから，質の確保されたIRBが実際に設置されるよう，外部IRBの設置主体を拡大することが必要である．そこで，特定非営利活動法人（NPO）にもIRBを一定の要件を満足すれば認めるという方針が打ち出された．

このように現状を踏まえたIRBの改善策により，多くのIRBで1つのプロトコルを何度も審議するという過度な重複，専門分野の委員をそろえられないために形式化している可能性のある審議は今後，避けられるようになる．

IRBのあり方は国により異なる．日本と米国は医療機関ごとの委員会審査を基本としているのに対して，EUではEU臨床試験指令により一国一意見を求めている．多施設共同試験の場合，英国ではHealth Authorityにより設置された多施設研究倫理委員会（Multicentre Research Ethics Committee；MREC）に

より審査される．ドイツでは，大学が設置した倫理委員会あるいは州医師会（Landesärztekammer）が設置した倫理委員会により審査されている．

各国の治験審査はそれぞれの状況により制度は異なるが，このたびのわが国のIRB制度の改定は，1997年の新GCP制定後，この9年間の治験状況の変化を踏まえたもので，日本型の中央IRB制度へ一歩踏み出したものといえる．さらに，今回の改定ではIRBの登録制も施行される予定であり，従来よりレベルの高いIRBが設けられることが期待される．

◆◆◆ 治験を支える組織 ◆◆◆

1997年の新GCP制定までは，わが国では治験に関連したほとんどの業務は製薬企業と医療機関のみで実施されてきた．製薬企業は治験実施計画書，治験薬概要書，症例報告書，各種標準業務手順書，等々の作成のほか，モニタリング，データマネジメント，統計解析，そして承認申請書類の作成に至るまですべての業務を行ってきた．一方，医療機関では医師が忙しい日常診療の合間に，患者からインフォームド・コンセントを取得して，治験を実施してきた．しかし，新GCPが医療機関にも適用された1998年の新GCPの完全実施以来，従来の方法で治験を円滑に実施することは困難となり，製薬企業と医療機関の業務を補完するCROおよびSMOが設立された．CROは治験を依頼する製薬企業を支援する機関である．製薬企業はモニタリング，データマネジメントおよび統計解析などの業務をCROに委託することにより，自社に常に多くの人員を抱えていなければならないという状況を改善できる．また，CROは，非臨床試験までの研究所で行うことには関与せず，臨床試験に特化しているため，臨床試験に関しては製薬企業以上の経験とノウハウを有することが期待されている．

SMOは，生活習慣病治療薬などの治験が小規模医療機関にシフトしていることを踏まえ，これらの医療機関を支援する機関として発達してきた．SMOはCRCを医療機関に派遣して治験責任医師および分担医師の業務を支援するほか，これらの施設において，治験事務局およびIRB事務局の支援，各種標準業務手順書の作成などを行う．SMOの発達により小規模医療機関においてもGCPに適合した治験を行うことが可能になった．

CROとSMOの発達により製薬企業と医療機関の双方が時には余剰となる治験のためのスタッフを常に抱える必要がなくなり，必要なときのみ支援を要請すればよく，合理的なシステムと考えられる．この結果，高コストを指摘されているわが国の治験費用が改善されることが期待されるが，現状ではCROとSMOがむしろ治験費用を押し上げていることが指摘されており，今後改善されるべき課題である．

◆◆◆ 治験コーディネーター ◆◆◆

CRCはわが国では治験コーディネーターと通常呼ばれており，定着している．CRCは本来文字どおりには臨床研究コーディネーターであって，治験コーディネーターではない．これは臨床研究に関するわが国の特異な事情を反映している．先に述べたようにわが国の医学は基礎研究を得意としており，臨床研究は未発達である．そこへ，ICH-GCPに基づく新GCPが制定されたため，これに対応すべく医療機関およびSMOはCRCを必要とした．このためわが国ではCRCは治験に特化した人材として発達した経緯がある．CRCの養成は多くの組織が行っているが，公的機関としては文部科学省，厚生労働省，日本看護協会，日本病院薬剤師会および日本臨床衛生検査技師会がCRC養成研修を主催している．厚生労働省の全国治験活性化3カ

年計画でもCRCの養成確保を掲げており，2002年度までに上記の団体で約2,500名が研修を実施し，合計5,000名の研修実施を目標としている[4]．

これらの養成研修によりCRCが育成され，治験の円滑な実施に寄与している．CRCの認定制度も発足し，これまで，米国の団体であるSociety of Clinical Research Associates (SoCRA)，日本臨床薬理学会および日本SMO協会の3団体がCRCの認定を行っている．それぞれ取り扱う疾患分野が異なるのであれば複数の団体による認定も結構であろうが，性格が異ならないのであれば，認定する団体によりCRCのレベルが異なることは望ましくなく，この場合，将来的には一本化されることが望まれる．

医薬品のグローバル開発への対応

ICHが催され新薬開発に関する基準が日米EUの3極で標準化された．これにより医薬品開発はこれまでの国ごとの開発からグローバル開発へと動きだした．本節で述べてきたわが国の現状と問題点は，とりもなおさずグローバル開発へ対応するうえでの問題点といえる．IRB，CRO/SMO，およびCRCに関する課題，また，これらに起因する治験のコスト，スピード，クオリティはいずれもグローバル開発に米国・EUと並んで参加するためには早急に解決すべき事項である．冒頭で述べた治験件数の減少はわが国がグローバル開発に後れをとっている一つの証ともいえる．

グローバル開発に遅れずに参加するためにはこれらの諸問題を解決することはもちろんのこと，各試験において中心的役割を果たしている組織である運営委員会(Steering Committee)などの委員会へ参加していけるだけの力量を研究者は身につける必要がある．この場合，個人の当該疾患分野ならびに臨床試験に対する見識・力量のみならず，わが国の治験実施体制の状況も問われることになる．CROとSMOがそれぞれ完全に分離された形態から，アカデミアが設置するより自由度の高い，臨床試験全般を支援・実施するAcademic Research Organization (ARO)の誕生と発展が必要と思われる．そのような状況のもとでは，企業に依頼される治験のみならず，医師自らが立案するレベルの高い臨床研究が行われるようになるであろう．今後の発展を願ってやまない．

参考文献

1) 内田英二：医薬品開発におけるIntenational Harmonization．中野重行 他編：臨床薬理学，第2版，医学書院，2003；100-103
2) 第1回治験のあり方に関する検討会配付資料（http://www.mhlw.go.jp/shingi/2005/03/dl/s0329-13g.pdf）
3) 治験のあり方に関する検討会 中間まとめ その2（http://www.mhlw.go.jp/shingi/2006/01/dl/s0126-11b.pdf）
4) 全国治験活性化3カ年計画（http://www.mhlw.go.jp/topics/bukyoku/isei/chiken/kasseika.html）

4 医師主導治験と臨床試験

福田治彦

　医薬品の製造販売承認申請を目的とする「治験」，および製造販売承認後に承認された効能効果・用法用量で行われる「製造販売後臨床試験」は，製造販売の責任者である企業がスポンサーとなって行われる．製薬企業にとっては，治験に要する費用を最小化し，製造販売後の売り上げを最大化することは正当な営利活動であるため，承認後の効能を決める治験の対象集団の選択に際しては，当然，より売り上げが見込まれる対象，すなわち頻度の高い疾患が優先される．がんを例にとると世界的にも，頻度の高い非小細胞肺癌や大腸癌，乳癌で新規抗がん剤の治験が優先されており，希少がん種は後回しになるか取り残される．こうした背景から必然的に，治験を経て販売承認が得られた効能（対象疾患）は，作用機序や基礎研究から当該医薬品の有効性が本来期待される対象疾患の一部に過ぎず，とくに希少疾患における患者と臨床医の現場のニーズのすべてをカバーできない．しかし，それらすべてを製薬企業に求めることも現実的ではないため，製造販売承認後の適応拡大の試みの一部は製薬企業以外の者によってなされなければならない．

　「医師主導治験」の対象は，大きく分けて，
① 海外国内とも未承認のまったく新規の薬剤や治療：製剤の品質確保も医師主導
② 海外既承認・国内未承認の薬剤：いわゆる"ブリッジング"試験
③ 国内既承認薬だが効能効果や用法用量が未承認：適応拡大の試験

の3つが考えられるが，上記の事情および実施可能性（難易度）から最も現実的なのは③の国内既承認薬の適応拡大であり，実際に実施・計画されている医師主導治験のほとんどが③である．③により基盤整備とノウハウの蓄積が進めば，より難易度の高い②や①も順次行われていくと思われる．

　また，薬物療法が主体である疾患領域においては，製薬企業による治験と上記③の医師主導治験が推進されることで治療の進歩が加速されることが期待できるが，手術や放射線治療などの薬物療法以外の治療については「治験」のみでは必ずしも十分な治療の進歩が達成されるわけではない．そうした疾患領域においては「治験」のみならず，広く「研究者主導臨床試験」としての治療開発とその基盤整備の推進が必要であり，その典型が「がん」である．「がん」では欧米においても「治療開発」全体のなかで「研究者主導臨床試験」が果たす役割が大きい．本節では，がん治療開発で他国を大きくリードする米国の「研究者主導臨床試験」のための仕組みとしての共同研究グループを概説し，日本の事例として筆者がデータセンター長を務めるJapan Clinical Oncology Group（JCOG：ジェイコグ）の概要およびJCOGで準備中の医師主導治験についても簡単に紹介し，医師主導治験とそれ以外の臨床試験，とくに研究者主導臨床試験の意義に関する理解の一助としたい．

◆◆◆ 米国のがん治療開発の概要 ◆◆◆

　がんの治療は，3本柱といわれる「手術」「放射線治療」「薬物療法」およびそれらの複数の組み合わせである「集学的治療」からなり，かつ「薬物療法」も単剤治療が標準治療であることはまれで，併用化学療法が基本である．そのため，企業治験による「新しい薬剤の販売

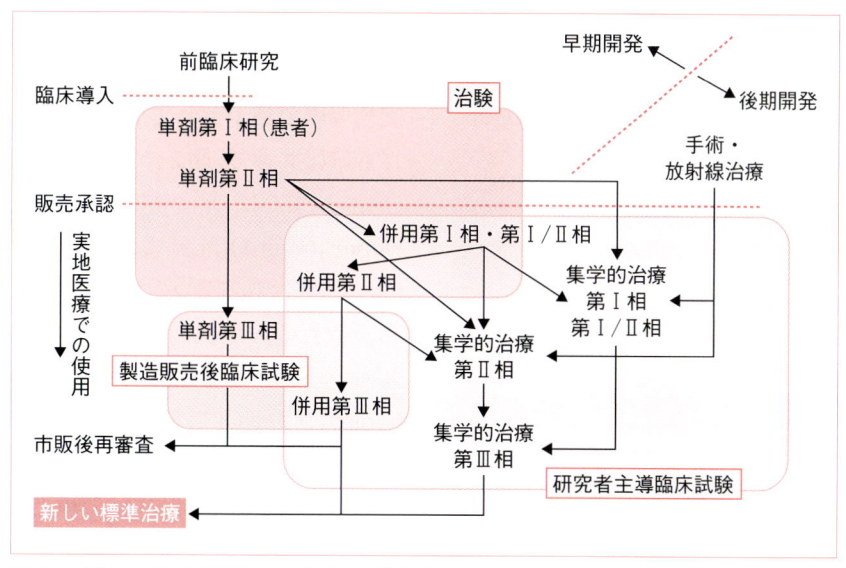

図1　がんの治療開発と研究者主導臨床試験

「承認」は治療開発全体の前半部分，すなわち「早期治療開発」の一部に過ぎず，「標準治療の進歩」に至る「後期治療開発」は企業治験以外，すなわち「研究者主導臨床試験」が担わなければならない(**図1**)．こうした背景と，そもそも抗がん剤は他疾患用薬に比して市場規模が小さく"儲かる薬"ではないことから，とくに米国でのがんの治療開発には，他の疾患領域にはみられない特徴がある．

① 米国においては国立がん研究所(National Cancer Institute；NCI)が自ら抗がん剤を開発する世界最大の抗がん剤スポンサーである(治験届品目数は150以上で，どの製薬企業よりも多い)．
② 米国においてはNCIが早期～後期のがん治療開発全体の統括・調整・監視を行っている．
③ 欧米では恒常的な中央機構をもつ研究者主導の多施設共同臨床試験グループ(Cooperative Group)が後期治療開発の主体である．

これらは米国においても「がん」にユニークな状況であるが，こうした背景から，がんのCooperative Groupに臨床試験，とくに研究者主導臨床試験のノウハウが蓄積し，がんに限らず臨床試験の方法論全体をがんのCooperative Groupがリードしてきた．

米国のCooperative Group

1950年代半ばに，有力ながん研究者が自発的に近隣の医療機関を募って多施設共同研究を行うグループを組織しだしたのが始まりで，それを「官」が追認する．1958年にNCIが「Clinical Trials Cooperative Group Program」として予算化し，公募に応じたグループをNCIが認定して研究費(当時1グループ当たり年間約6.5億円，2000年現在13億円)を出して「Cooperative Group」が公式化された．当初17グループあったが，以後，統合廃止などにより，現在は9つのグループがある(**表1**)．

米国ではNCIの管轄下で，単施設～少数施設で行われる第Ⅰ相試験～第Ⅱ相試験の早期開発は，全米で60ある「NCI指定がんセンター」が主として実施し，多施設で行われる第Ⅱ相試験～第Ⅲ相試験の後期開発をCooperative Group(とその参加施設)が担っている．NCI管轄下の早期開発と後期開発の間に，販売承認を得るための第Ⅲ相試験という企業治験のステップが入るが，そのステップ以外

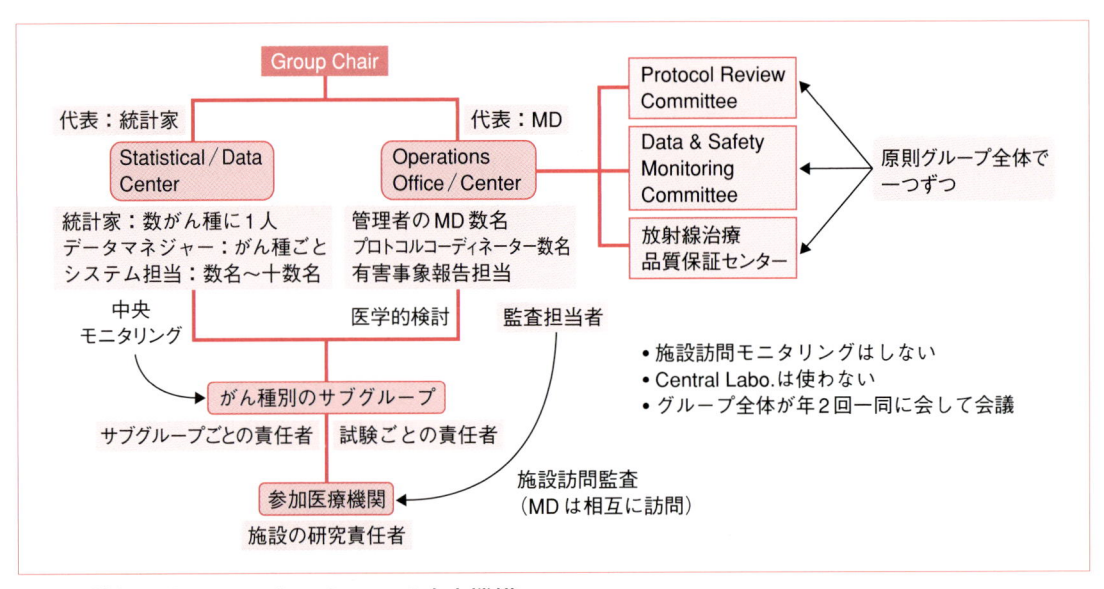

表1 米国の Cooperative Groups

成人腫瘍，集学的治療（Adult, multi-modality）
- Cancer and Acute Leukemia Group B（CALGB）
- Eastern Cooperative Oncology Group（ECOG）
- North Central Cancer Treatment Group（NCCTG）
- Southwest Oncology Group（SWOG）

疾患特異的（Disease-oriented）
- Gynecologic Oncology Group（GOG）
- National Surgical Adjuvant Breast and Bowel Project（NSABP）

専門技術特異的（Specific types）
- Radiation Therapy Oncology Group（RTOG）
- American College of Surgeons Oncology Group（ACOSOG）
- Children's Oncology Group（COG）

の治療開発の多くの臨床試験に直接・間接にNCIが関与しており，米国でのがん治療開発は「国家主導」主体で行われているといえる．そうした事情を反映して，企業治験も含むすべてのがん臨床試験への参加患者の約6割がNCI Cooperative Groupの臨床試験に参加しており，また，がんのすべての第Ⅲ相試験のうち企業治験は2割で，その約倍の4割がCooperative Groupの試験である．

Cooperative Groupの組織形態はその研究実施要綱で指示されているため，どのグループもほぼ共通で，図2に示すように「Statistical Center（またはData Management Office）」，「Operations Office（またはOperations Center）」と呼ばれる2つの恒常的な中央機構を有し，数百の医療機関が参加して「医療機関研究ネットワーク」を構成する．Cooperative Groupには「NCI指定がんセンター」も参加しているが，その場合も早期開発に携わる研究者（臨床薬理や第Ⅰ相試験の専門家）とCooperative Groupに参加している研究者（腫瘍内科医や疾患の専門家）とは通常別であり，またCooperative Groupの参加施設の主体は「NCI指定がんセンター」以外の一般病院であることから，早期開発と後期開発とで役割分担がなされている．

Cooperative Groupの品質管理体制

米国では，日本のように「治験」と「それ以外」がまず分かれるのではなく，事実上すべての臨床試験が，刑事罰（データ捏造に対す

図2 がんの Cooperative Group の中央機構

る懲役刑の実例あり）を伴う連邦規則（コモンルールといわれる）[1]の規制を受ける．このコモンルールは，おおざっぱにいうと，医薬品の臨床試験の実施の基準（Good Clinical Practice；GCP）のうち，倫理審査委員会（Institutional Review Board；IRB）やインフォームド・コンセントに関する要件といった倫理要件のコアの部分に相当するため，たとえるなら，日本での「臨床研究に関する倫理指針」[2]が「法」として公式にすべての臨床試験に課せられているとイメージすればよい．「治験」の場合は，このコモンルールに加えて米国食品医薬品局（Food and Drug Administration；FDA）の規制が上乗せされるという構造である．

したがって，Cooperative Groupの試験は，日本での「GCP完全準拠の治験」レベルでの品質管理・品質保証は行われてはいない．コスト面でも，企業治験の第Ⅲ相試験が1本10億円～20億円といわれているのに対して，Cooperative Groupが企業から受託する第Ⅲ相試験は1本1億円以下といわれている．Cooperative Groupの試験が「省エネ・省コスト」になっている理由は大きく2つある．1つが「施設訪問モニタリング」を行わないことであり，Cooperative Groupには通常「モニター」はいない．施設訪問モニタリングを行わない代わりに，「中央モニタリング」と恒常的に行う（NCIの指示により施設は3年に1回以上監査を受ける）「施設訪問監査」の組み合わせで，参加施設としての「質」を恒常的に担保し，ひいては個々の試験の質を担保するという構造になっている．ただし，米国ではCooperative Groupに参加するような施設では必ず日本での臨床試験（治験）コーディネーター（Clinical Research Coordinator；CRC）に相当するスタッフが臨床試験の実務を担っている．

もう1つの「省エネ・省コスト」の要因が「標準化」である．「治験」以外の通常のCooperative groupの試験の中央経費は1本当たり数百万円のオーダーであり，商業的開発業務受託機関（Contract Research Organization；CRO）に委託した場合より2ケタ安い勘定になる．その主たる理由が「標準化」である．Cooperative Groupでは，プロトコル，症例報告書（Case Report Form；CRF），患者登録システム，患者データのデータベース，施設・研究者情報データベース，データマネジメントの手順，解析プログラム，各種レポート，論文記述テンプレートなどを試験横断的に標準化・一元管理することにより，試験ごとの作業および教育に要する手間と時間を節約するとともに，標準化された手順に従って作業を行うことで，試験の科学的・倫理的な「質」を確保している．Cooperative Groupに蓄積されてきた臨床試験のノウハウとは，この「標準化」されたプロセスにほかならない．

「医師主導治験」に関していうと，NCI指定がんセンターやNCI Cooperative GroupもFDA未承認の効能効果に対して治験届に相当するInvestigational New Drug（IND）申請をして治験を行うことがあるが，その場合「スポンサー」はNCIなのでFDAにIND申請を行うのは基本的にはNCIであり，その他のFDAへの報告や折衝もNCIが行う．そのため研究者にとっては医師主導治験とそうでない研究者主導臨床試験とで実務上の負担の差はそれほど大きくない．米国では国の機関が「自ら治験を実施する者」となって組織的に医師主導治験を行っているといえる．

◆◆◆日本臨床腫瘍研究グループ◆◆◆
— Japan Clinical Oncology Group（JCOG）—

JCOG[3]は，厚生労働省がん研究助成金の5つの指定研究班（17指-1～5）を中心とする多施設共同研究グループであり，2006年現在，厚生労働科学研究費第3次対がん総合戦略研

1 臨床試験と治験

究事業の研究班を含めて計33の研究班の任意の集合体で，法人格は有さない．日本には「Clinical Trials Cooperative Group Program」に対応する仕組みがないため，JCOGは米国のCooperative Groupとは異なり，厚生労働省から「JCOG」として認証されているわけではない．がん治療開発には研究者主導の後期治療開発およびその担い手としてのCooperative Groupが不可欠との認識から，欧米をお手本として初代JCOG代表者である下山正徳（現 国立病院機構名古屋医療センター名誉院長）が中心となって1980年代半ばから自主的に組織化してきた．2006年現在，約200の医療機関の臨床医が所属する専門領域別の13グループと，中央機構であるJCOGデータセンター・JCOG委員会事務局からなり，第2代JCOG代表者の西條長宏（国立がんセンター東病院副院長）が統括する．登録中の試験数は約25，登録終了後が約45，準備中が約20の計約90の試験を実施もしくは計画中であり，化学療法のみの試験は約1/4，手術手技評価の試験が約1/5で，残りが集学的治療の試験である．化学療法レジメンは，基本的には市販薬の承認効能・用法・用量の範囲内の併用であり，一般保険診療としてプロトコル治療がなされる．これまでは当然ながら承認申請目的の「治験」は行ってこなかった．

JCOGでの第1号医師主導治験

次節で紹介されている医師主導治験一覧のなかで，食道癌に対するティーエスワンの治験が，現在準備中のJCOG第1号医師主導治験（研究代表者/治験調整医師：国立がんセンター東病院・大津敦部長）である．これは臨床病期Ⅱ期Ⅲ期の食道扁平上皮癌患者に対するティーエスワン＋シスプラチン併用化学放射線療法の第Ⅰ/Ⅱ相試験であり，食道癌に対する化学放射線療法としての標準レジメンである5FU＋シスプラチン併用化学放射線療法を上回る有効性があるかどうかを調べることを主な目的とするが，ティーエスワンが食道癌に対する承認が得られていないことから医師主導治験として行うことを考え，日本医師会の治験推進研究事業に応募して採択された．

JCOGでは米国のCooperative Groupに準じた，ヘルシンキ宣言や「臨床研究に関する倫理指針」レベルの品質管理・品質保証システム，つまり中央モニタリング，データマネジメント，施設訪問監査などのシステムをすでに有しているが，必ずしも「GCP準拠」ではないため，通常のJCOG試験では行っていない手順をこの医師主導治験では行う予定である．主なものは以下のとおりである．

1. 施設訪問モニタリング

先述のように，欧米のCooperative Groupでは施設訪問モニタリングは行っておらず，われわれは医師主導治験においても中央モニタリングと施設訪問監査の併用で十分と考えているが，現時点では十分であることの証拠がないため，今回の医師主導治験では施設訪問モニタリングを行う．ただし，企業治験のように全例の全データに対して行うのではなく，一定の規準でサンプリングした一部のデータに対してのモニタリングを行う予定である．この医師主導治験により，これでも十分な品質が保たれることが示されれば，将来は中央モニタリングと施設訪問監査のみで医師主導治験を行えると考えている．

2. 治験調整事務局

規制当局（医薬品医療機器総合機構）への直接的な副作用報告やGCP上の必須文書の管理など，通常のJCOG試験では行っていない業務が必要となるため，本試験用に治験調整事務局担当者を置き，治験調整医師を支援することとした．

3. 外部監査

JCOGでの通常の施設訪問監査は個々の試

験単位ではなく，医療機関単位で一度に複数の診療科，複数の試験に対して行っており，この医師主導治験のために専属の監査担当者を置く余裕がないため，外部監査を受ける予定である．もちろん，本医師主導治験終了後には，参加施設およびJCOG中央機構は規制当局からの監査（GCP適合性調査）を受ける．

おわりに

「がん」領域では，米国ではNCI主導で整備されてきた研究者主導臨床試験のインフラが基礎となって，企業治験との有機的な役割分担により治療開発が精力的に進められている．日本では企業治験の体制整備が先行し，研究者主導の治療開発体制は後回しになった．医師主導治験が法的に可能となったことが，単に承認申請の手段が増えたことにとどまらず，また「がん」に限らず，研究者主導臨床試験を含む治療開発全体の推進につながることを期待して稿を終える．

参考文献

1) http://www.hhs.gov/ohrp/humansubjects/guidance/45cfr46.htm
2) http://www.mhlw.go.jp/general/seido/kousei/i-kenkyu/index.html
3) http://www.jcog/jp

5 日本医師会治験促進センターの果たす役割

寺岡　暉

日本医師会治験促進センターの設立

　国内における医薬品の治験については，1990年代後半からその活性化を図らなければならないさまざまな問題が生じており，このような問題に対応するため，平成15(2003)年度より厚生労働省および文部科学省による全国治験活性化3カ年計画が策定された．この3カ年計画の一環という位置づけのもとに日本医師会は，厚生労働科学研究費補助金による治験推進研究事業を実施することとなり，平成15(2003)年8月に日本医師会治験促進センター(以下，治験促進センター)を設置し，10月に事業を開始した．治験推進研究事業は，医療上必要な画期的医薬品等の創製に資するための治験環境を整備し，質の高い治験を速やかに実施することが可能となる体制を作り上げ，これによってわが国の治験を促進することを目的としている．治験促進センターにおいては，治験推進研究事業本体として医師主導治験のモデル研究の実施と治験実施基盤の整備(治験推進研究事業)を行っている．これら事業の実施にあたっては，全国の医療機関に対して参加を募集したうえで，いわゆる「大規模治験ネットワーク」を構築し，医師主導治験の実施医療機関としての参加募集や治験に関する情報提供を行う．

　大規模治験ネットワークには，治験に意欲的な多くの医療機関の参加が望ましいことから，応募要件として，①治験に関心，意欲があること，②治験推進研究事業の趣旨を理解

し実施に協力できること，③医療機関の長自らが治験推進研究事業に賛同し施設として応募できること，④治験に関するアンケートに答えられること，を設定した．その結果，平成18(2006)年2月末時点で1,097医療機関(病院634，診療所463)が登録されている(図1)．なお，これら登録医療機関は，治験促進センターのホームページhttp://www.jmacct.med.or.jp/で公表している．

医師主導治験の実施

治験推進研究事業による医師主導治験の支援

　平成15(2003)年7月の改正薬事法の施行により，いわゆる医師主導治験を実施することが可能となった．これにより，従来は企業しか行えなかった治験を医師または歯科医師が自ら企画・実施することが可能となった．医

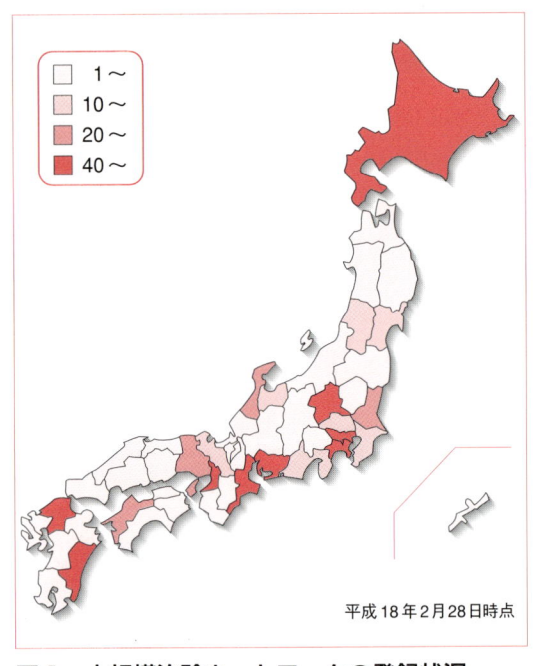

図1　大規模治験ネットワークの登録状況
(平成18年2月28日時点)

本稿は筆者が日本医師会治験促進センター在職中に執筆したものです．

師主導治験では，外国で有効性・安全性が確立されているが，まだ国内では承認されていない医薬品や，国内ですでに承認されているが，いわゆる適応外使用が行われている医薬品に対して，採算性ほかの観点から企業が開発に積極的になりにくいものについて，医師自らが治験を実施し承認を取得することにより，医療現場のニーズへの対応力と質の向上につながることが期待されている．

このように治験促進センターでは，治験推進研究事業の実施を通じ，医師主導治験の実施を支援している．

医師主導治験の推進

治験促進センターは，研究事業の質の向上，公正性の確保を図るため，技術企画評価委員会と総合企画評価委員会という2つの外部委員会を設けている．技術企画評価委員会は総合企画評価委員会の分科会として主に治験薬の選定基準，治験の実現性，妥当性〔治験実施計画書（プロトコル），症例報告書（Case Report Form；CRF）等を含む〕の評価等を行う．総合企画評価委員会は分科会の討議内容の検討や，治験推進研究事業に関する総合的な企画・評価を行う．

医師主導治験の治験候補薬は，医師主導治験の実施を通じ薬事法上の承認を取得することが望ましいものとして医療現場で必要とされている医薬品について，日本医学会各分科学会に対して推薦を求めている．ただし，治験候補薬の品質，毒性および薬理作用に関する試験，その他治験を実施するために必要な試験（いわゆる非臨床試験）が終了していること，または，直ちに治験が実施できるよう毒性試験等が終了する見込みであることとしている．平成18（2006）年2月末時点でのべ255治験薬が推薦されている．

医師主導治験の「治験の計画に関する研究」への参加・実施手順は次のとおりである．推薦された治験候補薬に対して，治験実施計画を立案し，プロトコル，CRF，その他治験の実施に必要な資料を作成する医師（研究者）が研究事業への参加を申請する．申請された研究課題に対して，上述の外部委員会での評価を経て，研究課題としての採択の可否を決定する．研究課題として採択された場合，医師により治験実施計画の立案等が行われる．これには，適切な治験実施計画の立案のため，医薬品医療機器総合機構による対面助言（治験相談）を活用することとされている．また，承認取得には企業による製造販売承認申請が必要となることから，医薬品開発のノウハウを十分に有している治験薬提供者となる企業の協力も得ている．

医師主導治験を支援する治験推進研究事業には，「治験の計画に関する研究」と「治験の調整・管理に関する研究」の2つのステップがある．「治験の計画に関する研究」において治験実施計画が作成されたものについて，医師（研究者）は改めて次のステップである「治験の調整・管理に関する研究」を申請する．これは多施設共同医師主導治験の中心となる治験調整医師として多施設間の調整を行うものである．外部委員会は，第1ステップの計画に基づいた第2ステップの申請に対して，治験計画の妥当性，実施可能性について評価し，採択されたものが治験実施段階へと進むこととなる．その後，治験実施医療機関の公募・選定，モニタリング業務等を外部委託する場合には委託先の公募・選定を行い，治験実施医療機関での治験審査委員会審議を経て，治験計画届書の提出に至る．なお，治験実施計画の立案を「治験の計画に関する研究」としては実施せず，医師（研究者）自らの研究により作成されたものであっても，治験候補薬として推薦されているものであれば「治験の調整・管理に関する研究」として申請することは可能である．

1 臨床試験と治験

治験薬	疾患	15年度 1 2 3	16年度 4 5 6 7 8 9 10 11 12 1 2 3	17年度 4 5 6 7 8 9 10 11 12 1 2 3	現状
イマチニブ	再発あるいは治療抵抗性 c-kit/PDGFR陽性肉腫	■■■	■■■■■■■■■■■■	■■■■■■■■■■■■	治験実施中
フェンタニル	新生児および小児の全身麻酔の補助	■■■	■■■■■■■■■■■■	■■■■■■■■■■■■	治験実施中
アルガトロバン	ヘパリン起因性血小板減少症	■■■	■■■■■■■■■■■■	■■■■■■■■■■■■	治験実施中
フェノバルビタールナトリウム	新生児痙攣		■■■■■ ■■■■■■	■■■■■■■■■■■■	治験実施中
イリノテカン	難治性小児悪性固形腫瘍		■■■■■■■■	■■■■■■■■■■■■	治験実施中
タクロリムス	多発性筋炎・皮膚筋炎に合併する間質性肺炎		■■■■■■	■■■■■■■■■■■■	計画作成中
ベプリジル	持続性心房細動		■■■■	■■■■■■■■■■■■	治験実施中
リュープロレリン	球脊髄性筋萎縮症		■■■■■■	■■■■■■■■■■■■	実施医療機関決定
テガフール・ギメラシル・オテラシルカリウム	食道がん		■■■■	■■■■■■■■■■■■	計画作成中
アルギニン	MELAS 脳卒中様症状を主体とするミトコンドリア病の病型		■■■■	■■■■■■■■■■■■	計画作成中
沈降不活化インフルエンザワクチン	新型インフルエンザ（H5N1型）			■■■■■■■	計画作成中
イマチニブ&ヒドロキシカルバミド	成人膠芽腫			■	計画作成中

■ 治験の計画に関する研究　　■ 治験の調整・管理に関する研究　　平成18年2月28日時点

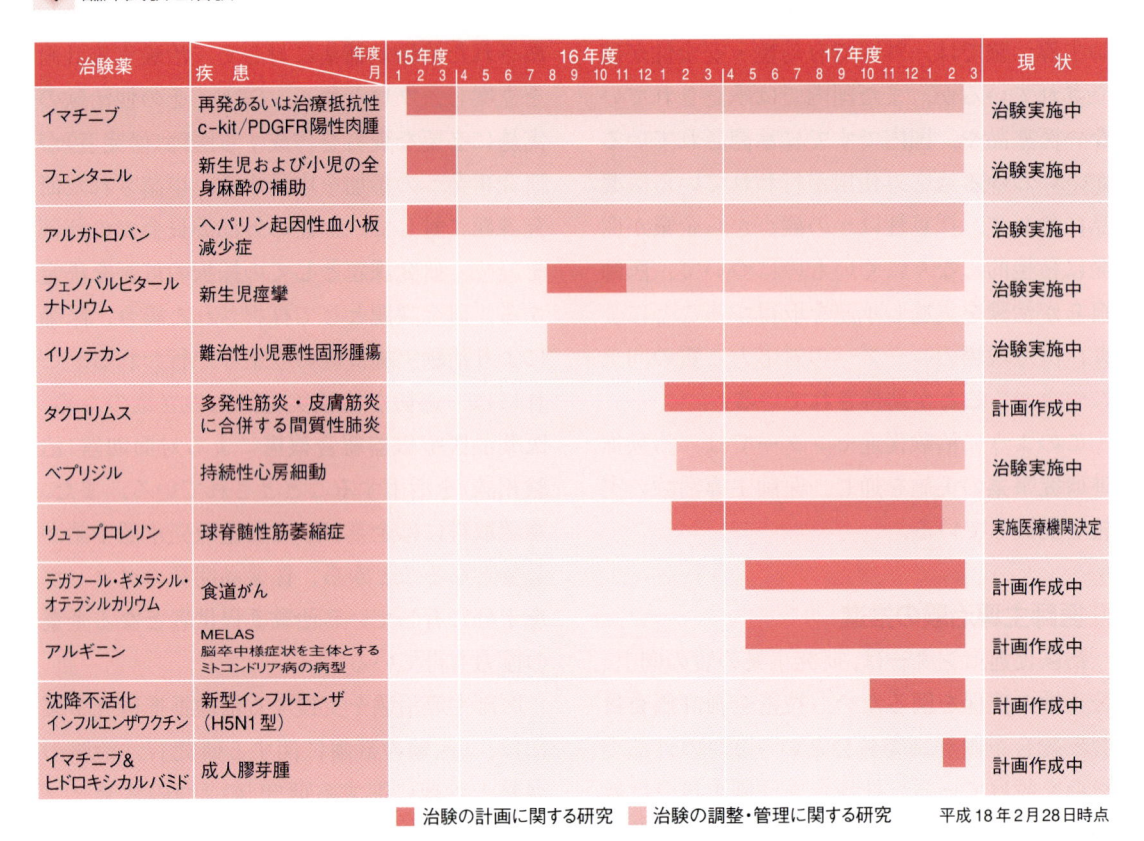

図2　医師主導治験の進捗状況

医師主導治験の実施状況

　治験推進研究事業において実施または実施準備中の医師主導治験を図2に示す．

　これらのなかでは，わが国で既承認の医薬品に対する適応症の追加または新剤型・新投与経路の開発に対する治験が多くなっている．このことは，本事業では，最終目的である承認取得を早期に達成できる可能性の高い治験を実施していくことが求められていることが，外部委員会での評価を通じ反映された結果でもある．

医師主導治験に対する治験促進センターの業務

業務手順書

　医薬品の臨床試験の実施の基準（Good Clinical Practice；GCP）第15条の2では，「自ら治験を実施しようとする者（又は自ら治験を実施する者），すなわち医師主導治験を実施する治験責任医師自身が，治験の実施の準備及び管理に係る業務に関する手順書を作成しなければならない」とされている．これには，治験の準備に係るプロトコルの作成，治験薬概要書の作成，治験薬の管理，副作用情報等の収集等の業務および治験の管理に係る治験薬の管理，副作用情報等の収集，モニタリングおよび監査の実施，記録の保存等の業務に関する手順書が含まれる．また，治験実施医療機関にも医師主導治験に対応できる業務手順書が必要となる．

　治験促進センターは，治験責任医師および医療機関の治験管理室等治験事務局がこれら手順書の作成にあたって利用できるよう，手順書雛形を作成し，ホームページ上に公開している．

■ 賠償・補償保険

GCP第15条の9では，「被験者に対する補償措置として，治験に係る被験者に生じた健康被害の補償のために保険その他の必要な措置を講じておかなければならない」とされている．具体的には，保険への加入の措置，副作用等の治療に関する医療体制の提供，その他必要な措置（必ずしも保険への加入に基づく金銭の支払いに限られるものではない）を講じる必要がある．

治験促進センターでは，医師主導治験に対応する保険を保険会社と共同開発し，治験促進センターが実施を支援する医師主導治験に関して賠償・補償保険を利用可能とした．この保険の利用の条件として，治験責任医師，治験分担医師および治験実施医療機関はそれぞれ医師賠償責任保険，病院賠償保険に加入することが必須となっている．これは，被験者に健康被害が生じた場合，その原因が医療行為に基づくものなのか，あるいは治験計画に基づくものなのかを判断する必要があり，医療行為に基づく場合であればまず医師賠償責任保険の適応を考慮し，医療行為に基づかないと判断される場合にこの医師主導治験保険の適応を考慮するという考え方に基づいている．

■ 副作用報告

薬事法第80条の2第6項において「自ら治験を実施した者は，当該治験の対象とされる薬物について，当該治験の副作用によるものと疑われる疾病，障害又は死亡の発生，当該薬物の使用によるものと疑われる感染症の発生その他治験薬の有効性及び安全性に関する事象で厚生労働省令が定めるものを知ったときは，その旨を厚生労働省令で定めるところにより厚生労働大臣に報告しなければならない」とされており，発生した事象によって報告に必要な期間が定められている．

医師主導治験では，治験責任医師が副作用の発現を知った時点が，副作用報告を行う際のいわゆる情報入手日になる．治験責任医師は，主治医の立場として発現した副作用への対応がまず必要であることはいうまでもないが，その一方で，自ら治験を実施する者としては，薬事法およびGCPで規定された副作用の評価および伝達が必要である．発現した副作用によっては，情報入手後7日以内に厚生労働大臣への報告が必要となる場合もあり，報告期限に遅延すると薬事法違反となることから，とくに多施設共同医師主導治験の場合は，副作用情報を自ら治験を実施する者同士で迅速かつ的確に伝達できる体制の構築が必要である．

治験促進センターは，治験中に発生する有害事象情報を治験責任医師・治験調整医師・治験薬提供者間で迅速に情報共有，情報交換が可能なシステムを構築した．これにより，短期間で多施設の治験責任医師間の意見交換が可能となっている．

■ データマネジメント・被験者登録

医師主導治験には治験依頼者が存在せず，自ら治験を実施する者自身が「治験の品質保証」および「治験の品質管理」を行わなければならない．これを支援するため，治験促進センターは，内部にデータマネジメント部門を設置した．これにより，プロトコルを遵守した治験の実施に基づく正確なCRF記載ができるよう，治験を実施する者と共同でCRFおよびCRF記載見本を作成することが可能となり，すでに一部の医師主導治験においてこれを実施している．また，CRF記載時の医師および治験コーディネーター（Clinical Research Coordinator；CRC）の支援のためにヘルプデスクを開設している．

被験者の登録についても症例数が速やかに確保されるような体制が整備されるよう充実

その他の業務

上記のほか，プロトコル等の作成支援，薬事法・GCP等の正確な理解に向けた相談，治験薬提供者および開発業務受託機関（Contract Research Organization；CRO）との業務内容に関する協議，厚生労働省および医薬品医療機器総合機構との対応（GCPの解釈の確認，治験計画届書に関する事項，対面助言に関する事項）を必要に応じ実施している．

◆◆◆ 治験実施基盤の整備 ◆◆◆

治験促進センターの役割は，これまで述べた医師主導治験を実施することだけではない．治験実施基盤の整備も重要な役割である．

大規模治験ネットワーク登録医療機関への情報提供

治験促進センターは，大規模治験ネットワークに登録された医療機関に対して，治験に対する正しい理解，さらなる意識向上を目指した情報提供を行っている．具体的な内容としては，医師主導治験実施医療機関の募集のほか，医薬品医療機器総合機構による治験実施医療機関に対するGCP実地調査の際に指摘された事項の解説，医師主導治験を実施する際の副作用報告に関する通知の解説，その他治験関係の講習会などの開催案内を発信している．また，大規模治験ネットワーク登録医療機関を対象とした会員専用のホームページを開設し，医療機関同士の情報交換の場としての活用もすすめている．

地域等治験ネットワークとの連携

近年，地域医師会，都道府県行政単位，大学等による治験ネットワーク活動がすすめられている．治験促進センターは，これら地域等治験ネットワークが効率よく活動し，治験の質の向上を図ることは，国内の治験環境を整備するうえで重要なことと考え，地域治験ネットワークとの協調・連携を行うべく，治験推進研究事業のなかで大規模治験ネットワーク基盤整備研究事業を実施している．平成16（2004）年度10か所，平成17（2005）年度4か所，平成18（2006）年度8か所のネットワークを採択し，各地で治験啓発活動等を行っている（表1）．

臨床試験の登録と結果の公表に関する業務

臨床試験の透明性を高めることを目的とした臨床試験の登録と結果の公表に関しては，現在もその国際的合意形成がすすめられている．国内では，大学病院医療情報ネットワーク（University Hospital Medical Information Network；UMIN）の臨床試験登録システム，財団法人日本医薬情報センターの臨床試験情報において実施されている．治験促進センターは，主に医師主導治験および医療機器の治験について臨床試験の登録と結果の公表を行うサイトを開設した．今後の国際動向に留意しつつ，臨床試験登録をすすめていく．

https://dbcentre2.jmacct.med.or.jp/ctrialr/

治験に関するシンポジウムの開催

平成16（2004）年度には，国内の治験活性化における問題点とその対応策を協議するため，治験推進のための「産官学合同フォーラム」を開催した．また，平成17（2005）年度には，医師主導治験の実施現場からの声を取り上げた「治験促進啓発シンポジウム」を開催した．いずれの会においても活発な意見交換が行われ，治験に関する議論が交わされた．

国民への啓発活動

国家レベルで治験を推進するためには，国民が治験を正しく理解することが必要である．治験促進センターでは，治験啓発のため

表1　地域等治験ネットワーク一覧

■平成16(2004)年度採択ネットワーク
　愛知県医師会治験ネットワーク
　石川県臨床試験ネットワーク
　愛媛県医師会治験ネットワーク
　大阪府医師会治験ネットワーク
　神奈川県医師会治験ネットワーク
　国立病院機構治験ネットワーク
　名古屋市医師会臨床試験ネットワーク
　北海道大学病院治験ネットワーク
　みえ治験医療ネットワーク
　HIJC治験ネットワーク（東京女子医大）

■平成17(2005)度採択ネットワーク
　静岡県治験ネットワーク
　とやま治験医療ネットワーク
　治験ネット兵庫県医師会センター
　広島県医師会大規模治験ネットワーク
　　（ひろしま治験ネット）

■平成18(2006)度採択ネットワーク
　岐阜県医師会治験医療ネットワーク
　札幌市医師会臨床試験ネットワーク
　　支援センター
　津軽地区治験ネットワーク
　徳島治験ネットワーク
　豊の国臨床研究・医療支援システム
　　（TOYOSYSTEM）
　新潟県主要都市治験ネットワーク
　福岡県医師会治験ネットワーク
　宮崎県医師会地域治験ネットワーク

のポスターやビデオを作成し，医療機関の協力を得て院内での貼付や映写を通じ，啓発活動を展開している．

今後に向けて

治験促進センターは，治験推進研究事業の実施を通じ，医師主導治験の支援および治験実施基盤の整備を行ってきた．医師主導治験の支援については，事業開始以来3年間（実質2年間）で12課題が進行中である．また，大規模治験ネットワークへの登録医療機関は約1,100となり，地域等治験ネットワークは10地域で整備され，4地域で整備中であり，平成18(2006)年度事業として新たに8地域での整備が開始されることになった．医師主導の治験実施を通じ，医療上必須かつ不採算の医薬品等が迅速にわが国で使用できるようになることは重要であるとの認識はようやく広まりつつある．また，治験環境の充実により，治験が活性化され，国民が最新の医療にアクセスできるようになることは，社会保障の基本理念に合致するものである．

今後は，引き続き，医師主導治験の実施を推進し，同時に質の高い治験が実施できる体制を整備するなど，治験環境の一層の充実に努めていくが，一方では企業の依頼による治験や治験以外の臨床試験へも取り組みを広げたい．

近年，治験を実施する場所として，病院のみならず診療所においても実施されることが増えてきている状況にある．会員諸先生はもとより，これから医師を目指す学生諸君にも治験および治験促進センターへの認識を深めていただきたい．そのために本稿をご活用いただければ幸いである．

2

臨床試験と倫理

1 生命倫理の過去・現在・未来
——研究倫理を中心に

前田正一・赤林　朗

本節では，生命倫理の過去・現在・未来として，研究倫理に焦点をあてて解説する．まず，研究倫理の過去について，生命倫理の必要性を認識させたいくつかの事件を紹介する．また，それら事件での議論を通じて確立され，今日でも，医学研究における倫理の基本原則として機能している，「人格尊重」，「善行」，「正義」の各原則について解説する．

次に，生命倫理の現在として，上記の基本原則に即した研究がなされ被験者保護を図ることができるようにわが国で整備された，法ないしは政府指針による研究規制について解説する．また，それらの法や政府指針が共通して求める，倫理審査委員会を通じた倫理審査について解説する．

さらに，生命倫理の未来として，審査件数が増加の一途を辿るなかで今後ますます重要となる，倫理審査の均質性・迅速性の問題に言及する．また，それら問題の解決策として重要となる倫理審査委員会関係者に対する教育について解説する．さらに，今後ますます多施設共同研究が増加することになると考えられるが，この関係で今後期待が高まるであろう中央倫理審査制度について解説する．

◆◆◆ 生命倫理の過去 ◆◆◆
—非倫理的研究と研究倫理の必要性の認識—

■優れた医学研究

今日，世界中で数多くの医学研究が実施されている．これらの研究は，「FINER」で示される次の5つの要件を満たしたとき優れた研究になるとされる[1]．

FINERとは，Feasible（実行可能であること），Interesting（興味深いものであること），Novel（斬新なものであること），Ethical（倫理的なものであること），Relevant（有意義なものであること）の頭文字で作った造語である．つまり，この定義に従えば，行った医学研究が優れた研究であるといえるためには，研究の実施にあたり，倫理面への配慮がなされていなければならないことになる．

■非倫理的な研究

しかし，これまで，ナチス・ドイツによる残虐な人体実験やタスキギー事件など，数多くの非倫理的な研究が実施されてきた．たとえば，ハーバード大学のヘンリー・ビーチャー教授は，1966年，New England Journal of Medicine誌に，1950年代から1960年代にかけて行われた22の非倫理的な人体実験について報告した．

1. ナチス・ドイツによる残虐な人体実験

ナチス・ドイツの医師は，第二次世界大戦中，強制収容所の囚人などを対象として，低体温実験，マスタードガス実験など，数々の残虐な人体実験を繰り返した．戦後，連合軍は，ニュルンベルク国際軍事裁判を開き，これら医師を裁いた．1947年に下された判決のなかでは，「許可できる医学実験」が示され，人体実験における倫理基準が明文化された．

2. ニュルンベルク綱領（Nuremberg Code）

この倫理基準が，いわゆる「ニュルンベルク綱領」と呼ばれるものである．この綱領は，「被験者の自発的同意は絶対的本質的なものである」とし，人を対象とする研究を実施する際には，被験者の同意が不可欠であることを示した．

このニュルンベルク綱領は，医学研究につ

いての初めての国際的なガイドラインとなり，研究倫理に関する世界医師会などの取り組みにも影響を与えた．その後，1964年，世界医師会（World Medical Association；WMA）は，第18回総会で，「ヘルシンキ宣言（WMA Declaration of Helsinki；ヒトを対象とする医学研究の倫理原則）」を採択した〔ヘルシンキ宣言の詳細については，次節（p.54）に譲る〕．

3. タスキギー事件

ニュルンベルク綱領，ヘルシンキ宣言の発表にもかかわらず，その後も非倫理的な研究は実施された．その代表的なものに米国におけるタスキギー事件がある．

米国連邦衛生局は，1932年から梅毒の自然経過を観察する研究を行っていた．この研究では，梅毒感染患者であるアフリカ系アメリカ人に対し，治療法が確立された後も治療をせず，検査だけを行った．

この研究がニュルンベルク綱領やヘルシンキ宣言が発表された以降も継続されていたことが発覚したため，米国社会において医学研究に対する不信感が高まった．その結果，研究者がこれまで自由に実施してきた医学研究に対し規制を加えることが必要だと唱えられるようになり，1974年，米国は，国家研究規制法（National Research Act）を制定した．この法に基づき，「生物医学・行動研究における被験者保護のための国家委員会」が設けられ，この国家委員会は，1978年，医学研究における倫理の基本原則を示した「ベルモント・レポート（Belmont Report）」を発表した．

ベルモント・レポートと医学研究における倫理の基本原則

ベルモント・レポートでは医学研究における倫理の基本原則として，人格尊重（respect for persons），善行（beneficence），正義（justice）から構成される3原則が示された．人格尊重原則とは，自律的な被験者の意思決定を尊重し，自律的でない被験者は保護せよ，という原則であり，善行原則とは，被験者に利益をもたらせ，被験者に危害をもたらすな，という原則である．また，正義原則とは，利益と負担を公平に配分せよ，という原則である[2]．

人格尊重の原則からは，研究者に対して，被験者の自発性が保証された状況でインフォームド・コンセントを得ること，研究参加者のプライバシーを厳格に守ることなどが求められる．

善行原則からは，予想される利益が危険よりも大きいこと，危険が利益を上回ることがわかった場合は直ちに研究を中止すること，現行の最善の方法があればそれを選択することなどが求められる．

また，正義原則からは，研究の利益と負担が，特定の個人や集団に偏らないようにすること〔社会的弱者（判断能力のない者，子ども，囚人など）に対する研究を適切に行うこと〕などが求められる．

ベルモント・レポートで示されたこれらの原則は，今日でも，医学研究における倫理の基本原則として機能している．また，これらの原則は，ビーチャムとチルドレスらにより，生命倫理の4原則として発展し，今日でも機能している．

◆◆◆ 生命倫理の現在 ◆◆◆
―法・政府指針による研究規制と
倫理審査委員会での倫理審査―

医学研究の必要性は理解されながらも，これまでに多くの非倫理的な医学研究が実施されたことから，倫理の重要性が認識され，その基本原則が確立した．この基本原則に即した医学研究が実施され，被験者が被害を受けることがないようにするためには，研究の倫理性の判断を研究者個人に委ねるのではな

表1 法・政府指針

研究領域	名称	制定日または改正日
■法		
新薬臨床試験	医薬品の臨床試験の実施の基準に関する省令	平成9(1997)年3月27日制定 平成18(2006)年3月21日改正
ヒトクローン技術研究	ヒトに関するクローン技術等の規制に関する法律	平成12(2000)年12月6日制定
■政府指針		
ヒトゲノム・遺伝子解析研究	ヒトゲノム・遺伝子解析研究に関する倫理指針（いわゆる遺伝子解析研究3省指針）	文部科学省・厚生労働省・経済産業省 平成13(2001)年3月29日制定 平成16(2004)年12月28日改正
ヒトES細胞研究	ヒトES細胞の樹立及び使用に関する指針	文部科学省 平成13(2001)年9月25日制定
特定胚研究	特定胚の取扱いに関する指針	文部科学省 平成13(2001)年12月5日制定
遺伝子治療臨床研究	遺伝子治療臨床研究に関する指針	文部科学省・厚生労働省 平成14(2002)年3月27日制定 平成16(2004)年12月28日改正
疫学研究	疫学研究に関する倫理指針	文部科学省・厚生労働省 平成14(2002)年6月17日制定 平成16(2004)年12月28日改正
臨床研究	臨床研究に関する倫理指針	厚生労働省 平成15(2003)年7月30日制定 平成16(2004)年12月28日改正
ヒト幹細胞を用いる臨床研究	ヒト幹細胞を用いる臨床研究に関する指針	厚生労働省 平成18(2006)年9月1日制定

く，研究の実施についてあらかじめ具体的なルールを定めるとともに，研究が実施される前に，その研究がルールに従った研究であるかどうかを第三者が審査することが望ましい．そこで，現在，わが国でも，各種研究に対する法や政府指針による規制が定められるとともに，それらのなかでは，倫理審査委員会による倫理審査が求められている．

■わが国における法・政府指針による研究規制

現在，わが国においては，研究規制について，以下に示す法・ガイドラインが存在する．最初に示す「医薬品の臨床試験の実施の基準に関する省令」(GCP)，「ヒトに関するクローン技術等の規制に関する法律」は法であり，他は政府による指針である（表1）．

■倫理審査委員会を通じての倫理審査

これらの法や政府指針のなかでは，研究の実施にあたり，研究者は，インフォームド・コンセントの要件を満たすことや個人情報の保護を図ること（インフォームド・コンセント，個人情報保護については，p.59を参照）とともに，倫理審査委員会での審査を経なければならないことが示されている．

1. 倫理審査委員会

倫理審査委員会は，通常，医学研究および医療において発生する倫理的問題について審査する委員会である．また，わが国では，そのほか，治験を行う施設に設置される治験審

査委員会が存在する．

2. 倫理審査委員会・治験審査委員会の構成
①倫理審査委員会の構成

大学関係では，倫理審査委員会は，1982年に徳島大学で初めて設置され，1990年代前半に全国80のすべての大学医学部・医科大学に設置されるようになった．その倫理審査委員会の構成は，大学医学部医科大学倫理審査委員会連絡懇談会平成7(1995)年度報告書によれば，次に示すようになっている．

委員会を構成する委員の定員数：平均10.4名

（内訳）	
医学基礎系	2.7名
医学臨床系	4.0名
医学系その他	0.7名
看護学系	0.3名
他の医療分野	0.1名
事務関係者	0.2名
法学系	1.0名
哲学倫理学系	0.5名

②治験審査委員会の構成

治験を行う施設に設置される治験審査委員会については，GCP法第28条により，その構成が規定されている．つまり，治験審査委員会は，次に掲げる要件を満たしていなければならない．実際の治験審査委員会の構成については，文献3)に詳しい．

1. 治験について倫理的及び科学的観点から十分に審議を行うことができること
2. 5名以上の委員からなること
3. 委員のうち，医学，歯学，薬学その他の医療又は臨床試験に関する専門的知識を有する者以外の者(次号の規定により委員に加えられている者を除く)が加えられていること
4. 委員のうち，実施医療機関と利害関係を有しない者が加えられていること

◆◆◆生命倫理の未来◆◆◆
― 倫理審査の均質性・迅速性と倫理審査委員会関係者に対する教育体制の整備 ―

研究の倫理性は，研究を実施する研究者個人ではなく，倫理審査委員会が判断する必要があることを上記した．この倫理審査においては，被験者保護の視点から，審査の均質性が求められるばかりでなく，研究者の利益擁護の視点から，審査の迅速性が担保されることも望ましい．これらの点に関して，最後に，生命倫理の未来として，倫理審査委員会関係者への教育体制の整備の必要性について解説する．また，とくに今後，わが国でも多施設共同研究が数多く実施されるようになると考えられるが，このこととの関係で，中央倫理審査制度への期待について解説する．

倫理審査における均質性・迅速性の確保と倫理審査委員会関係者に対する教育

倫理審査委員会では，前述の3原則など，一定の基準や原則に基づいて審査が行われなければならない．そうでなければ，一方で倫理審査の重要な目的である，被験者保護の役割を十分に果たせない審査がなされたり，他方で過度に厳しい審査がなされ，研究遅延を招いたりすることになるからである．ただ，実際には，倫理審査委員会では，審査委員の個人的見解が示され，それに基づいて審議が行われたりするなど，一つの委員会内でも一貫性ある審議がなされていないことも多い．この原因の一つとして，わが国においては倫理審査委員に対する教育体制が不在で，倫理審査に必要な知識を習得した審査委員がきわめて少ないことがあげられる．このため，今後わが国は，倫理審査委員会の委員に対する教育体制を早急に確立させるべきであるといえる．

また，今日，倫理審査数は増加の一途を辿

っている．その結果，倫理審査に長い時間を要するようになっている．このようななかで，審査時間の短縮化のための取り組みも不可欠となっている．この取り組みの一つとして，事務局の体制強化があげられる．これまでの倫理審査では，倫理審査というよりも，不備な申請書が提出されるために，その指摘に時間を要することも少なくなかった．しかし，申請者が書類を作成する段階から事務局スタッフが関与することにより，この事態は回避することができる．つまり，倫理審査委員会の場では，真に実効的な審査ができることになるのである．このため，今後，わが国は，事務局強化に伴う人員増加とそのための費用の問題についても早急に取り組む必要があるし，倫理審査委員会の事務局スタッフに対する関連教育も積極的にすすめるべきであるといえる．

東京大学大学院医学系研究科 生命・医療倫理人材養成ユニット（CBEL）の取り組み

以上のような状況を踏まえ，東京大学は，平成15（2003）年，大学院医学系研究科内に，生命・医療倫理人材養成ユニット（Center for Biomedical Ethics and Law；CBEL）を設置した．

このユニットは，その英語名も示すように，倫理と法の2つの軸をもって，生命・医療倫理の諸問題について教育・研究を行う組織である．たとえば，倫理審査委員会に関しては，倫理審査委員会の委員や事務局スタッフの養成などを目的とした「生命・医療倫理入門コース」を開催しており，平成18（2006）年3月時点で，すでに200名を超える修了者を輩出している．東京大学の取り組みにより，わが国においても倫理審査委員会関係者に対する本格的な教育がスタートしたことになる．ただ，わが国における倫理審査委員会関係者の全数からすれば，東京大学における教育のみ

では十分ではなく，上記のように同様の教育体制が全国的に整備されることが不可欠であるといえる．また，継続した教育体制が真に確立されるために，早急に，教育体制を維持する教育・研究者の養成をすすめることが望まれる．

倫理審査体制の変化 ― 中央倫理審査制度（いわゆる「セントラルIRB」制度）への期待

近年，わが国においても，1つの研究が複数の施設において，共同して実施されるようになってきた．このような多施設共同研究が行われるとき，現在では，それぞれの施設の倫理審査委員会が，独自に倫理審査を行っている．この結果，1つの研究でありながら，各施設の倫理審査委員会の審査結果（承認，条件付承認，非承認）が異なることがある．これらのことから，多施設共同研究における現在の倫理審査制度に疑問が投げかけられ，わが国においても，中央倫理審査制度（いわゆる「セントラルIRB」制度）への期待が高まることが考えられる．

このセントラルIRBとは，Central Institutional Research Boardの略であり，その一例として，2000年に米国の国立がん研究所（National Cancer Institute；NCI）で始まった，がん治療薬の第Ⅲ相試験を対象とする中央倫理審査委員会がある．このセントラルIRBは，先の試験について，実施可否の決定など，重要な部分の審査を行っている．そのほか，各施設に特有な事項として必要な審査の実施や，研究実施中の監視などについては，各施設の倫理審査委員会〔この制度のもとでは，Local Institutional Research Board（LIRB）となる〕が行っている．

米国におけるこの制度は，中央組織と各施設が分担して倫理審査等を行い，倫理審査の均質化・合理化を図ろうとするものである．紙幅の関係から，詳細は別稿に譲るが，イギ

リスにおいても，1997年に，5か所以上の施設が関与する研究を対象とする中央倫理審査体制がスタートしている[4]．

以上のように，近年，各国において中央倫理審査体制の確立が模索されるようになっていることから，わが国においても今後，同様の制度に期待する声が高まるものと考えられる．

まとめ

非人道的な医学研究の実施が契機となり，生命倫理の重要性が認識され，多数の宣言などが発表されてきた．また，それらの議論を通じて，医学研究における倫理の基本原則として，「人格尊重」「善行」「正義」の各原則が確立した．これらの原則は，今日でも重要な倫理の基本原則とされている．

また，これらの原則に依拠した研究が実施され，真に被験者の保護が図れるように，医学研究の倫理性の判断を，研究者自身に委ねるのではなく，第三者である倫理審査委員会に委ねることが重要である．

今後，この倫理審査委員会での審議数は増加の一途を辿ることが予想される．このため，質の高い審査を迅速に行うことができる仕組みを整える必要がある．そのためにも，倫理審査委員会関係者の教育体制を早急に確保すべきであり，また中央倫理審査体制など，これまで以上に効率的な倫理審査制度の模索が必要になるであろう．

参考文献

1) Huley SB, Cummings SR ed：Designing Clinical Research: An Epidemiological Approach, Williams & Wilkins, 1988
2) 額賀淑郎，赤林　朗：研究倫理．赤林　朗 編：入門・医療倫理I，勁草書房，2005
3) 治験審査委員会の現状については，平成16年度厚生科学研究費補助金「治験の実施におけるGCPの運用改善に関する研究」報告書に示されている
4) 長尾式子，赤林　朗：医学研究と臨床のバイオエシックス．木村利人 編集主幹：バイオエシックスハンドブック，法研，2003

2 ヘルシンキ宣言と各種臨床試験倫理指針について

渡邉裕司

医学の進歩は多くの疾患を治療可能なものとし，社会的に貢献してきた．近年のゲノム医学の進展により，医学はさらなる飛躍を目指す転換点を迎えている．しかし医学がいかに発展しようとも，その恩恵を享受するためには，新しい医薬品や治療法がヒトに対して真に有効かつ安全であるかを，実際にヒトを対象とした臨床試験によって適正に評価しなければならない．だからこそ臨床試験には，ヒトを対象とした試験が必要であることを示す明確な根拠と，それを実施するにあたっての倫理的，科学的正当性が求められる．ここで紹介するヘルシンキ宣言(参考資料，p.56)や各種臨床試験倫理指針は，過去に行われた反倫理的，時には非科学的でもあった「人体実験」を二度と繰り返さないための，「人を対象とした医学研究の倫理的，科学的基本原則」と考えられる．

◆◆◆ ヘルシンキ宣言 ◆◆◆

倫理指針の先駆けとなったのが，第二次世界大戦中に行われた人体実験を教訓にして1947年に採択されたニュルンベルク綱領であり，そこには「人を対象とした医学研究では，被験者への説明とその自発的同意が必要である」というインフォームド・コンセントの理念が盛り込まれた「人に対する医学研究の道徳的，倫理的，法的基本原則」が示されている．その後1948年，世界医師会(World Medical Association；WMA)は「ジュネーブ宣言」を決議し，1964年には臨床研究の倫理的および具体的な手順として「ヘルシンキ宣言」を公表した．ヘルシンキ宣言は，医学の進歩のためには人体実験が不可欠であることを認めたうえで，被験者個人の利益と福祉を，科学的および社会的利益よりも優先すべきであるという原則に立って，臨床研究の倫理性を守るための具体的な手続きを明らかにしたものであり，医師倫理のバイブルとされている．参考資料の冒頭にあるようにいくつかの修正を受けながら，現在も人を対象とした臨床研究の倫理的規範となっている．ヘルシンキ宣言では，臨床試験を倫理的に実施するために，以下の3つの必須要件の重要性を強調している．

① 倫理的配慮のもと，科学的に適正な試験計画書(プロトコル)を作成し，それを遵守すること
② 試験担当医師およびスポンサーから独立した第三者的委員会(臨床試験審査委員会など)で，試験計画書および被験者への同意説明文書が適正であることの承認を得ること
③ 試験実施にあたり，被験者から適正なインフォームド・コンセントを文書で得ること(文書同意)

とくに，インフォームド・コンセントの取得にあたっては，被験者に試験の内容をわかりやすく，理解できる言葉で十分に説明し(情報の開示)，被験者の理解が得られたことを確認し(理解)，被験者の自由意志による同意を得て(自発性)，その同意の意思を文書で保存しなければならない．

◆◆◆ わが国における各種臨床試験倫理指針 ◆◆◆

わが国には，新薬の治験にかかわる医薬品の臨床試験の実施の基準(Good Clinical Prac-

表1　医学研究にかかわる指針一覧

1. ヒトゲノム・遺伝子解析研究に関する倫理指針
〔文部科学省・厚生労働省・経済産業省告示，平成13(2001)年4月施行〕
2. 疫学研究に関する倫理指針〔文部科学省・厚生労働省告示，平成14(2002)年7月施行〕
3. 遺伝子治療臨床研究に関する指針〔文部科学省・厚生労働省告示，平成14(2002)年4月施行〕
4. 「第一種使用等」に該当する遺伝子治療臨床研究の承認申請手続きについて
〔厚生労働省通知，平成16(2004)年2月19日〕
5. 臨床研究に関する倫理指針〔厚生労働省告示，平成15(2003)年7月施行〕
6. 手術等で摘出されたヒト組織を用いた研究開発の在り方〔厚生科学審議会答申，平成10(1998)年〕
7. ヒト幹細胞を用いる臨床研究に関する指針〔厚生労働省告示，平成18(2006)年9月施行〕
8. 異種移植の実施に伴う公衆衛生上の感染症問題に関する指針〔厚生労働省通知，平成14(2002)年7月〕

tice；GCP)に関する省令〔平成9(1997)年4月施行〕(新GCP)や**表1**に示すような各種の臨床試験に関する倫理指針が存在する．いずれもヘルシンキ宣言の精神を尊重し，被験者の個人の尊厳や人権を守り，その福利に対して最大限配慮することを求めている．また臨床研究の実施にあたっては，個人情報保護の理念に基づき，国の機関や独立行政法人，あるいは企業など，所属するそれぞれの立場に適用される個人情報の保護に関する法令，条例などを遵守しなければならない．

薬事法により規定されている新GCPでは，①インフォームド・コンセントの充実，②治験審査委員会への外部委員の参加，③安全性情報の迅速な伝達，を通じて被験者の人権保護・安全性確保など倫理面を強化し，また，④治験審査委員会による治験責任医師の要件の確認，⑤治験責任医師を中心とした治験チーム体制による治験の実施，⑥治験を実施するうえでの責任と役割分担の明確化，⑦モニタリングの充実，などにより治験の質の向上を図り，⑧モニターなどによる原資料の直接閲覧の実施，⑨記録の保存，を通じて科学的信頼性確保に配慮している．

臨床試験では，倫理性とともに科学性を確保することが重要となる．科学性は常に倫理性と連関しており，科学性を欠いた臨床試験から得られた結果は，信頼性を失い意味をもたない．そのような臨床試験に被験者の参加を促すこと自体が非倫理的であり，倫理性は科学性が保証されて初めて担保されるものと考えられる．ヘルシンキ宣言に準拠した日本の新GCPは，新薬承認申請のための「治験」を対象としたルールであるが，被験者の保護および科学的信頼性確保は，治験以外の臨床医学研究にも共通して適用可能な基本的ルールと考えられる．

2 臨床試験と倫理

参考資料：ヘルシンキ宣言（ヒトを対象とする医学研究の倫理的原則）

1964年 6月，フィンランド，ヘルシンキの第18回WMA総会で採択
1975年10月，東京の第29回WMA総会で修正
1983年10月，イタリア，ベニスの第35回WMA総会で修正
1989年 9月，香港，九龍の第41回WMA総会で修正
1996年10月，南アフリカ共和国，サマーセットウエストの第48回WMA総会で修正
2000年10月，英国，エジンバラの第52回WMA総会で修正
2002年10月，WMAワシントン総会で第29項目明確化のための注釈が追加
2004年10月，WMA東京総会で第30項目明確化のための注釈が追加

A．序 言

1. 世界医師会は，ヒトを対象とする医学研究に関わる医師，その他の関係者に対する指針を示す倫理的原則として，ヘルシンキ宣言を発展させてきた．ヒトを対象とする医学研究には，個人を特定できるヒト由来の材料及び個人を特定できるデータに関する研究を含む．
2. 人類の健康を向上させ，守ることは，医師の責務である．医師の知識と良心は，この責務達成のために捧げられる．
3. 世界医師会のジュネーブ宣言は，「私の患者の健康を私の第一の関心事とする」ことを医師に義務づけ，また医の倫理の国際綱領は，「医師は患者の身体的及び精神的な状態を弱める影響をもつ可能性のある医療に際しては，患者の利益のためにのみ行動すべきである」と宣言している．
4. 医学の進歩は，最終的にはヒトを対象とする試験に一部依存せざるを得ない研究に基づく．
5. ヒトを対象とする医学研究においては，被験者の福利に対する配慮が科学的及び社会的利益よりも優先されなければならない．
6. ヒトを対象とする医学研究の第一の目的は，予防，診断及び治療方法の改善並びに疾病原因及び病理の理解の向上にある．最善であると証明された予防，診断及び治療方法であっても，その有効性，効率性，利用し易さ及び質に関する研究を通じて，絶えず再検証されなければならない．
7. 現在行われている医療や医学研究においては，ほとんどの予防，診断及び治療方法に危険及び負担が伴う．
8. 医学研究は，すべての人間に対する尊敬を深め，その健康及び権利を擁護する倫理基準に従わなければならない．弱い立場にあり，特別な保護を必要とする研究対象集団もある．経済的及び医学的に不利な立場の人々が有する特別のニーズを認識する必要がある．また，自ら同意することができないまたは拒否することができない人々，強制下で同意を求められるおそれのある人々，研究からは個人的に利益を得られない人々及びその研究が自分のケアと結びついている人々に対しても，特別な注意が必要である．
9. 研究者は，適用される国際的規制はもとより，ヒトを対象とする研究に関する自国の倫理，法及び規制上の要請も知らなければならない．いかなる自国の倫理，法及び規制上の要請も，この宣言が示す被験者に対する保護を弱め，無視することが許されてはならない．

B．すべての医学研究のための基本原則

10. 被験者の生命，健康，プライバシー及び尊厳を守ることは，医学研究に携わる医師の責務である．
11. ヒトを対象とする医学研究は，一般的に受け入れられた科学的原則に従い，科学的文献の十分な知識，他の関連した情報源及び十分な実験並びに適切な場合には動物実験に基づかなければならない．
12. 環境に影響を及ぼすおそれのある研究を実施する際には十分な配慮が必要であり，また研究に使用される動物の健康を維持し，または生育を助けるためにも配慮されなければならない．
13. すべてヒトを対象とする実験手続の計画及び作業内容は，実験計画書の中に明示されていなければならない．この計画書は，考察，論評，助言及び適切な場合には承認を得るために，特別に指名された倫理審査委員会に提出されなければならない．この委員会は，研究者，スポンサー及びそれ以外の不適当な影響を及ぼすすべてのものから独立していることを要する．この独立した委員会は，研究が行われる国の法律及び規制に適合していなければならない．委員会は進行中の実験をモニターする権利を有する．研究者は委員会に対し，モニターのための情報，特にすべての重篤な有害事象について情

報を報告する義務がある．研究者は，資金提供，スポンサー，研究関連組織との関わり，その他起こり得る利害の衝突及び被験者に対する報奨についても，審査のために委員会に報告しなければならない．

14. 研究計画書は，必ず倫理的配慮に関する陳述を含み，またこの宣言が言明する諸原則に従っていることを明示しなければならない．
15. ヒトを対象とする医学研究は，科学的な資格のある人によって，臨床的に有能な医療担当者の監督下においてのみ行われなければならない．被験者に対する責任は，常に医学的に資格のある人に所在し，被験者が同意を与えた場合でも，決してその被験者にはない．
16. ヒトを対象とするすべての医学研究プロジェクトは，被験者または第三者に対する予想し得る危険及び負担を，予見可能な利益と比較する注意深い評価が事前に行われていなければならない．このことは医学研究における健康なボランティアの参加を排除しない．すべての研究計画は一般に公開されていなければならない．
17. 医師は，内在する危険が十分に評価され，しかもその危険を適切に管理できることが確信できない場合には，ヒトを対象とする医学研究に従事することを控えるべきである．医師は，利益よりも潜在する危険が高いと判断される場合，または有効かつ利益のある結果の決定的証拠が得られた場合には，すべての実験を中止しなければならない．
18. ヒトを対象とする医学研究は，その目的の重要性が研究に伴う被験者の危険と負担にまさる場合にのみ行われるべきである．これは，被験者が健康なボランティアである場合は特に重要である．
19. 医学研究は，研究が行われる対象集団が，その研究の結果から利益を得られる相当な可能性がある場合にのみ正当とされる．
20. 被験者はボランティアであり，かつ十分説明を受けた上でその研究プロジェクトに参加するものであることを要する．
21. 被験者の完全無欠性を守る権利は常に尊重されることを要する．被験者のプライバシー，患者情報の機密性に対する注意及び被験者の身体的，精神的完全無欠性及びその人格に関する研究の影響を最小限に留めるために，あらゆる予防手段が講じられなければならない．
22. ヒトを対象とする研究はすべて，それぞれの被験予定者に対して，目的，方法，資金源，起こり得る利害の衝突，研究者の関連組織との関わり，研究に参加することにより期待される利益及び起こり得る危険並びに必然的に伴う不快な状態について十分な説明がなされなければならない．対象者はいつでも不利益なしに，この研究への参加を取りやめ，または参加の同意を撤回する権利を有することを知らされなければならない．対象者がこの情報を理解したことを確認した上で，医師は対象者の自由意志によるインフォームド・コンセントを，望ましくは文書で得なければならない．文書による同意を得ることができない場合には，その同意は正式な文書に記録され，証人によって証明されることを要する．
23. 医師は，研究プロジェクトに関してインフォームド・コンセントを得る場合には，被験者が医師に依存した関係にあるか否か，または強制の下に同意するおそれがあるか否かについて，特に注意を払わなければならない．もしそのようなことがある場合には，インフォームド・コンセントは，よく内容を知り，その研究に従事しておらず，かつそうした関係からまったく独立した医師によって取得されなければならない．
24. 法的行為能力のない者，身体的もしくは精神的に同意ができない者，または法的行為能力のない未成年者を研究対象とするときには，研究者は適用法の下で法的な資格のある代理人からインフォームド・コンセントを取得することを要する．これらのグループは，研究がグループ全体の健康を増進させるのに必要であり，かつこの研究が法的能力者では代替して行うことが不可能である場合に限って，研究対象に含めることができる．
25. 未成年者のように法的行為能力がないとみられる被験者が，研究参加についての決定に賛意を表することができる場合には，研究者は，法的な資格のある代理人からの同意のほかさらに未成年者の賛意を得ることを要する．
26. 代理人の同意または事前の同意を含めて，同意を得ることができない個人被験者を対象とした研究は，インフォームド・コンセントの取得を妨げる身体的/精神的情況がその対象集団の必然的な特徴であ

(つづく)

るとすれば，その場合に限って行わなければならない．実験計画書の中には，審査委員会の検討と承認を得るために，インフォームド・コンセントを与えることができない状態にある被験者を対象にする明確な理由が述べられていなければならない．その計画書には，本人あるいは法的な資格のある代理人から，引き続き研究に参加する同意をできるだけ早く得ることが明示されていなければならない．

27. 著者及び発行者は倫理的な義務を負っている．研究結果の刊行に際し，研究者は結果の正確さを保つよう義務づけられている．ネガティブな結果もポジティブな結果と同様に，刊行または他の方法で公表利用されなければならない．この刊行物中には，資金提供の財源，関連組織との関わり及び可能性のあるすべての利害関係の衝突が明示されていなければならない．この宣言が策定した原則に沿わない実験報告書は，公刊のために受理されてはならない．

C. メディカル・ケアと結びついた医学研究のための追加原則

28. 医師が医学研究をメディカル・ケアと結びつけることができるのは，その研究が予防，診断または治療上価値があり得るとして正当であるとされる範囲に限られる．医学研究がメディカル・ケアと結びつく場合には，被験者である患者を守るためにさらなる基準が適用される．

29. 新しい方法の利益，危険性，負担及び有効性は，現在最善とされている予防，診断及び治療方法と比較考量されなければならない．ただし，証明された予防，診断及び治療方法が存在しない場合の研究において，プラセボの使用または治療しないことの選択を排除するものではない．

30. 研究終了後，研究に参加したすべての患者は，その研究によって最善と証明された予防，診断及び治療方法を利用できることが保障されなければならない．

31. 医師はケアのどの部分が研究に関連しているかを患者に十分説明しなければならない．患者の研究参加の拒否が，患者と医師の関係を断じて妨げるべきではない．

32. 患者治療の際に，証明された予防，診断及び治療方法が存在しないときまたは効果がないとされているときに，その患者からインフォームド・コンセントを得た医師は，まだ証明されていないまたは新しい予防，診断及び治療方法が，生命を救い，健康を回復し，あるいは苦痛を緩和する望みがあると判断した場合には，それらの方法を利用する自由があるというべきである．可能であれば，これらの方法は，その安全性と有効性を評価するために計画された研究の対象とされるべきである．すべての例において，新しい情報は記録され，また適切な場合には，刊行されなければならない．この宣言の他の関連するガイドラインは，この項においても遵守されなければならない．

---

*脚注：

WMAヘルシンキ宣言第29項目明確化のための注釈

WMAはここに，プラシーボ対照試験を行う際には最大限の注意が必要であり，また一般にこの方法は既存の証明された治療法がないときに限って利用するべきであるという立場を改めて表明する．しかしながら，プラシーボ対照試験は，たとえ証明された治療法が存在するときであっても，以下の条件のもとでは倫理的に行ってよいとされる．

- やむを得ず，また科学的に正しいという方法論的理由により，それを行うことが予防，診断または治療方法の効率性もしくは安全性を決定するために必要である場合．
- 予防，診断，または治療方法を軽い症状に対して調査しているときで，プラシーボを受ける患者に深刻または非可逆的な損害という追加的リスクが決して生じないであろうと考えられる場合．

ヘルシンキ宣言の他のすべての項目，特に適切な倫理，科学審査の必要性は順守されなければならない．

WMAヘルシンキ宣言第30項目明確化のための注釈

WMAはここに次の見解を再確認する．すなわち，研究参加者が研究によって有益と確認された予防，診断および治療方法，または他の適切なケアを試験終了後に利用できることは，研究の計画過程において明確にされていることが必要である．試験後の利用に関する取決めまたはその他のケアについては，倫理審査委員会が審査過程でその取決めを検討できるよう，実験計画書に記載されなければならない．

（日本医師会ホームページ http://www.med.or.jp/wma/helsinki02_j.html より引用）

3 臨床試験と個人情報保護法

樋口範雄

平成17(2005)年4月,個人情報保護法が全面施行され,医療の場面でそれがどのような影響を及ぼすかが関心を集めた.医療情報の研究利用への影響もそのなかに含まれる.

そもそも個人情報保護法は,情報化社会を迎えたわが国においてさまざまな個人情報があらゆる場面で利用されるようになるという状況を背景として,個人情報の有効な活用と保護との適切なバランスを図るために制定されたものである.罰則規定もあるが,実は,違反があっても直ちに罰則というわけではなく,多くの場合,主務大臣の勧告や命令を無視する例外的ケースでの切り札という位置づけがなされている.

むしろ,この法律で注意すべき点は,医療の現場でどのような対応をすれば適切なバランスをとることになるのかが抽象的な条文を読んだだけではわからないところにある.そこで,厚生労働省は,平成16(2004)年12月,「医療・介護事業者における個人情報の適切な取扱いのためのガイドライン」(以下,ガイドライン)を策定・公表した[1].目的は,患者の医療情報を扱う医療機関等が診療の場面その他でいかなる措置を講ずるべきかを具体的に明らかにする点にあり,そのなかで「個人情報が研究に活用される場合の取扱い」という一項を立てて研究利用にも言及した.さらに,従来公表されてきた医学研究に関するさまざまな指針を再検討し,それらを改正する形で,個人情報保護法の施行に備えた.

しかし,これらの措置によって医学研究における医療情報の利用に関する問題が解消したとは必ずしもいえない.本節では,現在まだ残されている主要な問題点を明らかにするとともに,それらを解決する方向性について論ずる.

医学研究と医療情報の利用に関する法のスキーム

法やルールの存在

わが国における医学研究と医療情報利用の関係についてまず指摘できるのは,そのスキームが複雑にすぎる点である.

たとえば,前述のガイドラインが医療情報を研究利用する際の留意点として述べているのは,次のようなことである.

①個人情報保護法第50条第1項では,「大学その他の学術研究を目的とする機関等が,学術研究の用に供する目的をその全部又は一部として個人情報を取り扱う場合については,法による義務等の規定は適用しない」とされている.だが,同じ第50条の第3項では,自主的に個人情報の適正な取り扱いを確保するための措置を講ずることを求めている.

したがって,大学の医学研究は罰則つきの個人情報保護法の対象ではないが,個人情報保護のための自主的な努力義務が課されている.

②従来,厚生労働省はさまざまな医学研究分野の関連指針を策定してきた.自主的な努力とは,これら研究指針とこのガイドラインを「自主的に」遵守することを含む.

③なお,新薬の治験および製造販売後臨床試験における個人情報の取り扱いについては,そのほかに,薬事法および関係法令の規定や,関係団体等が定める指針に従うものとされている.

要するに,医学研究には,そもそも個人情

報保護法が適用されないようにみえて，実は努力義務が課され，さらにさまざまなガイドラインや指針という名のルールを遵守することが求められている．しかも，これらはすべて法律ではないから法的な制裁（罰則）がないとはいっても，指針やガイドラインに反する研究に公的な補助金は与えられないので，実際上，決定的な影響を及ぼす．

■複数のルール・複雑なルール

次の問題は，これら医学研究に関するルールが複数並立して存在するところである．

第1に，個人情報保護法自体が実は1つではなく3つあり，医療に即していうなら，国立病院が対象となる「行政機関個人情報保護法」，国立大学法人の病院が対象となる「独立行政機関等個人情報保護法」，私立大学病院を含む民間病院が対象となる「個人情報保護法」の3種に分かれる．しかも，県立や市立病院などはそれぞれの地方自治体の個人情報保護条例が適用になるので話はより複雑になる．医療の現場や患者の視点からみるときわめて奇妙だが，個人情報保護自体が縦割りのスキームになっている[2]．

しかも，医学研究についての指針も複数のものが存在する．

- ヒトゲノム・遺伝子解析研究に関する倫理指針
- 疫学研究に関する倫理指針
- 遺伝子治療臨床研究に関する指針
- 臨床研究に関する倫理指針

したがって，医学研究に携わる場合，研究者は，彼の属する機関が国立病院か国立大学法人かはたまた私立大学かによって，おおもとの個人情報保護法が異なるうえに，彼の行おうとする研究の性格によって，いずれの指針を遵守すべきかが違うことになる．

■米国での法のスキーム

ここで簡単に，米国法における同じ問題についての法のスキームと比較してみよう．

米国では，1996年，連邦議会がHealth Insurance Portability and Accountability Act（HIPAA）法と呼ばれる法律を制定し，医療情報の全国的な標準化が図られることになった[3]．主たる目的は，医療事務の簡素化によって医療コストを削減するところにあり，そのために医療面での電子情報化・標準化が促進された．だが，情報化の促進は情報漏洩のリスクを増大させるので，これらの施策にはプライバシーの保護とセキュリティの充実が必須であるとされ，そのための法が整備された．これがいわゆるHIPAAプライバシー・ルールである．

このルールのもとで，医療情報の利用とプライバシー保護のバランスを図るための基本原則が定められている．本節との関連で注目すべきは，一定の公益目的に基づくケースについて，患者の同意がなくとも情報の利用や提供が許される場合が明示されており，そのなかに医学研究が明記されているところである．研究倫理審査委員会（Institutional Review Board；IRB）により，3つの基準を満たすことが確認された場合，患者の同意が不要とされている．3つの条件とは，第1に医療情報の利用や提供によって患者に及ぼすリスクが最小限度であることの確証，第2に同意不要にしないと研究実施ができないという事情，そして第3に当該医療情報の利用が研究に不可欠であること．そのほか，研究倫理審査委員会の構成や手続きも規定されている．

わが国との対比で重要な点は，いかなる機関で行われるにせよ，このルールが医療情報を利用するすべての医学研究に関する単一のルールになっていることである．米国全土でルールは1つ，これ以上簡明なものはない．

わが国のルールのポイント

わが国のルールのポイントは次のようなものである[4]．

①個人情報保護法の適用除外とされるのは，大学などの研究機関とそれに属する研究者が研究を行う場合であり，企業と共同して行う研究についてはこれにあたらない．

②いずれの研究指針も，個人情報保護法に合わせて個人情報の定義を「生存する個人の情報」に限っている．だが，医療の面では死者の情報の存在が予想されるうえに重要でもある．したがって，ガイドラインでも研究指針でも，実際には，死者の情報についても適切な安全管理措置をとる義務があるとしている．

③研究に関する指針のうち，疫学研究指針と臨床研究指針は，個人情報保護法に合わせ個人情報の定義を「生存する個人に関する情報であって，当該情報に含まれる氏名，生年月日その他の記述等により特定の個人を識別することができるもの（他の情報と**容易に**照合することができ，それにより特定の個人を識別することができることとなるものを含む．）」としている．これに対し，ヒトゲノム・遺伝子解析研究に関する倫理指針では，この「容易に」を削除して，それだけ広く保護の対象をとっているようにみえる．だが，実際には，ヒトゲノム・遺伝子解析研究でも，他の2つの指針と同様に，「個人情報を連結可能匿名化した情報は，研究を行う機関において，当該個人情報に係る個人と当該情報とを連結し得るよう新たに付された符号又は番号等の対応表を保有していない場合は，個人情報に該当しない」としている．「容易に」という文言の有無に大きな差異はない．

④疫学研究指針およびヒトゲノム・遺伝子解析研究指針と，臨床研究指針との間の最も大きな相違点は，前二者では，一定の厳しい条件のもとで，研究対象者からインフォームド・コンセントを受ける手続きを簡略化することや免除することが認められているのに対し，後者ではそのような例外規定がないところである．

おそらく，その理由は，疫学研究では大量の既存資料を利用することがあり，本人の同意を得ることが実際上難しいという事情と，臨床研究では文字どおり臨床の場面との連続性があり，通常の研究は何らかの形で患者の身体や精神への接触を含み，その場面では当然にインフォームド・コンセントが必要になるという事情がある（その際に，情報利用に関する同意も得ればよい）．だが，このような区別には次の疑問を提起することができる．

第1に，このような区別の理由は研究の性格に基づく便宜的な事情である．そもそも疫学研究と臨床研究において取り扱いを異にするほど，個人情報保護の必要性に違いがあるかが疑わしい．

第2に，身体や精神に直接影響を与える場面でのインフォームド・コンセントと，情報の利用に関するインフォームド・コンセントではおのずから軽重があり，また配慮すべきリスクの内容もまったく異なるが，それが曖昧になっている．もちろん患者の医療情報も患者にとって重要であり，だからこそ個人情報保護法の適用が問題となるのだが，医療の面では，情報を保護するか身体や精神を保護するかという二者択一を迫れば，患者は問題なく後者をとる．そもそも，ある患者が一定の治療を受けているのは，それに先立つ無数の患者に関する症例情報がもとになっているのであり，情報を共有し活用する医学研究の促進は患者のためである．医療情報について，単にインフォームド・コンセントや個人情報のコントロール権というようなスローガンを

叫ぶだけでは足りない事情がある．

第3に，同意を必須とするか否かが研究の性格によって異なる結果，ある研究が一体どの指針の対象となる研究か（疫学研究に入るのか臨床研究になるのか）が重要な問題となり，しかもこの線引きは必ずしも容易でない．

そして，このような複雑なルールの存在が，それ自体医学研究への参入障壁となりうる．あたかも関税に関するルールを細分化し分類を複雑にして，輸入障壁にするのと類似する．米国と同様に単一のルールにするという方向性が考えられてよい．

◆◆◆ わが国のルールの問題点 ◆◆◆

わが国のルールには，ルール自体が複雑にすぎるという問題点のほかに，3つの重要な疑問がある．

①個人情報保護で最も重要なのは，情報の漏洩を防止する安全管理措置をいかに充実するかである．この点で指針のとるルールには，意味がないほど形式的な部分がある．

典型例は個人情報匿名化の意義である．疫学研究に関する倫理指針によれば，連結不可能匿名化か，または連結可能匿名化であって対応表を有していない場合，情報が匿名化されたことになり自由に利用することができる．しかし，連結不可能にすると事後的な検証も不可能になるので，科学的研究としては当然に連結可能匿名化が望ましい．ところが，疫学研究に関する倫理指針に付属する疑義照会集（Q&A事例集）では，「対応表を有していない」という意味は，同じ研究担当部署において有していないのでは足りず，同一法人内に対応表を保有してはいけないと明示する．これでは，対応表を別の病院か大学に預けなければならない．これはあまりに形式的な措置であり，将来，医療情報が電子化すればこのウチ・ソトの区分の不合理性はもっと明らかになる．

②そもそも個人情報保護法は，医療機関内部での情報利用については，利用目的を特定し通知公表しておけばよいとしている．実際，大学病院や病院では「症例に基づく研究」という利用目的を定めて公表している．ところが，臨床研究指針はそのような院内利用についてもインフォームド・コンセントを取るべきだとする．

これでは指針が法律以上のものを要求していることになる．おそらく，これは，先に述べたように，患者の身体・精神に接触する場合のフォームド・コンセントと，情報を利用する場合のインフォームド・コンセントを区別しないために生じた現象である．米国において，インフォームド・コンセント法理の発展は前者からもたらされたものであって，後者は別と考えられている点に注意が必要である．

③このような同意原則の偏重は，科学研究としての医学研究の存立自体を否定することになりかねない．客観的な研究においては，主観的な要素を排除することが求められる．データのもとになった研究対象が，研究対象者の研究参加への意欲によって決められるのでは，データ自体に偏りができる．この点でも，医学研究について，研究対象者の同意原則を貫徹することは無理であり，患者の保護は，インフォームド・コンセント法理を補完する別個の仕組みを工夫することによってなされるべきである[5]．その点で，わが国の研究倫理指針には，インフォームド・コンセントといっておけばすべて解決とするような安易な姿勢がある．

◆◆◆ 結びに代えて ◆◆◆

以上のように，医学研究に関する個人情報保護のルールのあり方にはさまざまな問題がある．しかし，当面，医学界としては，医学研究の場面でも医療情報の安全管理措置が厳

格に行われているという実績をまず積んだうえで，研究の桎梏となるようなルールの改正を提案するほかないと思われる．

参考文献

1) 厚生労働省：医療・介護事業者における個人情報の適切な取扱いのためのガイドライン（平成16年12月24日通達）(http://www.mhlw.go.jp/topics/bukyoku/seisaku/kojin/index.html)
2) これら縦割りの形の立法の経緯については，宇賀克也：個人情報保護法の逐条解説，第2版，有斐閣，2005；1．医療の面での影響については，樋口範雄：自治体病院と個人情報保護．全国自治体病院協議会雑誌 2005；44：10
3) HIPAA法とは，Health Insurance Portability and Accountability Actの頭文字をとった呼称である．法律名を直訳すれば，「医療保険の移転とそれに伴う責任に関する法律」となる．その意義については，開原成允，樋口範雄 編著：医療の個人情報保護とセキュリティ―個人情報保護法とHIPAA法 第3章，第2版，有斐閣，2005
4) 以下の分析は，開原，樋口 前掲書4)の143頁以下，大島 明：臨床研究に関する倫理指針：指針関連Q&A(http://www.imcj.go.jp/rinri/index.html)，さらに，疫学研究に関する倫理指針についてのQ&A(http://www.mhlw.go.jp/general/seido/kousei/i-kenkyu/ekigaku/0503qa.html)に基づく
5) インフォームド・コンセントおよび自己決定権の母国である米国において，この概念への過度の利用に疑問を呈する論文として，マーシャ・ギャリソン（土屋裕子 訳）：自己決定権を飼いならすために―自己決定権再考．樋口範雄，土屋裕子 編著：生命倫理と法，弘文堂，2005；1

3

医薬品と特殊領域における開発フェーズ

1 第Ⅰ相試験

中野重行

　医薬品の臨床試験を実施する際に留意すべきポイントは，①科学性の確保，②倫理性の確保，③科学性と倫理性の調和，の3点に要約することができる．

　実験動物を対象にした動物実験の成績は，臨床においてその薬物を使用する際の参考資料にはなりうるとしても，このような非臨床試験の結果をそのまま臨床へ外挿することはできない．その理由として，次のような点をあげることができる．

　第1に，実験動物と人との間には大きな種差が存在する．とくに薬物代謝における種差は，薬理作用や毒性における種差を生じる大きな要因となっている．つまり，「人のことは人で調べてみなければわからない」のである．

　第2に，非臨床試験段階の動物実験においては，毒性，薬理作用，薬物動態（吸収，分布，代謝，排泄）などが検討されるが，毒性にも種差が認められるので，実験動物における毒性試験のデータと人における有害作用との間には，関連性が認められない場合がある．人間には，人間と人間社会に特有な心理的・社会的要因が存在している．イライラ感，不安感，抑うつ感，疲労感，頭痛，頭重感，耳鳴，胃のもたれ感，胸やけ，腹部膨満感などといった，薬物の有害反応としてしばしば臨床で報告される自覚症状は，人を対象にした試験で初めて明らかになる．つまり，「薬物の作用は人を対象にして調べなければわからない」のである．

　このように，動物実験から得られた試験成績と人で認められる有効性と安全性の試験成績の間には差異があるので，最初の人でのテストである第Ⅰ相試験の開始に際しては，大いに慎重であり，試験計画の作成には細心の注意を払う必要がある．催奇形性についても，とくに慎重な配慮が必要である．

◆◆◆ 第Ⅰ相試験の目的と種類 ◆◆◆

　第Ⅰ相試験の目的は，治験薬の主として安全性と薬物動態を明らかにすることにある．治験薬の種類によっては，薬効を示唆する資料を得ることもできる．この段階は，初めて人に治験薬を投与するのであるから，投与量の設定には細心の注意が要求され，まったく薬理作用の期待できないような少量から徐々に増量する方法が採用されている．第Ⅰ相試験には，単回投与試験と反復投与試験がある．第Ⅰ相試験の健常被験者には，通常医療上のメリットはない．また，一般に健常被験者では病態時の薬効は認められないことが多い．したがって，安全性と薬物動態をみることが主目的となる．

　目的から第Ⅰ相試験を分類すると，次のようになる．

初期の安全性および忍容性を調べることを目的とした試験

　第Ⅱ相試験以降の臨床試験のために必要と想定される用量範囲における治験薬の副作用と忍容性を観察し，予測される副作用の種類と程度を知ることを目的とする．米国で必要とされる最大耐用量（Maximum Tolerance Dose；MTD）を明らかにする試験は，わが国では要求されておらず，第Ⅱ相試験で想定される臨床用量の範囲内における忍容性を検討する．

■薬物動態を明らかにすることを目的とした試験

治験薬の吸収，分布，代謝，排泄といった薬物動態に関する特徴を予備的に見いだすための試験がある．このなかには，薬物クリアランスの評価，腎排泄の比率，未変化体または代謝物の蓄積の可能性，薬物相互作用の可能性，薬物吸収に及ぼす摂食の影響，代謝や排泄障害（肝疾患や腎疾患）を有する患者・高齢者・小児および人種のサブグループのような特定の集団での薬物動態試験などがある．

■薬力学的な評価を行うことを目的とした試験

治験薬の種類によっては，評価項目を工夫して薬力学試験および血中薬物濃度と薬理作用の関連性に関する試験（薬物動態/薬力学的試験）を健常被験者，または治療薬として想定している疾患を有する患者を対象として行うこともある．たとえば，高脂血症治療薬や降圧薬としての治験薬では，高脂血症患者や高血圧症患者を対象にすることもある．

■薬物効果を探ることを目的とした試験

治験薬の種類によっては，薬効または見込まれる治療上の利益に関する情報を得ることが目的となる試験を行うこともある．通常は，副次的な目的とすることが多い．

◆◆◆ 第Ⅰ相試験の被験者 ◆◆◆

一般に，比較的少数の健常志願者（ボランティア）が対象となる．被験者としては，一般から応募した志願者が参加することが多い．例外として，抗悪性腫瘍薬のような毒性の高い薬物では，がん患者が対象となる．経口避妊薬などの特殊な治験は例外として，思いもしない催奇形性などによる被害を防ぐために，男性が被験者になるのが一般的である．

第Ⅰ相試験へ被験者として参加する際には，インフォームド・コンセントが重要である．十分説明したうえで治験の内容を理解していただき，自由意思により参加してもらうことが重要である．説明文書をお渡したうえで，同意書に署名（または記名捺印）を頂き，同意書の写しもお渡しする必要がある．

被験者は通常若年健常者が多いが，高齢者も対象となることがある．また，男性だけでなく，女性に使用される薬（たとえば，経口避妊薬など）や，男性と女性で薬物動態や安全性が異なることが予想される場合などでは女性も対象となる．その際には，妊娠の可能性のチェックおよび避妊対策が必要となる．また，被験者の選択にあたっては，社会的に弱い立場にある者（試験を実施する立場の者との間に上下関係のある者）への十分な配慮が必要となる．

被験者募集は，治験実施計画書が治験審査委員会（Institutional Review Board；IRB）で承認されてから実施される．被験者として選択する際には，スクリーニング検査が必要となる．このスクリーニング検査の結果について応募者にわかりやすく説明する必要がある．また，被験者が少なくとも4か月以内に同様の試験に参加していないことを確かめる必要がある．

スクリーニング検査をクリアした者への試験参加同意に際しては，それまでに新たに治験薬に関する情報が得られているならば，これを伝える必要がある．治験に関する情報は繰り返し説明し，いつでも自由に質問に応じ，理解を深めてもらう必要がある．

◆◆◆ 第Ⅰ相試験の実施のポイント ◆◆◆

実験動物で単回投与毒性試験，反復投与毒性試験，さらに薬効・薬理試験，一般薬理試験，吸収・分布・代謝・排泄といった薬物動態学試験，発がん性と催奇形性試験などの非臨床試験が終了して，ある病態に対する有効性と安全性が期待できる成績が得られて初め

つまり，第I相試験は治験薬が初めて人に投与される段階であるので，通常健常者を対象にして，主として安全性と薬物動態を明らかにすることを目的にして行われる．例外として，抗悪性腫瘍薬のような毒性の高い薬物では，患者が対象になる．

初回投与量（Initial Dose；ID）は，安全性を重視して通常薬理作用が期待されない程度の小用量が選ばれる．Hahnemann Medical CollegeのResearch Committee of the Department of Medicineでは，原則として，
①動物実験で得られた50％有効量（ED_{50}）の1/60以下
②最も感受性の強い動物の50％致死量（LD_{50}）の1/600以下
③最も感受性の強い動物のMTDの1/60以下の用量を使うことがよいとしており，現在ではこれが一般化して使用されている．

次いで，薬理学的作用が出現するまで，注意深く観察をしながら用量を増量し，所期の目的を達成する．第II相試験の投与量の決定に役立つ資料を得る．

第I相試験でとくに配慮すべき点として，次のようなことがあげられる．
①初回投与量の設定
②投与量の増量の仕方
③エンドポイントの設定
④被験者の選定
⑤被験者数の決定

被験者の安全確保という視点から第I相試験をみると次の3つに分類できる．
①ヒトに世界で初めてその治験薬を健常者で使用する試験
②海外ですでにヒトに使用されている治験薬を健常者で使用する試験
③患者を対象にして実施する試験（腎障害や肝障害の影響，高齢者における特徴を明らかにする試験など）

①と③については，それぞれ試験の内容に応じて慎重に実施することが求められる．

以下，初めてヒトに使用する治験薬に関する第I相試験を中心に述べる．

第I相試験を開始するかどうかの検討

第I相試験を開始する際には，まず非臨床試験の結果の十分な検討が必要である．

真に開発に値する薬になる可能性が非臨床試験データから読み取れることが重要である．
①まったく新規の優れた作用があるか
②既存薬に比較して新しい薬効が期待できるか
③既存薬に比較して副作用が少ないか
④既存薬に比較して使いやすいか
などが重要な点である．

また，第I相試験の開始に際して必要となる非臨床試験データとしては，次のようなことがあげられる．
①真に開発に値する薬であることを示唆するデータ
②初回投与量を決定する際の根拠となるデータ
③臨床で期待される用量を推定できるデータ
④ヒトで起こりうる主作用を推定できるデータ
⑤ヒトで起こりうる副作用を推定できるデータ（毒性の種類と可逆性が重要）
⑥ヒトでの薬物動態を推定できるデータ

治験実施医療機関

● 第I相試験を実施する医療機関の要件として，十分な臨床観察および試験検査を行う設備および人員を有していること（患者とは分離された施設であること）
● 緊急時に被験者に対して必要な措置を講ずることができること（医療機関内または救

急時に対応できる医療機関に隣接した施設であり，熟練した専任の医師が絶えず被験者の観察をし，異常事態に即時に対応できる）

■ 治験責任医師

- 第I相試験を適正に行うことができるために必要な教育と訓練を受け，かつ十分な臨床試験の経験を有すること
- 治験薬概要書を理解し，評価できる能力を有し，治験実施計画書の作成に関与できる能力と経験を有すること

が重要である．そのために，日本臨床薬理学会が認定医制度を設け，教育や認定試験を実施して，その育成に努めている．

■ 治験実施計画書の作成

被験者の精神的・肉体的負担を少なくし，安全性を最優先した治験実施計画書が求められる．まったく新しい治験薬の場合，最初からフルスケールで行うより，少数の被験者（2～3名）でパイロット・スタディから始めることが望ましい．パイロット・スタディの結果から，薬物動態のアウトラインを把握し，本試験の採血ポイントを決定する．

初回投与量の目安についてはすでに記したが，非臨床試験の反復投与毒性試験で最も感受性の高かった動物の無毒性量の1/60以下の量が用いられる．また，臨床推定用量の1/20～1/10，類似同種同効薬の治療用量の1/10～1/5などが参考になる．

最大投与量については，推定臨床用量を上回る量（2～4倍）の検討が望まれる．

投与量の増量の仕方については，等差法と等比法がある．同一被験者が次のステップにも参加する場合には，少なくとも血中薬物濃度の半減期の数倍以上の期間をあけることが望ましい．

反復投与試験の期間は，治験薬の種類により異なるが，血中薬物濃度が定常状態に達したことが確認できるまでの期間は最低限必要である．あまりに長期間にわたる健常者の拘束は，被験者の精神的負荷，社会活動への制約となるだけでなく，身体的にも異常を生じることが多く，決してよい試験結果も得られない．外来での試験の実施は，コンプライアンス，生活態度のコントロール，来院日時遵守の難しさなどのため，信頼性の高いデータは得がたい．

第I相試験への参加期間中の全採血量は，献血の1回最高許容採血量である400 mL以下とする．以前に第I相試験への参加経験がある場合には，約4か月以上経っていることを確認する．

第I相試験では，安全性の評価と薬物動態試験が主である．通常，第I相試験の安全性評価に使用する項目は，自覚症状，他覚所見，理学的検査（血圧・脈拍・体温など），臨床検査（血液学的検査・血液生化学検査・尿検査），心電図など生理学的検査所見である．治験担当医師は細心の注意を払って，被験者を観察する必要がある．有害事象と治験薬との因果関係の判断は，1例だけの場合には困難なことが多いが，治験薬との因果関係を明らかに否定できない場合には，この段階では関連があるかもしれないものとして取り扱っておくほうが，後々に失うものは少なくて済むことが多い．

第I相試験といえどもプラセボを使用する対照群を設けることにより，結果の解釈を行いやすくなることが多い．

■ 被験者の試験参加への中止について

被験者には試験参加への中止の自由が保障されている．被験者が試験参加の中止を申し出た場合には，理由のいかんを問わず，その被験者に対する試験を中止しなくてはならない．治験担当医師は，その理由が治験薬と関

連したものであるか否かを明らかにする努力が求められる．逆に，被験者が試験への参加の続行を希望したとしても，治験担当医師が医学的に判断したうえで，中止が妥当であると考える場合には，試験への参加を中止する必要がある．医学的判断により試験参加を中止した場合には，治験担当医師は被験者の同意のもとに適切な処置を行い，試験前の健康状態に回復するまで被験者を観察し，必要があれば治療を行う．

試験期間中の被験者の生活様式の管理

被験者にとって，平素の生活様式と試験期間中の生活様式は一般に大きく異なる．診察・検査などが決められた時間に実施されるだけでなく，食事の時間や消灯時間が厳しく規制される．飲食物は試験計画書で決められた範囲のものを摂取し，激しい運動や喫煙・飲酒の禁止などが行われる．これらの被験者の精神面・身体面への影響をコントロールするためである．しかし，同時に試験期間中の生活様式のあまりに厳格な規制は，かえってストレスとなるため悪影響をもたらす可能性が高い．リラックスできる環境が重要で，施設面での環境整備と治験実施スタッフの態度が重要となる．

2　第Ⅱ相試験

砂川慶介・佐藤淳子

　医薬品にとって，用法・用量の決定は，大変重要な意味を有しており，どんなに優れた医薬品であっても，適切な用法・用量にて使用されなければ，優れた効果が期待できないばかりか，有害な作用ばかりが発現してしまうおそれもある．よって，新医薬品開発の過程において，用法・用量の推定・決定は重要な位置を占める．通常，非臨床試験成績や第Ⅰ相試験成績をもとに第Ⅱ相試験において用法・用量の推定が行われ，第Ⅲ相試験においてその検証が実施される．

　第Ⅱ相試験は，探索的試験(exploratory trial)に位置づけられ，通常は，この段階から，患者に対して被験薬の投与が行われる．

　ICH E8「臨床試験の一般指針」[1]において，探索的試験の目的としては，①目標効能に対する探索的使用，②次の試験のための用法・用量の推測，③検証的試験のデザイン，エンドポイント，方法論の根拠を得ること，が記載されており，その試験例として，①比較的短期間の，明確に定義された限られた患者集団を対象にした代用もしくは薬理学的エンドポイントまたは臨床上の指標を用いた初期の試験，②用量反応探索試験，があげられている．

　第Ⅱ相試験に用いられる用量については，第Ⅰ相試験において安全性が確認された用量の範囲から選択される場合が多いが，非臨床試験などから健康成人では主たる薬理作用が健康に有害な影響を及ぼす可能性があるため，患者でないと投与できないような場合など，その妥当性が説明できる場合には，第Ⅰ相試験に用いられた用量よりも高用量が用いられることもある．

◆◆◆ 第Ⅱ相試験の種類 ◆◆◆

　第Ⅱ相試験は，前期と後期に分けられる場合が多い．また，さらに細かく表1のようにも分類される．

　通常，前期第Ⅱ相試験では，第Ⅰ相試験成績として得られている健常成人における忍容性・薬物動態が患者のものと類似しているか否かを確認すること，また，推奨臨床用量のある程度の目安をつけることが目的とされる．治験薬の用量反応性の推測のために，少数例の患者に対する単回投与試験において低用量から投与が開始され，次に反復投与試験というように徐々に患者数を増加，投与期間を延長，投与量を増加していくという漸増法などが用いられることが多い(ICH E4ガイドライン参照)．パイロット試験は瀬踏み試験とも呼ばれ，用量設定試験に用いる用法・用量の推定を行う目的で実施される．

　後期第Ⅱ相試験の主要な目的は，①前期第Ⅱ相試験で検討された臨床推奨用量における有効性，安全性の確認，②被験薬投与時の臨床経過を把握することにより，どの時点でどのような項目を観察すれば被験薬の特徴が証明できるか，というエンドポイントの検索，③薬物動態の検討，などを行うことにある．

　この段階での薬物動態の検討は，1症例から経時的に採血を行うfull-pharmacokineticsではなく，各症例から1～数ポイントの採血を行い，それらのデータをもとにpopulation pharmacokineticsなどの解析が行われることが多い．

　後期第Ⅱ相試験としては，用量設定試験として，前期第Ⅱ相試験の結果，推定された2～

表1 第Ⅱ相試験として実施される主な試験

	試験名称	内　　容
前期第Ⅱ相試験	単回投与試験	薬剤を1回（単回）投与後に，血中濃度や尿中濃度の推移を検討し，ヒトにおける薬物動態を検討する試験である．単回投与の用量は，非臨床試験成績や第Ⅰ相試験結果をもとに選択され，毒性試験における無毒性量より低く，薬効・薬理試験における有効用量を上回ることが推定される用量とする．
	反復投与試験	単回投与試験の成績などから推定された用法・用量にて反復投与を行い，蓄積性などの薬物動態や安全性，忍容性などの検討を目的とする．
	パイロット試験	単回投与試験および反復投与試験によって得られた結果より至適用法・用量を推定することを目的とする．本試験では，単回投与試験より多くの患者に投与し，安全性と有効性を確認する．
後期第Ⅱ相試験	用量設定試験	パイロット試験の結果に基づき，適切な用法・用量を設定するために実施される．抗菌薬領域では用量確認試験とも呼ばれる．製造承認申請予定の効能・効果が期待される適応疾患患者を対象として，主として二重盲検法を用いた低用量・中用量・高用量の2～3種類の用量の被験薬（時にはプラセボも使用）による比較試験が行われる．この結果，設定された被験薬の用法・用量・至適用量幅が第Ⅲ相試験（検証的試験）にて検証される．
	長期投与試験	第Ⅱ相から第Ⅲ相にかけて長期間（2年間程度の例が多い）にわたって実施される．長期間の投与が想定される被験薬が本試験の対象となる．申請・承認後も継続して実施される場合もある．長期投与試験においては主として，長期投与に伴い短期間投与時と比較して ● 異なる種類の副作用が発現していないか ● 発現率が増加する副作用はないか ● 有効性の低下は認められないか などについて検討する．

3の用法・用量を用いた無作為化二重盲検比較臨床試験が実施される．この結果，至適用法・用量と判断された用法・用量が，後の第Ⅲ相試験における用法・用量として設定される．なお，検証的な用量反応試験は，第Ⅱ相試験として実施される場合と，第Ⅲ相試験として実施される場合がある．

なお，開発しようとしている医薬品の用法・用量を検討する際の指針としてはICH E4「新医薬品の承認に必要な用量-反応関係の検討のための指針について」[2]が公表されており，日米欧各国の規制当局が医薬品の承認の可否を判断する際の用法・用量の考え方についての記載がなされている．

◆◆◆ 第Ⅱ相試験の実施時期 ◆◆◆

通常，第Ⅱ相試験は第Ⅲ相試験開始の前に実施されるものであるが，一口に第Ⅱ相試験といっても，そのなかには複数の種類の試験が含まれる．よって，第Ⅲ相試験開始前に実施することが必須の場合もあれば，時には，第Ⅲ相試験結果や，市販後のデータ解析などの結果より，再度，第Ⅱ相相当の試験が実施される場合もある（図1）[1]．たとえば，第Ⅱ相試験において，一度，臨床推定用量が決定され，第Ⅲ相試験にすすんだものの予測したような結果が得られなかった場合や，安全性・有効性が確認されたとして，市販された薬剤について使用経験を積んでいくうちに，さらなる優れた用法・用量が推測されたような場合である．新薬開発は，第Ⅰ相試験を終えてから第Ⅱ相試験にすすみ，第Ⅱ相試験を終えてから第Ⅲ相試験と，ステップワイズにすすまなければならないと誤解されている場合も

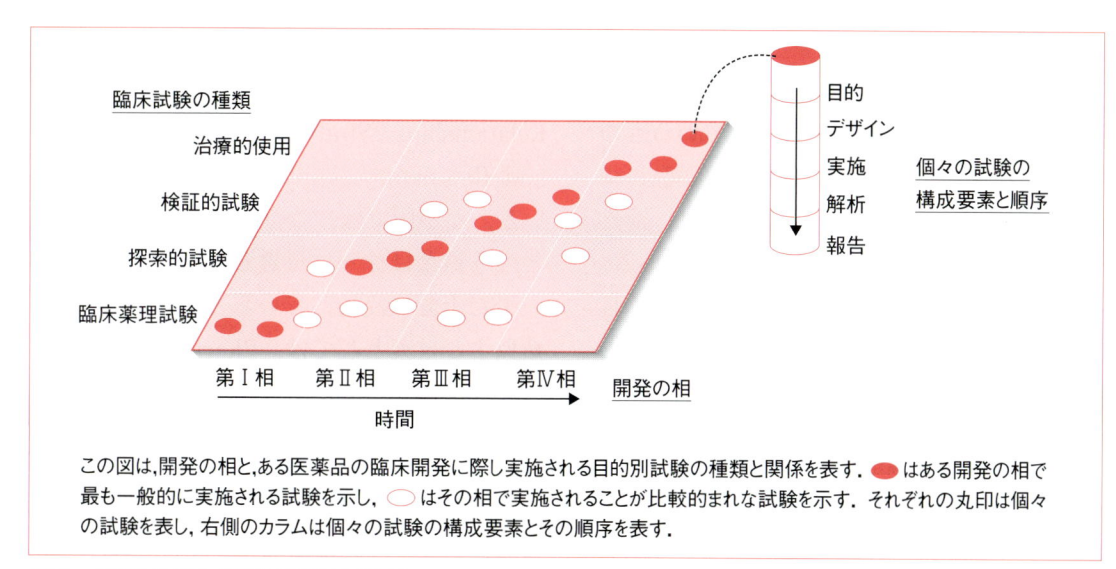

図1 開発の相と試験の種類の関係（ICH E8「臨床試験の一般指針」より）

あるが，必ずしもそうとは限らない．異なる相の試験を並行して実施することも可能であり，また，第Ⅱ相試験や第Ⅲ相試験において認められた副作用を検討するために非臨床試験に戻るといった柔軟な対応が重要である．

海外データを外挿する場合の第Ⅱ相試験

平成10（1998）年に，ICH E5を受け，「外国臨床データを受け入れる際に考慮すべき民族的要因について」（医薬審第672号，平成10年8月11日）が公表されている．いわゆるブリッジングに関する通知である．これは，必要とされる規制要件を満たしている場合，わが国における臨床試験成績に海外臨床試験成績を外挿できるというものである（詳細については，通知の本文を参照いただきたい）．このブリッジングにおいても，第Ⅱ相試験は重要な役割を果たす．ブリッジングにおいては，「医薬品の民族的要因による影響の受けやすさ」を評価する必要があるとされており，そのためには当該医薬品の薬物動態や薬力学的性質を知り，さらに，それらが臨床上の有効性や安全性とどのように関係するかを知る

ことが重要であるとされている．これまでにブリッジングを行った医薬品の審査報告書を医薬品医療機器総合機構のホームページ（http://www.pmda.go.jp/）上で確認すると，海外臨床試験成績を外挿する際には，日本人における被験薬の薬物動態に加え，安全性・有効性の類似性について確認するための試験が実施されているものが多いことがわかる．ブリッジングの際に実施される薬物動態試験については，**表1**に示した第Ⅱ相試験とは若干異なり，日本人において，外国人と同レベルの曝露量（exposure）が得られる用法・用量を探索することにある．日本人と外国人の間で，薬物動態がぴたりと一致する用法・用量が設定できるに越したことはないが，現実には，そのような用法・用量が設定できない場合もある．そのような場合には，薬効や副作用発現と相関する薬物動態パラメータ〔最高血中濃度（C_{max}），血中濃度時間曲線下面積（AUC）など〕をある程度特定したうえで，特定された薬物動態パラメータが近似するような用法・用量を選択し，その用法・用量における安全性・有効性の類似性を確認することにより，評価がなされるなどの対応がとられ

ている.

　なお,海外データの活用は,ブリッジング通知に合致する場合にのみなされているものではない.わが国にて申請された医薬品について,海外データが存在する場合には,海外データも加味した安全性評価を行っている.その際には,上記のような概念に基づき,日本人と外国人の投与量のみならず,曝露量の異同を確認することが必須である.

第Ⅱ相試験における exposure/response (PK/PD)の活用

　過去には,薬物と生体の関係を表現する言葉として,「用量反応曲線」という言葉が繁用されていた.これは,読んで字のごとく,「どれだけの量を投与したら,どのような反応が得られたか」というものであり,生体の内と外との関係のみに言及した表現である.この概念に基づき,これまでは,第Ⅱ相試験においては,臨床推奨用量,その半量,2倍量というように,それまでの試験成績を根拠として設定された臨床推奨用量とそれを減量・増量した複数の用量について比較臨床試験が実施され,用量が決定されることが多かった.しかしながら,実際には,投与された薬物が作用を発現するまでには,吸収,分布,作用局所における反応性など,生体内における種々の因子が影響を与えている.よって,被験薬の真の有効性を判断するうえでは,これらの影響因子をなるべく排除して評価することが重要となる.その一つの方法がexposure/responseである.これは,曝露量と被験薬による反応の関係を示した言葉であり,吸収・分布の要因を排除した薬物と生体の反応に関する考え方である.米国においては,exposure/responseという言葉は繁用されており,米国食品医薬品局(Food and Drug Administration；FDA)においても医薬品開発における製薬企業向けのガイダンスとして「Guidance for Industry：Exposure-Response Relationships―Study Design, Data Analysis, and Regulatory Applications」が公表されている.わが国では,このexposure/responseという言葉は徐々に浸透しつつあるものの,いまだ十分に浸透しているとはいいがたい.類似する言葉としては,Pharmacokinetics/Pharmacodynamics(PK/PD)という言葉がある.PK/PDとexposure/responseは同義として使用されている場合もあるが,PKというと,血中動態のみがイメージされ,作用局所における薬物濃度がイメージされない場合もあること,同様にPDについては,有効性ばかりがイメージされ,期待せざる作用がイメージされない場合もあることから,筆者らはexposure/responseという言葉を好んで使用している.

　昨今,抗菌薬領域などを中心に,このexposure/responseを活用した開発がすすめられてきている.抗菌薬は,他の薬効群の薬剤と異なり,生体そのものではなく,感染巣に存在する病原微生物に作用して有効性が得られること,疾患の原因となっている病原微生物については,採取し,薬剤に対する感受性が測定可能な場合も多いことから,response (PD)については,*in vitro*における感受性試験結果〔最小発育阻止濃度(Minimum Inhibitory Concentration；MIC)〕として確認しやすいという特徴がある.Exposure(PK)については,個別の症例におけるデータが得られていることは少ないが,微量透析法(microdialysis)を用いた組織内濃度の測定結果などから,組織における間質液中の濃度は血中の蛋白非結合型薬物濃度と同程度であることが示されている.また,抗菌薬領域では,C_{max}/MIC, AUC/MIC, time above MICなど系統別に薬効と相関するパラメータがある程度特定されていることから,感染動物モデルなど

を用いて，いずれのパラメータが被験薬の薬効と最も相関しているかを確認することが容易である．よって，非臨床試験として実施された感受性試験結果および感染動物モデルにおける試験成績より，有効性を得るためには，いずれのパラメータをどのくらいの値以上とすればよいということが推測可能であり，その値を得るための投与量は，第I相試験における血中薬物動態より推測可能となる．このように推定された用法・用量を用い，第III相試験を実施するという方法は，米国では主流になりつつあり，また，わが国においてもこのような開発がすすめられた品目がすでに承認されている．安全性については，現在のところ，有効性に比べ，薬物濃度との関係が明確でないものも多いとされているが，セフェム系抗菌薬やフルオロキノロン系抗菌薬による痙攣誘発作用や，フルオロキノロン系抗菌薬によるQT延長作用などについては，ある程度予測可能ではないかと考えられ，開発段階における検討がなされつつある．

細胞内移行性

血中の蛋白非結合型薬物濃度が間質液中の濃度とほぼ同程度であることは，上述のとおりであるが，これはあくまでも作用部位が細胞外に存在する場合であり，作用部位が細胞内である場合には，これに加え，細胞内移行性を考慮しなくてはならない．消失半減期など，各種薬物動態パラメータについても，血中濃度ではなく，細胞内濃度の推移をもとに検討すべきである．

特殊背景を有する患者における薬物動態

治験においては，その被験薬が本来有する姿を浮き彫りにするために，併用薬や代謝臓器の機能障害など，薬効評価に影響を与えることが予測される因子は可能な限り除外されることが多い．しかしながら，医薬品として承認され，市場に出た後には，治験時に設定されていた多くの制限は解除され，種々の因子を有する患者に使用される場合が多い．承認までの間に，市場に出た後に使用が想定されるあらゆる因子にかかわるデータを得ておくことは不可能ではあるが，その被験薬の投与対象中ある程度の割合が見込まれる対象（高齢者など）については，承認までの間に薬物動態にかかわるデータを準備しておくことが望ましい．通常，その実施時期については，第III相試験と並行して実施されることが多い．

また，小児における薬物動態については，慎重な検討が必要である．ICH E11にも留意点が示されているところではあるが，個体としてのみならず個別の臓器の発達との関係をも念頭においたうえで検討する必要がある．

健康成人と患者

第I相試験においては，ヒトに対する忍容性および薬物動態を確認することを目的として，健康成人に被験薬が投与される場合が多い．しかしながら，健康成人と患者では，薬物動態が異なる場合もある．たとえば，炎症性疾患においては，炎症のある部位では血流が亢進し，また血管壁の透過性も亢進していることから，非炎症部より炎症部において薬物移行性が高いといわれている．また，その逆に膿が貯留したような部位においては，十分な薬物移行が得られないとされている．よって，これまでに得られている知見などから，標的とする部位がどのような状況にあるかを判断したうえで，第I相試験結果より得られた血中薬物動態のデータをどのように活用するかを判断しなくてはならない．すなわち，膿が貯留しているような部位においては，健康成人における組織内濃度より低濃度となっている可能性が高く，健康成人における薬物

動態試験結果をもとに患者における組織内濃度を推定していると十分な薬物移行が得られていない可能性がある．

よって，とくに組織移行性については，患者における検討が重要となる場合もある．

◆◆◆これからの第Ⅱ相試験◆◆◆

昨今の承認された医薬品の用法・用量をみていると，用量については，種々の検討がなされているものが多いが，用法については，その医薬品の半減期などを考慮した詳細な検討が実施されている事例は少なく，既存類薬と同様ないしは慣習的に1日2回，3回と設定されているような事例も見受けられる．しかしながら，どんなに優れた医薬品であっても，適切な用法・用量にて使用されなければ，十分な効果が期待できないだけでなく，副作用発現のリスクが上昇する可能性すら否定できない．その医薬品をどのような用法・用量において有効性・安全性の検討をしていくかは，第Ⅱ相試験において，どのような用法・用量が設定・選択されるかに依存しているといって過言ではない．開発を手がけている製薬企業にしてみれば，少しでも高い薬価がつくように開発をすすめたいという気持ちが生じるのは当然といえば当然のことかもしれないが，そのために，その医薬品が本来有する優れた能力を埋没させるようなことになってはならない．

また，昨今，抗菌薬領域などにおいては，その医薬品固有の安全性・有効性のみならず，耐性菌抑制といった公衆衛生上の観点からも用法・用量設定の重要性が示唆されている．抗菌薬においては，耐性菌の出現は当該医薬品の有効性を低下させるのみならず，交叉耐性を有する他の抗菌薬に対する有効性をも低下させる可能性がある．従前は，使用量が増加すれば耐性菌の増加は免れないものと半ば諦められかけていたが，昨今の研究成果から，mutant prevention concentrationといった概念が生み出され，その抗菌薬の有効性・安全性に加え，耐性菌発現の抑制を目指した用法・用量設定が検討されつつある．このような公衆衛生的な見地からの用法・用量の検討は，わが国における用法・用量検討試験の新しい動向として注目されるべきである．

公衆衛生学的観点からの用法・用量設定やexposure/responseの活用など，科学の進歩や医療環境の変化などに伴い，第Ⅱ相試験の様相も変化しつつある．従来，第Ⅱ相試験として実施されてきた推奨臨床用法・用量の検討と第Ⅲ相試験における検証的な試験が一つの臨床試験として実施される第Ⅱ/Ⅲ相試験というスタイルも散見されるようになってきている．種々の要因により臨床試験の実施が困難化しているといわれる今日において，重要なことは第Ⅱ相試験，第Ⅲ相試験という試験の名称ではなく，何を確認もしくは検証することを目的として，どのようなデザインの試験を行い，その結果，何が得られたのかを明確にすることである．

承認までの間に得られているデータが多いに越したことはない．しかしながら，多くのデータを求めすぎることは，有用な医薬品が患者の手元へ届く時期を遅延させることにもなりかねない．学会などの医療サイド，製薬企業，行政サイドが協力をして，効率的な用法・用量検討を行い，検証的試験（第Ⅲ相試験）へとつなげることが重要であろう．

参考文献
1) ICH E8「臨床試験の一般指針」(http://www.nihs.go.jp/dig/ich/efficacy/e8/e8step4j.pdf)
2) 「新医薬品の承認に必要な用量-反応関係の検討のための指針」について．薬審第494号，平成6年7月25日

3 第Ⅲ相試験

楠岡英雄・森下典子

◆◆◆ 第Ⅲ相試験とは ◆◆◆

　第Ⅲ相試験は検証的試験とも呼ばれており，多数の被験者を対象に，有効性と安全性について既存薬などとの比較を行う試験である．前節までで示されたように，通常の医薬品の開発では，第Ⅰ相試験において安全性の確認，薬物動態的検討がなされ，第Ⅱ相試験において適応症と用法・用量の確定，少数例における安全性と有効性の検討がなされ，その後，第Ⅲ相試験に移行する．すなわち，第Ⅱ相探索的試験の結果から導き出された仮説を検証する試験が第Ⅲ相試験である．

　第Ⅲ相試験の目的は，被験薬の適応症に対する有効性の証明と確認，安全性の確立，承認取得を支持するリスク・ベネフィット関係評価のための十分な根拠づけ，用量反応関係の確立であり，承認申請前の最終段階の試験である．他の相でも同様であるが，とくに第Ⅲ相試験では，臨床試験のデザイン，実行方法，データの分析が，きわめて重要である．第Ⅲ相試験の目的を達成するために種々の手法が開発されているが，エンドポイントの設定，対象症例の選択，無作為化（ランダム化），層別化，盲検化，サンプルサイズの計算，試験参加者のコンプライアンス，試験解析などが重要な項目と指摘されている[1]．

　なお，抗がん薬の開発過程は，通常の医薬品と若干異なる．抗がん薬では，新規薬剤の第Ⅲ相試験は，通常，製造販売後臨床試験として行われる．現状で予後延長に最も有効とされる標準的治療と比較し，新たな標準的治療法となりうるかどうかが評価の対象となる．

◆◆◆ 第Ⅲ相試験で用いられる研究デザイン ◆◆◆

　第Ⅲ相試験では，すでに有効性の確立されている標準薬，あるいはプラセボを対照として比較検討が行われる．しかし，人を対象として行う試験であるため，疾患の自然変動に基づくバイアス，個体とその病態の分布・変動に基づくバイアスがあり，さらに，評価者の主観に基づくバイアスが存在する[2]．したがって，これらのバイアスをコントロールすることが質の高い試験結果を得るうえできわめて重要であり，そのための手法が採用されている．被験薬の投与前後のみでの評価では疾患の自然経過と薬効との鑑別が不可能であるが，複数群を置き，その一つにプラセボ群を設けることで自然経過と薬効との鑑別が可能となる．これを比較試験と呼ぶ．また，個体やその病態のばらつきを複数群に均等に割り振れば，比較時にはバイアスが相互に打ち消されると期待される．そのために行われるのが無作為化である．被験者や評価者の主観的バイアスを除去するために採用されるのが盲検化と呼ばれる手法である．以下に，これらの手法について説明する[3]．

■ 比較試験

　比較の方法として，それぞれの被験者を異なった群に割り付ける並行群間比較試験と，同一被験者で比較を行うクロスオーバー試験とがある．

　並行群間比較試験では，治験薬やその用量が固定されている各群に被験者を割り付けて行われる．通常，この割り付けは後述の無作

為割り付けが行われ，無作為化並行群間比較試験は最も単純で広く用いられ，信頼性の高い試験である．しかし，薬効の絶対的な大きさを測定するためには，プラセボ，あるいは目的とするエンドポイントに対してきわめて限られた効果しかない比較対照薬が必要である．比較群に複数の用量を設定した用量反応試験では群の平均的な用量反応関係が得られるが，個々の患者における用量反応曲線の分布，あるいは形状は得られない．

並行群間比較試験では，被験者は複数の治験薬群（プラセボ群を含む場合もある）のいずれかに割り付けられ，各群間における差をみることで，被験薬の有効性と安全性が検証される．これら複数の治験薬群は，通常，「アーム」と呼ばれている．アームの一つは被験薬群であるが，被験薬の用量設定試験の場合では同じ被験薬をさらにいくつかの用量のアームとして設定する場合がある．また，プラセボ群またはコントロール群（標準治療もしくは代替治療に割り付けられる群）を設定し，これを一つのアームとし，比較検討することも行われる．

一方，クロスオーバー試験は，同一患者に時期を変えて異なる薬物を投与する試験である．クロスオーバー試験が可能となるのは，医薬品の効果が速やかに発現し，かつ治療中止後患者が基準の状態にすぐ戻ること，反応が不可逆的でないこと，患者がほどよく安定していることなどの条件が満たされるときである．治験薬とその用量の組み合わせを，同一患者に時期を変えて投与するが，その投与の順序を無作為化すること（無作為多時期クロスオーバー試験）でさらにバイアスをコントロールできる．いわば，並行群間比較試験の各アームを一人の患者ですべて行うことに相当する．クロスオーバー試験では個人差を除去できる効果はあるものの，持ち越し効果がないことの検証，投与時期と薬剤の交互作用の評価などの問題がある．一方，すべての被験者に複数の用量を投与することが可能であるので，母集団の平均的用量反応曲線の分布も推定できること，および並行群間比較試験と比べて必要な患者数が少なくて済むという利点がある．

通常，比較試験においては被験薬の用量はあらかじめ設定されているが，試験によっては，試験中に用量を増加させるものもある．このような試験を漸増試験と呼ぶ．漸増法には，強制的漸増法と任意漸増法があり，わが国では任意漸増法がよく用いられる．漸増試験では，プロトコルに示された投与規定に従って，明確に定義された望ましい反応が十分に出る用量まで，あるいは望ましくない反応が出現するに至る用量まで漸増する．この方法では，自然変動や治験担当者の主観的バイアスなどを補正するため，同時プラセボ対照群を置くことが大切である．漸増試験は並行群間比較試験の用量を設定するための初期の試験として価値がある．

無作為化

無作為化はランダム化ともいわれ，被験者をどの群に割り付けるかを乱数表などを用いてランダムに決定する手法である．これにより，患者に基づくバイアスの影響を公平化することができる．後述の二重盲検化が行えない場合には，無作為化はとくに重要な意味をもつ．無作為化は，大別すると，単純無作為化，ブロック無作為化，層別無作為化の3種に分けられる[4]．

単純無作為化は，被験者を登録する際に無作為に各群に割り当てる方法であり，通常は，登録した順に割り付けられる．この方法では，性別，年齢といった治療に影響を与える要因が一方の群に偏る可能性があるという欠点がある．

ブロック無作為化は，一定人数ごとのブロ

ックを作り，そのなかで無作為に割り付ける方法である．ブロックと順列の組み合わせの割り当てはあらかじめ無作為に決定しておく．被験者はどのブロックに属するかが決定された時点で，該当ブロックに割り当てられた順列組み合わせに従い，群に割り付けられる．この方法により，ブロックごとに，無作為にそれぞれ均等に割り付けることが可能となる．多施設共同研究においては，単純無作為化では，各群に割り付けられた患者数が各施設内で不均衡になる可能性がある．これを避けるため，施設の中で登録順にランダム化する方法がある．これもブロック無作為化の一つである．

層別無作為化は，性別，年齢，体重，人種，疾患の程度などの治療に影響を与える要因を考慮したうえで，被験者を無作為に割り当てる方法である．その際，通常，ブロック無作為化の手法が用いられる．

通常，無作為化の手順は事前に定められている．しかし，被験者の登録がすすむなかで群間に不均衡が生じる可能性もある．そのような不均衡を回避するため，動的割り付けが行われることもある．2〜4程度の因子を用い，どの時点でも因子ごとのバランスがとれるように割り付け確率を変化させる手法である．たとえば，それまでの割り付け結果に基づく背景の分布に応じて割り付け確率を変える方法である．

盲検化

被験者に使用されている治験薬の内容を知ることで，患者，医師のいずれにも心理的なバイアスが生じうる．治験薬の内容を知ることにより，被験者には反応性に，医師には患者選択，補助療法，観測評価などに偏りが生じる可能性がある．これらのバイアスを除くために，治験薬の内容を，医師，患者に知らせない手法が盲検化である．盲検化には，単盲検と二重盲検とがある[4]．

二重盲検法は，患者と医師の双方いずれにも，どの薬物を用いているか知らせない方法である．上記の，患者側，医師側双方のバイアスを排除することができる．

被験者も医師も治験薬の中身を知らない二重盲検比較試験に対し，医師は治験薬の中身を知っているが，被験者は治験薬の中身を知らない場合を単盲検試験という．単盲検試験では，評価者（医師）が被験者への治療（割り付け）内容を知ってしまうことで，意識的にあるいは無意識に評価にバイアスが入ること，試験期間中の併用療法の内容などに差が生じることなどが危惧される．また，被験者が医師やスタッフの態度などから，自身への治療内容を知ってしまった場合には，試験薬に対する反応に変化が生じる可能性がある．さらに，試験データの解析に関与する者が割り付け内容を知ると，個々の症例の解析への採否を決定する際にも何らかのバイアスが混入するおそれがある．

盲検試験を行う際に，治験薬の内容の割り付けを示すデータを「キー」と呼ぶ[4]．治験依頼者は，キーコード（薬剤割り付け）の作成およびキーコードに基づいた治験薬への割り付け作業，エマージェンシーキーの作成を行うとともに，試験終了までキーコードを厳重に保管し，盲検性を維持する．キーは第三者が管理するのが原則である．二重盲検比較試験の場合，データの固定後に薬剤割り付け結果を明らかにするが，これをキーオープンと呼ぶ．

被験者に不測の事態が生じた場合などの緊急時には，試験途中であるにもかかわらず，割り付けた薬剤の内容を知るために薬剤割り付け結果（キーコード）を明らかにすることがある（緊急時のキーオープン）．治験依頼者は，緊急時のキーオープンの手順をあらかじめ作成することとなっている．

第Ⅲ相試験に関連するその他の治験

長期投与試験

第Ⅱ相試験から第Ⅲ相試験にかけて長期間（通常6か月～1年間）にわたって実施される臨床試験である．致命的でない疾患に対して長期間の投与が想定される被験薬の場合に，治験段階で実施される．数年間では効果が評価できないような疾患の場合は，長期投与試験の実施を条件として新薬として承認される場合もある．

長期投与試験では，被験薬の長期投与における有効性・安全性，副作用の種類および発現時期，被験薬の体内蓄積性を調べるための薬物血中濃度測定などが検討される．

継続投与試験

通常，第Ⅲ相試験が終了すると，そのデータがまとめられて承認申請が行われるが，承認が得られるまで1～2年以上の期間を必要としている．過去には，この承認申請の期間には被験薬を患者に提供することが禁じられており，第Ⅲ相試験が終了すると被験者は被験薬を使用することができなかった．しかし現在は，治験に参加した患者が被験薬の投与を希望する場合は，その提供が認められている．しかし，被験薬の有効性・安全性を確認することは重要であるので，通常は継続投与試験の形で治験として実施されることが多い．また，継続投与試験では第Ⅲ相試験においてプラセボ群に割り付けられていた被験者にも実薬が投与される．

追加的治験と安全性確認試験

抗がん薬などにおいて，海外ではすでに承認され標準治療として使用されている薬剤が，日本では未承認薬のため使用できない状況がある．そのため，平成16（2004）年12月に厚生労働省は，欧米ですでに承認されその有効性が確立している国内未承認薬について，確実な治験の実施と，制度的に切れ目なく保険診療との併用が可能な体制を確立することを発表し，専門家からなる「未承認薬使用問題検討会議」を設け，学会・患者要望の定期的な把握と科学的な評価が行われるようになった．

従来，欧米ですでに承認されているが，日本で承認されていない薬剤は，個人輸入を行い，保険診療とは区別した自己診療で使用する以外になかったが，上記の決定に基づき，治験として保険診療との併用が可能となった．すなわち，特定療養費制度により患者負担が軽減され，患者が未承認薬を使用することができるようになった．このために実施されるのが追加的治験と安全性確認試験である（図1）．

1. 追加的治験

当該薬の通常の治験がすでに国内で実施されている場合に，治験参加施設を追加するなどとして当該薬の治験参加を希望する患者へ対応するもので，上記検討会議では，まず治験を実施している製薬会社に追加実施を求めることとしている．対応不可の場合，医師主導治験として実施される．

2. 安全性確認試験

当該薬の治験がすでに終了している場合に，治験終了から承認までの間，被験薬が使用できないことに対して実施されるもので，通常の治験における長期投与試験や継続投与試験に相当する．継続投与試験では，その参加は先に実施した第Ⅲ相試験に参加していたことが前提となるが，安全性確認試験ではそのような条件はない．この試験は，治験を実施していた製薬会社に実施を求める．

なお，安全性確認試験は，承認後の使用実態を想定して臨床使用成績を把握することにより，承認時に一層の適正使用を図るために

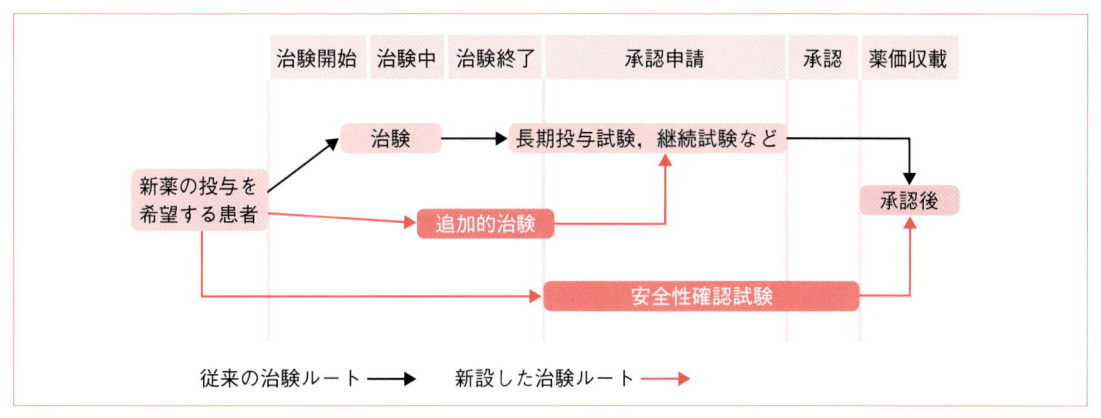

図1 追加的治験と安全性確認試験

実施される試験であり，これまで製造販売後臨床試験が求められたようなケースにおいて，それを承認前から前倒しで実施するものである．海外でも同様の試験が第Ⅲb相として求められつつあり，国際調和の観点からも必要とされている．

第Ⅲ相試験は，対照薬としてすでに有効性が確立されている標準薬，あるいはプラセボを使用して，無作為化二重盲検比較試験として行われることが多い．試験開始にあたっては，被験者が従来服用していた内服薬のウォッシュアウトを必要とするデザインもある．また，無作為化であるため，被験者は使用する治験薬を自分で選択することができず，割り当てに従うことになる．したがって，上記のような制約について，被験者にわかりやすく十分に説明することが肝要となる．

第Ⅲ相試験を引き受けるにあたっては，以下の点に注意が必要である．まず，第Ⅲ相試験は多施設共同治験として実施されるため，被験者数もこれまでの治験とは異なり，多いことが特徴である．そのため，設計例数に満たなければ統計・解析はもちろんのこと，試験結果へ与える影響も大きくなる．治験を引き受けるにあたっては，事前に治験実施計画書に十分目を通し，実施可能性を探りながら無理のない症例数で契約し，速やかにかつ100％の実施を全うする心構えが大切である．治験実施中は，被験者の安全に配慮しながら，治験薬の有効性・安全性について絶えず評価を行わなければならない．有害事象は細部まで観察し，被験薬との因果関係を判定することが治験責任医師の責務である．治験期間中の診療録は，たとえば，有害事象の転帰日，変化がないことの明記など，通常診療では要求されないような点まで記載を求められることを意識しておく必要がある．

被験者の診療にあたっては，二重盲検比較試験あるいは単盲検試験ではとくにであるが，症状の変化に一喜一憂する被験者の心情に配慮し，不要な不安を抱かせないよう十分な説明を常に心がける．さらに，治験期間中は被験者の不測の事態に備え，治験担当医師が病院不在時や夜間・休日などの連絡体制を確立しておくことも重要である．

参考文献

1) Gallin JI 編；竹内正弘，藤原康弘，渡辺 亨 監訳：NIH臨床研究の基本と実際，丸善，2002；103
2) 安原 一：CRCに必要な試験計画法のポイント．日本臨床薬理学会 編：CRCテキストブック，医学書院，2002；172
3) 安原 一：CRCに必要な試験計画法のポイント．日本臨床薬理学会 編：CRCテキストブック，医学書院，2002；177-178
4) 日本製薬工業協会医薬品評価委員会 編：新GCPハンディ資料集，改訂3版，エルゼビア・ジャパン，2004；385

4 第Ⅳ相試験

山本晴子

◆◆◆ 用語の整理から ◆◆◆

医薬品が製造販売承認を受けるためには，第Ⅰ相から第Ⅲ相試験までの試験結果が承認申請資料として提出され，審査の末一定の有効性と安全性を認められて世に出ていく．ただし，抗悪性腫瘍薬については他の医薬品と状況が異なっていて，平成3(1991)年の「抗悪性腫瘍薬の臨床評価方法に関するガイドラインについて」において，承認申請時に第Ⅲ相試験結果の提出が必須とされず，市販後に第Ⅲ相試験を実施することとされていた．しかし，少なくとも国内で市販後に企業主導で第Ⅲ相試験が行われることはあまり多くなかった．これについて，平成17(2005)年11月に上記ガイドラインの改訂通知(平成17年11月1日薬食審査発第1101001号)が発出され，非小細胞がん，胃がん，大腸がん，乳がんなどで患者数の多いがん種では，延命効果を中心に評価する第Ⅲ相試験を承認申請時に提出することが義務づけられた．

一般的に，第Ⅳ相試験は市販後に実施される臨床試験であり，多くの場合，承認された効能・効果ならびに用法・用量の範囲内で実施される．実施主体は，承認取得した製薬会社であることもあるが，研究者が独自に実施することも多い．

なお，わが国では「市販後臨床試験」と「市販後の臨床試験」では著しい相違が存在することを指摘しておく必要がある．欧米，とくに米国と異なり，わが国では研究者が自主的に計画・実施する臨床試験に，医薬品の臨床試験の実施の基準(Good Clinical Practice；GCP)が適用されず，厚生労働省の「臨床研究に関する倫理指針」が適用される．一方，薬事法で規定される「市販後臨床試験」(法律上は「製造販売後臨床試験」と記載されている)は，日本独特の制度である再審査・再評価に向けた資料作りの一環として実施される．また，ほぼGCPの読み替えである医薬品の製造販売後の調査及び試験の実施の基準(Good Post-marketing Study Practice；GPSP)が適用されるため，治験に匹敵する程度の規制が課せられ，その結果実施のためのコスト高が問題となっている．

◆◆◆ 代替エンドポイントについて ◆◆◆

第Ⅳ相試験の意義は代替エンドポイント(surrogate endpoint)と深くかかわっている．臨床試験の真のエンドポイントは，死亡，失明，人工呼吸器装着などといった，ある疾病の結果起こる臨床的に重要な事象で，かつ患者がそうなりたくないと願う事象であるべきであると考えられている．最近では，生活の質(QOL)の改善や医療経済学的な評価も含まれることがある．理想的には第Ⅲ相試験の終了時点で，真のエンドポイントに関する情報が得られたうえで，審査されることであるが，実際には莫大な時間とコストがかかるため，実施困難な場合が多い．そのため，真のエンドポイントを正しく反映していると思われる検査項目や臨床症候を代替エンドポイントとして使用している[1]．高血圧症における血圧低下効果，高コレステロール血症に対するコレステロール低減効果，悪性腫瘍に対する腫瘍縮小効果，骨粗鬆症に対する骨密度上昇効果などが，代替エンドポイントの例とし

てあげられよう．より短期間に新規医薬品・医療技術を世に出すために，代替エンドポイントの使用は不可欠であるし，有用であるともいえる．

ところで，代替エンドポイントを考える際に，まず真のエンドポイントについて考えておく必要がある．たとえば，糖尿病患者への血糖降下薬の有効性を示す真のエンドポイントは，延命効果か，透析導入の延長か，末梢神経障害の回避か，あるいは全般的な生活の質の改善か．何が真のポイントとしてふさわしいかは，対象となる患者群の条件によって異なるし，また時代とともに社会的要請も変化する．そのうえで，真のエンドポイントに対する代替エンドポイントを考える必要がある．

代替エンドポイントの条件としては，第1に測定が簡便なことが重要である．血圧，血糖値，骨密度，心拍出量などはいずれもその要件を満たしている．第2に，疫学研究などの結果より，真のエンドポイントと関連性があることがわかっていることが必要である．高血圧を有する人は正常血圧の人よりも心筋梗塞になりやすい，血中コレステロールが高い人は心筋梗塞になりやすい，骨密度が低い人は骨折しやすいなどといった関連性が考えられる．しかしこれだけでは不十分で，治療（介入）によって血圧を正常血圧群と同等にした場合に，心筋梗塞の発生率もまた正常血圧群と同等にならなければ，適切な代替エンドポイントとはいえない．しかし，実際には第3の点が開発段階で明らかになることは少ない．そのため，代替エンドポイントを用いて承認された医薬品等医療技術について，第Ⅳ相試験を実施して真のエンドポイントに対して同様の有効性を示すかどうかを確認することが重要となる．過去に実施された第Ⅳ相試験の結果，真のエンドポイントに対する有効性が示されなかったばかりか，安全性の問題点が明らかになった医薬品も少なくなく，その経験からも第Ⅳ相試験を実施する意義を強調すべきであろう．

第Ⅳ相試験と薬剤の有効性

第Ⅳ相試験を実施する意義は2つある．1つは，代替エンドポイントを使って有効性が示された医薬品・医療技術が，本当に真のエンドポイントに有効性を示すのか，また，治験では限定的な対象に対して認められた有効性が市販後により広い対象に使用された場合にも認められるかなど，主として有効性に関するさらなる検討を実施することである．たとえば，コレステロール値の高値が心血管死に関連があることは古くから知られていたが，1970年代にクロフィブラートなどの薬剤を使用した介入試験では死亡率の低下は証明されなかった．コレステロール降下薬を用いた治療的介入によって死亡率の低下を明確に示したのは1990年代のScandinavian Simvastatin Survival Study（4S）が初めてである[1]．

逆に，代替エンドポイントが真のエンドポイントと乖離していた例は枚挙にいとまがない．最も有名かつ衝撃的な例は，抗不整脈薬のCardiac Arrhythmia Suppression Trial（CAST）であろう．この試験は米国食品医薬品局（Food and Drug Administration；FDA）が新たに承認した3種類の抗不整脈薬（encainide, flecainide, moricizine）を用いて実施され，不整脈の抑制によって死亡率が低下するかどうかが検討された．その結果，突然死がencainideとflecainideを投与された2群において33例みられたが，プラセボ群では9例であり，この2剤の群は早期終了された．その後の解析では，残る1剤のmoricizineでもプラセボ群に比べて死亡率が高まることが示された．

同様のことは強心薬でもみられている．ミ

ルリノンは心不全患者への短期間の投与では心拍出量を上昇させ運動耐容能を改善する効果がみられたが，Prospective Milrinone Survival Evaluation（PROMISE）において，ミルリノンの長期経口投与はプラセボ群に比べて有意に高い死亡率を示した．

ところで，1つの治療的介入試験で代替エンドポイントの正しさが証明されたからといって，同種の疾患を対象とするすべての医薬品・医療技術の評価において真のエンドポイントの証明を省略することができることにはならない．たとえば心不全における心機能改善効果であるが，β遮断薬のカルベジロールでは，短期的な心機能の改善と長期予後の改善の双方が示されている．個々の薬剤や治療技術が代替エンドポイントおよび真のエンドポイントに及ぼす影響は，それぞれ同等ではない．それぞれに異なる作用機序が関与する場合もあるし，どちらのエンドポイントにも同様の作用機序で関与する場合もある．また，真のエンドポイントを改善させるポテンシャルはあるものの，安全性に関する別の問題の影響のほうが大きく，介入を行わなかった場合に比べて結果的に生命予後を悪化させるということもありうる．こういった可能性は，すべての医薬品，医療技術に存在すること，代替エンドポイントでのみ有効性の示された医薬品，医療技術については，真のエンドポイントに対する影響について，常に意識し，必要があればそれを証明する努力をするべきであろう．とくに，生活習慣病の治療薬など，非常に多数の患者が長期間にわたって服用し続ける医薬品の場合，真のエンドポイントに対する改善効果の有無およびその程度が社会全体に及ぼす影響は非常に大きい．臨床現場においても，たとえば高血圧症患者に対する治療の本来の目的は，血圧の適切なコントロールを通じて，心筋梗塞などの血管性イベントを防止し，生活の質を維持しつつ，生命予後を延長させることである．つい日常診療のなかで，降圧自体が目的化してしまうことがあるが，真のエンドポイントは何か，そのためにはどの程度の降圧とどのような医薬品の選択がより好ましいかを意識しつづける必要がある．

第Ⅳ相試験と薬剤の安全性

もう一つの意義は，安全性に関する評価である．前項のCASTの結果は，単に有効性の問題ではなく，安全性の問題にまで発展した例であるが，ほかにも企業が有効性の確認を目指して実施した臨床試験で，皮肉にも安全性の問題が浮き彫りとなったケースは多々みられる．最近では，鎮痛薬として米国で承認されたシクロオキシゲナーゼ-2（COX-2）阻害薬が，その後の大規模臨床試験（無作為化二重盲検比較試験）において，心血管イベントを増加させたとして市場から姿を消したことは記憶に新しい．

医薬品承認申請資料への海外の治験結果の一部利用が可能となるなど，新規医薬品の承認までの期間がより短縮される傾向にあることもあり，第Ⅳ相試験の安全性確保に対する役割は，より大きくなってきているといえる．米国では，医薬品の申請から承認までの期間が，1993年の27か月から2001年の14か月にまで短縮された．しかしながら，承認後に市場から回収される薬剤は1993～1996年には1.56％だったのが1997～2001年には5.35％に上昇している[2]．肝機能障害や再生不良性貧血などの重篤でまれな副作用は0.1％程度にしか出現しないため，治験期間中に発現しない可能性も高く，市販後大量に使用されて初めて，重篤な副作用として姿を現すことになる（表1）．

市販後に重篤な副作用が出現した最近の例として，いわゆる"fen-phen"治療がある．

表1　米国における新規承認医薬品の市場撤退の例

薬品名	効能・効果	市場撤退の理由	承認時期	撤退時期
Troglitazone	耐糖能異常改善薬	重篤な肝障害	1997年	2000年
Cerivastatin	コレステロール降下薬	横紋筋融解	1997年	2001年
Fenfluramine	抗肥満薬	心臓弁膜異常（肺高血圧症）	1959年	1997年
Dexfenfluramin	抗肥満薬	心臓弁膜異常（肺高血圧症）	1996年	1997年
Rofecoxib	非ステロイド系鎮痛薬	心血管リスク増大	1998年	2004年

FDAが1959年に承認したfenfluramine, および1996年に承認したdexfenfluraminの効能・効果は病的肥満治療薬で, 長期投与の安全性は確立されていないと記載されたが, 実際には軽度肥満者による美容目的での長期服用が盛んとなり, 全米人口の1%にあたる200万人が服用したといわれている. しかし, dexfenfluraminの服用者の35%に何らかの心臓弁膜異常が出現したとされ, とくにfenfluramineと併用("fen-phen")した患者では非服用者に比べて, 心臓弁膜異常は実に26.3という非常に高いオッズ比で観察された[3]. dexfenfluraminはまた, 肺高血圧症を引き起こすことも指摘されている. 服用者が非常に多く, かつほとんどが生来健康な若年女性であったこともあって, 米国では大きな社会問題となった.

市販後安全性評価と第IV相試験

市販後の安全性評価システムは, 日本, 米国, EUと3極3様の状態であるが, どの領域の規制当局でも, 何らかの形で市販後の安全性を監視するシステムを有している. これらは主として企業の定期的安全性報告提出, 臨床現場などからの重篤な有害事象報告の収集などであり, その受け身的性格から, 本節でいう第IV相試験にはあてはまらないと考える. しかし, 市販後の調査に関する国際ハーモナイゼーションがすすめられ, 2004年9月にICH E2E「医薬品安全性監視の計画」が発表された(平成17年9月16日薬食審査発第0916001号, 薬食安発第0916001号). このなかで, 前述のような情報収集による通常の安全性監視活動以外に, 安全性に関する特定の懸念が生じた場合には, より積極的に薬剤疫学に基づいた計画を立てて安全性監視を実施すべきとされている. この目的に沿ったsafety studyは, 広義の第IV相試験であると考えるべきであろう. もちろん, E2Eに沿った研究ではなく, 臨床家が独自に安全性に懸念を有して実施する臨床試験の重要性はまったく変わらない.

第IV相試験における医師の役割

前述のような市販後のとくに医薬品における副作用にかかわる諸問題の発現により, 米国では市販後の安全性モニタリングや第IV相試験に関する議論を専門誌上でも目にすることが多い. そのなかで, 現在の市販後安全性モニタリングを実行する主体が利益相反を有する製薬企業であることが問題点としてあげられている. 実際, 表1のrofecoxibやcerivastatinの副作用問題では, 利益相反の存在により市場からの撤退時期の判断に遅れが出たのではないかという厳しい批判の目が製薬企業およびFDAに対してなされている. この問題を解決する手段の一つとして, 製薬企業と無関係の独立した主体による第IV相試験の実施が提案されている. 最近, 米国において多施設共同で実施された観察研究で, 心

血管手術時に出血量抑制の目的で使用されるアプロチニンが腎障害や血栓症のリスクを上昇させるという結果が報告された[4]．本研究は製薬企業とは独立したグループが実施しており，前向き介入研究ではないが，質の高い参加施設が提供する強力なデータベースを用いた観察研究であった．また，この研究のきっかけは，当該医薬品を使用する臨床医の安全性に関する懸念から始まったとされており，第Ⅳ相試験の本質を表す研究といえよう．

最後に，第Ⅳ相試験のデザインについて追加しておく．エビデンスレベルの高い臨床試験として，無作為割り付け二重盲検群間比較試験でなければ実施する価値がないと思われる向きも多いようであるが，開発段階であればまだしも，すでに市販されている医薬品・医療技術について，プラセボ群を設置したり無作為化して割り付けたりすることは倫理的観点から実施困難な場合も多い．その場合はオープン割り付けとするが，有効性・安全性の評価者をブラインドにしておくことによって，評価の客観性を担保する方法がある．また，安全性については前向き介入研究で実施すること自体が困難である場合が多い．この場合，アプロチニンの研究で実施されたような観察研究など，疫学的手法を用いて実施することもできる．詳細は統計学や薬剤疫学の教科書に譲るが，重要なことは解決すべき臨床上の命題を設定することである．そのうえで，臨床研究のデザインについては実施可能なさまざまな手法を検討することが重要である．ともすれば，命題は壮大だが実施不可能としか思えないデザインの臨床研究を開始してしまうといったことを目にすることがあるが，完遂できない臨床研究を実施することは登録された被験者の好意を無にすることであり，医療倫理に反することを忘れてはならない．第Ⅳ相試験だけでなく，すべての臨床研究において，被験者となる人々の好意を無にすることなく，提供していただいたデータを最大限活用し，公共の福祉に資することが，臨床研究における倫理の基本である．

参考文献

1) Fleming TR, DeMets DL：Surrogate end points in clinical trials: Are we being misled? Ann Int Med 1996；125：605-613
2) Fontanarosa PB, Rennie D, DeAngelis CD：Postmarketing surveillance-lack of vigilance, lack of trust. JAMA 2004；292：2647-2650
3) Khan MS, Herzog CA, St Peter JV et al：The prevalence of cardiac valvular insufficiency assessed by transthoracic echocardiography in obese patients treated with appetite-suppressant drugs. N Engl J Med 1998；339：713-718
4) Mangano DT, Tudor IC, Dietzel C：The risk associated with aprotinin in cardiac surgery. N Engl J Med 2006；354：353-365

5 小児の治験

伊藤 進・河田 興

　1963年にShirkeyは，米国食品医薬品局(Food and Drug Administration；FDA)が成人に対してのみ薬の有効性と安全性を保証し，小児に対してはそれを放置しているという重大な誤りを指摘した．これは，薬物療法における孤児の状態(therapeutic orphan)と表現され，小児に対して有効性と安全性を保証するための治験がなされずに，小児の薬物療法が行われている状態を示している．この延長線上に適応外使用医薬品あるいはオフラベル医薬品が存在する．このような状態は，現在でも日本において続いている．しかし，すでに米国では小児薬物療法のための長期的展望に立った行動を開始し，欧州においても同様の努力を行っている．日本もこれらの行動に追随しているが，その対応については大きく後れをとっているのが現状である．

米国，欧州および日本における小児治験に関する経緯

　米国では，クリントン大統領の音頭取りで米国国立衛生研究所(National Institute of Health；NIH)，FDAおよび製薬企業が一体となって「小児医療の改善(Pediatric Plan)」を1997年より国策の柱としている．主な内容は，医療機関の整備，製薬企業へのインセンティブ(飴)および小児治験の義務化(鞭)である．この米国の流れを受けて，欧州と日本においても小児治験の活発化の努力がなされている．欧州は，米国の過ちを避けながら追随している．日本では，日米EUの3極共通による小児治験のガイダンス「小児集団における医薬品の臨床試験に関するガイダンス」(ICH E11)の作成がすすめられ，平成12(2000)年12月に公表，平成13(2001)年4月以降適用された[1]．平成15(2003)年7月には，薬事法の改正により，医師主導治験という新しい枠組みが作られ，小児治験の新たな方法ができた．しかし，この新しい治験においても製薬企業の協力は不可欠である．さらに，平成17(2005)年1月に，「未承認薬使用問題検討会議」が発足した[2]．未承認薬使用問題検討会議は，①欧米諸国(米，英，独，仏)で承認されているが日本では未承認の医薬品について，その承認状況を把握するとともに，当該未承認薬について学会や患者団体からの要望を定期的に把握する．②要望があった場合は，未承認薬の臨床上の必要性，使用の妥当性を科学的に検証する．③検証の結果，臨床上の必要性および使用の妥当性が確認された医薬品については，薬事法上の治験の枠組みを活用して実際に使用機会を提供する，という流れで検討がすすめられている．このようなほそぼそとした日本の現状は，米国の推しすすめている小児の治験環境の改善とは比べものにならないほどお粗末なものといわざるをえない．

小児集団における医薬品の臨床試験に関するガイダンスおよびそのQ&Aについて

　Clinical Investigation of Medicinal Products in the Pediatric Population(ICH E11)は英語記載であり，それを日本語に翻訳する際の受け取り方の微妙な相違があったため，それに関する検討が製薬企業，規制当局と小児

表1 小児集団における医薬品の臨床試験に関するガイダンスの目次

1. 緒言
    1.1 ガイダンスの目的
    1.2 背景
    1.3 ガイダンスの適用範囲
    1.4 一般原則
2. ガイダンス
    2.1 小児用医薬品の開発計画開始時の問題点
    2.2 小児用製剤
    2.3 臨床試験の開始時期
        2.3.1 主として小児患者又は小児患者のみを対象にする医薬品
        2.3.2 成人及び小児患者の重篤な又は生命を脅かす疾患の治療を目的とした医薬品（これまで治療法がないか，あっても選択肢が限られている場合）
        2.3.3 その他の疾患や病態の治療を目的とした医薬品
    2.4 試験の種類
        2.4.1 薬物動態
        2.4.2 有効性
        2.4.3 安全性
        2.4.4 市販後における情報
    2.5 小児患者の年齢区分
        2.5.1 早産児
        2.5.2 正期産新生児（0から27日）
        2.5.3 乳幼児（28日から23ヶ月）
        2.5.4 児童（2歳から11歳）
        2.5.5 青少年（12歳から16又は18歳）
    2.6 小児試験の倫理的問題
        2.6.1 治験審査委員会/独立倫理委員会（IRB/IEC）
        2.6.2 被験者の募集
        2.6.3 インフォームド・コンセント及びインフォームド・アセント（両親/法的保護者及び小児被験者からの同意）
        2.6.4 危険の最少化
        2.6.5 苦痛の最少化

科学会でなされQ＆A[3)]とともに公表された．その目次を，表1に示す．その一般原則は，「小児患者には，小児のために適切に評価された医薬品が用いられるべきである．小児患者における安全かつ有効な薬物療法には，各年齢層において医薬品を適正に使用するための時期を得た情報，またしばしば当該医薬品の小児用製剤の時期を得た開発が必要である．製剤学や小児試験デザインの研究の進歩は，小児用医薬品の開発を促進するのに役立つであろう．成人の疾患や病態に対する医薬品の開発が行なわれている段階において，当該医薬品が小児集団で使用されると推定される場合には，通常，小児集団を医薬品の開発計画に組み入れるべきである．小児患者における医薬品の効果についての知見を得ることは，重要な目標となる．しかしながら臨床試験に参加する小児患者の全人性（well-being）を害することなく，この目標を達成すべきである．この責任は企業，規制当局，医療関係者及び社会全体が分かち合うものである」と記載されている．小児の臨床試験の開始時期に関しては，そのQ＆Aで「規制当局との相談は，医薬品機構での治験相談を利用されたい．医薬品の特性により開発の時期は異なるが，成人及び小児患者の重篤な又は生命を脅かす疾患の治療を目的とした医薬品（これまでに治療法がないか，あっても選択肢が限られている場合）に該当する医薬品の場合，成人の安全性データが集積された後に小児治験が開始されるため，遅くとも，成人での第Ⅱ相試験終了時の治験相談が適切と考えられる」としている．このガイダンスにおいて最も曖昧なのは，成人の医薬品開発時に小児集団で使用されると推定された場合のみ，小児も治験に組み入れることを記載している点である．製薬企業が小児集団で使用されないと推定すれば，治験に組み入れる必要がなくな

る．そして，その結果，日本では欧米が目指している小児治験への義務化（法制化）がなされていない．

小児への同意取得，つまり法的規制を受けない小児被験者からの同意（インフォームド・アセント）については，Q&Aにおいて「個人の知的成熟度には個人差があり，年齢は特定できない．しかしながら一般的に中学入学以降であれば理解ができる年齢と考えられる」となっている．そのため，治験計画には両親もしくは法的保護者へのインフォームド・コンセント文書のみでなく上記の治験対象年齢におけるアセント文書も必要である．

小児治験の問題点と日本で小児治験がすすまない理由

新薬の開発の道筋を図1に示す．小児を対象に開発される医薬品は，小児特有の疾患あるいは小児で多くみられる疾患とともに成人に主にみられる疾患で小児にも存在する疾患に対するものが考えられる．したがって，対象となる薬剤は新薬の開発とともに成人で承認された薬剤の小児への適応取得がある．そのとき，臨床薬理学では薬物動態学，薬力学と製剤学の3つの要素が必要となる．そのなかの製剤学は，小児に飲みやすい剤形を開発する点で重要である．この分野の活用は，小児への薬剤投与で日常的になされているカプセル外しや錠剤の粉砕化での投与における問題も解決できる．

未承認薬使用問題検討会議では，外国で開発された有用な薬剤の日本での開発を検討している．そこでは，未承認薬の解決のために①承認申請のための治験，②追加的治験，③安全性確認試験に分けて行うことを提案している．①と②は製薬企業依頼を原則として医師主導治験も検討し，③は製薬企業依頼としている．

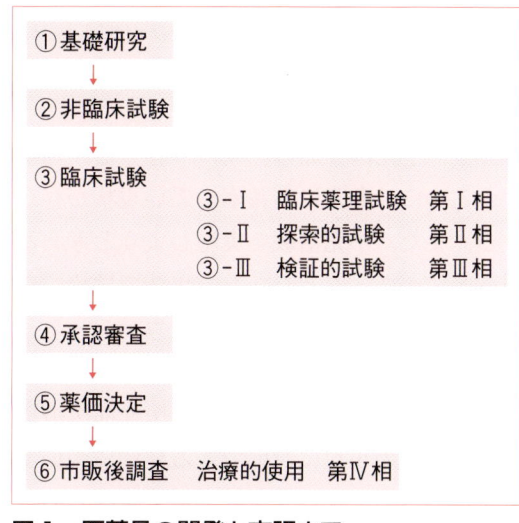

①基礎研究
↓
②非臨床試験
↓
③臨床試験　　③-Ⅰ　臨床薬理試験　第Ⅰ相
　　　　　　　③-Ⅱ　探索的試験　　第Ⅱ相
　　　　　　　③-Ⅲ　検証的試験　　第Ⅲ相
↓
④承認審査
↓
⑤薬価決定
↓
⑥市販後調査　治療的使用　第Ⅳ相

図1　医薬品の開発と市販まで

小児特有の疾患あるいは多くみられる疾患への基礎研究は，当然非臨床試験を見据えて幼若動物でも検討されるのが普通である．しかし，小児の一般の臨床現場で使用されている多くの薬剤は成人に主にみられる疾患で小児にも存在する疾患に対して使用する薬剤であり，すでに小児においてそれらの薬剤が広く使用されてきたにもかかわらず，それらの薬剤の小児での開発では治験相談において幼若動物対象の非臨床試験を要求されることがある．また，その後の臨床試験においても，日本での1症例当たりの治験の費用は，外国に比較して2倍以上かかる[4]．そして，治験が終了してからも，承認審査に長い期間がかかる．さらに，承認された薬剤は薬価を決定することになるが，小児の医薬品には薬価算定ルールが立ちはだかる．たとえば，平成15（2003）年に承認された未熟児無呼吸発作治療用のアミノフィリン静注は，気管支喘息のアミノフィリン静注薬（1管97円）を比較薬とし，それに補正加算が適用され，1管175円と算定された．同時に承認された未熟児無呼吸発作治療用テオフィリン経口薬は，企業との間で薬価が折り合わず未収載のまま2年間経過している．また，薬剤が希少疾病用医薬

品(オーファン・ドラッグ)指定になっても,企業に多数例の市販後調査が義務づけられ多くの経費を要することになる.

以上,小児医薬品の開発には経費と期間がかかるのに,非常に利益率の悪い現状が存在する.また,小児治験を実施しようと考える製薬企業があったとしても,現状では治験を実施できる小児科医や臨床研究コーディネーター(Clinical Research Coordinator;CRC)が不足し,その相談窓口である医薬品医療機器総合機構の小児に対応できる体制についても十分とはいえない.また,最も被験者の確保が可能で治験ができると考えられる国内の多くの小児病院では小児治験に関する施設整備ができていないなどの多くの困難な要因がある.

◆◆◆ 小児の年齢区分と治験 ◆◆◆

小児集団における医薬品の臨床試験に関するガイダンスでは,早産児,正期産新生児(0から27日),乳幼児(28日から23ヶ月),児童(2歳から11歳),青少年(12歳から16又は18歳)に分けられている.早産児・正期産新生児は,小児期のなかで最も死亡率が高く,薬物療法の対象者数も多い.そして,早産児・正期産新生児期は,小児薬物療法のなかのtherapeutic orphanの特徴をもつ最たる時期である.つまり,成人や年長児の薬物療法の成績を早産児や正期産新生児に外挿できないし,成人や年長児にはない医原性疾患発症の歴史を繰り返してきた(表2).現在は出生体重750g未満の児が多く救命されるようになったが,治験によりこれらの児に有効性・安全性が確認された薬剤はほとんどない.そして,治験において実際に早産児をどのように分類すべきか,現状では不明といわざるをえない(出生体重あるいは在胎期間による分類,生後日齢による分類,発達的なバイオマーカーによる分類など,何が適切か今のとこ

ろまったく不明である).この時期に生じる医原性疾患の特徴は,成人や年長児では問題とならない添加物の毒性に関係するもののほか,排泄を含めた薬物代謝酵素系の未熟性による蓄積毒性によるもの,およびビリルビンをヒト血清アルブミンから遊離させる薬剤によるものなど多様である.治験は,これらをすべて考慮して行われなければならない.そして,治験に組み込まれている血液検査や血中濃度の検査においても採血量が限定されるので,集中測定が困難であり,精度の高い微量測定が必要なこともある.また,緊急な対応を要する薬剤も多く,その緊急性を有する薬剤の治験では両親および親権者のインフォームド・コンセントの取得はきわめて困難である.このように治験実施が困難な時期にもかかわらず,日本の未熟児・新生児領域では新生児臨床研究ネットワーク(Neonatal Research Network;NRN)および医師主導治験により治験の質の向上と施設整備を図っている.

◆◆◆ 小児科領域で検討すべき 最も困難な薬剤 ◆◆◆

治験を実施するのに最も困難な薬剤は,先天代謝異常症などのきわめて対象症例が少ない疾患に使用する薬剤と,現状で広く行われている化学合成試薬の薬剤への転用である.前者の薬剤は,未承認薬使用問題検討会議において,I型ムコ多糖症に対するラロニダーゼ,IV型ムコ多糖症に対するガルスルファーゼ,高インスリン性低血糖症に対するジアゾキサイドおよび新生児低酸素性呼吸不全に対する一酸化窒素(NO)吸入療法が検討されている.後者については,まったく治験への道筋さえもついていないのが現状である.しかし,実際には高アンモニア血症に対する安息香酸ナトリウム,低リン血性くる病に対するリン酸ナトリウムや高乳酸血症に対するジ

表2　新生児医原性疾患の歴史

年代	病因と病態	治療	医原性疾患（現在の対応）
1930年代	・早産児の誤飲 ・乳児突然死症候群における胸腺肥大	生後2, 3日間の哺乳中止 胸腺への放射線照射	脱水（早期哺乳） 胸腺の発がん（因果関係なし，治療しない）
1940年代	・新生児呼吸窮迫 ・未熟児網膜症による盲 ・新生児溶血性疾患	安易な酸素投与 酸素投与の制限 血液の筋肉注射	未熟児網膜症（酸素モニター） 死亡率と神経系後遺症の増加（酸素モニター） 溶血と女児のRh感作（血液型の判定と輸血療法の進歩）
1950年代	・ビタミンK欠乏 ・細菌感染症	ビタミンK₃の過剰投与 ・スルファイソキサゾール投与 ・クロラムフェニコール投与	溶血と高ビリルビン血症（脂溶性ビタミンK製剤の投与） 核黄疸の増加（抗生物質の選択） グレイ症候群（抗生物質の選択）
1960年代	・妊婦の鎮静 ・呼吸窮迫症候群 ・侵襲的モニタリング	サリドマイド投与 補助呼吸 臍動脈カテーテル	アザラシ肢症（催奇形性のある薬剤の妊婦への投与禁止） air leak, 慢性肺疾患（人工サーファクタント投与，人工呼吸療法の進歩） 動脈塞栓（非侵襲モニタリング，早期抜去，他のルート使用）
1970年代	・遷延性肺高血圧症 ・高ビリルビン血症 ・非経口栄養投与	トラゾリン投与 光療法 高カロリー輸液	低血圧，出血（血圧モニター，NO吸入療法） 脱水（輸液） 胆汁うっ滞，代謝異常（脂肪製剤の静脈内投与に対する注意）
1980年代	・感染予防 ・遷延性肺高血圧症 ・呼吸窮迫症候群 ・酸素障害の予防 ・静注用製剤	ベンジルアルコール ・高頻度換気療法 ・膜型人工肺 　高頻度換気療法 ビタミンE製剤の投与（添加物の影響も考える必要あり） 添加物のプロピレングリコール	gasping症候群（注射薬の添加物に対する注意） air leak, 聾（条件設定など） 右側脳損傷 壊死性気管気管支炎（人工サーファクタント療法） 低血圧，血小板減少，腎障害，代謝性アシドーシス（投与中止） 早産児の痙攣増加（注射薬の浸透圧測定）
1990年代	・超低出生体重児	胎児治療，在胎22〜24週の児の治療	薬物療法の挑戦，倫理上の問題，死亡率や後障害率の増加など（薬物血中濃度測定）
2000年代	・医療監視	インシデント報告	予防可能な医療事故（対応策の構築）

注）太字は，薬剤に関係した医原性疾患を示す．（　）は，その対応を示す．

クロロ酢酸ナトリウムなど日常診療で多く使用[10]されている．

　日本での小児治験を活性化させるには，治験環境の整備，製薬企業へのインセンティブ（飴）と小児治験の義務化（鞭）が重要である．治験環境の整備は，人と設備である．人に関しては，小児における臨床薬理の臨床・教育・研究のできる人材の育成が急務であり，医学部と薬学部を統合した講座の設置などが必要と考えられる．また，設備については，海外でみられるような何らかの公的補助が必要であり，小児病院を中心に充実されるのが理想的である．小児治験の義務化については，小児科学会の薬事委員会の「小児科領域における適応外使用解決と治験推進のためのアクションプラン（平成16年度）」[5]の6)にあるように，厚生労働大臣に小児治験の要請権を与えて小児治験を要請し，義務化についての働きかけを行うことも一つの方法である．このアクションプランは，平成17～18（2005～2006）年度も継続して検討している．製薬企業のインセンティブについては，小児薬価の問題が検討されており，小児科学会薬事委員会から要望書も提出している*．それ以外に製薬企業としては，小児治験を実施した場合は成人用医薬品の審査期間を短縮する（通常1.5～2年を1年に）要望が出されている[4]．このように少しずつではあるが，小児領域の治験への足がかりができつつあるのが現状といえよう．

---

*小児薬価が検討され，前述の未熟児無呼吸発作用テオフィリン経口薬が平成18年6月に薬価基準収載され，同年8月に発売されることになった．

参考文献

1) http://www.nihs.go.jp/dig/ich/efficacy/e11/iyakusin1334-2.pdf
2) 林　憲一：小児への適応拡大に向けた行政の取り組み．月刊薬事 2005；47：1133-1138
3) 厚生労働省医薬局審査管理課：日本小児臨床薬理学会雑誌 2001；14(1)：87-89
4) 岩崎利信：小児薬物療法の新たな展開をもとめて．日本公定書協会普及啓発事業，2005
5) 日本小児科学会薬事委員会：小児科領域における適応外使用解決と治験推進のためのアクションプラン（平成16年度）．日本小児科学会雑誌 2005；109：76-77

6 悪性腫瘍の治験

土井美帆子・藤原康弘

 抗悪性腫瘍薬とは，がん細胞に直接あるいは間接的に作用し，がん細胞の増殖を抑えるか死滅させる薬物を指し，それらの作用により症状の緩和や延命など何らかの臨床的有用性を患者にもたらす薬剤を示す．一般薬と抗悪性腫瘍薬は，その効果と副作用を示す用量反応曲線の相互関係に大きな違いがみられる．一般薬の場合，効果の用量反応曲線と副作用の用量反応曲線が離れており，治療域が広い(図1a)．一方，抗悪性腫瘍薬は図1bのように，効果と副作用の用量反応曲線がきわめて近接あるいは逆転しており，副作用の出現は避けられない．このため，抗悪性腫瘍薬の治験の対象は，悪性腫瘍患者に限られる．

◆◆◆ 薬剤承認までの流れ ◆◆◆

 抗悪性腫瘍薬の治験は，厚生労働省医薬食品局審査管理課から通知された「抗悪性腫瘍薬の臨床評価ガイドライン」を指針として行われる．本ガイドラインは，薬事法〔昭和35(1960)年法律第145号〕第2条で定義された臨床試験(治験)の計画，実施，評価方法等について，現時点で妥当と思われる方法と，その一般的指針をまとめたものであり，当該薬剤や対象疾患，科学的なエビデンスの蓄積状況に応じて，臨床的有用性(clinical benefit)の評価方法の妥当性を科学的に判断する指針である．

 「抗悪性腫瘍薬の臨床評価ガイドライン」が平成3(1991)年2月に通知されてから15年が経過し，この間に，抗体治療薬や分子標的薬など新しい作用機序をもつ薬剤の開発，臨床試験を行ううえでの国内体制整備，臨床試験に関する知識の普及，規制当局における医薬品審査体制の整備，医薬品の臨床試験の実施の基準(Good Clinical Practice；GCP)の改正および海外臨床試験成績の積極的な利用など，新薬の開発・審査をめぐる状況に大きな変化が認められた．

 一方，海外大規模試験により臨床的有用性の検証された薬剤で，国内への導入が大幅に遅れ，臨床現場で国際的標準薬が使用できないという状況も認められた．

 こういった状況を踏まえ，欧米の規制当局における抗悪性腫瘍薬の臨床評価ガイドラインとの共通化も念頭におき，平成18(2006)年4月より新ガイドラインに改訂され，とくに次に述べるような点が変更された．

- 分子標的薬やいわゆる生物由来製品でも腫瘍縮小効果を示すものは，抗悪性腫瘍薬として取り扱うこと
- 延命効果を中心に評価する第Ⅲ相試験の成

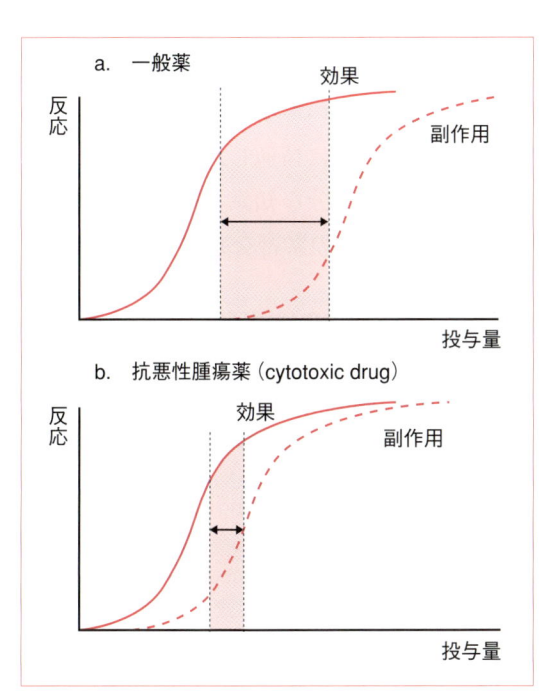

図1 治療域

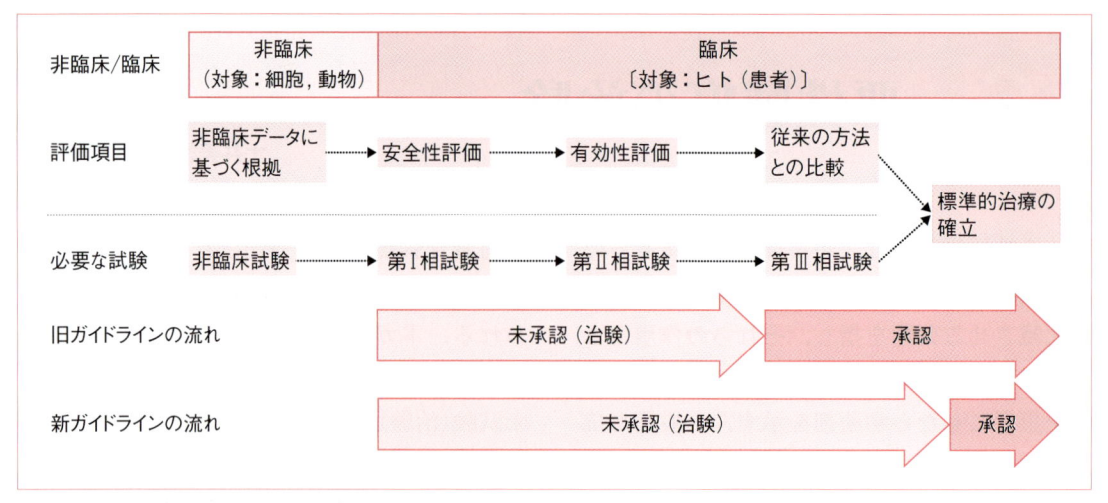

図2 抗がん薬の開発と臨床試験

績を承認申請時に提出することが望ましいこと
- 新たに開発される医薬品が，既承認薬より何らかの優れた特徴をもつことを示すこと
- 国外ですでに承認されている，または信頼できる国外での臨床試験成績が得られている治験薬では，これらの成績および国内臨床試験成績をもとに承認申請資料の作成が可能であること
- 第Ⅱ相試験についての変更点
  - 前期・後期第Ⅱ相試験の記述の削除
  - 期待有効率の設定根拠の明確化
  - 腫瘍縮小率算出法の明記
  - 効果判定基準，有害事象の評価基準の明記
  - 誘導体および併用療法での評価に関する明記

図2に薬剤承認までの流れを示す．第Ⅰ相試験では主として安全性を，第Ⅱ相試験では腫瘍縮小効果などの有効性と安全性を，第Ⅲ相試験では延命効果などを中心とした臨床的有用性を検討する．

第Ⅰ相試験

1．目的（表1）

第Ⅰ相試験は非臨床試験成績をもとに治験薬を初めてヒトに投与する段階である．非臨床試験で観察された事象に基づき，用量に依存した治験薬の安全性を検討するのが主な目的である．また，海外においてすでに臨床成績が示されている治験薬の場合，これらの成績を利用して初回投与量，用法および増量計画を設定することが可能である．

2．試験担当者および試験施設

ヒトに初めて投与するという性質上，薬理作用や有害事象などを逐次モニターし，速やかに試験の進行に反映させる必要がある．非臨床試験成績について十分な知識を有する研究者，臨床薬理学に精通した研究者，抗悪性腫瘍薬について十分な知識と経験を有する治験担当医師の3者の緊密な共同実施が推奨さ

表1 第Ⅰ相試験での検討項目

- 治験薬の投与経路，投与スケジュール
- 最大耐用量（Maximum Tolerated Dose；MTD）または最大許容量（Maximum Accepted Dose；MAD）
- 用量制限毒性（Dose-Limiting Toxicity；DLT）
- 薬物動態と毒性の関連性 Pharmacokinetics/Pharmacodynamics（PK/PD）
- 第Ⅱ相試験における推奨用量
- 副作用の発現を回避，または軽減する予防法
- 治療効果を予測するマーカーの探索（分子標的薬など）

れる．可能であれば単一施設での実施，あるいは必要最小限の施設数での実施が望ましい．

3．対象患者

第Ⅰ相試験に導入されてきた薬剤は，毒性がかなり出現することはほぼ確実で，予想していない毒性が出現する可能性も高い．一方で，治療効果があるかどうかはまったく不確実で，効果が出る用量より先に致死量に達する可能性もある．このため，一般的に認められた標準的治療法によって延命や症状緩和が得られる可能性のある患者を対象とすべきではなく，患者自身が希望する場合にのみ行うことが最低条件である．その他の条件として，適当な年齢であること，毒性の評価に十分な全身状態および各臓器機能をもつこと，評価に必要な期間（通常2～3か月程度）の生存が見込めること，前治療の影響が残っていないことなどである．

4．有害事象の評価基準

国際的に認知されている基準〔米国国立がん研究所（National Cancer Institute；NCI）〕の「有害事象共通用語規準v3.0（Common Terminology Criteria for Adverse Events v3.0；CTCAE）」（以下，CTCAE）を用い，その規準に従い有害事象の内容および重症度を評価する．有害事象のうち，治験薬との因果関係がある，または否定できないものを副作用（薬物有害反応）とする．

5．初回投与量の決定

原則として，マウスに対する10％致死量（LD_{10}）値の1/10量を使用する．ただし同量で他の動物種で毒性を示した場合，最も感受性の高い動物種に対し，最小で可逆性の作用しか示さない用量よりも低い用量を初回投与量とする．

6．薬物動態学的検討

治験薬の吸収，分布，代謝，排泄に関する諸性質，さらに毒性出現との関係〔Pharmacokinetics/Pharmacodynamics（PK/PD）〕，用量-濃度時間曲線下面積（AUC）曲線の勾配などについて検討し，適切な投与量および投与間隔を決めるための参考とする．

第Ⅱ相試験

1．目的（表2）

第Ⅱ相試験は薬剤の特定のがん腫に対する抗腫瘍効果の評価である．第Ⅰ相試験により決定された用法・用量に従って，対象とするがん腫における臨床的意義のある治療効果〔腫瘍縮小効果や生存率の上昇，臨床的意義が公知である腫瘍マーカーの変化，生活の質（QOL）の改善など〕および安全性を評価する．

2．試験担当者および試験施設

新GCPに規定される実施医療機関としての条件を満たす複数の施設で行う．

3．対象患者

十分な全身状態および臓器機能を有するという点においては第Ⅰ相試験の対象の選択状況と同様であるが，第Ⅱ相試験では，がん腫が特定のものに限定される．当該がん腫の治療法の現状を判断して，適切な試験対象を設定する．たとえば，標準的治療法の存在しないがん腫（進行胃がん，肝臓がん，膵臓がん，非小細胞肺がんなど）では，未治療例に対しても，新薬の第Ⅱ相試験は倫理的に問題が少ないと考えられているが，標準的治療が存在するがん腫（乳がん，小細胞肺がん，大腸がん，悪性リンパ腫，白血病，精巣腫瘍，卵巣がん

表2　第Ⅱ相試験での検討項目

- 第Ⅰ相試験により決定された用法・用量に従い，対象とするがん腫における臨床的意義のある治療効果（腫瘍縮小効果など），および安全性を評価する
- 第Ⅲ相試験などでさらなる評価を行うべきかの判断
- 第Ⅰ相試験で示唆された薬物動態と毒性の関連性についての再評価
- 治療効果を予測するマーカーの再探索（分子標的薬など）

など)では，標準的治療が無効であったかまたは再発した症例を対象とする．初回治療例を対象とする場合は，既存の標準的治療法に併用することによる上乗せ効果で評価する．

4. 効果判定規準

腫瘍縮小効果のみに基づく有効性を表現する場合には「奏効率(割合)」とし，腫瘍縮小以外の有効性評価も考慮に入れた効果を表現する場合には「有効率」を用いる．「奏効率」「有効率」の解釈は，薬剤の特性，がんの種類，対象患者の状態などにより変わりうる．たとえば，固形がんの腫瘍縮小効果判定にはResponse Evaluation Criteria In Solid Tumors (RECIST)の使用が一般的である．一方，白血病などの血液腫瘍においてはRECIST以外の判定規準も用いられ，完全寛解(Complete Remission；CR)のみを有効とすることがある．

5. 症例数の設定

閾値有効率および期待有効率は，がん腫，対象となる症例の状況によっては異なるので，それぞれの設定根拠を科学的に明確にすることが必須である．

治療効果を評価するために科学的に十分な精度で評価を行うことが可能な症例数となるよう医学統計学的な推論に基づいて症例数を設定する．

期待する効果・活性のない治験薬であれば治験を早期に終了できるよう十分に倫理面を配慮した試験計画を立案すべきである．

第Ⅲ相試験(表3)

第Ⅲ相試験は，より優れた標準的治療法を確立するために行われる比較試験である．第Ⅱ相試験で有効性と安全性が確認された場合は，そのがん腫について新規抗悪性腫瘍薬の臨床的有用性を適切な対照群と比較検討する．主な評価項目(エンドポイント)は，生存期間，無進行期間(Time to Progression；

表3 第Ⅲ相試験での検討項目

- 新しい治療法が，現在の標準的治療法に比べ優れているかどうかを評価する
- 対象がん腫に対する標準的治療法が存在しない場合は，無治療(自然経過)と比較
- 支持療法

プライマリーエンドポイント：生存率，生存期間，無進行期間(TTP)，無増悪生存期間(PFS)など
他のエンドポイント：症状緩和効果，QOL

TTP)，無増悪生存期間(Progression Free Survival；PFS)，QOLなどである．

承認申請時には，新規抗悪性腫瘍薬の単独または併用療法と，適切な対照群(標準治療群)との比較試験を国内または海外で実施した成績を提出する必要がある．しかし，1990年代後半以降に国内臨床第Ⅱ相試験成績において承認された新薬で，第Ⅲ相試験成績が報告された薬剤は少数である．臨床開発に時間のかかっている国内環境の実情から，対象となるがん腫は，国内罹患率の高い非小細胞肺がん，胃がん，大腸がん，乳がんなどのがん腫に限られている．また，第Ⅱ相試験終了時において高い臨床的有用性を推測させる場合には，第Ⅲ相試験成績の結果を得る前に承認申請し，承認を得ることができる．その際は，承認後一定期間内に第Ⅲ相試験成績を報告し，臨床的有用性を検証しなければならない．

◆◆◆ 今後の課題 ◆◆◆

最新の科学技術レベルを反映させた新薬の有効性・安全性評価を行うために，ガイドラインの改訂をはじめとする取り組みが行われているが，今後解決すべき以下のような課題も残されている．

分子標的薬の評価

20世紀は分子生物学の飛躍的な進展がみられた世紀であり，ヒトの死亡原因の1位となった悪性腫瘍における研究も，とくにその

生物学的解明について多くの新しい知見をもたらした．これにより，特定の分子標的に作用することを目指したいわゆる分子標的治療の創薬が進んでいる．21世紀に入り，日本の実地医療でもいくつかの新しい分子標的薬が承認され，日常のがん診療において重要な役割を果たしている．

分子標的薬においても，臨床試験による評価の積み重ねにより，その有効性，安全性，臨床的有用性が明らかになっていくという点で，従来の医薬品と同様である．しかし，その臨床的評価の方法論はまだ開発段階で確立されていない．これまでのcytotoxicな効果を示す薬剤と同様に有効性・安全性の評価が必要であるが，同時に，関連するバイオマーカーにより投与対象を層別化し，治療の個別化を目指した評価を行うことが重要である．また，その選択の根拠となった代替マーカーの妥当性・必要性といった観点からの評価も必要である．分子標的薬を用いた臨床試験をすすめていくうえで，分子標的と臨床的有用性との相関性の研究は常に必要であり，両者の研究体制の整備が不可欠である．

海外の第Ⅲ相試験データの外挿

迅速な臨床開発と審査承認を目指し，国外ですでに承認されている抗悪性腫瘍薬，または信頼できる国外での臨床試験成績が得られている治験薬では，これらの成績および国内臨床試験成績をもとに承認申請資料を作成する*ことが可能となった．しかし，海外と日本の医療の背景には，たとえば同じ病期の手術法にしても違いがみられ，術前・術後化学療法を受けた集団における化学療法の成績が必ずしも同じpopulationを対象としているとは限らないため，データの解釈には注意が必要である．

まれな病気に対する治験

新薬の開発には数十億円といった多額な費用がかかる．治験のほとんどは，製薬企業が主体となって行われており，このためまれな病気に対する治験の推進は困難である．平成15(2003)年7月から，医師主導治験が認められ，医師が「未承認」「適応外使用」の承認申請を目的とした治験を自由に行うことが可能となったが，企業から依頼される治験業務に携わる治験コーディネーターが，医師主導治験に携わることはほとんどなく，現状ではプロトコル作成からモニタリング，補償・特定療養費，対象外経費の捻出まですべてを医師が行っている．社団法人日本医師会に治験促進センターが設置され，厚生労働省からの補助金をもとに「治験推進研究事業」が行われることとなったが，今後こういった準公的なインフラの整備が医師主導治験には必要不可欠である．

近年の分子生物学における研究の急速な進歩は，がん化学療法を大きく変えつつある．分子標的薬の開発や，ゲノム研究の進歩により，抗悪性腫瘍薬の効果・副作用を予測し，個々の症例ごとに最適の治療法を決定する個別化治療への流れがみられる．次々と現れる新薬に迅速に対応し，真にがん患者の役に立つ薬を世の中に送り出すために，より医学的，科学的かつ倫理的な臨床試験が必要である．

今後，医療者(臨床研究者)，行政(厚生労働省)，企業(製薬会社)が共同し質のよい臨床試験を実現させ，がんの治療成績を向上させる新薬を世界に送り出すことが，日本における治療成績を向上させることにつながる．

---

*日米EU医薬品規制調和国際会議(ICH)，ICH E8「臨床試験の一般指針」(平成10年4月21日医薬審第380号)，ICH E5「外国臨床データを受け入れる際に考慮すべき民族的要因について」(平成10年8月11日医薬審第672号)，「外国で実施された医薬品の臨床データの取扱いについて」(平成10年8月11日医薬発第739号)に基づく．

7 医療機器の治験

佐瀬一洋

◆◆◆ 背 景 ◆◆◆

わが国では，国民皆保険制度のもと，高い保健医療水準が達成されてきたが，急速な少子高齢化に直面して診療報酬改定を含めた医療構造改革の必要性が強調されているなかで，エビデンスに基づいた医療の質に関する議論の重要性が増している．

医療機器は，虚血性心疾患に対する薬剤溶出型冠動脈ステント，致死性不整脈に対する除細動器，そして重症心不全に対する補助人工心臓の臨床試験結果に代表されるように，その規格や性能を示すのみならず，生活の質（QOL）や生命予後の改善効果を示すことで，医療のなかでの重要性が高まっている[1]．

しかしながら，臨床試験の大半は海外で実施されており，治療用医療機器の輸入超過傾向[2]や，国産の医療機器ですら欧米での開発が先行している例などから，国内における医療機器治験実施体制の強化が急務とされている．

◆◆◆ 医療機器と治験 ◆◆◆

薬事法では，医療用具を「人若しくは動物の疾病の診断，治療若しくは予防に使用されること又は人若しくは動物の身体の構造若しくは機能に影響を及ぼすことが目的とされている器具機械であって，政令で定めるもの」と定義している．

平成17（2005）年4月の改正薬事法施行により，法制上の名称が「医療用具」から「医療機器」に変更されるとともに，国際基準に準拠してクラス分類が整備された（図1）．

医療機器には，メス，ピンセット，はさみから，歯科インプラントや人工関節などの医療材料，そしてMRIやPETなどの大型診断用機器など，幅広い範囲が含まれており，多くの国で法規制の対象となっている．生体への接触部位，接触時間，および不具合が生じたときの危険性の大きさなどを考慮して，承認の要/不要，あるいは臨床試験の要/不要が判断されている．

◆◆◆ 医療機器治験の問題点 ◆◆◆

米国では，1993年に米国食品医薬品局（Food and Drug Administration；FDA）の臨床検討委員会がいわゆるTemple報告をまとめ，医療機器治験の計画・実施・解析の各段階における問題点を指摘した．

- 明確な仮説の欠如
- 事前に計画がなされていない
- 試験の目的が不明確
- 適切な対照群が設定されていない
- 症例数が不十分
- 選択・除外基準の設定理由が不明確
- 試験のエンドポイント（成功，失敗，complication）が不明確
- エンドポイントが主観的な場合にバイアスが最小化されていない

これらは申請者にも審査当局にもネガティブな結果をもたらすことから，事前に計画を立てることでコストをかけることなくより多くの情報が得られるように，以下の勧告を行い，医療機器の臨床試験の統計的指針が発表[3]され，申請資料の質も飛躍的に向上した．

- 早い時期から審査官と申請者が相談する
- 審査に生物統計専門家を加える
- 企業に対するガイダンスを整備する

国際分類	リスクによる医療機器の分類	EU	FDA	改正前 製造規制	改正前 販売規制	改正薬事法 分類	改正薬事法 リスク	改正薬事法 製造販売規制	改正薬事法 販売規制
クラスI	不具合が生じた場合でも，人体へのリスクがきわめて低いと考えられるもの：(例) 体外診断用機器，鋼製小物，X線フィルム，歯科技工用材料	承認不要	承認不要	製造承認不要	販売業の届出不要	一般医療機器	極低	製造販売承認不要	販売業の届出不要
クラスII	不具合が生じた場合でも，人体へのリスクが比較的低いと考えられるもの：(例) MRI，電子血圧計，電子内視鏡，消化器用カテーテル，超音波診断装置，歯科用合金	第三者認証	実地調査のみ 承認必要	製造に係る大臣承認	販売業の届出制	管理医療機器	低	登録機関による認証	販売業の届出制
クラスIII	不具合を生じた場合，人体へのリスクが比較的高いと考えられるもの：(例) 透析器，人工骨，人工呼吸器，バルーンカテーテル		書面審査			高度管理医療機器	中・高	製造販売に係る大臣承認	販売業の許可制の導入
クラスIV	患者への侵襲性が高く，不具合が生じた場合，生命の危険に直結するおそれがあるもの：(例) ペースメーカー，人工心臓弁，ステント								

図1　医療機器のクラス分類

- 規制当局のスタッフに対しても教育やガイダンスを整備する
- 開発中から審査期間まで一貫したアドバイスを提供する

わが国でも，医薬品医療機器総合機構が設立され，従来の2施設60症例といった画一的な医療機器治験のデザインにこだわらず，早い段階から生物統計家を交えて治験実施計画書（プロトコル）を作成するために，治験相談を活用することが期待されている．

医療機器治験のデザイン

臨床的意義と統計的意義

試験の目的は簡潔で明確に記載する．開発段階に応じて，パイロット・スタディ（探索的試験）やフィジビリティー・スタディ（妥当性検討試験），そしてピボタル・スタディ（検証的試験）を実施する[3]．

パイロット・スタディは，当該機器の使用目的を決めるとともに，適切な評価指標を設定し，さらなる研究計画作成やプロトタイプ機器改良，そして評価指標の反応性評価のために重要である．

試験のエンドポイントはあらかじめ明確に記載する．たとえば，経皮的冠動脈形成術を対象とした試験では，手技の成功，6か月目の開存率，狭心症の改善，心筋梗塞・うっ血性心不全・死亡などの主要な心血管イベントの予防など，診療ガイドラインなどを参考に，主要評価項目，副次的評価項目，解析計画を決定する．

試験母集団は選択・除外基準により規定されるが，対象患者は冠疾患をもつすべての患者なのか，そのなかで症候性の狭心症がある患者か，他の治療法が無効な患者に限定するか，特殊な狭窄形態や病変部位に限るのか，事前に明確にする．

医療機器の治験ではしばしば対照群の設定

が大きな問題になる．介入の効果を評価する場合には，患者背景や予後因子をそろえた対照が必要である．質の高いヒストリカル・コントロールが利用可能な場合もあるが，新規医療機器は無治療の場合よりもよいか，現時点における最善の手術・薬物療法・類似機器と比較してどうかなど，比較可能性という観点からは，同時対照のほうが有利である．

必要症例数の設定は，対象母集団における評価指標（結果変数）の平均値，機器治療群と対照群での差とその統計的意義，さらにはその臨床的意義について，あらかじめ医学専門家と生物統計家が十分に検討する．市販後の市場規模などから予算の枠内で実施可能な症例数を決めることには問題が多い．

医療機器の治験では，マスキングあるいは盲検化が難しい．とくに，治験実施医師や患者をマスキングする二重盲検法の実施はしばしば困難である．評価者に起因するバイアスを最小限にするために，主観的ではなく客観的指標で評価することや，画像フィルム解析や検査データの評価者に割り付けを知らせない第三者盲検法（コアラボ）が採用される．

無作為化（ランダム化）は，選択バイアスを排除して予後因子の不均衡を最小にするために有用である．

解析方法については，ヒストリカル・コントロールを用いる場合には観察研究と同様にプロペンシティ・スコア（Propensity Score；PS）を用いた因果推論を実施するとか，すでに類似医療機器が承認されている場合にBayesian法*を活用するなどの試みが報告されている．

実行可能性

統計的検出力の維持には症例数確保とプロトコル遵守が必要であるため，実施医療機関と治験実施医師の選択は試験デザイン中で最も重要な項目の一つである[3]．

施設選定にあたっては，機器のターゲットとなる適格患者が十分に存在すること，プロトコル診療が可能な設備および経験と能力をもったスタッフが必要である．

一般に試験に参加する可能性がある医師は患者数あるいは施設の実力を過剰評価する傾向があるため，被験者パネルを常に見直すことが大切である．

治験責任医師については，医療機器の治験に特有の問題[3]として，手術手技を伴うこと，施設・術者の違いによるバイアス，学習曲線（ラーニング・カーブ）の影響を受けやすいなどに注意が必要である．どのような理由があってもプロトコルや医薬品の臨床試験の実施の基準（Good Clinical Practice；GCP）を厳格に遵守する気のない医師は臨床試験に参加してはならない．

倫理性

ヒトを対象とした臨床試験は，十分な教育を受けた医師が，ヘルシンキ宣言に基づいて基礎研究や疫学研究などの結果を踏まえた実施計画書（プロトコル）を作成し，治験審査委員会（Institutional Review Board；IRB）で第三者による審査を受けたうえで，被験者への説明と同意（インフォームド・コンセント）を確認しつつこれを行う．

有害事象とは，因果関係の有無にかかわらず被験者に生じたあらゆる好ましくない，あるいは意図しない徴候，症状，または病気をいうが，とくに埋込型の医療機器の場合，周術期に手術関連有害事象が多発することか

---

*Bayesian法（ベイズ統計学）：18世紀にイギリスのトーマス・ベイズ（1717 − 1761）が発表した定理に基づく統計学の体系．事前確率と新しいデータから事後確率を更新する（ベイズ改訂）ことにより，エビデンスを集積する過程で得られた情報を活用し，臨床試験の必要症例数を少なくしたり，試験期間を短くすることが期待されている．
http://www.fda.gov/cdrh/meetings/072706-bayesian.html

ら，あらかじめ重篤度，既知・未知の区別を検討しておくことが必要である．

また，医療機器に特有の用語として，「不具合」がある．これは，設計，製造販売，流通または使用の段階を問わず，破損，作動不良など広く具合のよくないこと，と定義されている．

なお，埋込型の医療機器については，承認後の特定医療用具トラッキング制度と同様に，承認前の治験についても治験期間終了後の安全性確保対策が必要と思われる．

■信頼性

臨床試験の信頼性のなかで，たとえば原資料（診療録など）と症例報告書（Case Report Form；CRF）の整合性といった基本的なレベルでも，忙しい日常診療の合間においては問題が指摘されてきた．

また，医療機器の臨床試験で最大の課題となる点の一つは，在庫管理である．医薬品と異なり，医療機器は薬局などで中央管理することが難しいため，治験責任医師が治験用医療機器管理者となって手術室などで管理していることも多かった．ところが，治験用機器を廃棄したという記録が出されているにもかかわらず，治験終了後に医師が臨床で使用するためにその機器を別に保管している場合も報告されている．

平成17（2005）年に医療機器GCPが施行されたことにより，今後は医薬品と同様に治験依頼者による直接閲覧が制度化される．したがって，①モニタリングと監査，②治験医療機器の管理，③CRFの作成・提出，④記録の保存，⑤治験の契約様式の整備など，臨床試験の質が向上すると期待されている．

◆◆◆ **医療機器治験の実施** ◆◆◆

治験が必要とされる場合には医療機器GCP[2]，治験以外の臨床試験を実施する場合には臨床研究に関する倫理指針[4]に準拠する必要がある．

■医療機器治験の支援体制

医療機器GCPは，日米EU医薬品規制調和国際会議−医薬品の臨床試験の実施の基準（The International Conference on Harmonisation of Technical Requirements for Registration of Pharmaceuticals for Human Use−Good Clinical Practice；ICH−GCP）に準拠した形で整備されたため，医薬品の治験とほぼ同様に，医療機関では実施医療機関の長，IRB，そして治験責任医師の3者が重要な責任を負うこととなった．

多忙を極める医療機関のなかで，それぞれがプロトコル遵守およびGCP遵守，そして被験者の保護といった責任を果たすには，「権限を委譲することは可能であるが責任まで委譲してはならない」という原則を理解したうえで，必須文書の流れに沿って，事務局やコーディネーターなどの支援体制を構築することが大切である[5]．

治験協力者は，わが国において治験コーディネーター（Clinical Research Coordinator；CRC）による治験責任医師への支援を法的に支える根拠となっている．

医療機器のGCP省令では，「治験責任医師又は治験分担医師の指導の下にこれらの者の治験に係る業務に協力する薬剤師，看護師，臨床検査技師，臨床工学技士その他の医療関係者」と定義され，臨床検査技師，臨床工学技士などにもCRCへの道が開かれた．

■治験に関連した費用の負担

医療機器治験では，特定療養費制度のもとで治験に係る費用を負担する方法が医薬品治験とは異なり〔厚生労働省保険局医療課長通知，保医発第0318001号，平成14（2002）年3月18日〕，手術の前後1週間に行われた検

査・画像診断・手術などについて，治験依頼者が負担するのが原則である[2]．

さらに，医師主導の治験については，手術・処置などの前後1週間に行われたものであるか否かにかかわらず，検査・画像診断にかかる費用が特定療養費の支給対象となった．また，当該治験対象である機械器具などの費用負担を患者に求めることも可能になった[2]．

ただし，米国では治験医療機器(Investigational Device Exemptions；IDE)に指定されると有償治験を実施することが可能になる場合があるなど，制度上の相違点も散見される．わが国でも，承認条件として施設あるいは術者を限定したり，市販後の臨床試験(製造販売後臨床試験)実施を義務づけたりするなど，医療機器の臨床評価を推進する制度を整備すべきであろう．

開発の国際化とトランスレーショナル・リサーチ

国際ハーモナイゼーション

医薬品の規制については，ICHに代表される国際ハーモナイゼーションが一定の成果を上げているが，医療機器についても同様の動きが始まり，注目されている[5]．

国際標準化機構(International Organization for Standardization；ISO)では，医療機器の基本要件適合性を評価する仕組みとして，非臨床試験，臨床試験，および品質保証活動全般にわたり，ガイドラインを作成している．臨床試験の実施の基準については，医療機器の生物学的評価に関する技術委員会(ISO/TC194)が「ヒトを対象とした医療機器の臨床試験」(ISO14155)を作成した．

一方，日本，米国，EU，オーストラリア，およびカナダの規制当局が，医療機器規制の国際整合化会議(Global Harmonization Task Force；GHTF)を設立した．医療機器の特殊性に配慮しつつ，医療機器の製造販売承認の国際基準である基本要件(essential principles)，不具合報告，品質保証活動，診療的証拠や臨床評価の定義と方法論などについて，既存のガイダンス文書や各国の法体系の見直しをすすめている(www.ghtf.org)．

トランスレーショナル・リサーチとクリティカルパス研究

現在，診断系医療機器では国内企業が比較的強い競争力をもっているものの，治療系医療機器においては外国製品が大きなシェアを占めている[5]．

医療機器は，医薬品と比較して少量多品種生産であるが国際流通性は大きい(医薬品は2万品目・年6兆円，医療機器は30万品目・年2兆円)．

国内製造業者は，製造物責任法(Product Liability；PL法)とバイオマテリアル危機問題[5]に代表される危機管理体制も大きな負担になるなかで，研究開発投資額は小さく経済的基盤も零細である．

一方，欧米では研究開発への投資と同時にそのパテント戦略に対しても投資を行い，先行者利益の確保に努めており，医療機器企業の研究開発費の日米の差は拡大傾向にある．最先端医療機器の開発をすすめるためには，医療，機械，電気，化学等科学工学分野の高度な統合が必要である．

厚生労働省は，より優れた，より安全な革新的医療機器の提供を目指し，医療機器産業ビジョンを発表した．これは，橋渡し研究(トランスレーショナル・リサーチ)やFDAが提唱するクリティカルパス研究にも近い考え方で，研究，開発，生産，販売，使用のすべての段階について，問題点を洗い出しつつ重点領域を前進させる体制作りを提唱したものである．

医療従事者の役割

ISOやGHTFなどの国際ハーモナイゼーションは，基本的には規制当局と企業が向き合う形ですすめられている．しかしながら，医療の質向上という目的を実現するためには，対話のみならず実践が必要である．

とくに，医療従事者にとって多忙な毎日のなかで診療・教育・研究のバランスをとることは難しいが，しかしながら，諸外国で標準的とされる医療機器が未承認であったり，国産の医療機器がまず海外で開発されていたりする現実に直面すると，医療従事者に期待される役割は大きい．

まとめ

情報やモノは容易に国境を越えるようになり，医療機器の開発も国際化がすすんでいる．わが国では治療機器の多くを輸入に頼っており，治験開始や承認申請の段階で欧米に後れをとっていることから，今後さらに新しい治療の提供が遅れるとともに，価格の内外格差など種々の問題点が拡大する懸念がある．

医師あるいはプロフェッショナル集団としての学会は，医療機器の薬事承認や保険適用などの制度を理解しつつ，産学官連携をもとにした国際調和の実践をすすめ，臨床評価のための体制整備や人材育成を続けることが重要である．

参考文献

1) Manson JE, Buring JE, Ridker PM et al Eds：Clinical Trials in Heart Disease. A Companion to Braunwald's Heart Disease, 2nd Ed, Elsevier Saunders. ISBN 0-7216-0408-0, 2004
2) 佐瀬一洋：わが国における次世代医療機器開発の問題と対策．分子心血管病 2006；7：49-56
3) Stalk NJ 著；中村晃忠 編：医療用具の臨床試験―その実践的ガイダンス，サイエンティスト社，2004
4) 佐瀬一洋：医師主導型治験を支える医療機関のサポート体制．月刊薬事 2004；46：877-887
5) 佐瀬一洋：医療の質向上と臨床試験―国際化時代における医療機器治験の重要性―．Clinical Engineering 2006；17：215-224

4

医療統計学と臨床試験成績の読み方

1 医療統計学の基本

浦島充佳

インフォメーションから インフォマティクスへ

　医療機関では，外来患者数，手術件数，ベッド占有率，平均在院期間，検査値，処方せん，注射伝票，治療費など数字が溢れている．この数字をただ眺めているだけでは数字にしかならない．われわれはこの数字のなかから意味を見いだし，医療を少しでもよい方向にもっていくべきである．すなわち，インフォメーションからインフォマティクスへの転換が求められているのである．そのための一つの方法として統計学がある．

　しかし，統計学を誤って用いると数字から誤った意味を抽出しかねない．マーク・トウェインは3種類の"嘘"として「いわゆる嘘」「知っていながら黙っている嘘」に加えて「統計学」をあげている．一方，数字だけで医療を語ることはできない．なぜなら，医療は数値に表せない部分を含有するからである．また，数字だけでは医療現場で起こっていることを理解することはできないであろう．すなわち，われわれは科学者として統計学を熟知しながら数字の意味を理解しつつ，よき医療人として患者さんの心を理解するべきである．

量的研究と質的研究

　量的研究とは数字を使いながら複雑な医療のなかから真実を発見しようとする試みである．一方，質的研究とは数字を使わずに患者さんの心理に迫ろうとするものである．前者は一般的に行われる手法であり，後者はイギリスなどを中心に世界に広がりつつある方法である．質的研究に関しては他に譲り，今回は量的研究に絞って概説する．

研究デザインに関する ディベート

　ある対象において，ある因子がある結果の発生に関係するか否かを検討することが疫学手法の目的である．ある対象とはstudy population，因子とはexposure，結果とはoutcomeである．

　ある因子が真の原因であるかを知るためにはもっと多くの情報が必要である．少なくとも「その因子がなかったら病気にならなかったのか」という疑問に答える必要がでてくる．このようにある因子の存在下で起こった事実をfactual outcome，その因子が存在しなかったときに起こる事実をcounterfactual outcomeと呼ぶ．

　たとえば，ある女性が子ども時代に側彎症に罹患して，これに対して胸部レントゲン写真撮影を頻回に受け，25年後，その女性は乳がんになってしまったとする．さて子ども時代，頻回に撮影した胸部レントゲン写真が乳がんの原因なのだろうか？　これを証明するためにはもう一度子ども時代に返って胸部レントゲン写真を撮らず，それ以外はまったく同じ生活をさせる．そして25年後に乳がんにならなければそれが原因であったといえるかもしれない．しかし，これはタイムマシンでもない限り不可能である．

　それでは実行可能な疫学的方法とは何であろうか？　たとえば一卵性双胎がいて同じように側彎症をわずらっていたが，たまたま胸部レントゲン写真撮影を受けなければタイム

マシンの原理に近いかもしれない．そして，この姉妹が乳がんにかからなかったとすれば頻回の胸部レントゲン写真撮影が乳がんの原因だったと推論できる．双胎研究とは双胎2人とも同じ病気になった場合と1人だけが病気になった場合を比較して何が違うかを検討する．一卵性双胎では遺伝的素因はまったく同じ，乳幼児期の環境因子もほとんど同じである．一方，二卵性双胎では遺伝的素因は兄弟と同等の一致率であり，類似の成育環境で成長する．そのため，ある疾患Aが一卵性双胎の双方に発生することが多く，二卵性双胎で少なければ，疾患Aは遺伝的素因により発生しやすいといえる．しかし，双胎研究では頻度の少ない結果に対して行う場合，かなりの対象数を必要とする．

そのため，ランダム化臨床試験がある因子がある結果に寄与しているかをみるのに最も適している．たとえば，ランダムに治療Aを選択するものと治療Bを選択するものを振り分けるのである．そして結果発生を比較する．そのため十分な対象数でさえあれば比較したい治療群の背景因子はそろうことになる．最も重要な点は，カルテに記載できる年齢や性別，疾患重症度以外に測定していない，あるいは未知の因子についても両群間で均等に振り分けをすることができる点でランダム化臨床試験は優れている．すなわち内的妥当性を上げることができるのだ．

しかし，ランダム化臨床試験においても問題がないわけではない．同じ病名であっても各臨床試験固有の選択基準および除外基準を設けているため，試験成績をそれ以外の対象にまで拡大解釈しにくい点である．これは外的妥当性に相当する．すなわち，ランダム化比較試験で内的妥当性を上げる結果，外的妥当性を落とすこともありうるということを熟知する必要がある．2つの異なるランダム化臨床試験においては，同じ目的で組まれたにもかかわらずしばしば異なる結果となる．極端な場合，正反対の結論にもなりかねない．そのため，米国食品医薬品局（Food and Drug Administration；FDA）は，2つ以上の異なる臨床試験を求めている．また，メタアナリシスなどにより，複数の臨床試験結果を統合する試みが行われるのも，試験のヘテロジェネイティを統合し，少しでも外的妥当性を上げようとする試みともとれる．

とくに新たに開発された薬物治療などについては，第Ⅰ相試験，第Ⅱ相試験，そしてランダム化比較試験による第Ⅲ相試験により，その安全性と効果を科学的に評価することが必須であろう．しかしながら，薬物治療に関しては長期経過観察が必要であったり，基礎疾患をもつ患者やまれな副作用についても検討しなくてはならない．ところが，ランダム化比較試験においては，倫理的な配慮から年齢制限や肝腎障害をもつ患者の除外が行われ，かつ生涯にわたって評価するということは通常行われない．そのため，第Ⅲ相試験まで行い，承認を受けて市場に出た後でも，予期していなかった問題が発生しないとも限らない．そのため，市販後も大規模な観察研究が必要となる．事実，シクロオキシゲナーゼ-2（COX-2）阻害薬と心筋梗塞，選択的セロトニン再取り込み阻害薬（SSRI）と自殺の問題が市販後も大きな波紋を呼んでいる．

観察研究ではコホート研究とケース・コントロール研究（case-control study）が代表的である．前者は曝露因子（exposure）を軸にして結果を比較し，後者では結果（outcome）を軸に曝露因子を比較する．前者では結果発生が多い場合にやりやすく，結果発生が少ないような場合に後者は適している．ランダム化臨床試験のように医師患者間の診療行為に強制力をもって治療などを介入するものを介入試験というが，観察研究では，介入を一切行わず，あくまで通常の医療行為を観察するも

のである．そのため，観察研究では対象数を増やしやすい点が最大のメリットかもしれない．

通常何らかの因子に曝露されてから結果を発生するまでに一定の期間を要する．上記に述べた介入，観察研究はある時間経過を含めるため縦断研究と呼ばれる．これに対して，アンケート調査などでは原因と結果を同時に尋ねるため，しばしば横断研究と呼ばれる．

たとえば，アンケート調査により小学生を対象に肥満度と運動量の関係をみたとしよう．両者の間には負の相関があったとする．その場合，運動量が少ないから肥満になるのか，肥満児は運動が嫌いなために運動を行わないのかがわからない．このように横断研究は比較的容易に実行でき，結果もすぐに知りうる点で魅力的ではあるが，因果関係について言及することはできない．

また，ケース・シリーズ研究も重要である．変異型Creutzfeldt-Jakob病，重症急性呼吸器症候群（SARS），鳥インフルエンザに関しては10例報告としてLancetやNew England Journal of Medicineに掲載されている．このようにケース・シリーズ研究は新しい問題を提起するのに重要な役割を果たしている．

それぞれの研究デザインには，それぞれの長所と短所があることを述べてきた．新しい治療法に関してはランダム化比較対照試験が必須であると思われる．しかし，まれな副作用，長期影響，合併症をもつ患者に使用した場合などにまでは及ばない．そこで，このようなランダム化比較対照試験を補うために大規模かつよくデザインされた観察研究が用いられるべきであろう．全例調査あるいは全国調査が観察研究の理想である．

プロペンシティ・スコアを用いた観察研究

医療のインフォメーションからインテリジ

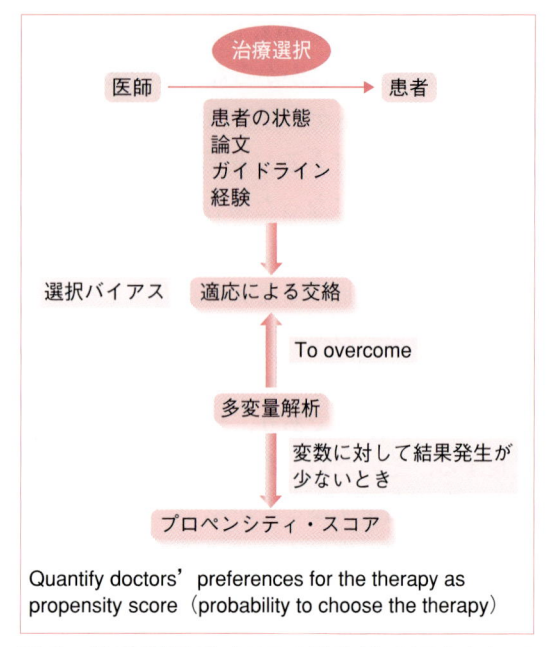

図1 治療選択バイアスを取り除く工夫としてのプロペンシティ・スコア

Quantify doctors' preferences for the therapy as propensity score （probability to choose the therapy）

ェンスに変換するためには上記のような方法があるわけであるが，詳細に記載するとそれだけで1冊の本になってしまう．そのため，本節では最近脚光を浴びているプロペンシティ・スコア（Propensity Score；PS）を用いた観察研究について紹介する．プロペンシティとは，何かを選ぶ際の性癖を意味する．研究で用いる場合，ある治療法が選ばれる確率である．ある医師はある患者に対して，患者の状態，クリニカル・エビデンス，ガイドライン，過去の経験などを加味して治療を選択するか否かを検討する（**図1**）．これは，医師と患者が治療を選択するプロセスとして日常的に行われている．しかし，このデータを臨床研究として応用しようとしたとき，選択バイアスや交絡（confounded by indication）が発生する．従来，疫学者は多変量解析を用いてこの問題を克服してきた．ところが，治療選択意思決定の際，実に多種多様な因子を参考にされるし，それに対して結果発生が極端に少ない場合，解析結果は不安定であったり，不確実なものとなる．このようなときにプロ

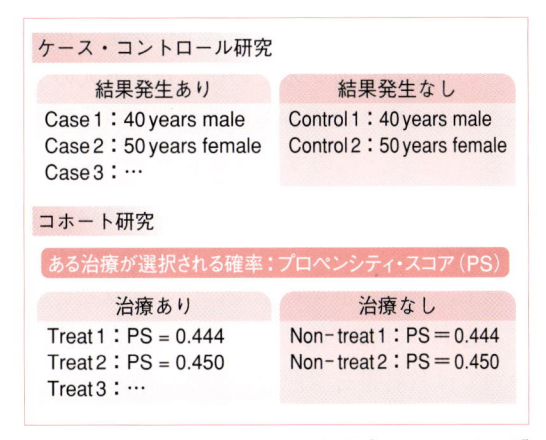

図2　ケース・コントロール研究のマッチングとコホート研究のマッチング

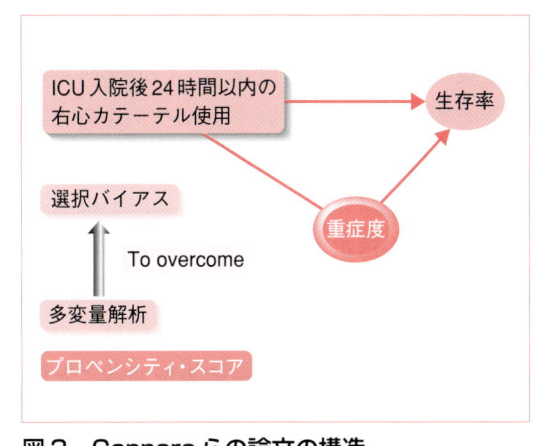

図3　Connorsらの論文の構造
（Connors AF et al：JAMA 1996；276：889-897）

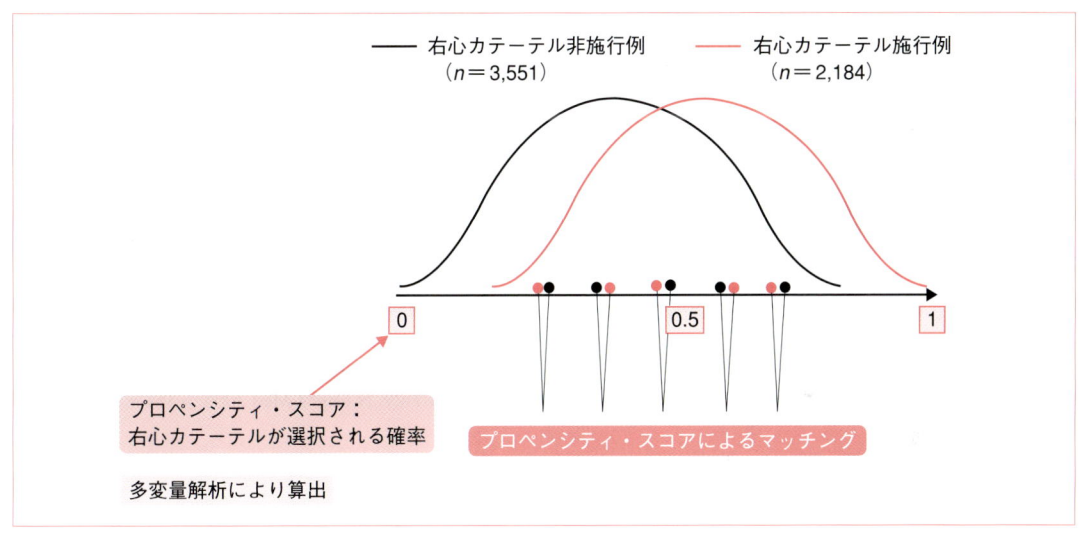

図4　プロペンシティ・スコアによるマッチングの原理

ペンシティ・スコアは役立つ．

　少し視点を変えて再度プロペンシティ・スコアについて説明する．

　たとえばケース・コントロール研究でマッチングする場合について考えてみる（**図2**上）．仮に年齢と性別でマッチングする．結果を発生した患者1は40歳男性であった．その場合コントロール群の中から40歳の男性を選ぶ．しかし，コホート研究においては，このようなケース・コントロール研究にみるマッチングのような手法がなかった．強いていえば，ランダム化比較試験がコホート研究のマッチングに相当するのかもしれないが，これは介入研究であるため観察研究であるコホート研究には含まれない．そこでプロペンシティ・スコアを使ってマッチングする．

　2つのプロペンシティ・スコアを用いた論文を紹介する．

　最初の論文は重篤な状態にある患者に対する右心カテーテルの効果で，1996年Connorsらにより JAMA で報告されたものである[1]．彼らは，「ICUに入院した患者で24時間以内に右心カテーテルを施行することにより死亡率を上げてしまうのではないか？」と仮定し

た．ICU入院の患者という状況では，きわめて多数の予後因子が存在する．Connorsらはここで多変量解析を用いずプロペンシティ・スコアを用いて解析している（図3）．

この場合，プロペンシティ・スコアは右心カテーテルが選択される確率である．そのため，0から1の間にある．プロペンシティ・スコアが低ければ，ほとんどの医師はそのような患者状態で右心カテーテルを使うことはないだろうし，逆にプロペンシティ・スコアが1に近い状態に患者があれば，多くの医師は右心カテーテルを選択することだろう．しかし，その中間に位置するとき，右心カテーテルが選ばれるか否かは医師の裁量による．ここでConnorsらは右心カテーテルを施行された患者1人に対して，プロペンシティ・スコアのほとんど一致する右心カテーテルを行わなかった患者1人を選択した（図4）．さらなる解析の結果，右心カテーテルは患者の状態を悪くする可能性があると結論した．

2005年，New England Journal of Medicineにプロペンシティ・スコアを用いて，術前にβ遮断薬を用いると患者予後がよくなるかという疑問に答えるために，数十万人のデータを後ろ向きに調査した結果が掲載されている[2]．また，このプロペンシティ・スコアを変数の一つとして多変量解析に組み込む方法もある[3-5]．

以上，医療統計学の基礎について概説したが，方向づけに終始した．個々の研究方法については教科書を参照いただきたい．

参考文献

1) Connors AF Jr, Speroff T, Dawson NV et al：The effectiveness of right heart catheterization in the initial care of critically ill patients. JAMA 1996；276：889-897
2) Lindenauer PK, Pekow P, Wang K et al：Perioperative beta-blocker therapy and mortality after major noncardiac surgery. N Engl J Med 2005；353：349-361
3) Wang PS, Schneeweiss S, Avorn J et al：Risk of death in elderly users of conventional vs. atypical antipsychotic medications. N Engl J Med 2005；353：2335-2341
4) Mangano DT, Tudor IC, Dietzel C：The risk associated with aprotinin in cardiac surgery. N Engl J Med 2006；354：353-365
5) MacKenzie EJ, Rivara FP, Jurkovich GJ et al：A national evaluation of the effect of trauma-center care on mortality. N Engl J Med 2006；354：366-378

2 臨床試験成績の読み方

名郷直樹

臨床医にとって統計というと，重要性を認識してはいるもののなかなかなじめない，そういう人が多いのではないか．そもそも『臨床試験のABC』という題名の本を臨床医が積極的に開いて読むなどということがあるだろうか．そんな根本的な疑問もある．そうした厳しい状況のなか，まずはページを開いてもらい，さらに読んでもらう．さらにはそこで学んだものを用いて実際の臨床試験の成績を解釈し，その結果を実際の臨床の場面で使ってもらう．そうした実践につながるような内容にしなくてはならない．そのなじみのなさ，敬遠されやすさなどをさらに悪化させることなく，これなら臨床試験の成績をしっかり読んでみようと思えるように，実際の臨床試験の成績を読むときに使える知識になっているかどうかに配慮しながら，解説を試みたい．

そこで本項では，この表題にあるように，統計学的な理屈の部分はできるだけ省略して，臨床試験の成績の読み方に絞って解説する．統計学とはどういうものか，どういう理論に基づいているのか，それはさておき，臨床試験の結果をこのように読み，このように解釈する，というノウハウを中心に取り上げる．表題に「読み方」とあるのは，そのような背景がある．そして「読み方」を入り口に，実際の臨床現場で利用できるように，臨床試験成績の「使い方」につなげることができれば，いうことはない．統計学の理解はさておき，結果が読め，使えるようになることを目標として，本項に付き合っていただければ幸いである．

◆◆◆ 治療効果の評価指標 ◆◆◆

一番なじみのある治療効果の示し方というのは，降圧療法により脳卒中が30％減少したというようなものだろう．この30％というのはどんな指標なのか．50％の脳卒中が20％まで減少したのだろうか．あるいは10％の脳卒中の30％が減少して，7％になったのだろうか．どちらのことをいっているのだろう（表1）．

ここで治療効果を表す指標を，引き算の指標と割り算の指標に大きく2つに分けて考えるとよい．最初の例は引き算の指標の例である．難しい言葉でいうと，絶対危険減少となる．後者は割り算の指標の一つで，相対危険減少と呼ばれる．それではそれぞれの指標についても，もう少し詳しくみていこう．

◆◆◆ 相対危険と相対危険減少 ◆◆◆

先ほど紹介した30％減少という指標の前に，相対危険について説明する．プラセボ群での脳卒中発症率10％，降圧薬群で7％の場合，プラセボ群を基準に割り算をして，7/10＝0.7を相対危険と呼ぶ．相対危険は1のときに差がない．1より小さければ小さいほ

表1 治療効果の表現

脳卒中が30％減少した
1. 50％の脳卒中が20％に減少した
 （50％−20％＝30％）
2. 10％の脳卒中が7％に減少した
 $(1 - \frac{7\%}{10\%} = 30\%)$

どっち？

表2 各指標の計算結果一覧

CER	EER	RR EER/CER	RRR (CER－EER)/CER	ARR CER－EER	NNT 1/(CER－EER)
0.1	0.07	0.7	0.3	0.03	34
0.01	0.007	0.7	0.3	0.003	334

CER：対照群での発症率，EER：治療群での発症率，RR：相対危険，RRR：相対危険減少，ARR：絶対危険減少，NNT：治療必要数

ど効果が大きい．大きければ大きいほど有害である，そういう指標である．さらにこの相対危険を1から引いたもの，すなわち1－相対危険のことを相対危険減少という．相対危険0.7の場合，相対危険減少は1－0.7＝0.3となる．0.3すなわち30％脳卒中を減小させるというわけである．相対危険はRelative Risk (RR)，相対危険減少はRelative Risk Reduction (RRR)と表される．RRRは0のとき効果がない．0より大きければ大きいほど効果が大きく，0より小さければ有害である．

多くの臨床試験の成績は，このRRRで表される．降圧療法により脳卒中が30％減少したと書かれている場合，とくに断りがなければ，これは相対危険減少を示していることが多い．

絶対危険減少と治療必要数

今度は引き算の指標である．10％の脳卒中が7％に減った．今度はただ引いてみる．0.1－0.07＝0.03，3％の脳卒中の減少である．この3％を絶対危険減少という．Absolute Risk Reduction (ARR)と表記される．さらにこのARR＝3％の逆数，1/0.03＝33.3，切り上げて34を治療必要数という．34人治療すると，脳卒中を1人減少させるという指標である．Number Needed to Treat (NNT)と呼ばれる．**表2**にこれまでの4つの指標の計算例をあげる．上段は10％のイベントを7％に減少，下段は1％のイベントを0.7％に減少という結果から計算された各指標である．

表3 統計学的検定のプロセス

プラセボと降圧薬が戦った
↓
まぐれで勝った可能性を検討
↓
降圧薬がまぐれで勝った可能性が小さい
（0.05未満）
↓
降圧薬が本当に勝った（統計学的な有意差あり）

統計学的検定

前項で取り扱った30％脳卒中を減らしたという結果に続いて，実際の論文では，$p＝0.001$という数字が示されていることが多い．このp値を危険率と呼ぶ．このp値とは，砕けた説明をすれば，まぐれで勝った可能性であると理解するとわかりやすい．たとえば降圧薬とプラセボが臨床試験で戦ったという状況である．降圧薬群のほうが30％脳卒中が少なかったが，まぐれで降圧薬が勝った可能性もある．そのまぐれで勝った可能性を計算したのが危険率である．そしてまぐれで勝った可能性が小さければ，本当に勝ったと判断する．これが統計学的の検定である（**表3**）．

もっと砕こう．プロ野球にたとえると，福岡を本拠地とする球団と仙台を本拠地とする球団とどちらが強いか．多分福岡だろうが，いつも福岡が勝つわけではない．仙台が勝つこともある．ただどちらが勝ったとしても，まぐれで勝った可能性があるので，本当に勝ったと判断できない．まぐれで勝った可能性を計算する．そのときに一つの仮定がある．

まず福岡と仙台に強さには差がないと仮定する．つまり，どちらも勝つ確率は0.5である．仙台が1回勝ったというのは，確率0.5，まぐれで勝った可能性が半分では仙台が強いとはいえない．では2回続けて勝ったら，$0.5 \times 0.5 = 0.25$である．3回続けて勝ったら，4回，5回と確率を計算していく．現実は多分どこかで福岡の連勝になって，福岡がまぐれで勝った可能性がどんどん小さくなるわけだが，一体どちらかが何連勝かして，まぐれで勝った可能性がどれくらい小さくなったところで，強さに差があると判定すればいいのだろう．

そこで，まぐれで勝った可能性がどれくらいなら本当に勝ったとするかの基準である．この基準を有意水準という．通常まぐれで勝った可能性が有意水準を下回って，0.05未満であれば，本当に勝った，すなわち統計学的な差があると判定する．これは先ほどの例でいえば，どちらかが6連勝した時点で強さに有意差ありと判定する．福岡が仙台に6連勝するというのは，それほどよく起こるわけではない．これが危険率0.05の直感的な目安である．したがって日本シリーズ4勝3敗では統計学的に有意な強さの差はない，というわけである．薬の話に戻そう．薬がプラセボと戦って6連勝する，この時点で統計学的な差があると判定する．ただこの0.05に根拠があるわけではない．それくらいならいいだろうというアバウトなものである．慣習的なもので定められているというのが実際である．

統計学的推定

先ほどの検定は，まぐれで勝った可能性，つまり危険率を0.05で区切り，差がある，ないと判定するのが検定であった．それに対して推定というのは，差がある，ないという判定はしない．30%減少したという結果を有意な差がある，ないという2分法でなく，この30%は治療効果を小さく見積もると何%，大きく見積もると何%と，ある幅をもって表示する．その幅のことを信頼区間という．相対危険減少30%（15〜45）などというように示される．結果は30%減少であるが，効果を小さく見積もると15%，大きく見積もると45%というわけである．通常は有意水準0.05に対応して，95%信頼区間が用いられる．同様な研究を繰り返し行ったとしたら，結果の平均値は95%の確率でこの幅に収まる，というのが95%信頼区間である．多分わかりにくいので無理に理解する必要はない．真の値が95%の確率で存在する範囲，そんなふうに直感的に理解しておくほうがいいかもしれない．

この95%信頼区間は，差あり，なしという明確な判定がされない反面，臨床的にはむしろ使いやすい表現である．とくに以下の2点に注目しておくと信頼区間がより有用なものと感じられる．

- 検定で有意差なしの場合，最も治療効果が大きい場合にも注目
- 検定で有意差ありの場合，最も治療効果が小さい場合にも注目

例をあげよう．相対危険減少20%（−10〜42），$p > 0.05$という論文があったとしよう．pが0.05より大きく統計学的に有意差はない．ただ95%信頼区間の上限でみると42%減少させるという効果が実はあるかもしれない，そう読める．逆に，相対危険減少20%（7〜35），$p = 0.02$という論文があったとしよう．pが0.05未満であるから統計学的有意差ありであるが，95%信頼区間の下限でみると7%減少させるにすぎないかもしれない．そんな幅をもった判断ができ，臨床的な判断につなげやすい．

検定と推定の対応

検定と推定は別々に説明したが，実は同じ

ことの裏表である．細かい説明はあえて省くが，ここでは危険率と信頼区間の対応だけはきっちり押さえておいてもらいたい．

　実は95％信頼区間だけをみれば，有意水準0.05で有意差があるかどうか判定できる．先ほどの例をもう一度みてみよう．相対危険減少30％（15〜45）と論文に記載されている．カッコ内が95％信頼区間である．相対危険減少は前述したように0のときに差がないという指標である．したがって，この95％信頼区間が0を含まなければ，有意水準0.05未満で統計学的な有意差ありと判定できる．この例では，15〜45と0を含んでおらず，統計学的有意差ありと，信頼区間だけからでも検定結果を読み取ることができる．

　95％信頼区間は有意水準0.05に，99％信頼区間は有意水準0.01にそれぞれ対応している．相対危険減少の99％信頼区間が0を含んでいなければ，有意水準0.01で有意差ありと判断できるのである．

表4　まとめ

脳卒中が5％から3％に減少

相対危険（95％信頼区間）　　　0.6（0.3〜0.8）
　信頼区間が1を含まないので統計学的に有意
　治療効果を最低と見積もると0.8
相対危険減少（95％信頼区間）　　40％（20〜70）
　信頼区間が0を含まないので統計学的に有意
　治療効果を最低と見積もると20％

絶対危険減少　2％
治療必要数　　50人

まとめ

　臨床試験の成績の読み方を，発症あるなしというアウトカムで評価したものに限って，相対危険，相対危険減少，絶対危険減少，治療必要数での評価法，統計学的検定結果，信頼区間の解釈の仕方に限って解説した．これらについて**表4**にまとめた．連続変数やスコアなど，あるなしでないアウトカムを扱った臨床試験成績の読み方については割愛した．

5

治験薬

1　プラセボとは

川合眞一

　プラセボ（placebo）の語源は，ラテン語の「I shall please」に由来しており，そこから患者さんを喜ばせることを目的とした，薬理作用のない物質を指すようになったという[1]．このプラセボが臨床試験に用いられる場合，以前は「偽薬」と訳されていた．しかし中野[1]は「偽＝いつわる」という言葉自体に問題があると指摘し，あえて日本語を使うとしたら「擬薬」という訳を勧めている．いずれにしても，こうした議論もあって，最近ではプラセボまたはプラシーボという言葉をそのまま使うことが多い．本節では，プラセボの意義と倫理的側面について解説したい．

臨床試験の変動要因と対策

　臨床試験を行ううえでは，評価に関するいくつかの変動要因があり，それを解消もしくは軽減するような対策が検討されてきた．まず，患者個体内の変動がある．たとえば関節リウマチの患者では，治療法の変更がないにもかかわらず，関節症状が増悪したり改善したりすることはよくみられる．それを解消する手段としては，多数例を対象にして，しかも比較する対照群を置く方法が取られている．

　次に，患者ごとの違い，すなわち個体間変動がある．これも多数例での比較試験が必須だが，患者によって性別，年齢，疾患活動性などの背景が異なっている．また，ある薬物に対する反応性も当然異なっている．比較試験において，この個体間変動を解消するためには，群分けをする際に無作為化（ランダム化）する必要がある．加えて，以下に述べる心理的変動要因が臨床試験では大きな問題になる．

真の薬効とプラセボ反応

　臨床試験では心理的，主観的な患者および評価者による評価の変動が大きな問題となる．すなわち，薬を使用することによる暗示効果が患者のみならず医師などの評価者にも及んでいる．これをプラセボ反応（またはプラセボ効果）と呼んでいる．加えて，個体内変動や季節の変化などにより，全体として自然変動が改善方向に向かうような場合は，それもプラセボ反応に加算される．このプラセボ反応を科学的に評価するには，実薬を使用した群と，プラセボを使用した群とを比較する必要がある．図1に，真の薬効とプラセボ反応の関係を示した．

　臨床試験で心理的要因を払拭する方法としては，まず患者の側だけ盲検化する単盲検法があるが，評価者の思い込みも時に大きなプラセボ効果をもたらすことが知られている．そのため，より科学性を増すためには，患者も評価者もともに実薬かプラセボかわからな

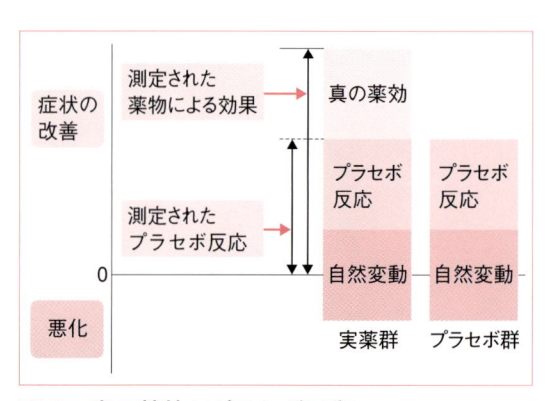

図1　真の薬効とプラセボ反応

いように設定したランダム化，すなわちランダム化二重盲検比較試験が行われる．

◆◆◆ プラセボ使用の倫理性 ◆◆◆

たとえば，致死的な疾患などに対してむやみにプラセボを使用した臨床試験を計画することは避けなければならないのは当然としても，一般的な臨床試験におけるプラセボの使用は非倫理的なのであろうか．

2000年10月にエジンバラで修正されたヘルシンキ宣言(日本医師会ホームページ[2]，および第2章第2節 p.56参照)の第29項には，「新しい方法の利益，危険性，負担及び有効性は，現在最善とされている予防，診断及び治療方法と比較考量されなければならない．ただし，証明された予防，診断及び治療方法が存在しない場合の研究において，プラセボの使用または治療しないことの選択を排除するものではない」とあり，最善とされているまたは証明された治療法，すなわち標準薬といえる薬物がある場合にはプラセボを使用せず，標準薬と比較するように勧めている．

しかし，これについては多方面で議論されることになった．まず，最善または証明された治療法について，どこまで有効ならそう呼んでよいのかについて明確でない．そのほか，実際に臨床試験をすすめるうえでの多くの問題点があげられた．そこで世界医師会は，2002年10月になって，この第29項の原則は変更しないとするものの，標準薬がある場合でも以下の条件でプラセボ使用が可能であるという注釈を付けた[2]．すなわち，

- やむを得ず，また科学的に正しいという方法論的理由により，それを行うことが予防，診断または治療方法の効率性もしくは安全性を決定するために必要である場合．
- 予防，診断，または治療方法を軽い症状に対して調査しているときで，プラセボを受ける患者に深刻または非可逆的な損害という追加的リスクが決して生じないであろうと考えられる場合．

の2条件である．

薬効評価が微妙な疾患領域の場合，標準薬と同等ということのみで薬効の明確でない多くの薬物が次々と臨床開発され承認されてきたという歴史をわれわれは経験している．標準薬使用には，標準薬が十分な薬効をもっているという前提が重要だが，期待される薬効の程度は時代が変われば変動することも多い．それまでの標準薬が，いつまでも標準薬であるとは限らないのである．

プラセボを使用することにより臨床試験が科学的になればなるほど，倫理的には問題点が増すという現実は否めない．しかし，現在の基準では薬効がほとんどないような薬物が，いつまでも大手を振って臨床で使われることはむしろ倫理的ではないという視点も大切である．もちろん疾患領域などの条件にもよるが，多くの薬物については，プラセボに比べて明らかに効果があることを，臨床試験のどこかの段階で証明することが，倫理的にも重要であろう．

📖 参考文献

1) 中野重行：臨床薬効評価：Placeboをめぐる諸問題のポイント．臨床薬理 1995；26：611-615
2) http://www.med.or.jp/wma/helsinki02_j.html

2 治験薬と毒薬・劇薬

日髙慎二

治験薬とは，医薬品の臨床試験の実施の基準（Good Clinical Practice；GCP）に関する省令において，被験薬および対照薬（治験に係るものに限る）をいう．被験薬は治験の対象とされる薬物または製造販売後臨床試験の対象とされる医薬品であり，また対照薬は治験または製造販売後臨床試験において被験薬と比較する目的で用いられる医薬品または薬物その他の物質である．治験薬は，治験実施計画書（プロトコル）などと同様，その管理に関する業務（治験薬の受領，取り扱い，管理，処方，返却，処分など）について手順書を作成する．

治験薬GMP

治験薬の品質に関しては，GCP第17条第1項の治験薬の交付に関する規定を受け，治験薬を製造する際に遵守すべき，「治験薬の製造管理及び品質管理基準並びに治験薬の製造施設の構造設備基準」いわゆる治験薬GMPが定められている．医薬品及び医薬部外品の製造管理及び品質管理規則（Good Manufacturing Practice；GMP）の目的は，治験薬の品質の均一性を保証することで臨床試験の信頼性を確保すること，治験薬と市販後製品の同一性を保証することで製品の有効性と安全性を確保すること，治験薬の品質を保証することで不良な治験薬から被験者を保護することである．自ら実施する治験においても，「治験薬の品質の確保のために必要な構造設備を備え，かつ，適切な製造管理及び品質管理の方法が採られている製造所において製造された治験薬」を用いて治験を実施する．

治験の依頼・準備と治験薬

治験の依頼・準備にあたっては，治験を依頼するのに必要な被験薬の品質，毒性および薬理作用などに関する試験，その他治験を実施するために必要な試験を終了していることが前提となる．治験薬概要書には，これら試験により得られた資料ならびに被験薬の品質，毒性および薬理作用に関する情報を記載し，作成することが求められている．このため，企業が依頼する治験では，当該治験薬について関連する試験成績などの概要を容易に把握できる．自ら治験を実施しようとする者も，必要に応じ，必要な資料または情報の提供について，治験薬提供者と協議し，契約によりその実行を担保することが可能である．

治験薬の管理

治験薬の容器または被包には，邦文で次の事項の記載が必要である．
① 治験用である旨
② 依頼者等の氏名および住所等，あるいは自ら治験を実施する者の氏名，職名および住所
③ 化学名または識別記号
④ 製造番号または製造記号
⑤ 必要に応じ，貯蔵方法，有効期間など

一方，治験薬に添付する文書，その治験薬またはその容器もしくは被包（内袋を含む）に，
① 予定される販売名
② 予定される効能または効果
③ 予定される用法または用量

を記載してはならない．被験薬および対照薬

の識別をできない状態で交付または入手した治験薬については，緊急時に治験責任医師や治験分担医師が直ちに識別できるよう必要な措置を講ずることが求められている．実施医療機関における治験薬の管理責任は，実施医療機関の長が負う．

実施医療機関の長は，治験薬を適正に管理させるため，薬剤師または医師もしくは歯科医師から治験薬管理者を選任しなければならない．ただし，治験薬管理者には原則として薬剤師をあてるとともに，実施医療機関で実施されるすべての治験薬を管理させることが原則である．実施医療機関の長または治験薬管理者は，先述した手順書に従い，製造番号，治験薬および被験者識別コード等を含む治験薬の在庫，被験者ごとの使用状況，処分等に関する記録を作成し，保存する．併せて，治験実施計画書に規定された量の治験薬が被験者に投与されたこと，受領したすべての治験薬の数量が正しく管理されたことを示す記録を作成し，保存することが必要である．なお，治験薬は治験の契約が締結される前に交付を受けてはならない．

◆◆◆ 毒薬・劇薬の指定 ◆◆◆

一般に，治験が終了すると，医薬品の製造販売承認申請がなされる．厚生労働省は，新医薬品が製造販売承認されると基準に照らして毒薬・劇薬の指定を行う．ただし，すでに普通薬とされているものでも特別の事態が生ずれば毒薬・劇薬に指定される場合もある．毒薬および劇薬は，毒性あるいは劇性が強いものとして厚生労働大臣が薬事・食品衛生審議会の意見を聴いて指定する医薬品である．毒薬・劇薬の指定に際しては，人または動物の身体に対して，摂取または外用された場合に用量が致死量に近いこと，蓄積作用や副作用が強いこと，または薬理作用が激しいことから，人または動物の機能に危害を与え，あるいは危害を与えるおそれがないかを考慮する．したがって，指定にあたっての判断基準を理解しておくことは，治験薬に関する情報の解釈や取り扱いなどの参考となる．

毒薬・劇薬の区別は相対的なものであり，おおむね次の基準[1]のいずれかに適合すれば毒薬または劇薬に指定される．

(1) 急性毒性（概略の致死量：mg/kg）が次のいずれかに該当するもの（動物の種類などで差異があるものは，原則として最も強い急性毒性を採用）．
  ① 経口投与の場合，毒薬が30 mg/kg以下，劇薬が300 mg/kg以下の値を示すもの
  ② 皮下投与の場合，毒薬が20 mg/kg以下，劇薬が200 mg/kg以下の値を示すもの
  ③ 静脈（腹腔）投与の場合，毒薬が10 mg/kg以下，劇薬が100 mg/kg以下の値を示すもの

(2) 次のいずれかに該当するもの，なお，毒薬または劇薬のいずれかに指定するかは，その程度により判断する．
  ① 原則として，動物に薬用量の10倍以下を長期連続投与で，機能または組織に障害を認めるもの
  ② 通例，同一投与法による致死量と有効量の比または毒性勾配から，安全域が狭いと認められるもの
  ③ 臨床上中毒量と薬用量がきわめて接近しているもの
  ④ 臨床上薬用量において副作用の発現率の高いものまたはその程度が重篤なもの
  ⑤ 臨床上蓄積作用が強いもの
  ⑥ 臨床上薬用量において薬理作用が強いもの

📖 参考文献
1) 厚生労働省医薬局長：医薬品の範囲に関する基準の改正について．平成13年3月27日，医薬発第243号

3 生物製剤

鹿野真弓

治験薬と承認後に販売される医薬品との関係

　生物製剤に限らず，医薬品の品質管理とは，特性解析や非臨床試験，臨床試験で確認された品質・有効性・安全性と同じ品質・有効性・安全性を有する医薬品を恒常的に製造し，医療現場に供給するためのもので，原材料品質管理，製造工程の管理，中間体や最終製品の規格試験を相互補完的に組み合わせることで，一定の有効性を担保し，安全性を許容範囲内にコントロールする(図1)．

　治験は，その医薬品が承認され，臨床現場で使用された場合の有効性・安全性に関する情報を収集することが目的であり，治験薬は承認後に臨床現場に供給される医薬品と同等の有効性・安全性を有することが前提となる．すなわち，治験薬の製造段階では，市販後に製造される医薬品と同等の有効性・安全性を担保可能な，基本的な品質管理の方策を確立しておく必要がある．

生物製剤の開発過程での製造方法変更

　一般にいわれる「生物製剤」としては，抗体製剤や増殖因子などの遺伝子組換え蛋白質，細胞・組織から分泌される蛋白質や細胞・組織の抽出物，弱毒化あるいは不活化した細菌・ウイルスに由来するワクチン，血液製剤(血漿分画製剤を含む)などのほか，再生医療に使用される細胞・組織利用製品も該当するであろう．これらを有効成分とする医薬品は，化学合成品に比較して製造工程が複雑で，品質管理にも多様な技術が用いられる場合が多

い．また，開発段階のみならず，承認後も，品質向上や生産効率改善を目的として原材料や製造方法を変更する場合が少なくなく，非臨床試験に使用したロットや臨床試験の各相(フェーズ)で使用された治験薬の製造方法が異なる場合も珍しくない．しかしながら，原材料の品質変動や細胞培養などの製造条件の変動が，最終製品の品質に及ぼす影響は化学合成品に比較して大きいことから，製造方法の変更の際には，最終製品の品質・有効性・安全性に変化がないことに留意する必要がある．

　日米EU医薬品規制調和国際会議(The International Conference on Harmonisation of Technical Requirements for Registration of Pharmaceuticals for Human Use；ICH)において，蛋白質，ポリペプチドを対象に，開発段階あるいは承認後に製造工程を変更した場合に，変更前後の医薬品の同等性/同質性

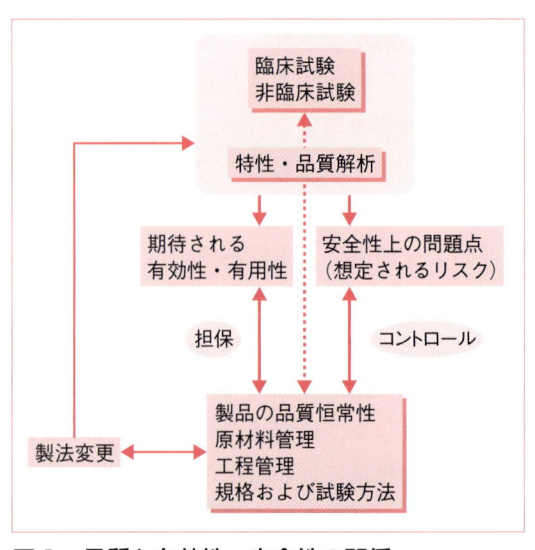

図1　品質と有効性・安全性の関係

を評価するための基本的考え方を示した「ICH Q5E：生物薬品（バイオテクノロジー応用医薬品/生物起源由来医薬品）の製造工程変更にともなう同等性/同質性評価」のガイドライン[1]が作成されている．本ガイドラインの対象となっていない生物製剤であっても，製造工程変更の前後の製品の特性解析を十分に行い，品質に差異がみられた場合は，それが有効性・安全性に影響を及ぼすか否かを検討するという基本的な考え方は同じなので，可能な範囲で本ガイドラインを参考にすることは有益であろう．

生物製剤の治験薬の品質管理

平成9（1997）年3月27日に制定された医薬品の臨床試験の実施の基準（Good Clinical Practice；GCP）に関する省令[2]第17条の「治験薬の品質の確保のために必要な構造設備を備え，かつ，適切な製造管理及び品質管理の方法が採られている製造所において製造された治験薬を実施医療機関に交付しなければならない」との規定を受け，同年3月31日に「治験薬の製造管理及び品質管理基準及び治験薬の製造施設の構造設備基準（治験薬GMP）について」[3]の厚生省薬務局長通知が発出された．治験薬全般を対象とした通知であるが，ソフト面の対応を示した「治験薬の製造管理及び品質管理基準」，ハード面の「治験薬の製造施設の構造設備基準」の大きく2つからなり，後者については第5条，第6条に治験生物学的製剤の製造施設の構造設備，ロットを構成しない治験血液製剤の製造施設の構造設備が規定されている．

近年，開発が急速に進展している細胞・組織利用製品の場合，技術的な限界もあり，開発段階で有効性・安全性を反映する適切な品質指標を定めることが難しいものも多い．品質指標の候補についてデータを集積し，治験で得られる有効性・安全性の情報との関連性を検討して品質管理の方策を構築するという方法も考えられるが，製品の特性に応じてケースバイケースで対応する必要があり，医薬品医療機器総合機構で行っている相談業務の利用も検討していただきたい．

参考文献
1) 生物薬品（バイオテクノロジー応用医薬品/生物起源由来医薬品）の製造工程変更にともなう同等性/同質性評価について．平成17年4月26日，薬食審査発第0426001号，厚生労働省医薬食品局審査管理課長通知
2) 医薬品の臨床試験の実施の基準に関する省令．平成9年3月27日，厚生省令第28号
3) 治験薬の製造管理及び品質管理基準並びに治験薬の製造施設の構造設備基準（治験薬GMP）について．平成9年3月31日，薬発第480号厚生省薬務局通知

4 ファーマコゲノミクス（薬理遺伝学）

辻本豪三

◆◆◆ファーマコゲノミクス◆◆◆

　ヒトゲノム計画の成果により，診断から使用する薬の製造までのすべての過程は大きく影響を受け，近い将来には"ありふれた病気"に対しても個々の患者の遺伝的体質に合わせた処方，治療計画がなされる，いわゆるテーラーメード医療が現実のものになろうとしている．ゲノム情報，技術をもとに患者各人に個別至適化されたテーラーメード医療を実現するため，ファーマコゲノミクス（pharmacogenomics）という新しいコンセプトが登場した．また，このテーラーメード医療——個別至適化した薬物治療——を実用的にするには，遺伝子情報に合わせた薬の品揃えが必要となる．いわゆるゲノム情報から薬を理論的に創る「ゲノム創薬」の戦略が，やはりヒトゲノム情報解読によりますます加速化されつつある．

　このように，ヒトゲノム構造解読の波及効果として，ゲノム情報，ゲノムテクノロジーの進展は大きなうねりとして基礎，臨床研究，さらには医療を変貌させつつある．とくに，米国食品医薬品局（Food and Drug Administration；FDA）は2005年3月22日，個の医療のベースとなるファーマコゲノミクスのガイダンスをリリースし，わが国においても平成17（2005）年3月18日，厚生労働省はガイダンス作成に向け，製薬企業に対してゲノム検査を伴う臨床試験に関する情報の提供を求める通達「医薬品の臨床試験におけるファーマコゲノミクスの利用指針の作成に係る行政機関への情報の提供等について」（薬食審査発第0318001号）が出され，行政面においてもファーマコゲノミクスに関する環境整備が進展しつつある．このように規制当局としても新薬承認などにファーマコゲノミクスの活用を強く推進する旨が明らかとなった画期的なものであり，さらにその問題はもちろん日米EU医薬品規制調和国際会議（The International Conference on Harmonisation of Technical Requirements for Resistration of Pharmaceuticals for Human Use；ICH）にも広がる状況である．

　従来より薬理遺伝学（pharmacogenetics）という学問領域がある．薬理遺伝学は，薬に対する人の反応性の個人差を説明する因子（病態，食事・栄養状態など）のなかで，とくに遺伝的因子の関与するものを対象とする学問領域として発展してきたもので，今日までに薬物動態に関与する分子種を中心に展開されてきている．したがって，薬理遺伝学とファーマコゲノミクスは重なりも大きく，明確に分離することは困難であるが，ファーマコゲノミクスは，最新のヒトゲノム情報，ゲノム解析技術を駆使し網羅的，体系的に，たとえば個々の患者における薬物応答性，副作用の発現などを予測する方法論である．その目的とするところは，治療薬の薬効を最大限に至適化し，副作用を最小化して，長期間投与される場合の費用を低減化すること，また臨床試験の費用-効果比，安全性を強化し，創薬，薬物開発，さらには承認を促進することにある．

◆◆◆ファーマコゲノミクスのもたらす波及効果◆◆◆

　ファーマコゲノミクスという方法論によ

り，どのような遺伝的背景により薬効の個人差となるかを理解することは，新薬の探索研究から，臨床開発，医薬品の承認申請，さらには臨床使用（処方）にもいろいろの影響が考えられる．探索研究においては，ヒトゲノム情報，ゲノム解析技術によりヒト疾患発症機構解明に基づく疾患関連遺伝子，治療関連遺伝子の絞り込み，同定，さらには，それらを標的とする低分子化合物リードの探索が期待される．また，既存薬物に対するレスポンダー，ノンレスポンダー，副作用発現群におけるゲノム解析情報から，特定の患者集団に対する新たな医薬品開発も可能となろう．また，既存薬の再評価も行われ，既存薬より最大の益を得る患者選択もできよう．臨床研究段階においては，治験被験者の層別化（レスポンダー，ノンレスポンダー，副作用発現群の特定化）により，臨床試験の効率化（より小規模，迅速，安全）が図れる．また，薬効の最適化によって他の同類の薬剤との差別化が可能となる．臨床治療においては，安全で効果的な，至適個別化された薬物選択と投与設計（テーラーメード医療）が期待される．臨床医学の現在目指している根拠に基づく医療（Evidence-based Medicine；EBM）は"信頼性の高い最新情報から得られる最善の根拠"をもとに個々の患者にとっての最適の医療を考えるものである．ファーマコゲノミクスは，このEBMを強力に推進する方法論であり，また，同時に，テーラーメード医療による効果のない薬物の使用や副作用の減少は医療費全体の削減にも貢献するであろう．

薬物体内動態における遺伝子多型

ある薬剤を投与しても投与された薬物が速く代謝され，有効な血中濃度が得られない人や，反対に薬物代謝が遅く，予想外に高い血中濃度となり副作用が生じる人がいる．薬物動態の個人差により，投与された常用量の薬物の血中濃度が異常に高くなるなどの副作用の経験者は患者全体の10％以上いると考えられている．一般に「薬物代謝酵素」は，外来異物の生体内における変換を触媒する酵素の総称として用いられている．脂溶性薬物は第1段階の代謝として酸化的変換を受けて易溶性代謝物となり，そのまま，あるいはさらに第2段階の反応である抱合・水解などの変換を受けて体内から消失する．主に第1段階の酸化的代謝にかかわるチトクロームP450（CYP）の遺伝子多型が薬物の血中あるいは組織での有効濃度の維持に大きく関与している．したがって，ヒト薬物代謝酵素で重要なものとしてCYPによる代謝（phase I），抱合反応（phase II），さらに薬物の動態に影響を及ぼすと考えられるトランスポーター（phase III）に関して遺伝子多型（genetic polymorphism）と個体差が注目されている．

多くの治療薬がCYPの基質となり，そのなかでも代表的なCYP1A2，CYP2A6，CYP2C9，CYP2C19，CYP2D6，CYP2E1，CYP3A4などですでに多くの遺伝子多型とその多型がもたらす効果について検討されている．その他の各相（フェーズ）における遺伝子多型情報は薬理遺伝学により一部従来よりよく研究されてきているが，まだまだ情報に乏しい．

ファーマコゲノミクスを基礎としたテーラーメード医療

薬の効き方の個人差が遺伝子型の違いによるだろうということは古くから予測されてきているが，ヒトゲノム計画の進展により塩基配列解析技術の高速簡便化（DNAチップ）および遺伝子データベースの拡大整備により，薬剤に対するレスポンダー，ノンレスポンダーを個人ごとの遺伝的背景を臨床の場で速や

かに解析することが21世紀初頭には可能となり，従来の"万人向けの医療"から患者の個人的体質に合わせたテーラーメード医療が可能となろう．また，臨床試験の段階から適切な被験者の選択が可能となり，開発の時間，コストの軽減が期待されている．またさらに，従来開発された薬物のなかで，非常によい薬剤であるにもかかわらず，一部の人に重篤な副作用を発現し，そのために使用されなくなった薬物の再生にも働くであろう．このように，ファーマコゲノミクスは患者の個人的メリットはいうに及ばず，薬物開発側にも，またさらには無駄な薬剤の投与がなくなり医療費の軽減にも働くと考えられ，多角的な効果が期待される．21世紀の医療は薬理ゲノミクスを基礎としたテーラーメード医療を軸として大きく変貌するが，今まさにその転換点に立ち至っている．

参考文献

1) 財団法人ヒューマンサイエンス振興財団：HSレポート．ファーマコゲノミクス―臨床応用への展開．2000；33
2) 野口照久，石井威望 監；辻本豪三，田中利男 編：21世紀の創薬科学(序文，第4章 細胞情報認識と創薬への応用)，共立出版，1998
3) 辻本豪三，田中利男 編：ゲノム機能研究プロトコール(ポストゲノム時代の実験講座1)，羊土社，2000
4) 松原謙一，榊 佳之 監；辻本豪三，増保安彦，古谷利夫 編：ゲノム創薬―創薬のパラダイムシフト，中山書店，2000
5) 辻本豪三：ミレニアムプロジェクト：厚生省SNPs解析研究．実験医学 2000；18：1881-1887

6

医薬品・医療機器の製造販売承認

1　治験と医薬品・医療機器の製造販売承認制度

平山佳伸

◆◆◆ 治験とは ◆◆◆

「治験」という用語は，昭和54（1979）年の薬事法（以下，法）改正で初めて定義され，法の中で使用されてきている．その定義とは，「第14条第3項（同条第9項及び第19条の2第5項において準用する場合を含む）の規定により提出すべき資料のうち臨床試験の試験成績に関する資料の収集を目的とする試験の実施をいう」（法第2条第15項）である．定義中の「第14条第3項」とは，医薬品，医療機器などの製造販売をしようとする者は，申請書に臨床試験の試験成績に関する資料その他の資料を添付して申請しなければならないという規定である．「同条第9項」とは，承認事項の一部を変更することに関する規定，「第19条の2第5項」とは，外国からの直接申請を規定した条文である．

また，「第14条第3項」では，先ほどの規定に続いて「資料は厚生労働大臣が定める基準に従って収集され，かつ，作成されたものでなければならない」とされており，この基準とは，薬事法施行規則（以下，施行規則）第43条に申請資料の信頼性の基準として規定されているものである．具体的には，①医薬品の安全性に関する非臨床試験の実施の基準（Good Laboratory Practice；GLP）に関する省令および医薬品の臨床試験の実施の基準（Good Clinical Practice；GCP）に関する省令に従うほか，②行った調査または試験において得られた結果に基づき正確に作成されたものであること，③申請された医薬品，医療機器について，品質，有効性または安全性を有することを疑わせる結果が得られた場合は，それに対し検討および評価を行い，その結果を資料に記載すること，④申請資料の根拠となった資料は承認の可否が決定する日まで保存されること，が要求されている．

承認申請書に添付すべき資料は，施行規則第40条に示されており，医薬品，医療機器それぞれについて表1および表2に示す．

なお，薬事法は平成14（2002）年に大幅に改正された．承認制度に関しては，従来の製造・輸入承認から製造販売承認に変更され，平成17（2005）年4月から施行されている．この改正には，承認制度を米国や欧州と同じに

表1　医薬品の承認申請書に添付すべき資料

- 起原又は発見の経緯及び外国における使用状況等に関する資料
- 製造方法並びに規格及び試験方法等に関する資料
- 安定性に関する資料
- 薬理作用に関する資料
- 吸収，分布，代謝及び排泄に関する資料
- 急性毒性，亜急性毒性，慢性毒性，遺伝毒性，催奇形性その他の毒性に関する資料
- 臨床試験等の試験成績に関する資料

（薬事法施行規則第40条より抜粋）

表2　医療機器の承認申請書に添付すべき資料

- 起原又は発見の経緯及び外国における使用状況等に関する資料
- 仕様の設定に関する資料
- 安定性及び耐久性に関する資料
- 法第41条第3項に規定する基準（厚生労働大臣が定める基準）への適合性に関する資料
- 性能に関する資料
- リスク分析に関する資料
- 製造方法に関する資料
- 臨床試験の試験成績に関する資料

（薬事法施行規則第40条より抜粋）

表3 医薬品の治験実施計画に関係する共通ガイドライン

1	臨床試験の一般指針〔平成10(1998)年4月21日,医薬審第380号〕
2	臨床試験のための統計的原則〔平成10(1998)年11月30日,医薬審第1047号〕
3	新医薬品の承認に必要な用量−反応関係の検討のための指針〔平成6(1994)年7月25日,薬審第494号〕
4	臨床試験における対照群の選択とそれに関連する諸問題〔平成13(2001)年2月27日,医薬審発第136号〕
5	致命的でない疾患に対し長期間の投与が想定される新医薬品の治験段階において安全性を評価するために必要な症例数と投与期間〔平成7(1995)年5月24日,薬審第592号〕
6	高齢者に使用される医薬品の臨床評価法に関するガイドライン〔平成5(1993)年12月2日,薬新薬第104号〕
7	小児集団における医薬品の臨床試験に関するガイダンス〔平成12(2000)年12月15日,医薬審第1334号〕
8	外国臨床データを受け入れる際に考慮すべき民族的要因〔平成10(1998)年8月11日,医薬審第672号〕

して国際的な整合性を図るとともに,法規制の重点を製造段階から製造販売後に移行させるとの意図があった.「製造販売」とは製造・輸入を伴う販売のことで,単なる受託販売と区別するための用語である.医薬品や医療機器の製造販売業の許可を得るためには,総括製造販売責任者を設置し(法第17条),「医薬品,医薬部外品,化粧品及び医療機器の品質管理の基準(Good Quality Practice;GQP)に関する省令」,「医薬品,医薬部外品,化粧品及び医療機器の製造販売後安全管理の基準(Good Vigilance Practice;GVP)に関する省令」で要求されている製造販売後体制を構築しなければならない(法第18条).また,この改正では,治験に関しては,「医師主導治験」が導入されている.

治験から承認までの法規制

次に,薬事法,省令,通知の規定を織り込みながら医薬品の治験開始から承認までを説明する.

治験実施計画の作成

医薬品の開発が進み,非臨床試験が実施されて,動物レベルでの有効性,安全性が明らかになると,「医薬品の臨床試験のための非臨床安全性試験の実施時期についてのガイドライン」〔平成10(1998)年11月13日,医薬審第1019号,一部改正・平成12(2000)年12月27日,医薬審第1831号〕を満たす時期に治験を開始することとなる.

治験は,治験実施計画を作成することから開始されるが,作成にあたっては,**表3**の共通ガイドラインおよび**表4**の薬効群別ガイドラインを遵守する.

治験の実施(法第80条の2)

治験を医療機関に依頼する者(通常は製薬企業)は,治験実施計画に関し**表5**の事項をあらかじめ厚生労働大臣〔提出先は医薬品医療機器総合機構(以下,総合機構)〕に届け出,総合機構は,その内容について保健衛生上の危害の発生を防止するため必要な調査を行う.初めて治験を実施する場合は,30日間の調査期間があり,その後に依頼を開始しなければならない.

治験の開始後,副作用の情報を入手した場合は,「治験中に得られる安全性情報の取扱いについて」〔平成7(1995)年3月20日,薬審第227号〕に従い,予測できない死亡または死亡につながるおそれのある症例の場合は7日以内,予測できない死亡以外の重篤な症例や予測される死亡または死亡につながるおそれのある症例などの場合は15日以内に厚生労働大臣(総合機構)に報告する.

厚生労働大臣は,治験薬の使用による保健衛生上の危害の発生または拡大を防止するた

表4　薬効群別臨床評価ガイドライン

1. 悪性腫瘍に対する免疫療法剤の評価法に関する研究〔昭和55(1980)年〕
2. 血液製剤特に血漿分画製剤の評価法に関する研究〔昭和59(1984)年〕
3. インターフェロン製剤総合的評価に関する研究〔昭和59(1984)年〕
4. 鎮痛消炎剤の臨床評価方法に関するガイドライン〔昭和60(1985)年〕
5. 経口避妊薬の臨床評価方法に関するガイドライン〔昭和62(1987)年4月21日,薬審1第10号〕
6. 脳血管障害に対する脳循環・代謝改善薬の臨床評価方法に関するガイドライン〔昭和62(1987)年10月31日,薬審1第22号〕
7. 抗高脂血症薬の臨床評価方法に関するガイドライン〔昭和63(1988)年1月5日,薬審1第1号〕
8. 抗不安薬の臨床評価方法に関するガイドライン〔昭和63(1988)年3月16日,薬審1第7号〕
9. 睡眠薬の臨床評価方法に関するガイドライン〔昭和63(1988)年7月18日,薬審1第18号〕
10. 抗心不全薬の臨床評価方法に関するガイドライン〔昭和63(1988)年10月19日,薬審1第84号〕
11. 抗悪性腫瘍薬の臨床評価方法に関するガイドライン〔平成3(1991)年2月4日,薬新薬第9号,改訂・平成17(2005)年11月1日,薬食審査発第1101001号〕
12. 抗菌薬臨床評価のガイドライン〔平成10(1998)年8月25日,医薬審743号〕
13. 骨粗鬆症用薬の臨床評価方法に関するガイドライン〔平成11(1999)年4月15日,医薬審第742号〕
14. 降圧薬の臨床評価に関する原則〔平成14(2002)年1月28日,医薬審発第0128001号〕
15. 抗不整脈薬の臨床評価方法に関するガイドライン〔平成16(2004)年3月25日,薬食審査発第0325035号〕
16. 抗狭心症薬の臨床評価方法に関するガイドライン〔平成16(2004)年5月12日,薬食審査発第0512001号〕

〔平成18(2006)年2月28日現在〕

表5　治験実施計画の届出事項

(企業治験の場合)
1. 治験薬の成分及び分量
2. 治験薬の製造方法
3. 治験薬の予定される効能又は効果
4. 治験薬の予定される用法及び用量
5. 治験の目的,内容及び期間
6. 治験実施医療機関の名称及び所在地
7. 治験実施医療機関ごとの治験責任医師の氏名及び職名
8. 治験実施医療機関ごとの治験分担医師の氏名及び職名
9. 治験実施医療機関ごとの治験薬・対照薬の数量
10. 治験実施医療機関ごとの被験者数
11. 有償治験の場合はその理由
12. 外国法人が治験国内管理人を使用する場合は,その氏名及び住所
13. 治験調整医師を設置する場合は,その氏名及び職名
14. 治験調整委員会を設置する場合は,構成員の氏名及び職名
15. 一部業務を委託する場合は,受託者の氏名,住所及び委託業務の範囲
16. 医療機関が一部業務を委託する場合は,受託者の氏名,住所及び委託業務の範囲

(医師主導治験の場合)
企業治験の事項に加えて以下の事項
17. 治験の費用
18. 治験薬を提供する者の氏名及び住所

(薬事法施行規則第269条より)

表6　薬事法で承認を与えないとする場合の規定（医薬品，医療機器の場合）

以下に該当する場合は承認を与えない．
1. 申請者が申請品目の種類に応じた製造販売業の許可を受けていない場合
2. 申請品目を製造する製造所が申請品目の区分に応じた許可を受けていない場合
3. 申請品目の審査の結果次のいずれかにあたる場合
    - イ　申請品目が申請に係る効能，効果又は性能を有すると認められないとき
    - ロ　申請品目がその効能，効果又は性能に比して著しく有害な作用を有することにより，医薬品又は医療機器として使用価値がないと認められるとき
    - ハ　厚生労働省令で定める場合（申請品目の性状又は品質が保健衛生上著しく不適当な場合）
4. 申請品目の製造所における製造管理又は品質管理の方法が厚生労働省令で定める基準（GMP）に適合していると認められない場合

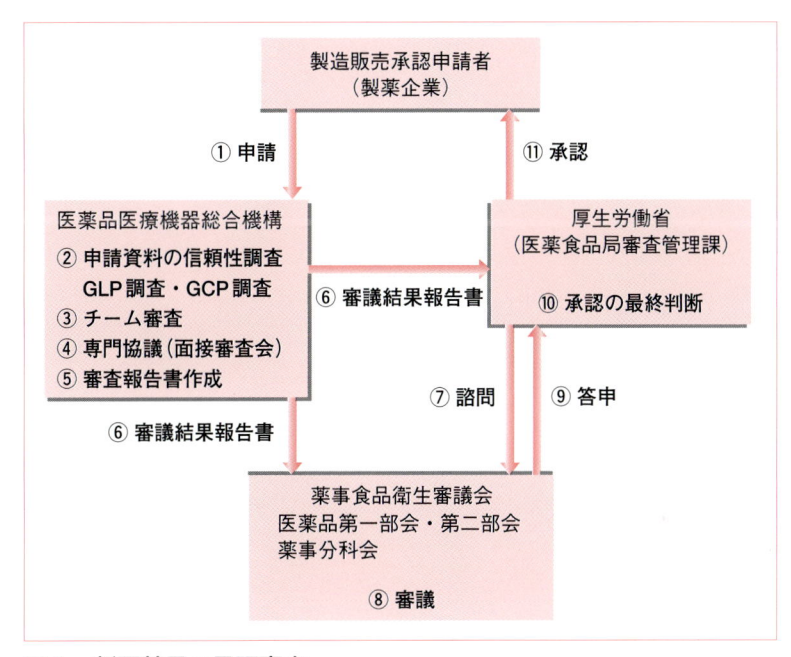

図1　新医薬品の承認審査

め必要と認めるときは，治験の中止または変更を指示することができる．

治験の終了後，「治験の総括報告書の構成と内容に関するガイドライン」〔平成8（1996）年5月1日，薬審第335号〕に従って総括報告書が作成される．

製造販売承認の申請・審査

申請用の資料は，「新医薬品の製造又は輸入の承認申請に際し承認申請書に添付すべき資料の作成要領について」〔平成13（2001）年6月21日，医薬審発第899号，一部改正・平成15（2003）年7月1日，薬食審査発第0701004号〕に従ってまとめられ，総合機構に提出される．総合機構では申請資料の信頼性調査が行われるとともに，チーム審査，専門協議（場合によっては，面接審査会も開催される）が行われ，審議結果報告書が作成される．審議結果報告書は厚生労働省に送付され，厚生労働省は，薬事食品衛生審議会の意見を聞いて法第14条第2項の規定（**表6**）に従って承認の可否を決定する．承認の場合，申請者に承認書が交付される．申請から承認までの審査過程の流れを**図1**に示す．

製造販売承認

承認時には,申請者の製造販売後の体制,製造所での「医薬品及び医薬部外品の製造管理及び品質管理規則」(Good Manufacturing Practice;GMP)体制などが確認されるとともに,再審査までの期間(通常,承認後6年間)に実施すべき試験および調査について,「医薬品の製造販売後の調査及び試験の実施の基準」(Good Post-marketing Study Practice;GPSP)〔平成16(2004)年厚生労働省令171号〕に基づき,「新医療用医薬品の再審査に係る製造販売後調査等基本計画書等について」〔平成17(2005)年10月27日,薬食審査発1027007号〕に従って製造販売後調査等基本計画書が作成される.その際には「医薬品安全性監視の計画」〔平成17(2005)年9月16日,薬食審査発第0916001号・薬食安発第0916001号〕の安全性検討事項および医薬品安全性監視計画を含めることとされている.

2 医薬品医療機器総合機構の役割

上田慶二・山田博史

医薬品医療機器総合機構とは

　独立行政法人医薬品医療機器総合機構（以下，総合機構）は，平成16（2004）年4月に設立され，医薬品・医療機器に関する「健康被害救済」「審査」「安全対策」の3つを事業の柱とする新設の機関である．医薬品・医療機器に関してもう少し詳しく説明すると，医薬品や医療機器の副作用や生物由来製品を介した感染症などによる健康被害の救済に関する業務，薬事法に基づく医薬品や医療機器などの審査関連業務およびその安全対策業務を行うことにより，医薬品や医療機器などの開発から使用までの全般にかかわる重要な機関であり，厚生労働省と綿密な連携のもとに運営されている独立行政法人である．

　この新しい総合機構ができる前〔平成15（2003）年度まで〕には，厚生労働省の付属機関の一部門であった「医薬品医療機器審査センター」（以下，審査センター）が医薬品・医療機器の承認審査にあたり，民間機関であった「認可法人医薬品副作用被害救済・研究振興調査機構」（以下，医薬品機構）と「財団法人医療機器センター」が医薬品，医療機器の治験相談と信頼性調査や同一性調査業務を行っていた．しかしながら，これらの業務はお互いに関連するので，これらの機関の連携により医薬品・医療機器の承認審査の効率化を図るため，平成16（2004）年にそれらの3機関を併合して上記の独立行政法人が設立された．

　すなわち総合機構は，本書の主題である新薬の臨床試験（治験）との関連でいえば，治験届の調査，治験中の副作用の収集，信頼性調査ならびに新薬の承認審査にあたる機関と理解することができよう．

新医薬品，新医療機器の承認等の審査および相談体制

　前記のように平成16（2004）年度に総合機構が創設され，相談と審査の一貫した新しい医薬品・医療機器の審査体制が確立した（図1）．すなわち総合機構には，新医薬品ならびに医療機器の治験に関する相談とそれらの承認審査に対応するチームがあり，専門委員も含めた専門協議を行う体制をも有している．したがって，治験依頼者（製薬企業，医療機器企業など）または「自ら治験を実施する者」（治験責任医師；医師主導の治験の場合）が臨床試験（治験）に際して問題や疑問を抱え総合機構に治験相談を依頼した場合には，それに応じて対面して指導・助言を行っており，またその後の新医薬品，新医療機器ならびに既承認薬の一部変更承認申請の審査も行っている．

　治験相談に際しては，実施しようとしている医薬品，医療機器の承認申請に関する臨床試験（治験）の倫理性，科学性，信頼性および被験者の安全性を考慮し，承認申請に必要な要件を正しく満たしているかを確認し，また治験の質的な向上を目指して指導・助言している．

　臨床試験（治験）が終了し，新医薬品または新医療機器の承認申請資料が完成して承認申請がなされた場合には，厚生労働省の指導のもと，総合機構が申請内容を審査する．その際，まず非臨床試験の成績の審査とともに提出された臨床試験成績に関して，臨床試験が医薬品の臨床試験の実施の基準（Good Clini-

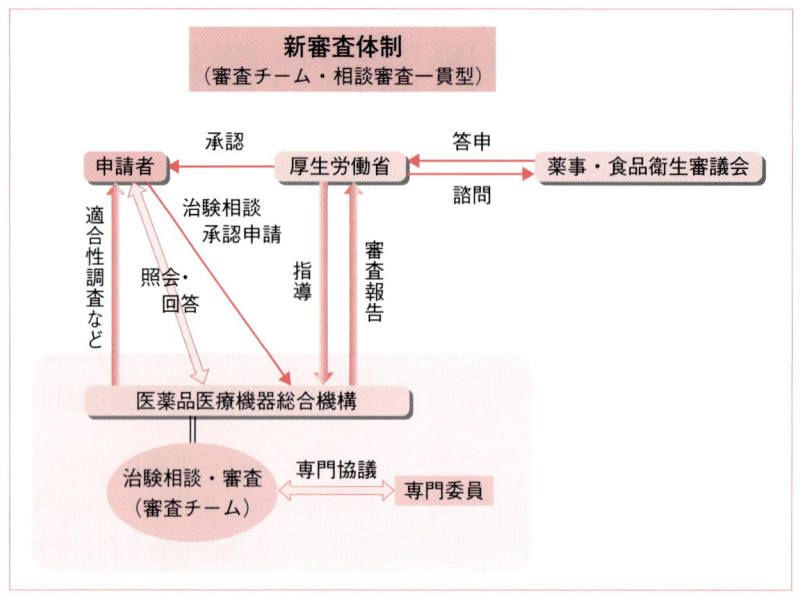

6 医薬品・医療機器の製造販売承認

図1 新しい審査体制

cal Practice；GCP）などに即して実施されたかなどの信頼性調査を実施する．それらの審査された成績に基づき，申請された新医薬品，新医療機器の有効性と安全性の成績ならびにそれらの相互関係（risk benefit balance）を慎重に検討し，その結果，新薬あるいは新医療機器として承認が適当と判断された場合にはその結果を厚生労働省へ報告し，さらに薬事・食品衛生審議会の審議を経て承認手続きを行うことになる．

◆◆◆ 最近の治験相談関連業務 ◆◆◆

総合機構による治験相談や承認審査の事業は，上記のように平成16（2004）年度より新体制として発足したものであるので，下記に示すこれらの事業の実績も総合機構の発足直後という事情をご理解のうえご賢察いただきたい．

平成16（2004）年度の治験相談件数は162件であり，最も多い相談は後期第Ⅱ相試験終了後相談（49件），次いで第Ⅰ相試験開始前相談（25件），申請前相談（25件），第Ⅱ相試験終了後相談（21件）などである．なお，その他追加相談も31件に上っている．

平成17（2005）年度の治験相談件数は215件で，後期第Ⅱ相試験終了後相談（47件），次いで第Ⅰ相試験開始前相談（42件），申請前相談（41件），第Ⅱ相試験終了後相談（33件）などである．

これらの治験相談件数を薬効分類別にみると，消化器用薬，抗悪性腫瘍薬などが多く，次いで循環器用薬ならびに中枢神経薬，抗菌薬などの順に治験相談の申し込みがなされている．なお，迅速な開発が期待されている医薬品〔希少疾病用医薬品（オーファン・ドラッグ），がん化学療法薬，生命を脅かす疾病の治療薬など〕については優先的な治験相談が可能となっている．

治験相談においては，臨床試験（治験）の試験実施計画の内容に関する事項が多く相談，審議される．ことに対象症例数の統計学的意義，実施可能性や試験方法の科学的妥当性などについての相談も多い．また治験実施に関する説明，同意文書の内容などの相談もあるが，GCPに即した実施が目標とされるので，同意文書の作成に際して臨床試験（治験）の科

学性ならびに倫理性に関して十分な配慮が必要となる．

最近，臨床試験（治験）コーディネーター（Clinical Research Coordinator；CRC）が配置されて臨床試験（治験）をサポートすることが多く，治験の実施が促進されているが，CRCに多く依存するために治験実施医師が十分にGCPを理解していないことも生じうるので注意が必要である．また，治験に際して治験施設支援機関（Site Management Organization；SMO）が協力することも多くなっているが，臨床試験（治験）の実施は治験実施医師の責任であるので，重要な点の見逃しがないように治験実施医師の十分な注意が必要である．

◆◆◆ 最近の審査関連業務 ◆◆◆

前記のように総合機構の主な事業の一つに新医薬品と新医療機器の承認審査業務があげられる．以下にその概要を紹介する．

■ 新医薬品の承認審査

新医薬品の承認審査には，医学，薬学，獣医学，統計学などを専門とする審査員によるチームにおいて承認審査を実施している．

平成16（2004）年度における新医薬品の承認件数は49件であり，その審査期間（中央値）は8.6か月であった．平成17（2005）年度上半期には承認件数は26件であり，その審査期間（中央値）は12.0か月であった．なお，平成17（2005）年度上半期における審査中件数は163件（うちオーファン・ドラッグは16件，オーファン・ドラッグを除く優先審査は10件）である．

オーファン・ドラッグその他の医療上とくに必要性が高いと認められる医薬品（適用疾病が重篤であり，既存の医薬品または治療方法と比較して，有効性または安全性が医療上明らかに優れていると認められる医薬品）は優先的に承認審査が実施されている．平成17（2005）年度上半期における申請件数は8件（うちオーファン・ドラッグは3件），承認件数は12件（うちオーファン・ドラッグは6件），審査期間（中央値）は229日であった．

その他承認申請された後発医療用医薬品，一般用医薬品，医薬部外品についての審査も実施している．

今後実施すべき重点項目として，医薬品審査へのメトリックス管理システムの導入があり，各審査プロセスごとに要した時間と処理件数を公表して審査業務の透明化を図ることとしている．

■ 新医療機器の承認審査

新医療機器の承認審査にあたっては，医学，工学，薬学，歯学，獣医学，統計学などを専門とする審査員によるチームを編成して審査を実施している．

平成16（2004）年度の承認品目は8品目であり，その審査期間（中央値）は12.7か月であった．平成17（2005）年度上半期における承認品目は6品目であり，審査期間（中央値）は284日であった．

◆◆◆ 信頼性保証業務 ◆◆◆

新医薬品などの承認審査においては，有効性・安全性に係る非臨床試験および臨床試験などの承認申請資料に基づいて，有効性と安全性のリスク・ベネフィットを総合的に評価し，効能・効果，用法・用量の妥当性，また使用上の注意などが検討される．承認申請資料が信頼性のおけるものでなければ，有効性および安全性を適正に評価することができず，承認申請資料の信頼性に関する調査業務は必須である．総合機構では，信頼性保証業務を基準適合性書面調査とGCP実地調査を組み合わせて実施している．適合性書面調査は，承認申請資料と申請者（治験依頼者）が保

管するすべての根拠資料〔症例報告書(Case Report Form；CRF)など〕との整合性を，GCPおよび「申請資料の信頼性の基準」(薬事法施行規則第43条で定める医薬品等の申請資料全般に係る基準で，申請資料の正確性，完全性と網羅性，保存を求めている)などの観点から網羅的に調査する．一方，GCP実地調査は，医療機関に保存されている根拠資料(診療録など)に対し抽出的に調査を行う．

GCP実地調査の流れ

申請者より承認申請がなされる際，必要に応じGCP実地調査の調査申請が行われる(申請後に行われる場合もある)．総合機構信頼性保証部において調査対象施設の選定，治験依頼者との調査日程の調整の後，GCP実地調査実施通知書が調査対象施設(治験依頼者，実施医療機関など)へ発出され，実地調査が行われる．調査担当者によりGCP実地調査結果報告書が作成され，その調査結果を踏まえ調査対象試験のGCP適合性を総合機構において評価を行う．調査結果は最終的に総合機構理事長より申請者および調査対象施設へ文書により通知される．

GCP実地調査の視点と調査担当者のコメントについて

GCP実地調査では，治験がGCPに基づき科学的・倫理的に適正に実施され，申請資料にデータが正確に反映されていることを実地に確認する．実施医療機関においては治験実施体制全般の確認〔治験審査委員会(Institutional Review Board；IRB)の開催状況，保存されている必須文書などの確認〕と，CRFと原資料との整合性の確認を通し，とくに被験者の人権，安全性が確保された治験が実施されていたかを検証する．調査担当者は調査の場で評価をするものではなく，評価を行うために必要な詳細な情報を収集するものであり，GCP上の問題点を明確化するためにさまざまな質問やコメントをすることもある．

GCP実地調査の評価

最終的な評価は総合機構において行い，総合機構理事長より「GCP実地調査結果通知書」が調査対象施設長へ発出され，「GCPに不適合な事項」および「改善すべき事項」に該当する事項があれば通知に記載される．これらの事項は，GCP基準に照らし合わせ，とくに重要で早急な改善が必要な事項がまとめられているので，提示された医療機関は問題点を医療機関内で共有し，速やかな改善を心がけてほしい．

GCP実地調査の実績と結果，指摘事項の具体例とその分析

平成16(2004)年度の調査実績は，新医薬品(国内および海外)，後発医薬品，医療機器の総計で，122品目(58成分)，治験依頼者60社，医療機関126施設，2,258症例であった．

1. 実施医療機関全般に関する事項

平成16(2004)年度の新GCP適用治験に関する実施医療機関全般に関する主な指摘を示す(表1)．

指摘事項からみた医療機関において留意すべき点を以下に示す．

①IRBの委員として指名された委員の構成に問題はないか．
②IRBの出席委員の構成に問題はないか(会議の成立要件を満たしているのか)．
③会議の記録に議事要旨が記載されているか．
④IRBによりすでに承認された進行中の治験にかかわる軽微な変更に関し，迅速審査と承認を行う場合の条件について手順書に定められており，かつ手順書に従った適切な運用がなされているか．
⑤IRBの会議が適切に運営されているか．

表1 実施医療機関全般に関する指摘状況〔平成16(2004)年度〕

適用条文		(指摘内容の概略)	計
第13条		契約書記載事項不備	1
		契約外医師の関与	1
第28条	1項	委員の構成不備	6
	2項	審議不備(迅速・人員など)	19
		審議記録不備	7
		手順書不備	1
第31条	1項	継続審査(1年超)	0
	2項	継続審査(副作用など)	12
第32条	1項	審査資料の不備	7
	2項	審議方法の不備	13
	3項	結果未通知	6
第40条	1項	副作用報告の未通知	12
(その他)		29-1, 29-2, 39-2, 40-4, 43-1 など	21
指摘総計			106

(新医薬品に係る国内調査, 新GCP適用治験のみ)

⑥IRBの審議または報告の際に発生する必須文書(審議依頼書, 審議結果報告書, 指示・決定通知書など)の作成および伝達が適切になされているか.

⑦IRBの審査に必要な資料と配付時期が適切であるか.

2. 個別症例に関する事項

平成16(2004)年度の新GCP適用治験に関する個別症例に関する主な指摘を示す(**表2**).また, 各指摘について, 当該症例のCRCの関与の有無ごとの各指摘件数と, 各々CRC関与(1,260症例)および非関与(325症例)全症例数を分母とした割合(%)を示す.

GCP省令第44条違反, すなわち被験者の適格性にかかわるエントリー違反は全1,585症例中42症例(2.6%)に認められ, とくに被験者の安全性確保を目的とする規定の多い除外基準違反は, 全体で全症例の1.9%であったが, CRC関与症例では1.1%, 非関与症例では4.9%と大きな差が認められた. GCP省令第46条第1項違反(治験実施計画書からの逸脱)は全体で全症例の15.1%に認められたが, CRC関与症例では11.3%, 非関与症例では30.2%であり, とくに治験実施計画書(プロトコル)に規定された必須検査の実施に関する逸脱に関し大きな差が認められた. GCP省令第47条第1項違反(原資料とCRFとの不整合)は全体で全症例の7.8%に認められ, CRC関与症例では6.5%, 非関与症例では12.9%であった. 以上の結果は, CRCによる治験支援体制の充実が, 治験の質の向上に大きく寄与していることを示すものと考える.

新しい医薬品や医療機器を一日でも早くそれらを必要としている患者へ届けることはきわめて重要な課題であり, そのためにはまず科学的, 倫理的に妥当な臨床試験(治験)が実施されることが必要である. また, それらの臨床試験により得られた成績を迅速に評価して, 新医薬品あるいは新医療機器として適切であれば, それらを迅速に承認して世に送り出すことも総合機構の重要な責務である. こ

表2　個別症例に関する指摘状況〔平成16（2004）年度〕

適用条文（指摘内容の概略）			指摘件（例）数および割合					
			全1,585例		CRC関与 1,260例		CRC非関与 325例	
第41条	2項	保管不備（診療録など）	1	0.1%	1	0.1%	0	0.0%
		保管不備（検査伝票など）	27	1.7%	14	1.1%	13	4.0%
第44条		選択基準違反	12	0.8%	6	0.5%	6	1.8%
		除外基準違反	30	1.9%	14	1.1%	16	4.9%
第46条		投与方法の不備	14	0.9%	13	1.0%	1	0.3%
		中止基準違反	4	0.3%	2	0.2%	2	0.6%
		併用薬・禁止薬・療法違反	34	2.1%	31	2.5%	3	0.9%
		検査関係未実施	141	8.9%	58	4.6%	83	25.5%
		検査時期・方法の不遵守	19	1.2%	14	1.1%	5	1.5%
		その他	28	1.8%	24	1.9%	4	1.2%
第47条	1項	併用薬等記載不備	69	4.4%	44	3.5%	25	7.7%
		検査関係記載不備	19	1.2%	9	0.7%	10	3.1%
		有害事象記載不備	17	1.1%	14	1.1%	3	0.9%
		その他	19	1.2%	15	1.2%	4	1.2%
第48条	2項	有害事象報告の不備	3	0.2%	1	0.1%	2	0.6%
第50条	1項	同意説明・取得の不備	9	0.6%	9	0.7%	0	0.0%
第54条	1項	継続参加確認の不備	0	0.0%	0	0.0%	0	0.0%
	3項	再同意の未取得	6	0.4%	1	0.1%	5	1.5%
（その他）			6	0.4%	0	0.0%	6	1.8%
		指摘総計	458	28.9%	270	21.4%	188	57.8%

（新医薬品に係る国内調査，新GCP適用治験のみ）

れらの各段階において総合機構は重要な役割を果たしており，その業務の迅速化に日夜努力が重ねられている．その役割に十分なご理解を頂き，総合機構の機能を十分に活用されることが望まれる．

7

海外の臨床試験

1 海外における医薬品開発

小林利彦

医薬品の開発を語るには多くの切り口がある．しかし，医薬品の開発にかかわる産官学すべてにとって基本になるのは，"患者が待っている"ということである．

平成3(1991)年以来，日米EU医薬品規制調和国際会議(The International Conference on Harmonisation of Technical Requirements for Registration of Pharmaceuticals for Human Use；ICH)を通して，日米欧の産官学が医薬品開発の規制の国際的調和を目指して多くの努力を行っている．米欧に比し，日本における治験環境，当局による審査・相談がスピードとコストの面で問題を抱えているのも事実であるが，同時に日本の産官学が問題解決に努力しているのも事実である．具体例として，全国治験活性化3カ年計画(文部科学省・厚生労働省)，治験のあり方に関する検討会(厚生労働省)，治験促進センター(日本医師会)などがあげられる．

今回，貴重な誌面を与えられたので，"Go-Go Pharma"から"Innovation Crisis"(More Money, Less NME*)という現実のなかで，米国における産官学連携という面から眺めたい．

◆◆◆ 官主導医薬品開発 ◆◆◆

CRADA

1986年，連邦技術移転法(Federal Technology Transfer Act)が成立した[1]．これは連邦研究機関である米国国立衛生研究所(National Institute of Health；NIH)，米国疾病管理センター(Center for Disease Control and Prevention；CDC)，米国食品医薬品局(Food and Drug Administration；FDA)などの製品化(商品化)技術を民間へ移転することを容易にし，米国の産業競争力を高めることを目的としている．

その目的を達成するためにできたシステムが官民間の共同研究開発協定(Cooperative Research and Development Agreement；CRADA)である．その本部は米国保健福祉省(Department of Health and Human Services；DHHS)にあるが，NIH，CDCなどに支部があり運営されている．ここでは医薬品開発に絞りNIHにおけるCRADAについて述べたい[2]．

NIHの研究者は，このCRADAのシステムを通して自らの研究成果を民間企業共通の目的である製品化(商品化)に向けて共同研究をする機会を与えられている．ただしCRADAは，NIHのいわゆるグラント(grant)による臨床研究(後述)とは違うことを明記したい．NIH技術の製品化については，特許政策が確立されており，以下のようになっている．

- CRADA展開の可能性が出てきた技術については，NIHは特許出願をし，権利取得前提でCRADA契約を行う．
- CRADA契約での共同開発中に派生した技術についてはNIHが特許出願の是非を判断し，相手民間企業がNIHの技術を含めて一方的に特許を取得することはないようになっている．

また受け側である民間企業には，条件として以下の義務が生じる．

- FDAへの申請と承認の取得
- 特許料のNIHへの支払い

この制度になり，年間100以上のプロジェクトが動いているが，1991年から2004年の

*NME：新規化合物(New Molecular Entity)

表1 NIH-CRADAより開発されたFDA承認医薬品

パートナー	医薬品	分野	FDA承認日/発売年
Berlex	Fludara®	白血病	1991年 4月18日/1991年
BMS	Videx®	HIV	1991年10月 9日/1991年
Roche	Hivid®	HIV	1992年 6月19日/1992年
BMS	Taxol®	乳がん ほか	1992年12月29日/1996年
MedImmune	NeuTrexin®	がん	1993年12月17日/1994年
GSK	Havrix®	ワクチン(H・A)	1995年 2月22日/1997年
Janssen	Sporanox®(Oral soln)	抗菌薬	1997年 2月21日/1997年
PDL-Roche	Zenapax®	免疫抑制(腎移植)	1997年10月10日/1998年
MedImmune	Synagis®	抗ウイルス	1998年 6月19日/1998年
Baxter	Certiva™	ワクチン	1998年 7月29日/1998年
Isis	Vitravene®	抗ウイルス(CMV)	1998年 8月26日/1998年
Berlex	Acutect®	診断薬	1998年 9月14日/1998年
Genzyme	Thyrogen®	甲状腺刺激ホルモン	1998年11月30日/1998年
GSK	LYMErix™	ワクチン	1998年12月21日/1999年
Berlex	NeoTect®	診断薬	1999年 8月 3日/1999年
MedImmune/Biotrin	Parvovirus B19 Enzyme	免疫学的検定法	1999年 8月 6日/2001年
GSK	Twinrix®	ワクチン	2001年 5月11日/2001年
IDEC	Zevalin®	非Hodgkinリンパ腫	2002年 2月19日/2002年
Millennium	Valecade®	骨髄腫	2003年 2月19日/2003年
Angiotech/Boston Scientific	Taxus™ Express™	ステント	2004年 3月 4日/2004年
Barr	Didanosine(DDS)	HIV	2004年12月 3日/
Amgen	Kipivance™	ケラチノサイト	2004年12月15日/2004年

間にFDAの認可を得た医薬品を**表1**にまとめた．NIHが主眼としている先端技術により開発された分野(がん，AIDS，ワクチン)が多く，とくにパクリタキセル(タキソール®)がCRADAより生まれたことは興味深い．

NIHグラントによる臨床研究・治験

NIH Clinical Centerにおける臨床は，治験あるいは治療が目的でなく，医療の基準を決めるための臨床研究である．NIH Clinical Centerが決めた研究課題の目的に合致した患者のみが入院できる．患者の保険を上回る費用のすべてをNIHが負担する．

もちろんNIH Clinical Centerはベッド数が限られており，研究課題のすべてを消化しきれない(NIHは年間約7,000人の患者入院可能)．そこで，契約臨床研究をもとに計画を公表し(request for proposal)，応募した医療研究機関(主に大学病院など)のなかから外部(external)評価委員会が慎重に選定し，研究契約(Clinical Research Agreement)を結び，全体では患者数が数万人となる．NIH契約の特色は研究費のほかに間接費補助があることで，これは施設にとっては大きな魅力である．

◆◆◆民主導の医薬品開発◆◆◆

いうまでもなく，米国の医薬品産業は，長期にわたる経済成長のなかで新薬開発力をつけ，一人勝ちを収めてきた．しかし，時に大きな試練を乗り越えてきたのも事実である．1992年には，エドワード・ケネディの苦言を機にFDAを改革し〔Prescription Drug User

表2 主要CROがかかわる臨床試験ボランティア統計（世界）

	2001	2002	2003	2004
Total Phase I-IV Studies	19,847	20,927	21,128	22,676
Total Phase I-IV Investigators	147,684	126,876	161,014	152,066
Total New Phase I-IV Patients Enrolled*	571,001	554,092	507,231	642,894

*前年から継続している臨床試験ボランティアについては含まない．
出典：Tufts Center for the Study of Drug Development.

Fee Act（PDUFA）の導入］，ヒラリー・クリントンの医療改革提言を機に1994年以降は研究開発型に大きく舵を切る──など，官民ともに努力をして今日まできたのである．

民間企業の医薬品開発の大きな過程である治験をどのような視点で分析するか──ここでは，日本における治験の問題点を切り口に米国を眺めてみる．

■ 治験のインフラ整備

米国では一般診療と治験が完全に独立に運営されている．大学病院もClinical Research Institute（Duke, Harvardなど）を独立して運営している．いわゆるサイトマネジメントとしての治験管理が整備されていないところは治験に参加できない．したがって，日本における治験施設支援機関（Site Management Organization；SMO）という外部委託会社は存在しない．治験審査委員会（Institutional Review Board；IRB）としては，FDAの査察を2年ごとに受けるIRBが存在し，治験先ならびに治験医師の面談も含めてかなり厳しく検討されている．

■ 治験関係者のモチベーション

国公私立病院・大学病院の治験施設ならびに民間の治験病院にしても，民間企業との契約には医師の報酬も含め多くのインセンティブが入っている．20症例を契約し，30症例あがれば，1症例当たりのプレミアムがつく．また一定期間での契約症例を早くあげれば，またプレミアムがつくといった具合である．

■ 治験のコストと空洞化

治験のコスト高騰化と空洞化は，米国においても例外ではない．米国の治験コストは，日本の約半分である．しかし旧東欧，アジア，南米では，さらにその半分以下である．結果として，米国の治験の50％は上記の国々に流れている．今や日本は現在の1/4の治験コストと競争しなくてはならなくなっている．

また治験の外部委託機関として世界的に発展した開発業務受託機関（Contract Research Organization；CRO）であるが，米国では"1症例あげていくら"である．日本では"治験施設訪問ごとにいくら"という．このあたりの合理化がコストダウンに必要なのではないだろうか．全世界の臨床試験ボランティアの多さには，驚かざるをえない（表2）．

■ FDAと治験

PDUFAを抜きには語れない．産官共同で始まったPDUFA（1992年），PDUFA-II（1997年），PDUFA-III（2002年）は治験についての相談・審査に関して改良されてきている．誌面の関係で詳細はFDAのホームページ[3]を参照していただきたいが，官民がこれほど上手に連携している例は珍しいと思われる．

参考文献
1) http://ott.od.nih.gov/about_nih/about.html
2) http://ttb.nci.nih.gov/cradaopp.html
3) http://www.fda.gov/oc/pdufa/default.htm

2 日米EU医薬品規制調和国際会議と外国臨床データ

森 和彦

日米EU医薬品規制調和国際会議(ICH)とは

 世界で開発される医薬品の大部分は日米EUの3極の地域において消費されている.このため,新薬を開発する製薬企業は,3極それぞれで臨床開発を行い,それぞれの規制当局からお墨付きをもらわなければならない.科学の進歩に伴い,新薬の許認可の際に要求される科学的データの質・量は飛躍的に高まっており,日米EUそれぞれで繰り返し試験を行うのは,きわめて非効率である.

 世界のさまざまな国において,その国の規制当局がどのような申請資料に基づき,どのような承認審査を行うかは,当然異なる.しかし,新薬の有効性,安全性を立証する科学的データそのものは,基本的には世界でただひとそろいあれば十分なはずである.承認申請資料のもととなる科学的データの作成方法の国際調和ガイドラインを作成することにより,無駄な試験の繰り返しを避け,より優れた薬をより早く患者の手に届けようという理念のもとに1990年4月に日米EU医薬品規制調和国際会議(The International Conference on Harmonisation of Technical Requirements for Registration of Pharmaceuticals for Human Use;ICH)が発足した.

 ICHの組織は,おおむね2年ごとに開催される国際会議と,原則半年に1回開催される運営委員会(Steering Committee;SC),さまざまなテーマ(Topicと呼ばれる)ごとにガイドラインの作成作業などを行う専門家作業部会(Expert Working Group;EWG)からなる.主催者は,日本が厚生労働省(Ministry of Health, Labour and Welfare;MHLW)と日本製薬工業協会(Japan Pharmaceutical Manufactures Association;JPMA),米国が米国食品医薬品局(Food and Drug Administration;FDA)と米国研究製薬工業協会(Pharmaceutical Research and Manufactures of America;PhRMA),EUが欧州委員会(EC)と欧州製薬団体連合会(European Federation of Pharmaceutical Industries Association;EFPIA)となっている.

 ICHのこれまでの活動により,品質分野(Quality;Q),安全性分野(Safety;S),有効性分野(Efficacy;E),複合領域分野(Multidisciplinary;M)の4分野で合計50以上のガイドラインが作成され,公表されている.たとえばE6ガイドラインはICH-医薬品の臨床試験の実施の基準(Good Clinical Practice;GCP)と呼ばれる3極共通の臨床試験の実施基準で,これが1996年に完成したことにより,日米EUの臨床試験成績が相互に利用できる基盤が整ったといえる.

外国臨床データの受け入れ

 これまで欧米の製薬企業は,繰り返し日本政府に対して,外国臨床データを受け入れるよう要求してきた.とくに1985年に開始された日米市場指向型分野別(Market Oriented, Sector-Selective;MOSS)協議で医薬品の市場開放が課題とされ,外国臨床データの受け入れが強く求められた.

 交渉の結果,日本人での第Ⅰ相試験成績,用量設定試験成績,第Ⅲ相比較試験成績以外は外国臨床データを受け入れることになった.

表1 民族的要因の分類

内因性民族的要因		外因性民族的要因
遺伝的要因	生理的および病理的要因	環境要因
性	年齢（小児～高齢者）	気候
		日光
		環境汚染
	身長	
	体重	分化
		社会経済的要因
		教育水準
	肝臓	
	腎臓	言語
	心血管機能	
	吸収・分布・代謝・排泄	医療習慣
		疾病の定義と診断
	レセプターの感受性	治療法
		医薬品服薬遵守の程度
人種	喫煙	
	飲酒	
薬物代謝の遺伝子多型	食事習慣	
遺伝病	ストレス	
	疾患	規制方法／GCP
		臨床試験の実施方法／エンドポイント

この時点ではICH-GCPどころか3極それぞれのGCPも整備中の段階であったため，外国で行われた臨床試験の成績をどこまで信用し，科学的にもどの程度評価できるのか疑問なケースも多く，外国臨床データの利用は限定的な範囲にとどまらざるをえなかった．

その後，発足したICHで外国臨床データの受け入れに関するTopicが取り上げられ，約6年に及ぶ議論の末にE5ガイドライン（外国臨床データ受け入れの際に考慮すべき民族的要因に関する指針）が完成した．このガイドラインでは，臨床試験のデータがどのような要因により影響を受けるのか，とくに民族が異なる場合に焦点をあてて検討が行われている．E5ガイドラインでは，異なる地域において，医薬品の有効性や安全性が異なる原因として民族的要因（ethnic factor）をあげ，さらに遺伝子に支配される体質などの内因性民族的要因（intrinsic ethnic factor）と医療習慣や生活習慣などの外因性民族的要因（extrinsic ethnic factor）とに大きく分けて整理している（表1）．

E5ガイドラインでは，こうした民族的要因の影響を評価し考察する方法として，新しい地域（たとえば日本国内）でブリッジング試験を実施することを提案している．綿密に設計された外国臨床試験，たとえばプラセボ群を含む用量群間比較試験とよく類似したデザインのブリッジング試験を国内で実施し，その結果が比較対象の外国臨床試験成績と類似していれば，豊富な外国臨床試験データを利用して有効性，安全性の評価が可能であるとする新たな考え方である．

1998年8月にE5ガイドラインが公表され

て以来,この方法により外国臨床データを利用し承認を得た新薬はすでに40を超えている.しかし,ブリッジング試験を用いた開発戦略は外国から何年も遅れて日本で開発する場合に有効な方法であり,最近は世界同時並行で国際共同試験を実施する開発戦略が採用されるようになりつつある.

3 海外の臨床試験

鎌倉孝行

海外における臨床試験実施状況について，医療機関における体制，治験に対する対価，患者の治験への参加状況，施設と治験依頼者（スポンサー）とのコミュニケーションの状況の4点について，実際の訪問調査の経験および業界内調査の結果に基づきまとめた．

医療機関における治験体制

施設における治験実施のための組織・人員構成は病院の規模などにより大きく違うようである．一般的に規模の大きな病院では，主任研究医師（Principal Investigator），3～6名の臨床研究コーディネーター（Clinical Research Coordinator；CRC），スポンサー（治験を依頼する製薬企業など）やスポンサーの業務を代行する開発業務受託機関（Contract Research Organization；CRO）との対応や治験実施上のスケジュールや書類管理など，全体的な調整をする補助者が存在している．ワシントン州で訪れた2病院においては，いずれも通常の診療部門とは別の治験専門チームとして存在していた．治験を円滑にすすめるうえで重要な役割を果たすのがCRCである．治験実施計画書（プロトコル）を十分に理解する能力，医療に関する基本的な知識などを備えるだけでなく，被験者，医師，その他の院内関係者，スポンサー，CROとのコミュニケーションを適切に保ちながら，医師が定められたスケジュール，手順およびプロトコルを遵守した治験を遂行できるようサポートしている．多くの場合看護師である場合が多い．したがって，CRCという呼称よりもStudy Nurseという呼び方が一般的な場合もある．実際に先の2病院の事例においては，CRCの前職はすべて相当のキャリアをもつ看護師であった．それぞれ，3～5名のCRCで5～8治験を同時に管理していた．治験補助者は，いずれも薬剤師であった．一方ペンシルベニア州，ジョージア州で訪問したクリニックのような施設の例では，治験責任医師と1名のCRCで20～30例といった規模の治験を実施している状況であった．いずれもCRCは治験以外の看護師としての業務も行っている状況であった．欧州の状況は国によって異なる．スイスの基幹病院でのCRC設置状況は，6～10名/施設程度との報告がある．なかにはがん専門病院では20名以上のCRCがいるといった事例もある．オランダのクリニックにおいては，医師1名，CRC 1名で治験が実施されていた．ドイツ，イギリスのクリニックでの事例では，CRCが存在せず，医師が一人で治験の進行管理すべてを行っているような状況もある．ドイツ，フランスなどにおいては，CRCの普及は著しく低いという調査結果もある．また，中国北京の3つの病院の事例においてはCRCは全員若手の医師であり，治験を実施するベテラン主任研究医師の総合的なサポート役として，数十例から100例単位の症例数の治験全般の進行管理をしていた．

例外的だが，スペインにみられるように，CRC以外に症例報告書（Case Report Form；CRF）の記入のみを担当する"Site Data Manager"という存在があることもある．この場合は学生を雇用することが多いようである．

一般に大規模な病院においては各プレーヤーの役割と責任が明確であり，そういった体制のもとで治験の運営・管理がなされている．

治験の実施に対する対価

　欧米においては，1例当たりの症例について治験費用が支払われる．対価の妥当性は治験審査委員会（Institutional Review Board；IRB）で審議される．支払いは医療機関に対してではなく，主任研究医師に対して直接支払われる．治験費用はその内容や治験のフェーズ（相）など種々のケースによって異なるが，医師はそのうちの20～50％程度を，インフラの利用費用として施設に支払っている．施設によっては，治験経費の収入が大きな財源となっている場合もある．

　米国においては1998年に米国食品医薬品局（Food and Drug Administration；FDA）から出されたガイダンスとして，治験責任医師による財務開示（Financial Disclosure）が義務づけられている．データの信頼性に影響を及ぼしうるような治験責任医師などへの金銭的利益供与および関連の取り決めについて，申請者が情報の確認と開示を確実に行うようにすることを目的としている．

　承認申請を目的にFDAに申請される医薬品，生物製剤，医療機器を対象として，関連する治験責任医師，治験分担医師およびその配偶者，扶養している子どもを含め財務開示が義務づけられている．
①報酬が臨床試験の結果に影響される財務協定
②5万ドルを超える当該会社株式，ストックオプション
③製品の財産権または財務上の権利，たとえば特許，商標，著作権，ライセンス契約
④2万5千ドルを超える金銭の提供（治験経費を除く）

　これはFDAの規制であるが，近年，日本で行われる臨床試験がFDA申請に利用されることも多く，日本の医師についても同様の対応が必要となる事例も増加している．

被験者の治験への参加状況

　新たな治療に関するメディアのキャンペーンや患者への直接広告はとくに大規模な治験においては一般的である．新聞，ラジオ，テレビを通じた治験広告は患者の治験への参加の促進の助けとなっている．医療機関において，ポスターやパンフレットを利用して治験の紹介がされていることも多い．これらの行為についてはIRBの承認が必要である．また，近年インターネットを通じて，企業・患者団体などのホームページなどにアクセスし知見情報を得ることも増加しているようである．

　第Ⅰ相試験を除き，患者にとって，治験参加の対価として直接金銭を得ることはない．この点もIRBで監視されている．しかしながら，交通費相当（たとえばカナダでは20ドル程度など）を支給するのが普通である．また，国によっては，ちょっとしたギフト，たとえばダイアリー，バッグ，ファイル，玩具などをプレゼントするケースもある．

　患者にとっての治験への参加の利益は主に次のような点であるが，とくに医療後進国などでは，最新医療・高度医療の機会を得られるというのが最も大きな理由のようである．たとえば東欧諸国の一部にみられるように，通常の診療において薬剤の使用が限られていたり，ジェネリック医薬品の使用が一般的であったりするような場合では患者にとっては大きな利益といえる．被験者の同意取得率もこういった状況と関連している傾向があるといえる．

- 現状よりさらに効果的な治療への可能性を得る．
- 治療領域をリードする専門医師から最新・高度治療を受けられる機会を得る．
- 可能性のある副作用については，より注意深く綿密に観察される．
- 治療にかかる費用負担が軽減する．

7 海外の臨床試験

表1 日・米・EUの治験環境のイメージ

	医師にとってのベネフィット	治験責任医師の役割	患者の参加意識	CRC	SDV環境	IRBの機能・効率	手続き	モニター効率	CRO
日本	△	△	△	○	△	△	△	△	○
米国	○	◎	○	◎	◎	◎	○	◎	◎
EU	○	◎	◎	△	○	△	△	○	○

◎：非常によい，満足できる，○：よい，満足できる，△：見直しまたは検討が必要である

- 当該薬剤が一定の有効性を示し，さらに次のレベルの治験に移行する際に恩恵を得られる．
- 治験外来の設定などによって，診療時間・内容・検査など丁寧で効率的な取り扱いを受ける．

一方，患者にとっての治験参加に対するリスクは次のようなことである．

- 投与される薬剤がプラセボ（偽薬）である可能性．
- 新たな治験薬の効果が現状の標準薬や治療より劣る可能性．
- とくに第I相試験であるが，臨床における有害事象に関する検証が十分なされていないため予測できない，あるいは場合により重篤な有害事象が起こりうる可能性がある．

施設とスポンサーとのコミュニケーション

治験が開始された後のスポンサーと施設との間のコミュニケーションの主たるものとして次のような行為がある．

- スポンサーまたはCROのClinical Research Associate（CRA）による，診療記録とCRFとの照合（Source Data Verification；SDV）．
- スポンサーまたはCROのCRAが行う進行管理のための訪問やその他情報入手・提供．
- スポンサーまたはCROの監査担当者による監査．

通常の情報伝達・入手には，国土の広さの違いもあり，電話，e-mailなどを介したコミュニケーションも有効な手段として活用されている．上記のようなコミュニケーションは治験を安全かつ適切に進行させるうえで必須の行為であり，相互の信頼感関係のもと，適切な時期にスポンサーの意向に十分配慮したうえで実施されている．

こういったコミュニケーションの際の施設側の対応は医師やCRCということになる．

とくにCRCは，CRAや監査担当者の訪問の日程調整，面談場所の確保，当日の資料用意，質問への対応などすべてに手際よく対応している．症例エントリーが同時にすすむ時期などにおいては，CRAの訪問が1週間に3～4回ということもあるが，頻繁な訪問に際しても施設側は当然のように応じている．こういったスポンサー側の作業は，半日～2日ということもあるが，時間をとって対応する．また，十分な業務スペースと快適な環境が確保されている．その際の医師の対応も同様である．積極的にインタビューに応じるなど，十分な対応の時間を確保している．実際に訪問した欧米の施設においても，訪問の開始時ならびに最後には必ず同席し，種々の質問に適切に対応していた．また，依頼事項や改善提案に対しても，真摯に応じる姿勢をみせていた．時に，訪問中のインタビューが3～4回に及ぶこともあるが，こういった場合にも対応している．

欧米においては，医師，CRC，スポンサー，さらには被験者も含めて治験実施上のイコールパートナーとして互いの立場・役割・責任を尊重し合いながら，治験を完遂させるという意識がある．

8

臨床試験に参加するには

1 臨床試験に参加することの意義

矢崎義雄

　今わが国において医学，医療の分野で最も注目されているのは治療試験（治験）を中心とした臨床試験である．その背景として，わが国で医療を取り巻く環境が著しく変化して国民の医療に対する意識が変わり，質の担保された医療，すなわち根拠に基づく医療（Evidence-based Medicine；EBM）の実践が強く求められるようになったことが大きい．そしてこのようなEBMの基盤となるのが科学的根拠となるエビデンスであり，すべて臨床試験の結果から確立されるからである．さらに，新しく開発された医療技術や新薬の臨床的有用性を立証するのが臨床試験であり，とくに創薬に欠かせない過程であって，国際的にも激しい競争にもなっている．

　しかし，わが国ではこれまでこのような臨床試験が主に大学病院を中心とする教育研究病院によって施行され，その中心的な役割を果たす主任研究者も多くは医学部の講座を担当している教授が担っており，このような体制では臨床試験は必ずしも円滑には推進されなかった．すなわち，①教育研究病院では，基礎的な医学研究と比較して臨床研究の評価が低くとらえられて組織としての取り組みに必ずしも積極的ではなかった，②扱う症例の母集団の数も少ないことなどから，登録数が不足するばかりでなく登録終了まで長期間を要した，③症例について選り抜きによる照合バイアスの存在も指摘されて，臨床試験の質の低下をきたすとともに，コストも高くなり，遅々として進展することはなかったことなどが指摘されている．最近では，新薬を開発する製薬企業も海外で治験を実施する傾向が強くなって，わが国における臨床試験の空洞化が懸念されている．

　とくに，今後医療技術の著しい進歩や新薬の開発などがすすみ，これらを適正に評価するための臨床試験の数が劇的に増加するものと予測され，医療の質向上への貢献ばかりでなく，企業戦略的にも国際的に後れをとってしまう可能性が大きく，臨床試験の円滑な推進が医療界ばかりでなく，行政的にも解決すべき喫緊の課題として注目されている．

　そこで，従来の教育研究病院主体で行われていた臨床試験の枠組みから一歩踏み出して，実施主体の再構築による新しい展開が期待されている．すなわち，臨床試験の対象となる患者の大部分を診療している一般臨床医，とくに診療所の開業医が治験医師として臨床試験に積極的に参加するシステムが効率よく機能するようになれば，多くの課題が解決できるものと思われる．

　ここでは，臨床試験がいかに医療の視点から重要であるかを述べ，そして一般臨床医が治験医師として参加する臨床試験の重要性，さらには一般臨床医が治験医師として臨床試験に参加することの意義について述べたい．

日常診療と臨床試験の密接な関連

　今グローバルに臨床試験が注目されているのは，先に述べたように新しく開発された医療技術や薬剤の臨床的有用性を的確に評価するために必要であるばかりでなく，科学的な根拠に基づいた医療であるEBMの基盤となるエビデンスの確立に欠かせないからである．とくに，わが国では，日本人を対象とした臨床試験が十分に実施されていないことか

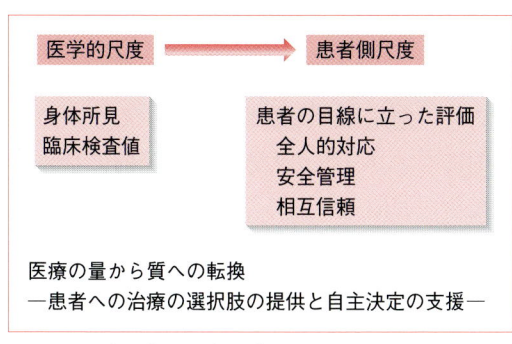

図1　医療評価のパラダイムシフト

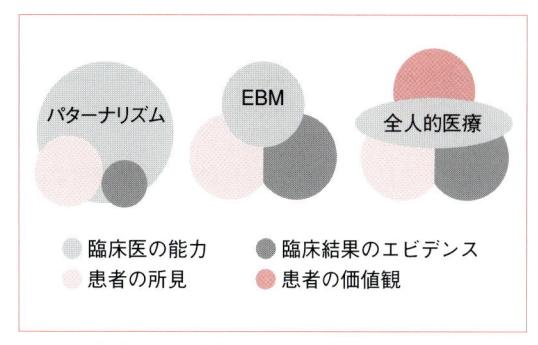

図2　臨床医の能力評価のパラダイムシフト：パターナリズムからEBM，全人的医療へ

ら，EBMのためのエビデンスに外国で行われた臨床試験の分析結果を適用せざるをえない状況にある．そこで，EBMからの視点を中心に日常診療と臨床試験の密接な関連についてまず述べる．

日常診療におけるEBMの重要性

従来わが国では国民皆保険制度のもと，公定価格での医療へのフリーアクセスが認められ，さらには経済の高度成長により医療費の負担が著しく軽減されたことから，医療は医師任せとなって医学的尺度のみから医療の評価が行われていた．しかし，最近になって，人口の少子高齢化と医療技術の進歩により医療費が増加し，経済的にも成長が停滞してこれを吸収することが困難となり，国民の医療費に対する負担感が著しく重くなった．そこで患者は医師任せではなく，医療の内容を確認するとともに，自己の価値観を治療の選択に反映できる患者本位の医療を強く求めるようになった．医療評価の大きなパラダイムシフトが生じたといえる（図1）．

このような視点から患者本位の医療を行うためには，良質で安全な医療を提供するとともに，患者とのコミュニケーションを良好に保ち，情報の開示に基づくインフォームド・コンセントを十分に行って，患者の自己決定権を尊重し，これをサポートすることが重要

である．そのなかで，質が保証された医療の提供と情報の開示に欠かせないのが，科学的根拠に基づいたEBMの実践である．患者が情報の開示を求めて医療を評価する場合には，どのような根拠に基づいて医師が診療を実施しているかが判断の基準となる．従来までの，医師個人が有する知識と過去に経験した症例に基づいてアウトカムを想起して行う診療は，EBMとは異なって質が不均等となり，患者の受ける医療の公平性，透明性を確保することが困難になることがあり，その後の診療を歪めてしまう可能性もある．少なくともエビデンスに基づいて作成された診療ガイドラインに基づいて，個々の症例の病態を参照しながら，さらに患者の価値観を反映させて診療をすすめることが今日最も求められている（図2）．このようなEBMの実践は，医療の公平性を確保するための医師のプロフェッショナルとしての大きな社会的責任でもあるといえる．

EBMの基盤をつくる臨床試験の重要性

このように医師が患者の最適で効率的な医療を選択するための科学的根拠となるエビデンスは，病態生理に基づいた妥当性を追求することだけで生まれるものではなく，治療を実際に患者に適用した結果（clinical outcome）から初めて生まれてくることが多い．すなわ

表1　EBMの基盤をつくる臨床試験の重要性

1. 患者が示す症状，症候だけでなく，科学的なエビデンスに基づいた，質が担保された医療の提供
2. 患者が無駄の少ない，より良質な医療を受けるための公平性が確保される
3. EBMのエビデンスは，病態生理的な妥当性のみからではなく，臨床試験により臨床に使ったときの効果からつくられる

ち，薬物療法などの治療を実際に患者に実施して患者の日常生活能力や生活の質（QOL），あるいは生命予後の改善度を定量的に，そして科学的に検証して初めて臨床結果がエビデンスとなるのである．このように臨床結果を導き出してエビデンスとして確立するのが臨床疫学に立脚して企画された臨床試験である．たとえば，心筋梗塞患者に突然死が多く，その原因として心室性不整脈を誘因とした致死的な不整脈が発生したことが考えられ，突然死予防のために抗不整脈薬治療が広く行われていた．しかし，1991年のCardiac Arrhythmia Suppression Trial（CAST）試験によって，心筋梗塞患者で抗不整脈薬を服用したほうがかえって突然死が多く発生したことが示され，抗不整脈薬は慎重に使用しなければならないことを明らかにした．病態生理からの治療戦略が，実際の臨床試験により誤りであることが明確に示された大きな成果であった．その後も，病態生理の視点から心不全患者に心収縮機能を低下させるβ遮断薬は禁忌とされていたが，臨床試験によりむしろ患者の生命予後を改善する効果があることが示された．このような実績を踏まえて，科学的根拠による質の保証された医療であるEBMの基盤となるエビデンスを生み出す臨床試験の重要性が今日ますます高まっている（**表1**）．

さらに近年，医療技術の著しい進歩や新規薬剤の開発などがすすみ，これらを的確に評価するための臨床試験の数そのものが一層増してくることが予測されている．そして，医療改善へのインパクトが大きな画期的なエビデンスの創成は，医療費が高騰するなかで経済的にもメリットが大きく，国際的にも激しい競争が展開されており，グローバルな視点からも臨床試験への注目はさらに高まっているといえる．

一般臨床医が参加する臨床試験の重要性

臨床医が臨床試験に参加することには2つの意義がある．それは，臨床医の参加によって臨床試験の質が向上することと，臨床医の資質そのものを向上させる大きなインパクトになりうることである．

一般臨床医の参加により臨床試験の質が向上する

1. わが国における臨床試験の課題

先に述べたように，わが国では従来より臨床試験は大学病院を中心とする教育研究病院が主に実施し，臨床試験の管理運営については大学の講座を担当する教授が主任研究者としてあたっていた．したがって，業績としては基礎的な医学研究が高く評価されることから臨床試験へのインセンティブが低くなって，二次的な業務として取り組まれる傾向があった．そして，実施体制としても教育研究病院だけではなく，関連病院を含めた体制で臨床試験に臨んでいても，症例数に限りがあって十分な症例登録が得られないことがしばしば指摘されていた．さらに，症例そのものも選び抜かれてバイアスが存在する可能性も示されており，臨床試験の質の低下が問われていた．しかも登録数不足は試験実施期間の延長をきたして経費の増加も伴い，わが国の製薬企業も新薬開発に向けての治療試験を，質が高くしかも効率よく低コストで実施できる欧米，最近では中国などのアジア諸国で行

う傾向が強くなっている．このような治験を中心とする臨床試験の空洞化をきたすことは，わが国における創薬や新しい医療技術の開発へのインセンティブの低下をきたして，up-to-dateの最適な医療の提供が困難になるばかりでなく，医療産業の発展も望めなくなり，国としても臨床試験の円滑な推進を図らなければならない時期に至っている．そこで，臨床試験を迅速にしかも効率的に実施するための体制づくりが行政的にも社会的にも重要な課題となり，注目されている．

2. 一般臨床医の参加が臨床試験の質向上に貢献する

わが国において今日治療を受けている患者の大部分は，大学病院を中心とした教育研究病院以外の医療施設で診療されている．そこで，診療所などで診療を行っている一般臨床医が臨床試験に参加する必要性は明白となる．すなわち，誰が臨床試験を推進する役割を担うべきかといえば，診療所開業医を含めた一般臨床医であるといえる．したがって，このような臨床医を基盤とした新たな臨床試験の実施体制を組むことが可能となれば，わが国の臨床試験が格段に推進されるばかりでなく，質そのものを向上させることに大きく貢献することが期待される．

まず，臨床試験の質を問う場合に最も重要な条件は，登録される症例の質と量である．診療所の開業医を中心とした一般臨床医は豊富な症例を日常診療のなかで注意深く観察していることから，臨床試験の実施計画書（プロトコル）に合致する症例を選び抜くことなく，背景因子や地域を含めて網羅的に，しかも迅速に登録することが可能である．したがって，登録された症例が照合バイアスを受けることがなく，得られた結果もそのまま一般集団に適用することができる可能性が期待されてメリットがきわめて大きい．また，迅速で確実な症例の登録は，臨床試験の実施期間の短縮をきたして，質の向上ばかりでなく，費用の節減にも大いに寄与するところとなる．

さらに，一般臨床医が参加する臨床試験は，日常診療上で実際に問題となる課題に取り組むことが多く，医療改善のインパクトがより大きくなることが期待される．そして，一般臨床医はいつも症例に密着して観察していることから，登録症例の途中脱落が少なく，これは得られるデータの確実性，分析結果の信頼性に欠かせない要因であり，臨床試験の質を大いに向上させるところとなる．

このように，一般臨床医の参加は，従来のわが国における臨床試験に関する課題を解決して，その円滑な進行ばかりでなく，得られた結果の客観性，信頼性を高め，臨床試験の質向上に最も必要とされる要件を満たすことになる（表2）．すなわち，今日ほど熱意ある治験医師による選別されていない症例の迅速な登録が求められていることはなく，病院の勤務医ばかりでなく開業医も研究者としての役割に一歩踏み込んで，治療薬や治療方法の実際的な評価を行う臨床試験に参加することの重要性を改めて認識する必要がある．これは医師のプロフェッショナルとしての社会的な責任であるともいえ，あらゆる機会をとらえてぜひ参加していただきたいと思っている．

表2　一般臨床医による臨床試験の重要性

1. 従来主に臨床試験が行われていた大学病院を中心とした教育研究病院では，症例登録数の不足，選り抜きによるバイアスの存在が指摘されている
2. 一般臨床病院，診療所では症例が豊富で，その背景因子や地域を含めて網羅的であり，そこから得られた結果はそのまま一般集団に適用が可能となる大きな利点がある
3. また，迅速な登録が実施されて脱落例も少なく，臨床試験の質向上に大きな貢献が期待される

一般臨床医が臨床試験に参加することの意義

臨床医は，診療上の決定を行う際には患者の病態を的確にとらえるとともに，科学的に立証された最新の情報を反映させて決定しなければならない．これが本来のEBMの姿であり，もし知識や情報が劣化した場合には最適な治療法を選択できないことも予測され，その代償は患者が支払うことになる．その場合には患者の受ける医療の公平性を確保することが困難となり，医師のプロフェッショナルとしての社会的な責任を果たせなくなる．そこで，日本医師会では広い領域にわたって診療の進歩についての情報を提供するための講習会を医師の生涯教育として全国に展開している．しかし，受講者の積極的な意欲を欠いた場合には，教育効果が必ずしも期待どおりにあがらないことが指摘されている．

このような状態に新たな展開となるのが臨床試験に積極的に参加することである．すでに臨床医が治験医として大いに参画している米国でも，臨床医の最大集団である米国心臓協会（American Heart Association；AHA）が改めて「治験医師としての臨床医（Clinician as Investigator）」というステートメントを最近発表し（Circulation 2004；109：2672-2679），臨床医の臨床試験へのさらなる参加を促している．すなわち，開業医を中心とした臨床医による臨床試験の重要性が今後一層高まると予測される一方，臨床試験に参加することに大きなメリットが認められるとしている．実際に治験医師として臨床試験に参加することになれば，治験に関する研究会に出席して，臨床現場ではなかなかとらえにくい現状の診療における課題とその解決の重要性を十分に身をもって理解することができるようになるとともに，他の治験医師やその分野の専門家と接する機会を得ることが多くなっ

表3　臨床医が治験医師として臨床試験に参加することの意義

1. 医師が良質な医療を効率的に提供するというプロフェッショナルとしての社会的責任を果たすには，生涯にわたっての学習が欠かせない
2. 生涯学習は受け身の受講ばかりでなく，積極的にEBMのエビデンスとなる臨床試験に参加することにより，最新の医療情報を実感し，良質な医療の基本となるEBM実践への意識が格段に高まる
3. 一方，医療技術の進歩，新規薬剤の開発がすすみ，これらを適切に評価する治験数が劇的に増加しており，臨床医の参加がプロフェッショナルとしての社会的責任にも今日なっている

て，意見の交換やさらなる臨床試験の計画に協力したり，試験データの追加分析を提案することも可能となり，医療の最先端に自分がいることが実感される．共著者として論文が発表されることもある．また，わが国ばかりでなく世界における最先端の臨床試験に関しても，論文として発表されてから知るのではなく，臨床試験が進行する過程での情報が得られて最終的な分析結果がいかなる方向性を示すか，臨場感をもって観察していくことにもなって，最新の医療情報を身をもって経験するとともに，医療改善に診療現場がかかわるという，医師のプロフェッショナルとしての社会貢献も果たすことになる．その結果，最新の医療情報に関心をもち，積極的に診療に活用するエビデンスを更新する習慣も修得され，良質な医療の基本となるEBM実践への意識が格段に高まると期待される（表3）．

さらに，平成9（1997）年に医薬品の臨床試験の実施の基準（Good Clinical Practice；GCP）に関する厚生労働省の省令が施行され，国際基準に合致したガイドラインが作成された．いわゆる新GCPである．そこでは，薬事法に基づいて，治験を実施できる医療機関

や治験を実際に担当する医師の要件が定められており，患者が治験に参加することによって人権が侵害されないのは当然のこと，決して不利益をこうむらないことなどが規定されており，科学性とともに高い倫理性の担保が謳われている．そこで，臨床試験に参加する臨床医は新GCPをよく理解していることが前提となることから，診療の場で科学的に治療戦略を組み立て，倫理的な視点からも十分に吟味された良質な医療を提供することが，臨床試験に参加することによって自然に修得されて実践されるものと考えられる．

臨床医が参加する臨床試験の重要性および臨床医が臨床試験に治験医師として参加することの意義を述べた．最近になって，新しい医療技術や新薬の開発が著しく進展し，その臨床的有用性を立証する臨床試験のニーズがますます高まっている．わが国では，このように重要な臨床試験の実施が困難になりつつあり，その空洞化が指摘されている現状にあって，一般臨床医の治験医師としての活動がキーポイントになっている．これは提供する医療の質向上にも資するところであり，可能な限り多くの臨床医の臨床試験への参加をお願いする次第である．

2 臨床試験を始めるときの心得

島田安博

臨床試験には，大きく分けて研究者主導で実施される臨床試験と新規薬剤の承認取得を目的とした治験の2種類がある．

前者は公的な研究費などの助成により実施され，後者は製薬企業主導または医師主導で実施される．いずれも重要な研究であり，非臨床試験成績をもとに，健常人あるいは患者を対象として実施されるものである．

本節では，研究者が臨床試験を計画，実施する際の考え方，臨床試験に対する姿勢について総論的に述べる．

臨床医学の進歩と臨床試験

臨床医学の進歩による治療成績の向上は目覚ましいものがある．国内では感染症，脳血管障害，循環器疾患からがんへと死亡原因も変遷してきているが，これ自体それぞれの疾病に対する治療法が進歩し，疾病をコントロールした結果と考えることができる．臨床医学の特徴は，抗生物質の発見による感染症の克服や新規作用機序を有する新薬による慢性疾患の治療成績の向上など，基礎研究のみですべてを検証することができないことである．最終的に患者を対象として検討することにより，初めて治療法としての評価が可能となるわけである．とくに，死亡原因の第1位であるがんでは，対照群と治療群の大規模比較試験の積み重ねにより治療成績が進歩してきている．前段階として，奏効率などの代替評価項目での検討が必要であるが，最終的には生存期間の延長や生活の質（QOL）あるいは医療経済などの臨床的有用性を指標として，客観的な検証が必要とされている．臨床試験による新規治療法の評価は，今後ますます重要となり，臨床医はその必要性の理解と，可能な限り担当医として試験に参加するように努力する必要がある．

臨床試験に参加するために

臨床試験に参加することは，多忙な日常診療を担う臨床医には大変な負担である．したがって，臨床試験に対する情熱と時間的・物理的余裕がなければ，現実的に参加することは難しい．最近では治験に関する研究費が高額となり，製薬企業も施設や研究者に対して厳しい条件を提示しており，参加する場合にはスタッフ，資金，時間を十分に確保してから受託する必要がある．

研究者主導の臨床試験に参加する研究者，施設の満たすべき主な条件を以下に述べる（**表1，表2**）．

■ 試験の対象症例数が十分確保できる

参加に先立ち，施設内の対象症例を把握することは重要である．また，同時期に同じ対象患者を対象とした複数の臨床試験に参加しないことが原則である．たとえば，胃がんの初回化学療法例を対象とした臨床試験を2件同時に実施することは好ましくない．患者の選択バイアスが起こり，試験成績の信頼性に問題が生じる場合もある．また，実際重要な試験が複数実施されるような状況は少なく，研究者・施設として，医学的重要性を冷静に判断して試験参加の判断をすべきである．国内臨床試験の問題点の一つは，同じ対象の複数の臨床試験に"お付き合い"で参加すること

表1　臨床試験を始めるときの研究者の心得

- 臨床試験課題に興味があるか？
- 対象症例が十分確保できるか？
- 臨床試験のために時間を確保できるか？
- プロトコルに従い試験を実施できるか？
- 有害事象を適切に報告できるか？
- CRF記載を適切に実施できるか？

表2　臨床試験を始めるときの施設の心得

- IRB審査
- 医師に時間的余裕を確保
- インフォームド・コンセントのための面談室整備
- CRC雇用
- 契約担当事務員
- 書類保管

である．このような研究者・施設は，結果的には登録症例数は少なくなり，試験のなかでも評価が低くなる．また，重要な臨床試験の進捗を遅らせることにもつながるので，医学的判断が重要である．

プロトコルを理解，実施，評価できる時間的余裕がある

最近では臨床試験の実施計画書（プロトコル）内容も複雑で，膨大となってきている．参加前に熟読し，疑問点を十分に議論しておく必要がある．とくに，プロトコルが確定してから参加するような場合には，十分に納得しておく必要がある．試験の目的，方法，検査・評価方法，症例報告書（Case Report Form；CRF）の内容・提出方法など，プロトコルにより内容はかなりの違いがあるので，精読して理解する必要がある．プロトコルはあくまで計画書であり，遵守すべきルールである．記載内容に従って，日常診療のなかで自由に変更可能であるというものではない．臨床検査や画像診断も原則として規定されたスケジュールで実施されなければならない．投与スケジュールも規定に従い，投与量の減量や休薬を行わなければならない．したがって，臨床試験に参加することにより，従来の日常診療の方法を変更しなければならないこともある．臨床試験プロトコルは専門家の協議で完成されたものであるので，参加研究者は自らの日常診療のレベルアップを目指して対応することが勧められる．

十分な説明と同意を取得できる担当医師がおり，そのための十分な時間が確保可能である

「臨床試験」という言葉は，堅苦しく聞こえるが，患者を対象として有効性や安全性の確定していない新規治療法を「試験」するわけであるから，妥当な言葉である．試験であるがゆえに，被験者である患者にはそれに伴う「危険（リスク）」と「利益（ベネフィット）」を正確に，平易に，時間をかけて説明する義務を研究者は負うことになる．施設はこのような重要な説明を実施するための適切な環境を整備する必要がある．現在の病状，標準的治療と試験治療の内容，期待されるベネフィットと予想されるリスクなどを説明し，患者および家族から質問を受けなければならない．参加に関する十分な考慮時間をおいて，患者自身から同意が得られて初めて臨床試験への参加となるわけである．患者への病状説明もままならない多忙な日常診療で，さらに試験に関する説明が必要となるので，医師は説明に関して十分なトレーニングを積む必要がある．また，医師自身が臨床試験の重要性を理解していなければ，患者を説得することはできない．重要な研究課題であれば，医師の情熱は必ず患者に伝わるものと考える．逆に，患者の自由意志を尊重するかのような，熱心でない説明では試験参加への同意を得ることは難しい．最終的には，患者と医師の信頼関係が基礎になると考えてよい．通常であれば3割から5割の患者の同意を得ることは可能である．ほとんど同意を得られなければ，同

僚医師の説明に同席して見学すべきである．

プロトコル遵守の試験実施のために臨床試験コーディネーターが雇用できる

臨床試験を実施する際には，臨床試験コーディネーター（Clinical Research Coordinator；CRC）などの支援者が必要である．CRCは，主に，患者同意や薬剤投与・検査スケジュール管理，CRF記載などを実施しているが，プロトコルや同意説明文書の内容検討まで担当している施設もある．また，臨床試験審査委員会（Institutional Review Board；IRB）審査や製薬企業との契約業務に関しては病院事務の補助が必要となる．臨床試験を医師のみで実施するのではなく，病院内のシステムとして実施し，透明性，科学性，倫理性を確保することが重要である．しかしながら，CRCを雇用できる施設はまだ少なく，多くが非常勤職員である．臨床試験が治療成績向上のために必須であることが明らかであり，早急に病院正規職員として雇用すべきと考えられる．がん治療は外科治療を中心に進歩してきたわけであるが，外科医のみで進歩が実現できたのではない．麻酔専門医，病理専門医，そして手術室，手術室専門看護師などの医療チームが確立されてから，治療成績が格段に向上したわけである．薬物治療をこれと比較するならば，新薬と内科医だけでは治療成績の向上は不可能であり，CRCを中心とした臨床試験実施協力者の立場の確立がきわめて重要である．

臨床試験中に発生した有害事象に関して適切に報告できる

臨床試験では，既知の有害事象だけでなく，未知の有害事象が発生したり，既知の有害事象の頻度の上昇や治療関連死亡の発生も起こりうる．とくにがん患者を対象とした臨床試験ではこれらの頻度も高く，臨床試験実施中には有害事象の報告システムを適切に稼動させる必要がある．これは，同様の重篤な有害事象により治療関連死を事前に防ぐことが最大の理由であるが，臨床試験におけるリスクを最小限に抑え，安全に実施するための重要なシステムと考えられる．常に，予想されない有害事象が発生することを考慮して対応することが必要であり，発生した事象は可及的速やかに研究事務局か治験依頼者に集積して評価することが大事である．臨床現場では発生した有害事象への対応を行いながら，報告や文書作成を行うことになり，システムに慣れるまでは大変である．しかしながら，このような安全対策がなされていない臨床試験は，参加している他の患者に対して安全を確保できているとはいえない．有害事象が必発する抗がん薬の臨床試験では，これらの報告がリアルタイムできちんとなされないと，危険な治療が継続して実施されることになり，最悪の場合には治療関連死を起こすこともありうる．適切な有害事象管理により，臨床試験の早期中止や，プロトコル変更が行われることも珍しくない．また，まったくこのような有害事象の報告がなされていない臨床試験ではその試験成績の質さえ疑われかねない．

臨床試験に関連した，必須文書を適切に管理，保管できる

臨床試験・治験では実施に際し，施設内IRB審査書類，プロトコル関連書類，同意書，CRF，プロトコル改訂書類，依頼者からの連絡書類（有害事象報告を含む）などの多くの書類が発生する．これら書類は系統的に整理，管理，保管が必要である．このためにも，担当事務員や保管スペースの確保が必要となる．医薬品の臨床試験の実施の基準（Good Clinical Practice；GCP）調査では，これら保管の義務のある書類の不備は大きな問題として指摘されるので施設としての対応が必要で

ある．また，IRB承認書や同意書，プロトコル改訂に関する書類なども患者の治療に直結する書類であるので必ず保管する必要がある．単なる書類ではなく，安全性情報なども確実に周知されているかなどの証拠にもなる重要な情報源である．

IRBによる臨床試験プロトコルの審査・承認が行われている

今や臨床試験・治験の実施と，IRB審査は必須であることは常識である．しかしながら，医師主導の臨床試験では，十分にIRB審査を受けていない例も多い．臨床試験でも，治験でも，試験性のある治療を患者に実施するのであるから，科学性・倫理性を第三者であるIRBに審査依頼をすることは当然と考えられる．一部研究機関においては研究アイデアの新規性確保を盾に，当該グループ内のみでの議論で臨床試験を実施することもあるようであるが，患者を対象とする限り決して許されないことである．このような試験を臨床試験と考えているようでは，患者をモルモットと同一視していることになり，倫理的に大いに問題である．もちろん，IRB審査も不十分なことも多い．多数の臨床試験の内容を適切に審査・判定することが業務量としても，また時間的にも大変な作業である．しかしながら，臨床試験の科学性・倫理性を担保する方法としては，現時点では最も妥当と判断されており，健常人や患者というヒトを対象とする臨床試験ではIRB審査は必須である．最近ではIRB審査を各施設で実施できないことから，中央IRBの可能性について議論されている．規模の小さい施設が臨床試験に参加する場合にはこのような中央IRBにおける審査を受け入れざるをえないと考えられるが，IRB側も施設側も責任範囲を理解しておく必要がある．

治験では，さらにGCP遵守が義務づけられている

治験実施に際しては，GCPの内容についても十分に理解しておく必要がある．個々の医師のみでなく，治験関連部署すべてで共通の認識をもち対応することが重要である．

臨床試験に参加するモチベーション

医療者は常に最善の医療を患者に提供することを責任として負っている．また，最新の医療を求め，生涯教育に参加している．臨床試験に参加するとしても，十分な貢献のためには，しっかりしたモチベーションをもたなければ完遂することは難しい．

臨床試験・治験は，単に新薬を患者に投与してその効果や副作用を観察するだけではない．あくまで事前に科学的・倫理的に十分に検討された前向き研究計画であり，片手間に参加するようなものではない．臨床試験により治療の新たな可能性を開くことを目指すという強い動機づけがなければ質の高い臨床試験は実施できない．

臨床試験のテーマがきわめて興味深く，多くの症例登録を行い，臨床試験の結論を一日でも早く得ることに貢献したいという強い気持ちが必要である．治験では一定の研究費という経済的利点があるが，通常の臨床試験ではこの利点も少ない．しかし，臨床医の疑問に対する回答を得る試験は，治験よりも研究者主導の臨床試験に多い．とくに外科や放射線科などの集学的治療ではこの傾向が強い．多忙な日常診療のなかで，このモチベーションを維持することは容易ではない．一方，高血圧症，糖尿病，一般感染症など第一線病院で多く診療される疾病に関する大規模な臨床試験では，疾患特異性が高く必要症例数が多いため，開業医や市中病院で実施されることが多い．それぞれの立場で，参加できる，貢

献できる臨床試験に対し，協力することは可能である．

　日々の医師の臨床試験に対する態度により，患者，家族，医療関係者の臨床試験に対する理解も深まり，病院の評価基準の一つとして「臨床試験参加施設」であることが評価されるようになることを強く望みたい．

3 医薬品の臨床試験の実施の基準（GCP）

小野俊介

本節では治験に参加しようとする医師が最低限知っておくべき医薬品の臨床試験の実施の基準（Good Clinical Practice；GCP）の背景を説明する．GCPの具体的な内容については，本節に記したGCPの勉強の仕方を参考に巻末資料を熟読いただき，全体のイメージを要領よくつかんでいただきたい．

GCPについて最低限知っておくべきこと

日本ではGCPとは法律の一部

GCPとは臨床試験（治験）を実施する者すべてが従うべきルールである．日本では，GCPを「医薬品の臨床試験の実施の基準に関する省令」〔平成9（1997）年3月27日，厚生省令第28号〕という行政上の命令を根拠とする一連の規制（関連する通知やQ&Aを含む）ととらえるのが自然である．行政上の命令であるGCPは薬事法という法律に基づいており，違反すると刑事罰（罰金など）が適用される厳しいものである．現実には，治験を医療機関で実施する医師に対する罰則は設けられていないが，たとえば，医師主導の治験（第9章第5節 p.185参照）において，治験を実施しようとする者（医師）が治験計画の届出を行わなかった場合には，医師も製薬企業と同様に罰則の適用対象となる（薬事法第87条第11号）．

GCP違反は薬事法違反であるとはいえ，物事にはすべて程度問題がある．GCPの規定を守っていないからといって，それらがすべて重大な違反というわけではない．医療現場では，患者の容態の急変などにも柔軟に対応しなければならず，杓子定規に法律上の手続きをあてはめるのは変である．

GCP上の重大な違反には，たとえば次のようなものがある．これらの違反例は誰の目にも重大である．

- 認知症の高齢の患者を，本人または代諾者への説明・同意を得ることなく，治験に参加させた（GCP第50条の重大な違反）．
- 重篤な副作用（例：予想していない重度の肝障害）が発現した際に，その副作用の発現状況をすぐに治験依頼者である製薬企業に伝えなかった（GCP第48条の重大な違反）．
- 安全性の問題を隠すため，実際の検査データとは異なる値を症例報告書（Case Report Form；CRF）に記載した（GCP第47条の重大な違反）．

こうした重大な違反が判明した場合には，厚生労働省は製薬企業などから事情を聴取するとともに，薬事法に基づく立ち入り調査を医療機関に実施して，事実確認と再発防止のための指導を行うことがある（薬事法第80条の2第7項）．これは大変な事態である．

もっとも，このような故意・悪質なGCP違反が発生することはまれで，実際に発生するGCP違反には次のようなものが多い．

- 治験実施計画書（プロトコル）に規定されている血液検査を計画どおりに実施していなかった（GCP第46条違反）．
- ある症例の心電図検査記録紙が紛失していた（GCP第41条違反）．

これらの違反のなかには，GCP違反というよりも，プロトコルからの逸脱（deviation）という言い方がしっくりくるものもある．プロトコルからの逸脱は，原則論からすればGCP違反（GCP第46条違反）であるが，一方

表1　日本のGCPの位置づけ

薬事法	・新薬の承認を得るためにエビデンスとして提出される臨床試験（治験）は，GCPに従って実施されなければならない． ・違反すれば罰則がある（一部）．
医薬品の臨床試験の実施の基準（GCP）	・治験の開始から終了までのルールを規定（巻末資料参照）． ・行政上の命令にあたる．
関連する通知 （局長通知，課長通知，事務連絡）	・GCPの各規定を詳細に解釈・説明した文書． ・日本では，行政上の命令に準じたものとして扱われることが多い．

でGCPには，被験者の緊急の危険を回避する場合など，医師の判断でプロトコルに従わないこともありうると書いてある（GCP第46条）．治験では被験者の安全の確保は常に最優先させるべきであるから，このような規定があるのは当然である．医師は，被験者を守るためにプロトコルから逸脱する必要があると判断した場合には，堂々とプロトコルから外れてよいのである．ただし，その場合にはその状況の記録を作成して直ちに関係者（製薬企業，医療機関の長）に報告しなければならず，それを怠るとGCP第46条違反となる．なお，たとえば医師・医療機関側の都合による逸脱（例：学会出張に合わせて投薬スケジュールを勝手に変えた）は，もちろん許容されない．

GCPは国際的に通用する臨床試験の模範的行動を並べたもの

法律が根拠になっているGCPの位置づけは表1のとおりだが，法律といってもいろいろな種類がある．一読してわかるとおり，GCPは「……をしてはいけない」ではなく，「……をしなければならない」という書き方になっている．薬事法は，医薬品が国内で適切に製造・販売・使用されるために必要な遵守義務を事細かに規定した法律で，そのなかには「してはいけない」，「しなければならない」両方がある．一方，GCPは治験を正しく実施するための具体的な模範手順という性格が強い．

個々の臨床試験のすすみ方は多様だが，多くの試験にあてはまる共通の「型」や「作法」はある．まずはプロトコルや同意説明文書を作成し，倫理委員会の審査を受け，契約を結び，患者において試験治療・投薬を行い，その評価を行った結果を報告書にまとめる．こうした一連の流れの模範を示したものがGCPといえる．

日本のGCPは，国際的な医薬品開発の標準ガイドラインを定める日米EU医薬品規制調和国際会議（The International Conference on Harmonisation of Technical Requirements for Registration of Pharmaceuticals for Human Use；ICH）という仕組みの中で日・米・欧の規制当局・産業界で検討され，1996年に合意されたICH-GCPを雛形とする．すなわち現在の日本のGCPは，臨床試験の実施方法の国際標準である．しかし，臨床試験は各国固有の医療環境や制度のもとで実施されるため，欧米の制度を土台にしたICH-GCPを若干ではあるが（英語から日本語への翻訳を含め）和風にしなければならない．ただし，和風にしすぎてICH-GCPの本質が失われたら大ごとである．このため平成9（1997）年，中央薬事審議会GCP特別部会という場で検討が行われ，ICH-GCPの和風版が作成された（中央薬事審議会答申GCP）．それを踏まえて日本での法律としてのGCPが整備された．

GCPは研究の行動を制約する嫌なもの，面倒くさいものである．ベテランの臨床研究者はとくにそう感じるかもしれない．しかし一方で，法律としてのGCPが存在することで研究者の活動が社会から認知され，安心して治験を実施できることは疑う余地がない．試験に参加する患者の安心もやはり法律の裏づけがあってこその話である．臨床研究の国際的な「型」，「作法」を日本の研究者に紹介した意味合いを含め，平成9(1997)年以降GCPが果たしてきた役割は大きい．

医師も治験実施チームの一員である

GCPには数多くのプレーヤーが登場する．治験依頼者(製薬企業)，開発業務受託機関(Contract Research Organization；CRO)，治験審査委員会(Institutional Review Board；IRB)といった，通常は組織のプレーヤーもいれば，治験責任医師，治験分担医師，治験協力者，モニター，監査担当者といった個人としてのプレーヤーもいる．ただし医師主導の治験では，治験責任医師(個人)が治験依頼者(製薬企業)の役割を果たす必要がある．

ほとんどの場合，医師は治験責任医師・治験分担医師として治験に参加する．治験責任医師は，医療機関の治験チームのリーダーとして，プロトコル案の検討段階から治験に参加する．患者から治験参加の同意を取得し，投薬治療を行い，有効性・安全性評価を行い，結果をCRFに記入するのはむろん医師の役割である．しかし，これらの仕事を医師一人でこなすのはなかなか大変で，GCPは，チームプレーとして治験が実施されることを想定している．治験チームの規模や熟練度にどの程度のものが要求されるかは試験ごとに異なる．ただし，十分に低コストで十分に質が高いサービスを供給するための治験チームが望まれるのは世間の常識と同じである．

GCPの読み方・学び方

まずはGCPの全体像を把握しなければならない．厚生労働省医薬食品局審査管理課長通知〔平成16(2004)年7月22日，薬食審査発第0722014号〕を，とりあえず一回は我慢して通読しないとGCPの全体像は理解できない．ただし細部を記憶する必要はない．GCPの細部までを覚えるのは困難である．GCP制定作業に加わって以来10年近くGCPに接している筆者も「覚えている」とは程遠い．どのプレーヤーがどのあたりの章に出てくるかのイメージをつかめばよい．前半に出てくるのは製薬企業で，真ん中あたりがIRBと医療機関，そして後半が医師という感じである．

全体の構成を理解したうえで，GCPの真ん中以降(「第4章　治験を行う基準」以降)を再度じっくり読む．今度は，自分の病院・診療所での治験を想定して，具体的なプレーヤー〔A看護師，事務局のBさん，院長のC先生(自分)，製薬企業のモニターのDさんなど〕を頭に思い浮かべて，治験中に出てくる文書を頭の中で動かしてみる．とくに自分の患者に重篤な有害事象が発現した場合の行動と文書の流れ，海外や他の医療機関で同様なことが起きた場合に自らの医療機関・IRBでとるべき行動は重要である．不安ならば製薬企業のモニターにも具体的な流れを教えてもらう．モニターは社内の手順書に従って行動するので，必要に応じて会社の手順書の流れもあらかじめ聞いておくと参考になる．

GCPに詳しい人々はどこにいるか

GCPそのものを通読しても，現場に即した条文の解釈や，ルールをどのくらい厳しく適用すればよいのかはすぐにはわからない．数多くの治験に参加し，経験を積んだ同業者(医師)は頼りになる情報源となる．多くの医

師はGCP違反・逸脱を経験し，多すぎる文書に辟易し，治験事務局や製薬企業と一悶着あった経験があるだろうから，そのような体験談を聞くことをお勧めする．学会やお役所が協賛する立派なシンポジウムや勉強会は，現場と乖離した"べき論"が展開されることも多く，あまり役に立たないことがある．失敗談や苦情を包み隠さず話してくれる講師がいる私的な勉強会は役に立つ．

医療機関の治験事務局の治験コーディネーター（Clinical Research Coordinator；CRC）は看護師・薬剤師が多い．GCPの詳細を知り尽くした，実に頼りになる人々が多い反面，「ここから先は医者の仕事．私たちCRCは関係ありません」というスタンスを頑なに崩さない，コーディネーターという言葉の定義そのものに疑いがある人々も一部に存在する．医師や企業の担当者が仕事をしやすくするために何ができるかを常に考えてくれるCRCをみつけて，アドバイスを求めるとよい．

製薬企業やCROはGCPに詳しい人々の宝庫である．企業の開発部門にいる人々（モニターなど）は，GCPを含む医薬品関連の規制について幅広く訓練を受けており，頼りになる．ただし企業担当者の回答は多くの場合「ウチの会社ではこうしている」という限定つきであることに注意が必要である．GCPの解釈・運用については企業の監査部門の人々も詳しいが，監査（GCP第23条，第26条の9参照）業務の性格上，少し立場の異なるアドバイスとなるかもしれない．「この程度までは手抜きしても大丈夫」といったコメントはあまり期待してはいけない．

GCPを所管する厚生労働省，そして医療機関を訪問して現地査察を行う医薬品医療機器総合機構（http://www.pmda.go.jp/）には，GCPに詳しい人々がたくさんいる（はずである）．ただし役所に固有の事情（数年ごとの人事のローテーションなど）もあり，担当者の知識・経験レベルにムラがあることは否めない．また，役所はヒト不足が常態化しており，一般の医師からの問い合わせに常ににこやかに，速やかに対応してくれるかどうかは怪しい．国立病院機構の各地の病院・大学病院・薬学部には，厚生労働省のGCP関連部門で働いた経験のある人々が結構いるのをご存知だろうか．近隣の施設を探せば，恒常的にアドバイスを受けられそうな経験者が1人2人はいるはずで，そこからノウハウを学ぶのも一つの手である．

日本の治験が社会・世界の孤児にならぬようご協力いただきたいこと

本誌を含め，どのGCPの解説書にも「GCPは臨床試験の科学性・倫理性を確保するためのルールであり，これを遵守しなければならない」とある．もちろんそれは当然なのだが，一方で「遵守する」といってもいろいろなレベルがあることも確かである．事務的な小さなミスを含めて何一つ問題がない治験を目指すのはよいが，物事には限度がある．事務的な小さなミスは常に起こりうるし，別に気にする必要もない．たとえば，印鑑を押し忘れたならば押し忘れと認めたうえで，常識的に対応すればよい．

今の日本の治験は書類の事務的な完全さに神経質になりすぎている．印鑑の押し忘れ一つに対応するために，あるいは緊急性のない手続文書一枚を病院に提出するために，企業のモニターが東京から飛行機で丸一日かけて地方に出張するといった馬鹿げた状況が当然とされている．それぞれに言い分はある．病院の事務局曰く「文書はその場で確認しないと，何かあったとき困る」「企業の担当者は先生に会いたいはずだから，一石二鳥でしょう」，企業側は淡々とそのような要請に応じる．これはある種の商慣行でもあり，当事者

同士はそんなものかと思っている．規制当局もGCPを厳しく守ることについては何もいわない．

これに対しては，まず「企業に生じたそのような費用は長期的に薬価に反映されて，将来の医療費を膨らませる可能性がある」という批判がある．効率の観点からの正論である．加えて，筆者が気にするのは，医療サークルの外の人々（一般人）の目からみてそのような慣行がどう映るかという懸念である．「日本の新薬開発は費用を度外視した妙な雰囲気で行われている」という印象が一般人に広まることは，治験関係者にとっては長期的な損失である．被験者のボランティアリズムに根ざす治験という社会的な営みが，社会常識とかけ離れたビジネス慣行のために，その本質から離れたところで孤児扱いされてしまうおそれがあるのではないか．

外国人の目に日本的慣行がどう映るかという問題もある．海外の新薬が日本で開発されない理由の一つは，事務手続きの煩雑さなどにより治験の開始や進行が遅れるせいであると外資系企業ははっきり表明している．

治験を高尚なボランティア活動としてのみとらえるのは誤りである．ビジネスとしての側面のみに光をあてるのも誤りである．どちらも治験の性質の一つである．どちらの性質を重視するにせよ，世間の常識を無視して治験を実施することは，長期的には不可能である．「費用がいくらかかろうとも，事務的ミスは修正すべきである」「製薬会社の社員は何時間廊下で待たせていても構わない」といった感覚は，少なくとも一般社会人の常識ではない．治験の本質的なところ（被験者の安全確保，有効性・安全性データをぬかりなく集めるなど）を劣化させることなく，事務的負担を減らすことは，日本の臨床研究がまともな方向に今後10年，20年と発展していくかどうかの重要な鍵である．常識が通じる治験の世界であってほしいと切に願う．

医師主導の治験とGCPについて

最後に医師主導の治験について若干触れる．医師主導の治験のルールは，平成15(2003)年にGCPに新しく追加された．欧米でsponsor-investigator trialと呼ばれるこのタイプの治験は，薬剤の有効性・安全性を臨床試験で確かめようとする医師が自ら計画し，実施し，結果をまとめる試験である．薬剤は未承認薬（海外では承認されていても日本では承認されていないものなど）の場合も，市販されている場合もある．後者は，医療の現場や学会で新しい疾患や別の患者集団（小児等）へのその薬剤の適用が興味の的になっている状況が多い．

この場合，医師は自ら治験の企画・立案者となり，推進役となって，必要な研究資金も確保して，試験を前にすすめていかなければならない．厚生労働省への治験計画の届出も自分が行うこととなる．GCP上，医師主導の治験においては，医師は2つの顔を有する者として記載されている．1つは治験の推進役（いわば製薬企業）としての顔であり，GCPでは「自ら治験を行う者」と定められている．もう1つは，通常の企業主導の治験と同様の「治験責任医師（分担医師）」の顔である．

具体的に医師主導の治験で医師が何を求められるかについては，GCPを熟読していただきたいが，何百人，何千人もの従業員を抱えた製薬企業と同じ役割を個人としての医師が果たさねばならないというこの仕組みは，なかなか大変ではある．平成17(2005)年には，医師主導の試験を先導的に行った医師グループなどからの提案を踏まえて，有害事象の規制当局への報告義務を一部減らすなどの措置が取られている．しかし依然として医師主導の治験を行う医師にとって，とくに潤沢

な研究予算がない場合(つまりほとんどの場合)には,効率よく規制上の要件をクリアして,目的に見合った質の試験をいかに実施するかは大きなチャレンジである.

　今後医師主導の治験を実施しようとする医師は,GCPの要求として何がどの程度の厳しさで求められているのかを,経験者に事前に一度確認するのがよいだろう.できれば「四苦八苦した」という経験者と「大して苦労しなかった」という経験者の両方の声を聞くのがよい.そのうえで,手を抜くことができる部分,絶対に手を抜けない部分を,予定している治験に固有の状況も考慮しつつ,医師自らご判断いただくことになろう.重責ではあるが,医師主導治験という新しい領域を開拓していくにあたってのある種の楽しみでもある.

9

臨床試験プロトコル

1 プロトコルの読み方

岸本淳司・山崎 力

臨床試験を実施するにあたり，あらかじめその試験計画を記述した書類を作成しておかなければならない．これがプロトコルである．プロトコルを作成する理由には，
① 臨床試験の問題についてあらかじめ審査するため
② 試験実施中の判断が必要な問題に一貫した対応をするため
③ 試験結果の報告(論文化)の際，公正な判断をするため
などがあげられる．

このうち①については，臨床試験審査委員会(Institutional Review Board；IRB)の役割として次節で語られるであろう．臨床試験は国家の保健政策を左右する重大な問題であり，また財政的な負担とともに被験者(患者)にも負担を強いるものである．そのため，
● その臨床試験を実施する価値があるのか
　→ 意味のない(成果が見込めない)臨床試験を実施するのは罪悪である．
● その臨床試験に倫理的問題はないか
などについて慎重に事前審査がなされなければならない．適切な議論のためには，臨床試験の詳細な情報が必要である．

臨床試験の実施中に，ある患者さんを臨床試験に組み入れるかどうか判断に迷うことがある．このような問題が起きたときに，そのつど担当者が判断をしていては試験全体の一貫性を損なうおそれがある．ある程度のグレーゾーンはしかたがないにしても，参加者適格基準(または除外基準)などはプロトコルに明確に記述しておかなければならない．

最後の理由は，少しわかりにくいかもしれない．たとえば，ある臨床試験を実施したとして，当初想定していなかった疾病に関してその治療法が効果を示すことがある．または，被験者群を年齢とか性別でグループに分けたとき，全体としては治療法による差はなくても，特定のグループのみに関して効果があったということもある．このようなとき，当初の目的とは異なった研究目的をあたかも当初からの目的のように記述して臨床試験報告論文を書きたいという誘惑にかられる．しかし，これでは統計的検定のp値は無意味となってしまう．検証的論文としては，試験当初にプロトコルで宣言した目的のみに対して議論しなければならない．試験途中で発見された新たな興味に対して検証するためには，それを目的とした新たな臨床試験を実施することになる．

プロトコル作成のガイドライン

臨床試験のプロトコルを開発する際にまず参考にすべきは，日米EU医薬品規制調和国際会議(The International Conference on Harmonisation of Technical Requirements for Registration of Pharmaceuticals for Human Use；ICH)のE3ガイドライン(総括報告書)とE9ガイドライン(臨床試験のための統計的原則)である．

ICHとは，日・米・欧の3極で臨床試験のやり方をすり合わせるための会議であり，その成果はすでに各国の政府通達の形で規制となっている．日本語版の文面は，国立医薬品食品衛生研究所のホームページで公開されている．

E3 ガイドライン（総括報告書）：
http://www.nihs.go.jp/dig/ich/efficacy/e3/e3_j.pdf

E9 ガイドライン（臨床試験のための統計的原則）：
http://www.nihs.go.jp/dig/ich/efficacy/e3/e3_j.pdf

プロトコルの策定にかかわる者は，ICHの規定を熟読すべきである．

臨床研究報告書の作成に直接役に立つ資料に，Consolidated Standards of Reporting Trials（CONSORT）声明がある．これは，ランダム化比較試験（Randomized Controlled Trial；RCT）の標準報告様式を規定しているものである．CONSORT声明では，RCTの結果を報告する際に入れるべき内容を列挙したチェックリストと，被験者数を示すフローチャートが含まれている．RCTを報告する論文には，読者にとって必要な情報があり，それが欠けている論文は質が低いとみなされる．CONSORT声明のような活動が行われた背景には，今までそのような質の低い論文が数多く書かれてきたという事実がある．そこで，主要医学雑誌編集者・臨床疫学者・統計学者らからなる医学誌編集者国際委員会（International Committee of Medical Journal Editors；ICMJE）によりこの声明が策定され，1996年にJAMAに掲載され[1]，さらに2001年に改訂された[2]．CONSORT声明の詳細はコントローラー委員会のホームページより解説を閲覧することができる．また，CONSORT声明のサイトも開設されていて，CONSORT声明の考え方を深く知ることができる．

CONSORT解説：
http://homepage3.nifty.com/cont/CONSORT_Statement/menu.html

CONSORT声明サイト：
http://www.consort-statement.org/

プロトコルのチェックポイント

CONSORT声明に準拠して，RCT論文作成上のチェックポイントをあげる．

■ タイトル・抄録

タイトルおよび抄録の中に「ランダムに割り付けられた」などの用語を含めること．CONSORT声明はRCTに関する様式なのでランダム化を重視するのは当然である．ランダム化は試験の（内的）妥当性を保証する鍵であり，ランダム化が可能であるのに正確なランダム化を実施しなかった試験は質が低いと判断される．

■ 導入・背景

試験の科学的背景と合理的根拠（rationale）について述べる．臨床試験を実施することは，未来の人類社会への貢献であって，意味のない試験を実施することは社会的罪悪であるといえる．

■ 参加者（被験者）

試験参加者の適格条件（除外基準）とデータが収集された設定・場所について述べる．被験者を多くとりたいなどの理由のために適格条件を歪めることは許されない．外的妥当性の考察のため，参加者の特性についても記述が必要である．

■ 介　入

どのような治療法を適用したのか，どのような薬剤をどれだけ投与したのかなど，介入方法の詳細を記述する．

■ 目　的

当該臨床試験で解明したい目的と仮説について記述する．

アウトカム

主要評価項目は何か，副次的評価項目は何かを宣言する．前述のように，試験の結果をみてから主要評価項目を定めてはならない．

症例数

目標症例数設定の合理的根拠について述べる．多くの場合，統計的検定で結果を判断することを前提として，「検出力」を根拠として用いる．検出力の計算法がよくわからないときには統計家に相談すべきである．長期の試験で，途中に中間解析を行う予定のあるときは，その方法や中止基準もあらかじめ定めておく．

ランダム化

1. 順番の作成

どの被験者にどの治療法を割り当てるかは，担当医師の意図とは無関係にランダムに決定されなければならない．これができなかったために臨床試験が無意味なものになってしまうことが多かった．動物実験ではあらかじめ被験体の群を用意しておき一度に割り付けるということができるが，臨床試験では参加者は一人ひとり時間をずらして試験に参加することになるので，参加者が加わるたびに治療法をランダムに割り当てる方法が必要である．完全にランダム（サイコロを振って決める）というのも一つの方法であるが，偶然のアンバランスを減らす目的でブロック化・層別化を実施することもある．被験者の背景要因を均一にする目的で「最小化法（minimization）」を適用することもあるが，決定論的な方法は避けてランダムな部分を含むようにするのが賢明である．

2. 隠　蔵

ある被験者に割り付けられた治療法は，その被験者からも医師からもわからないようにしなければならない．その具体的方法について述べる．

3. 実　施

ランダムな実施順を誰が作成して，誰が組み入れ（enrole）し，誰が割り付けたかを記述する．

盲検化/マスキング

どの被験者にどの治療法が割り付けられているかは，その被験者も，担当医師も，統計解析担当者にもわからないようにするのが原則である．これを盲検化（blinding）という．最近では「盲（blind）」という言葉を避ける意からマスキング（目隠し化）と呼ぶ．盲検化は，担当医師にとっては人気のない方法であるが，原理的に不可能な状況（たとえば手術の術式）を除いて必ず実施すべきである．担当医師が参加者の割り付けを知っていて，試験している治療法について先入観があれば，どうしても評価のバイアスが避けられない．バイアスをなくすには，「知らない」のが一番である．

統計学的方法

評価項目の群間比較に用いる統計学的方法を記述する．ランダム化した臨床試験の評価には「ランダム化に基づく方法」が第一に採用される．多くの補助的要因について補正する「統計モデルに基づく方法（たとえば重回帰分析）」やサブグループ解析（これはサブグループごとに別々に解析するという意味ではない）を実施する予定があるなら，その方法もあらかじめ記述する．プロトコルの段階で統計解析の方法を細かく限定せず，別途統計解析計画書を用意することもある．

CONSORT声明では，この後「結果」「考察」と続くが，これは報告書作成の段階で必要になるものなので省略する．

臨床試験がいったん始まると，プロトコル

で定めたことを淡々と実施することになる．もうこの段階で創意工夫は必要ない．臨床試験を行ううえでの問題点はプロトコルに集約される．この際，下手によい結果を得ようとせず，ひたすら正直に必要事項を網羅するのがよいプロトコルである．

参考文献

1) CONSORT声明1996年版
　Begg C, Cho M, Eastwood S et al.：Improving the quality of reporting of randomized controlled trials. JAMA 1996；276：637-639
2) CONSORT声明2001年版
　Moher D, Schulz KF, Altman D：The CONSORT Statement: Revised recommendations for the improving the quality of reports of parallel-group randomized trials. JAMA 2001；285：1987-1991, Lancet 2001；357：1197-1204, Ann Intern Med 2001；134：657-662（JAMA日本語版2002年6月号：118-124）

2　臨床試験審査委員会（IRB）の役割

小林真一

　ヒトを対象とした臨床試験を実施するためには「倫理委員会の承認」や「被験者からの同意取得」が必要であることは医師のみならず，一般の人々も知るところである．しかし，なぜこのような手続きが必要であり，そもそも「臨床試験」と一般の「治療」とはどこが違うのか，また「臨床試験は人体実験ですか？」などとの素朴な質問を一般の人々からされたときに，われわれ医師は当惑し，挙句の果てに「臨床試験は治療の一部であって，人体実験ではありません」などという誤解を招くようなことをいってしまうことがあるように思う．

　これらの言動の原因は明確であり，われわれがこの分野の正確な知識がなく，マスコミなどの事件報道によって伝搬される情報のみでこの分野の知識が構築されているためである．

　このようなわが国の状況において，臨床試験（治験）審査委員会（Institutional Review Board；IRB）・倫理委員会の委員までが，もし，これらの基礎知識を正確にもたなければ，適正な審査はできない．

　そこでまず，「臨床試験はなぜ患者さんにご協力いただくのか」，「臨床試験は人体実験なのか」，「臨床試験と一般の治療の相違は何か」について概説する．

より信頼性の高いエビデンスづくりが目的

　図1に示すように治験も臨床試験も，また大規模臨床試験も，その目的は医療のためであり，合理的な（薬物）治療を実践し医療（患者さん）に貢献するためのものである．近年，医療において根拠に基づく医療（Evidence-based Medicine；EBM）が盛んにいわれるようになったが，患者さんを治療するうえで大

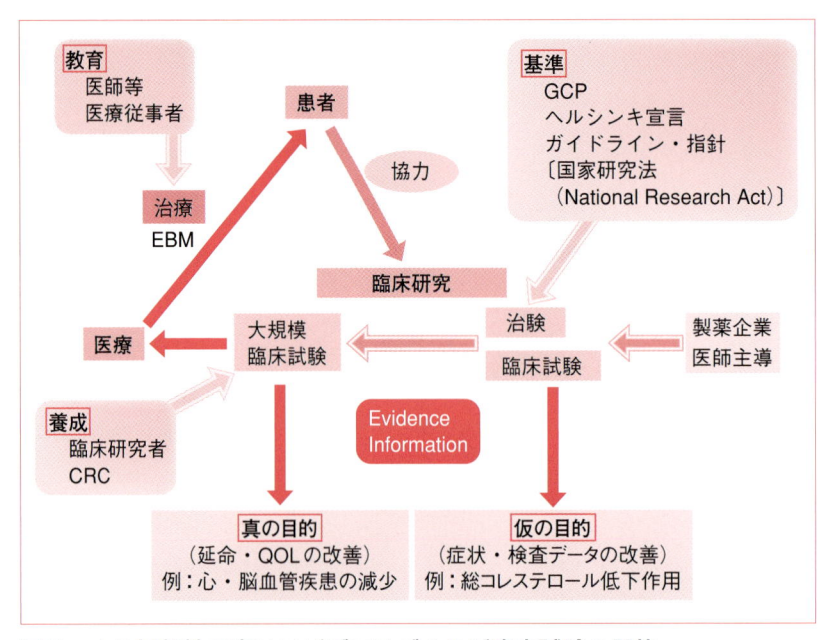

図1　より信頼性の高いエビデンスづくりが臨床試験の目的

表1　人体実験（臨床試験）

	目　的	方　法	IRB	同　意
良いもの	病気の治療（社会的，人道的）	・プロトコルに明示 ・科学的，倫理的に適正	社会的な有用性	被験者 代諾者 インフォームド・コンセント インフォームド・アセント
悪いもの	殺人兵器の開発等々（反社会的）	・倫理的配慮なし（殺害を前提） ・秘密	なし	なし

切なことは，より信頼性の高い科学的なエビデンスが存在することであり，それをつくるのが臨床試験の目的である．この目的のためにぜひ，病態をもった患者さんに臨床試験の被験者になってもらう必要がでてくるのである．

では，患者さんに臨床試験に参加してもらう場合，もし患者さんから「臨床試験は人体実験でしょう？」と聞かれたら，われわれは何と説明できるだろうか．表1に示すように臨床試験はまさしく人体実験である．人体実験を英語ではhuman experimentといい，海外ではよく出てくる言葉であるが，わが国では「人体実験イコール悪」という歴史的な固定観念が広く人々の間に構築されているように思われるので，その修正が大変である．表1に示すように「臨床試験が人体実験である」との認識は必要であるが，われわれは「悪い人体実験」は決して繰り返してはならないのである．そのためには「良い人体実験」をすべきであり，「良い人体実験」を実施するために絶対守らなければならないことが臨床試験の「目的」「方法」を明示した臨床試験実施計画書（プロトコル）を作成し，その適正さを「IRB」などで承認してもらい，さらに被験者となる患者さんから「同意」を取得しなければならないのである．つまり「良い人体実験」を行うためには，これらのことがどれ一つ欠けてもいけないのであり，過去の「悪い人体実験」ではこれらの手続きのどれか一つ，または全部が欠けていたのである．

「一般治療」と「臨床試験」は根本的に目的が異なる

このような「良い人体実験」を実施するためには被験者からの同意取得は必須である．しかし，同意を得るための説明において，医師としては治療を受けに来る患者さんに研究的なことをいうのは躊躇があり「臨床試験も治療ですよ」などといいたい気持ちもわかる．なぜなら臨床試験において患者さんに治療効果があることもあり，その患者さん自身が恩恵を受けることも当然あるからである．しかし，このような考え方，説明は根本的に誤りである．

表2に「臨床試験」と「一般治療」の違いについて具体的に項目をあげた．先に述べたように「良い臨床試験」を実施するためには，その「目的」「方法」がまず重要である．表2のように「一般治療」の目的は個々の患者さんの治療であり，その患者さんの背景なども十分考慮し，その患者さん自身のための治療をすべきである．この治療の個別化が臨床医の重要な役割であり，そのためには臨床医は多くの治療的選択肢を駆使すべきである．一方，「臨床試験」の目的はより質の高い科学的データを出すことであり，プロトコルの遵守が非常に重要である．そのためには目の前の患者さん（被験者）はある意味では一つの治療群の中の一人である．もちろん，臨床試験中に，もし被験者の病状が悪化した場合には即座に

9 臨床試験プロトコル

表2 一般治療と臨床試験の違い

	一般治療	臨床試験
1. 目的	個別の治療（個別化）	科学的データ（標準化）
2. 対象（患者）	One of one	One of them
3. 実施計画書	なし	必須
4. 倫理的審査	なし	必須
5. 治療的要素	ある（＋＋＋＋）	ありうる（＋＋）
6. 有効性	確立（短期的）	確立していない
7. 安全性	保証（ある程度）	？
8. 説明・同意	必要（望ましい）	必須
9. 患者の自己判断	少ない（医師優先）	大きい
10. 結果の恩恵	患者本人	社会（患者）
11. 中止（拒否）	難しい	可能（権利）
12. ほかの方法の選択の権利	あり（＋＋＋＋）	あり（＋＋）
13. 情報の活用	確立（短期的）	確立していない
14. 補償（無過失責任）	±	＋（治験）
15. 経済的負担	健康保険	一部軽減

その被験者の臨床試験は中止して治療すべきことは当たり前であるが，いったん，その患者さんでの臨床試験が開始されたならばIRBで承認されたプロトコルに則って，臨床試験をすすめなければ質の高い研究はできないのである．つまり，「一般治療」と「臨床試験」はその目的において根本的に異なるのである．よって，場合によっては治療上の利益を受ける被験者（患者）もあることから臨床試験をあたかも治療であるがごとく説明する医師がいれば，それは誤りであることは明白である．臨床試験には科学的に適正な薬効評価をするためにプラセボ群を設定することもあり，この方法はまさしく科学的で合理的な方法論である．しかし，もし「臨床試験」を「治療」とごまかした場合，プラセボ群が含まれる試験での被験者にはどう説明するのであろうか．

これらの基本的な倫理的諸問題についてIRB委員は当然適正な知識をもっているべきであり，これらの基本的問題を十分理解していただいたとして，本節の主題であるIRBについて話をすすめていく．

IRBの意義

Institutional Review Boardをそのまま訳せば「施設内審査委員会」ということになる．本来，ヘルシンキ宣言，医薬品の臨床試験の実施の基準（Good Clinical Practice；GCP）において臨床試験（治験）を実施する医療機関にはこの委員会の設置が必要であるということから「医療機関内委員会」と呼ばれるようになった．もともとこの呼び方は米国で多く使われており，英国などでは「倫理委員会」と呼ばれている．つまり，倫理委員会もIRBも，さらにわが国で呼ばれているような治験審査委員会等々も倫理的な設立意義は同様である．

ヘルシンキ宣言が臨床研究の倫理規範であることは世界中の医師，研究者，また多くの人々が認めるところである．しかし，そのヘルシンキ宣言を遵守して臨床試験を実施するためには以下の3つの事項が必須であることを知っている医師は残念ながら少ない．その

最低条件とは以下の3つの事項である．

（1）臨床試験実施計画書（プロトコル）の作成

これは研究者が試験の目的を明確にし，科学的，倫理的に適正に配慮された試験方法を示すものであり，建築の設計図のようなものである．

（2）IRB（倫理委員会）の承認

これは研究者から独立した委員会（医療機関等）が社会に対して当該臨床試験の倫理的，科学的適正さを認めることであり，その医療機関等が社会に対して，その臨床試験の社会的（医学的）価値を承認することである．

（3）インフォームド・コンセント

当該臨床試験の対象となる被験者に，試験の目的，方法，危険性等々，十分に説明して同意を取得することであり，同意取得の結果よりも何を説明して，どう理解してもらったかが実際には重要である．どんなに社会的価値がある試験でも社会のために被験者個人に犠牲を強いることは許されず，被験者個人が納得したうえでの同意のない試験は実施できない（悪い人体実験になる）ことは前述した．

◆◆◆ IRBの設置と審議内容 ◆◆◆

ヘルシンキ宣言に述べられるごとく臨床研究を実施するためには，あらかじめIRBの承認を得なければならない．GCPにおいても治験実施医療機関の長の責任でIRBの設置が義務づけられている．

IRBは医学，薬学，歯学などの医療専門家の委員，これらの専門家以外の非専門家委員，さらに当該医療機関以外の外部委員，また遺伝子解析を伴う倫理委員会などでは両性の委員で構成することとなっている．IRB審議の難しさは科学的，倫理的な両面において適正さを審査することである．科学的適正さの審査をするためには，その分野の専門家が必要であろう．しかし，倫理的適正さを審査する

表3　IRB（治験審査委員会・倫理委員会）

1. 治験実施計画書（プロトコル）
2. 同意説明文書
3. 治験責任医師・分担医師の適正
4. 有害事象報告
5. 健康被害の補償
6. その他

ためには非専門家の意見がより重要になる．この点，GCPは明確に規定しており「非専門家また外部委員の出席していないIRBは，その会議が成立しない」としており，倫理面での審査がより重視されていることと理解すべきである．

GCP上，あるいは行政から通知されているガイドラインなどにおけるIRB，倫理委員会についての詳細な規定は他に譲るので必要に応じてご覧いただきたい．

ここではIRBにおける一般的な審議事項を表3にあげた．プロトコルが適正であるかは，先にも述べたように建築の設計図と同様であることから，きわめて重要である．臨床試験の目的が適切であり，試験方法やその評価方法も合理的であり，倫理的な配慮も十分なされているか，研究組織が明示されているか等々，研究者全員が遵守して実行できる計画書であることが求められる．

インフォームド・コンセントの重要性は今さら説明の必要はないと思う．同意説明文書を作成する責任は試験を実施する医師にあることから，製薬企業などが作成してきた雛形をただうのみにするのではなく，いかにして被験者に試験を理解してもらい，協力してもらえるかに重点をおいて，できれば一人ひとりの被験者の顔を想像して，この同意説明文書で理解されるだろうかと十分に検討されるべきものである．この観点からするとIRBの委員は絶えず被験者の立場で提出された同意説明文書を検討すべきである．またヘルシンキ宣言には未成年の被験者（小児）を対象とす

る臨床試験では，法律的にも意味のあるインフォームド・コンセントを代諾者から取得すると同時に，未成年者(小児)本人からも「試験参加の了解・賛意の意味」でインフォームド・アセントを取得することが述べられている．

臨床試験(治験)はまだ安全性が確立していない試験薬を使用することから，たとえ同意取得していようが，またプロトコルどおり実施しようが，被験者に有害事象(試験薬との因果関係は問わない)が惹起する可能性がある．このような場合の対応策として「補償」がある．よく「補償」と「賠償」が混同されるが，「補償」と「賠償」はまったく異なり，補償は無過失の責任であり違法性はないが，賠償は過失責任であり違法性がある．一般的に賠償金額はより高くなるのは当然である．補償内容は「医療費」，「医療手当」，「補償金」となっており，多くの場合は有害事象に対する治療をして，その治療費を支払うことが通常である．

◆◆◆ IRBの現状 ◆◆◆
― 委員構成，運営など ―

わが国のIRBの現状報告〔平成16(2004)年厚生労働科学研究，治験の実施におけるGCPの運用改善に関する研究班：主任研究者；上田慶二，治験審査委員会に関する研究：分担研究者；大橋京一〕によると，全国の300床以上の434医療機関のなかで85.2％がIRBを設置している．さらに同調査によると，IRBの委員数は11〜20名が67％であり，非専門家委員(外部委員を除く)は1〜3名が85％以上で，そのほとんどが事務職員であるとしている．さらに外部委員は1〜2名が84％であり，職種は教育関係者，元公務員，弁護士，宗教家と多岐にわたっている．また臨床試験に造詣の深い(治験経験5年以上，5件以上の治験経験)委員，また女性委員も90％以上のIRBで含まれていた．

IRBの開催は月1回(47％)が多く，委員会に治験責任医師(あるいは治験分担医師)の出席を求め治験説明をさせているIRBが53％であった．

審議時間は1件当たり約15〜30分が半数，30〜60分が33％であり，採決基準は出席者全員の賛成を承認としているIRBが66％と多く，過半数によるものは12％であった．

実際の審査においては，膨大な数の有害事象報告の取り扱いに苦慮しているIRBが多くあり，とくに海外からの有害事象報告は情報不足で臨床判断できないものが多いことが示されている．

◆◆◆ 今後の課題 ◆◆◆

平成9(1997)年にGCPが施行され，わが国の臨床試験体制が整備され，それに伴いIRBの設置，質が向上してきたことは事実である．しかし，わが国の治験が大病院のみの時代ではなく，むしろ診療所などでの治験施設支援機関(Site Management Organization；SMO)が支援する治験が増加している現在，各診療所で共同に設置したIRBの問題，またSMOが設置に関与したIRBなど，IRBについての問題が再び惹起されている．またわが国の治験のスピードが遅い原因の一つに大病院におけるIRB開催前の事務手続きの煩雑さもあげられている．また今後，多施設共同試験を実施する際に，専門領域の科学的また倫理的検討が中央IRB(セントラルIRB)で先に審査され，その結果をもとに各治験実施医療機関のローカルIRBでもう一度審査される場合の審査対応，さらに治験を効率的にすすめるための迅速審査また簡略審査(現在，この審査方式はない)等々，いかに試験の質を落とさず，被験者の安全性に十分配慮したIRB運営が可能になるかが，今後の課題であろう．

3 同意説明文書

伊藤澄信

臨床試験における同意説明文書(以下,説明文書)は最も重要なものの一つであり,かつ,多施設共同臨床試験であっても治験責任医師が医薬品の臨床試験の実施の基準(Good Clinical Practice;GCP)を満たす範囲で自由に改変できるものである.治験以外の医師主導の臨床試験でも原則として同様の項目をカバーすることが望ましい.ただし,GCPでは「補償」が義務となっているが,GCPに準拠していない臨床試験では「補償」は義務づけられていない.しかし,臨床試験に協力していただいた被験者に不利益が生じたときに全力で対応することは医師の責務であろう.GCPでは説明文書に関する項目は第51～54条に規定されており,巻末資料をご覧いただきたい.

治験に用いられる説明文書は規定されている項目を漏れなくカバーするように書かれているが,GCP第51条第1項の順に従って書かれているわけではない.説明文書の具体例(雛形)を巻末資料に掲載した.詳細に記載された説明文書は数ページになるが,被験者にわかりやすく記載することが大切である.治験における説明文書は製薬企業の作成した雛形を参考にしたとしても治験審査委員会(Institutional Review Board;IRB)の意見に基づき治験責任医師が作成する責務がある.

治験に際して作成される同意説明文書の一般的な記載順例を表1に示す.

はじめに

最近,説明文書は内容が多くなっていることもあるため,「はじめに」として内容の要約を記載することが多い.具体的には,治験の対象となる疾患の説明,治験の目的・方法,治験に参加することによる被験者の利益・不利益に関して説明する.

薬の開発と治験について

治験が試験を目的とするものである旨を記載するために,治験や臨床試験についての一般的な記載として,治験を行ってから承認さ

表1 同意説明文書の記載順(例)

はじめに
1. 薬の開発と治験について
2. 治験薬について
3. 治験の目的
4. 治験に参加できる方の条件
5. 治験の参加人数と予定期間
6. 治験の方法
7. 治験に参加することの利益
8. 治験に参加するうえでの危険性または不利益
9. この病気に対する他の治療方法について
10. 健康被害の補償について
11. 治験への参加に同意しない場合でも不利益を受けないこと
12. 治験への参加に同意した場合でも,いつでもやめられること.その場合でも不利益を受けないこと
13. 治験薬の新しい情報提供について
14. 治験への参加をやめる場合の条件または理由について
15. 診療記録の調査およびプライバシーの保護について
16. 他の病院との連絡について
17. 治験にかかわる検査などの費用負担について
18. 守ってもらいたいこと
19. 問合わせ先
同意書

れるまでの流れを説明する．

◆◆◆ 治験薬について ◆◆◆

疾病の原因を述べ，その疾病のどこにこの治験薬が作用し，どのような機序（メカニズム）で薬剤が有効性を示すかを記載する．また，現在までの時点での治験参加者数や海外での使用（承認）状況を記載する．

◆◆◆ 治験の目的 ◆◆◆

治験の目的について，探索的（どの用量や使用法が最も有効で安全性が高いか調べる）なのか，検証的なのか（プラセボに対して有効であることの確認，既存薬と同等あるいはそれ以上有効であるかどうかの確認）といった目的を記載する．

◆◆◆ 治験に参加できる方の条件 ◆◆◆

治験参加条件を満たしていなかった場合には参加できないことを記載する．参加条件だけでなく，前観察期間後に条件を満たしていなかった場合にも参加できないことを明記する．

治験担当医師だけでなく被験者も確認できるように参加条件を平易な形で記載することが多い．

被験者にも適格基準と除外基準を明示し，間違って組み入れられることのないようにしたほうが望ましい．

◆◆◆ 治験の参加人数と予定期間 ◆◆◆

治験全体の参加予定人数と治験が実施される予定期間を記載する．

◆◆◆ 治験の方法 ◆◆◆

治験の方法として，比較対照薬のないシングルアーム試験であるのか，比較対照薬のある比較対照試験であるのかを記載する．比較対照試験であれば，比較対照薬を投与する可能性のあることおよびそれぞれの薬の割り付け確率ならびに，割り付け方法について詳細に説明する．比較対照薬がプラセボである場合にはプラセボについても説明する．また，割り付けられた薬が盲検であるかどうかについても説明する．

治験のスケジュールをわかりやすく説明するために，説明と同意の時期，診察，検査予定などを図として作成しておくとわかりやすい．

◆◆◆ 治験に参加することの利益 ◆◆◆

治験薬がそれ以外の薬剤に比較してより有効で安全な治療が受けられるという保証はない．プラセボ群では疾病の自然経過をみていることになる．また，どの群に属しどの治療を受けているか不明であることも多いので，無作為化（ランダム化）臨床試験では治験に参加することでより有効な治療を受けられるかのような表現は避けるべきである．未承認の抗悪性腫瘍薬を用い，他の治療薬の有効性が認められていない症例を対象にした治験で治験薬の優位性を期待できる場合もあるが例外的である．治験は通常の診療よりも頻回に診療が行われ，治験コーディネーター（Clinical Research Coordinator；CRC）などのサポートを受けられることが最大のメリットである．

経済的には，特定療養費（治験薬投与期間中の検査・薬剤費）による治療費自己負担額の軽減，負担軽減費（交通費）の支給などが得られる場合もある．

なお，通常診療行為の範囲内で行われる臨床試験（たとえば，治療薬Aと治療薬Bの無作為化比較試験）の場合には被験者の利益は認めにくいことが多い．

治験に参加するうえでの危険性または不利益

治験薬による有害事象について詳細な開示をすべきである．対照薬についての開示もするが，有害事象の件数で表記すると，対照薬が市販薬の場合は使用者が多いために対照薬の有害事象報告件数が多くなり，治験薬のほうが安全であるかのようにみえてしまうことがある．逆に有害事象の割合で表記すると，治験で収集された有害事象と製造販売後調査などで収集された有害事象の割合では報告レベルの閾値に差があり，治験薬の有害事象割合が高くなる．そのため，安全性を対照薬と比較できる形で提供することは容易ではない．

この病気に対する他の治療方法について

治験は被験者のボランティア精神に基づく協力をいただいた臨床研究であり，治験に参加していただくために治療の機会を奪うようなことがあってはならない．治療法の選択については可能性のある方法をすべて開示し，インフォームド・チョイスとして治験に参加いただくことが肝要である．

健康被害の補償について

治験であれば，健康被害が発生した際には補償を受けることができる．補償は治験に起因した健康被害に対するもので，①無過失責任によること，②被験者側に立証責任がないことが特徴である．治験自体と因果関係が認められない健康被害，つまり明らかに他の原因が説明できる健康被害（たとえば入院中の食事が原因の食中毒など）は対象とならない．すなわち，治験中の健康被害であればすべて責任を負うという絶対責任ではない．また，治験薬の効果がなかったことについては原則として対象外である．補償の内容は，①医療費，②医療手当，③補償金などがあるが，③は原則として医薬品副作用被害救済制度の給付金に準じることが多い．企業は一般に賠償責任保険に加入している保険会社のオプションとして治験保険に加入している．日本医師会治験促進センターが支援している医師主導治験も治験保険に加入している．最近は説明文書に「健康被害が起こりましたら，担当医師が速やかに診察し，適切な治療を行います．健康被害に対する補償はこの治験の依頼者が適切に行います」という記載だけでなく，補助資料として数ページにも及ぶ治験における補償制度の概要を添付しているものもある．

薬事法上の製造販売承認範囲内で行われる医療用医薬品を用いた臨床試験は，抗悪性腫瘍薬や免疫抑制薬などを除いて医薬品医療機器総合機構の健康被害救済制度（医薬品副作用被害救済制度と生物由来製品感染等被害救済制度）の適応になる（対象外医薬品リストは医薬品医療機器総合機構のホームページ http://www.pmda.go.jp/ を参照）．しかし，補償対象は「日常生活が著しい制限を受けるか又は日常生活に著しい制限を加えることを必要とする程度」以上の1級あるいは2級の障害で，軽度の障害は対象にならない．また，手続きや判定の基準も治験に比べて敷居が高い．なお，この制度は違法性を前提にせず，社会的救済の側面があり補償額は定額・一律が原則で慰謝料のような精神的損害は補償の対象とはならない．

治験への参加に同意しない場合でも不利益を受けないこと

治験への参加に同意しないことも患者の権利であり，参加を無理に勧めてはならない．通常診療を行っていくことを記載する．

治験への参加に同意した場合でも，いつでもやめられること．その場合でも不利益を受けないこと

いったん治験への参加に同意しても途中でやめられること，やめた場合でも通常診療として最善を尽くすことを記載する．

治験薬の新しい情報提供について

治験中に治験薬に関する重要な情報（有害事象の発生や海外での販売中止など）が得られたときには，治験責任医師，実施医療機関の長だけでなく，直ちに被験者にも提供し，これを文書に記録し，継続の意思確認をする必要がある（GCP第54条）．そのため，説明文書には，新しい情報が得られた場合には提供し，再度意思確認をすることがある旨の記載をしておく必要がある．

治験への参加をやめる場合の条件または理由について

前観察期間終了時に治験の参加基準から外れたり，治験を開始後でも，血液・尿検査などが安全性の基準に抵触したり，服薬率が一定の基準以下になったりした場合は治験参加を中止していただくことを事前に説明しておくことは，GCPに規定はないが重要である．

診療記録の調査およびプライバシーの保護について

秘密が保全されることを条件に，モニター，監査担当者，規制当局およびIRBがカルテなどの原資料を閲覧できることを説明しなければならない．これらの人には守秘義務が課されているため，個人的な情報が外部に漏れることはないにしても，治験に参加するということはカルテを主治医以外の人が閲覧するということを了解していただくになることを記載する必要がある．また，治験で得られた結果は公表されるが，プライバシーにかかわる個人的な情報は外部に漏れることはないことも記載しておく．

他の病院との連絡について

他の医師により治療を受けている場合には，被験者の同意のもとに，被験者が治験に参加する旨をその医師に通知しなければならない（GCP第45条第2項）．また，被験者が有害事象などで他院に入院した際などに他院に連絡をとり，治験についての情報を提供し，また被験者の状況について情報を得る必要が生じるため，説明文書にも他の医師に連絡をとる可能性がある旨を記載しておく．

治験にかかわる検査などの費用負担について

企業治験であれば治験薬投与中の検査費用および治験薬と同様の効能効果をもつ薬剤の費用は特定療養費として治験依頼者が負担するため，被験者負担が軽減される．しかし，製造販売後臨床試験や医師の行う自主研究などでは一般に被験者にとって経済的なメリットはない．そのため通常の診療では必要性の少ない検査，すなわち被験者にとって必要性の少ない検査を被験者の負担で行うことは容認されるべきではなく，IRBで厳重な審査をすべきである．こうした被験者のメリットの少ない研究的要素の強い検査などは研究者負担で行われるべきで，研究者負担と被験者一部負担検査が混在する場合は明記すべきである．

また，治験では参加のための交通費などの負担を軽減するために通院1回当たり7,000円程度の負担軽減費が支払われることが多い．

◆◆◆ 守ってもらいたいこと ◆◆◆

一般的な注意点として，来院・服薬のスケジュール，服薬上の注意，妊娠する可能性がある場合の注意，新しい薬を飲むときの注意，健康上の問題が生じたときの注意，他科・他院を受診する場合の注意を記載することが多い．なお，治験に参加していることを示す「治験参加カード」を被験者に渡すことが多い．

◆◆◆ 問合わせ先 ◆◆◆

説明文書の最後には治験責任医師名を印刷し，治験担当医師は治験分担医師がなることも多いため，後で記入できるようになっていることが多い．CRCは診療日によって変更することも多いため，全員の氏名を説明文書に印刷しておく．

同意文書以外にも患者日誌（感染症で体温や症状などを記載してもらう日誌），介護日誌（Alzheimer型認知症や神経難病など）あるいは生活の質（QOL）関連調査票を記載してもらう場合もあり，被験者や家族にわかりやすく，記入しやすい日誌や説明文書を作成するのも臨床試験を円滑に行う鍵である．

4 治験薬概要書の読み方

大橋京一・小手川 勤

　医師は，医師主導治験を含む臨床試験(治験)を計画・実施する前に，まず，その治験の倫理的および科学的妥当性を十分に吟味する必要がある．とくに治験責任医師は，治験依頼者の提示する治験実施計画書(プロトコル)を吟味し，行うに値する研究かどうか，評価方法が妥当かどうか，被験者の安全性が確保される内容かどうか，被験者に過度の負担をかける内容になっていないかどうか，当該医療機関で実施できる内容になっているかどうか，などを十分に検討しなければならない．そのうえで，その治験実施計画書に合意できれば契約する．

　治験薬概要書は英語ではInvestigator's Brochureと呼ばれており，治験担当医師が，治験実施計画書の内容を吟味し，理解，把握できるように重要な情報が記載されなければならない，と医薬品の臨床試験の実施の基準(Good Clinical Practice；GCP)に定められている．治験薬概要書をうまく活用して，治験実施計画書を十分に理解することは，治験の倫理性，科学性，信頼性を確保するうえで必須といえる．

　本節では，患者を対象とした企業主導治験(第Ⅱ～Ⅲ相試験)を実施する臨床医向けの内容としたが，医師主導治験においても治験薬概要書は必須であり，本節を参照していただきたい．また，第Ⅰ相試験を実施する場合に重要となる非臨床試験については，簡単な記載にとどめている．

治験薬概要書のGCPにおける位置づけ

　GCPには，治験責任医師の要件として，治験依頼者と合意した治験実施計画書，最新の治験薬概要書，製品情報および治験依頼者が提供するその他の文書に記載されている治験薬の適切な使用法に十分精通していなければならないことが明記されている．また，治験依頼者は，治験責任医師およびその他治験に関与する者が，治験実施計画書の主要項目(投与量，投与回数・間隔，投与方法および被験者の安全性を監視するための手順など)の合理的根拠を理解し，かつそれを遵守するための情報を提供するために，治験薬概要書を作成しなければならない，と規定されている．その内容・構成についてもGCPにて規定されている(表1)．治験薬概要書は情報量が多いため，100ページ以上にも及ぶ場合が多い．本節では，治験責任医師としての責務を果たすうえでのポイントを中心に，治験薬概要書の読み方を述べる．

治験薬概要書の読み方

序　文

　この部分には，治験薬の化学名，すべての活性成分，薬理学上の分類と分類内での位置づけ(たとえば，優れた点)，治験実施の根拠，

表1 治験薬概要書の内容

1. 目次
2. 要約
3. 序文
4. 物理的・化学的および薬剤学的性質ならびに製剤組成
5. 薬理，毒性，薬物動態および薬物代謝
6. 臨床試験成績
7. データの要約および治験責任医師に対するガイダンス

予期される予防的，治療的または診断的適応について記載されており，最後に治験薬を評価するうえで留意すべき全般的事項が記載されている．

この部分でとくに重要なのが，その治験の臨床的意義を理解することであり，治験薬概要書を読むうえで最も重要なポイントともいえる．その治験薬は，臨床上のどのような問題を解決することが期待されているのか，その疾患領域の薬物治療において，どのような貢献が期待できる薬なのか，といったことが当然であるが理解されていなければならない．治験薬は，必ずしも治療法のなかった疾患に対する画期的薬物ばかりではない．従来薬で問題となった副作用を減少させる，効果の発現が早くなる，あるいは効果持続時間が長くなる，という特徴を有するものも多い．いずれにしても，患者の薬物治療に貢献できるような，何らかの臨床的な意義があるからこそ治験が行われるのである．もし，そのような臨床的意義がない，あるいは乏しいと感じるようであれば，そもそも治験を受託すべきではない．また，治験責任医師は，医療機関における治験チームのリーダーとして，治験分担医師や治験協力者〔治験コーディネーター（Clinical Research Coordinator；CRC）など〕に，わかりやすくその治験の臨床的意義を説明できなくてはならない．治験の臨床的な意義が理解できてこそ，チームとして協力し合い，お互いに努力できるのである．また，インフォームド・コンセントの際も，患者にその治験の臨床的意義をわかりやすく説明することは重要である．実際の治験現場では，治療の向上・発展に向けて努力している医師の姿勢・態度や，治験の目的・意義の理解が患者の共感となり，治験参加の同意に大きく影響する．また，治験の目的・意義が理解できなければ，コンプライアンスの確保も困難になる可能性がある．インフォームド・

コンセントは，その治験の目的・意義を医療従事者と患者で共有するためのものでもあることを強調したい．

物理的・化学的および薬剤学的性質ならびに製剤組成

治験薬の化学式および構造式，物理的・化学的性質およびその薬剤学的性質について記載される．一概にはいえないが，医師にとってなじみのない部分であり，薬剤師にチェックしてもらってもよいと思われる．徐放化などの製剤学的特徴がある場合は，効果持続時間延長など，その治験の臨床的意義と関係するので理解しておくことが勧められる．

薬理，毒性，薬物動態および薬物代謝

この部分は非臨床試験の成績が記載されている．*In vitro*あるいは*in vivo*での薬理作用に関する試験，薬物動態試験（動物），毒性試験の成績が記載される．治験依頼者は，この部分で示される成績をもとに科学的・倫理的妥当性を判断して，治験の正式依頼に先立って厚生労働大臣に治験届を行う．この部分は最初から精読するよりも，治験の臨床的意義や特徴的薬理作用，特別に注意すべき副作用など，他の部分を読んでいて，さらに理解したいときや疑問が生じたときに該当部分を読むと効率的であると思われる．また，毒性について，一般毒性試験，特殊毒性試験の成績が記載される（表2）．この部分も，本誌の読者

表2 毒性試験

一般毒性試験	特殊毒性試験
単回投与試験 反復投与試験	生殖試験 依存性試験 抗原性試験 遺伝毒性試験 がん原性試験 局所刺激試験

である臨床医の方々にはなじみのない記載と思われるので，まず後述するデータの要約とガイダンスの部分で把握し，疑問が生じた際に該当する部分を参考にするとよいと思われる．

なお，国内先行で第Ⅰ相試験が行われる場合は，その治験薬が初めてヒトに投与されるのであり，非臨床試験のデータをもとにした慎重な検討が必要となることはいうまでもない．

■臨床試験成績

当該治験薬概要書作成までに実施された臨床試験から得られたヒトにおける薬物動態，薬力学，用量反応性，安全性，有効性およびその他の薬理学的作用に関する情報と，考察，要約が記載される．この部分は，投与量，投与回数・間隔，投与方法および被験者の安全性を監視するための手順などの合理的根拠を理解するためにとくに重要な部分である．

まず，治験のステップ（第Ⅰ～Ⅲ相試験）について十分な理解が必要となる（第3章「医薬品と特殊領域における開発フェーズ」参照）．現在受託しようとしている治験がどのステップに相当するのか，どの位置づけになるのかについて把握したうえで，前相までの臨床試験結果が，これから受託しようとする臨床試験の目的，対象，方法に反映されているかどうかを吟味しながら読む必要がある．

1．第Ⅰ相試験（臨床薬理試験）結果

この部分で重要なのは，第1に薬物動態に関するデータである．単回および反復投与時における親化合物や活性代謝物の血中濃度時間曲線，薬物動態パラメータなどが記載・要約される．注意すべきポイントとしては，線形性と蓄積性である．線形性とは，用量と最高血中濃度（C_{max}）あるいは血中濃度時間曲線下面積（AUC）との間に直線性があるかどうか，である．線形性が認められない場合は，投与量を増した場合に，著しい血中濃度の上昇が認められ，毒性が発現する場合がある．このため，用量設定に特別な注意を払う必要がある．また，反復投与すると徐々に血中濃度が上昇し，ある一定の血中濃度の範囲を推移する定常状態になるが，半減期が長い場合には，蓄積性を生ずることになる．たとえば降圧薬など，反復投与を前提とした薬物であれば，薬物動態が定常状態となった際の線形性や安全性に関するデータが必要となる．

第2は安全性に関するデータについてである．第Ⅰ相試験の被験者は健常人であり，必ずしも患者における安全性を反映できるわけではないが，どのような有害事象が認められたのか，用量反応関係が認められる有害事象はないかどうか，などについてチェックし，次相以降の治験で注意すべき観察項目についての記載に注意する．

また，次相の用量設定の判断が妥当かどうか注意する．とくに，前期第Ⅱ相試験に相当する臨床試験を受託する場合は，この第Ⅰ相試験が参考になる．前期第Ⅱ相試験を実施する際には，第Ⅰ相試験の成績をもとに用量・用法が患者の安全性を確保するうえで，妥当なものになっているかどうか慎重に判断する必要がある．少なくとも，第Ⅰ相試験で検討された用量を超えていないかどうか確認する必要がある．

2．第Ⅱ相試験（探索的試験）結果

第Ⅱ相試験では患者を対象にして目標とする効能および，用法・用量を探索的に検討する．この臨床試験の結果は，次のステップ（検証的試験：第Ⅲ相試験）での対象患者，試験デザイン，エンドポイントの根拠となる．第Ⅲ相試験を実施するのであれば，用量の妥当性を，前相すなわち第Ⅱ相試験までの有効性，安全性，用量反応関係のデータから吟味し，把握しておく必要がある．安全性に関しては，まず用語の定義として有害事象と副

作用の違いを理解したうえでデータをみる必要がある．有害事象とは，治験薬を使用している間に生じた，あらゆる好ましくない事象であり，治験薬との因果関係は問わない．したがって，相手の不注意による交通事故なども含まれてくる．副作用は，治験薬との因果関係が否定できない有害事象である．このため，副作用のなかには，医師によって因果関係が明確に否定されたものは含まれていないが，因果関係の可能性は少ないが否定もできない，といったものが混在している．しかし，安全性に関するデータは，被験者の安全性を確保するうえで，きわめて重要な情報である．プラセボ群との比較で発生頻度に有意差がみられたものはもちろん，有意差がなくても重篤な有害事象については，その詳細をできるだけ把握しておく必要がある．また，その治験薬で生じやすい副作用が明確になっている場合は，その副作用に十分留意した試験デザインになっているかどうかを検討しなければならない（中止基準，副作用に対する対応方法など）．

3. 第Ⅲ相試験（検証的試験）結果

第Ⅲ相試験を受託する場合，通常は前相である第Ⅱ相試験までの成績が記載されるが，適応症拡大の検証的試験（第Ⅲ相試験）などの場合，他疾患を対象とした第Ⅲ相試験のデータが記載される．疾患（適応症）が異なる場合，有効性に関しては，エンドポイントが異なるため参考にならない．しかし，安全性に関しては，第Ⅲ相試験では多数の被験者を対象とするため，頻度の少ない副作用も検出されている可能性が高くなる．安全性に関するデータについては十分な把握が必要になる．

4. 海外の臨床試験

いわゆるブリッジング試験の増加に伴い海外の臨床試験データをみる機会が増えてきている．その際に，民族差を考慮しながらデータをみる必要がある．民族差を解釈する場合は，薬物代謝酵素の遺伝的民族差など内的要因も考える必要があるが，外的要因も無視できない．たとえば，対象とする疾患が日本と同一のものかどうか注意を要する．病名が同じであっても，国によって診断基準が異なる場合がある．また，医療習慣の違いから，患者背景としての併用薬が異なっている場合もある．またわが国でなじみのない症状評価スコアなどのエンドポイントを用いている場合はデータを理解しにくい．しかも，そのスコアをわが国でも用いるというのであれば，標準化のためのトレーニングが必須となる．一般に欧米と比較して，わが国における用量は少ない場合が多い．主に体格の大きさや，場合によっては薬物代謝の民族差を考慮していると思われるが，単純にわが国の臨床データと比較しにくい要因の一つといえる．

データの要約および治験責任医師に対するガイダンス

GCPでは，この項目は，非臨床および臨床データを総合的に考察した結果を記述し，可能な場合には治験薬について多角的に検討して得られた種々の情報を要約して示すことと定められている．これによって，治験責任医師は，これまで得られたデータについて最も効果的に理解することができ，かつ今後行われる治験に対するデータの意義を評価することができるように記述されている．

この項目の記載のされ方は，さまざまであるが，GCPに規定されているとおり，一般に得られているデータについて最も効果的かつ迅速に理解するうえで役に立つ．筆者は，治験薬全般を理解するうえで，最初にこの部分を読む．これによって全体像が把握できていると，他の部分を読むときに情報を有機的にリンクさせながら読むことができるからである．ただし，依頼者による要約と考察であ

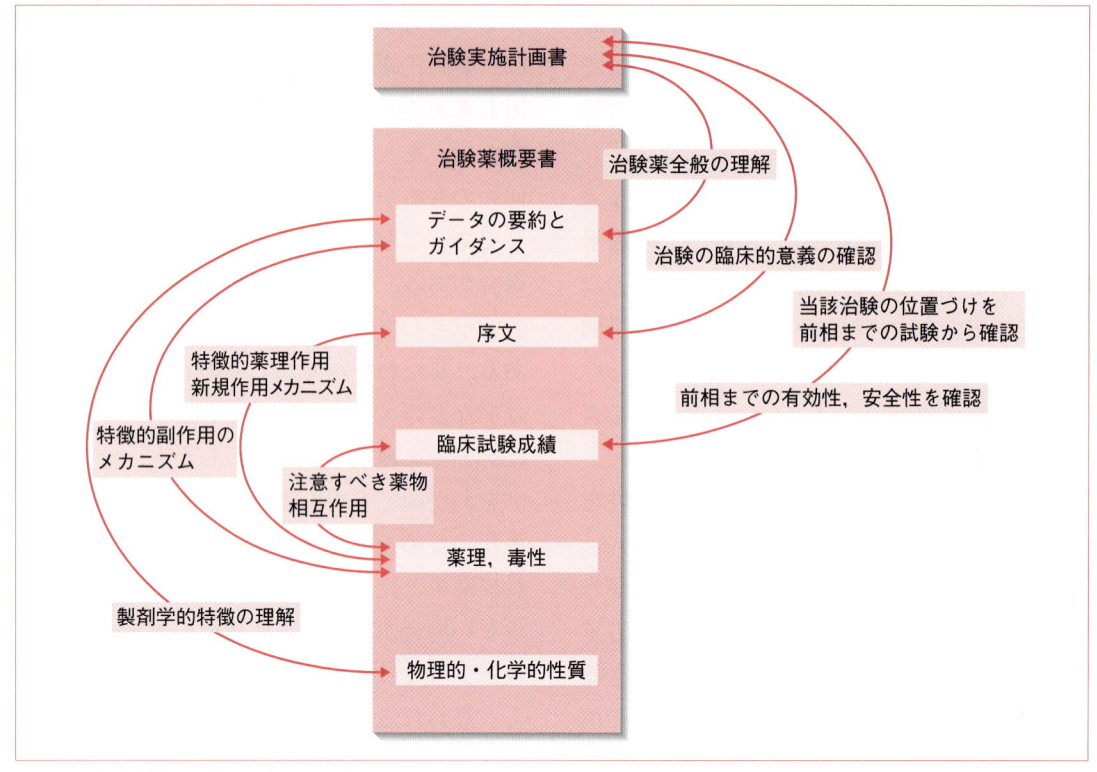

図1 治験薬概要書の読み方の例

ることを考慮し，そのままうのみにするのではなく，批判的な吟味を行いながら治験薬の理解に努めるようにしたい．

図1は，治験薬概要書を読む際の一例である．初めから治験薬概要書すべてを精読しようとするのではなく，治験実施計画書を読みながら，該当部分の理解を深め疑問を解決するような読み方が勧められる．たとえば，臨床的妥当性については序文の開発の経緯，新規化合物であれば特徴的薬理作用（作用メカニズム）に関する in vitro 試験や動物実験を読み，発生しやすい副作用については発現メカニズムに関する in vitro 試験や動物実験とこれまでの臨床試験における安全性データを読む．薬物相互作用についてであれば，in vitro の薬物代謝実験やヒトにおける薬物相互作用試験を参考に治験実施計画書を読みながら，該当する治験薬概要書の項目に戻り，理解を深め，最終的に治験実施計画書を十分に把握できるようにしたい．

治験責任医師が治験実施計画書を十分に理解することは，治験チーム全体の理解や協力体制のみならず，被験者へのインフォームド・コンセントにも大きく影響する．治験薬概要書を有効に活用して治験実施計画書を十分に理解し，適正に治験を実施することは治験責任医師の責務である．

5 医師主導治験と企業治験

中村秀文

　薬事法改正により医師主導治験が実施可能となり，治験調整医師として1件，治験事務局・治験審査委員会(Institutional Review Board；IRB)事務局として2件の医師主導治験にかかわり，また平成18(2006)年度の実施に向けてさらに1件の治験立案にかかわっている．そこで筆者の小児治験にかかわってきた経験に基づき，医師主導治験の臨床試験実施計画書(プロトコル)と製薬企業主導治験や医師主導臨床試験のプロトコルとの違いについて，また治験審査の際の視点の違いなどについて述べてみたい．

医師主導治験と臨床試験

　筆者は，基本的には，製薬企業主導治験，医師主導治験と臨床試験の間に大きな違いがあるべきものではないと考えている．わが国では，医師主導の臨床試験の質が必ずしも高くはなく，またデータマネジメントなどの品質管理も行われないことが多かった．また，医学・薬学教育のなかで「臨床研究」についての教育がほとんど行われてこなかったために，臨床試験の考え方や方法論を十分に理解せずに，自己流で臨床試験を実施している医師も多い．このような状況のなか，わが国の医師主導の臨床試験の質は必ずしも高くないというのが現状であろう．

　このような状況のなかで，新しく医師主導治験が実施可能になったものの，現場の医師の多くにはいまだに医師主導治験と，これまで行ってきた医師主導臨床試験の違いが十分に理解できていないものと想定される．確かにわが国の医薬品の臨床試験の実施の基準(Good Clinical Practice；GCP)に関する省令は，日米EU医薬品規制調和国際会議(The International Conference on Harmonisation of Technical Requirements for Registration of Pharmaceuticals for Human Use；ICH)-GCPと比較して，細かい規定が多すぎるとの批判はあるが，とはいえ医師主導治験に取り組むことは，質の高い臨床試験を実施するとはどういうことかを，身をもって体験し学ぶことができることを意味する．ぜひとも，リサーチマインドのある医師にはチャレンジしていただきたいと考えている．

医師主導治験プロトコル作成の際の留意点

　医師主導治験では，医師が「自ら治験を実施する者」として，治験の立案，実施，解析など，すなわち通常は医師が経験することのない治験の入り口から出口に至るまでを主導して行うことになる．もちろんそのすべてを自力でできるはずもなく，多くの作業を外部機関などに委託することになる．プロトコル作成についてもメディカルライターに体裁を整えてもらったほうが，はるかに体裁の整った抜けのないプロトコルができる．

　医師だけでプロトコルを作るのではなく，立案段階から生物統計家や薬物動態専門家などと相談し，さらに可能な限り早く治験コーディネーター(Clinical Research Coordinator；CRC)などにも内容をチェックしてもらっておいたほうがよい．自主臨床試験のプロトコルと治験のプロトコルには，一般的にはその緻密さに大きな違いがあることが多い．主要評価項目をどう設定するか，その設定の妥当性は十分か，安全性評価の方法は妥

当かなど，治験の骨格の一つひとつをとっても，通常の臨床試験より細かい検討が必要である．筆者の経験でもたった1つの安全性評価項目のグレーディングを決定するためだけに2時間近い議論をしたこともある．とくにこれまでほとんど治験が実施されてこなかったような希少疾病などの領域では，評価方法の決定にはかなりの時間を費やす必要があろう．国内外での過去の類似医薬品の治験や臨床試験のプロトコルが入手可能であればそれを参考にするとよいが，その際には海外での評価方法が国内でも利用可能であるか，バリデートされているかなどにも配慮が必要である．

医師主導の臨床試験と異なり，プロトコルは「作成した医師が理解できる（理解したつもりになっている？）」だけではだめで，他施設の医師やCRCなどの支援スタッフにも内容が十分に理解でき，流れが明確になっていなければ，いざ実施しても逸脱が多かったり，十分な評価ができなかったりと，問題が起きることが多い．医師主導臨床試験ではあまり気にとめないことが多いであろう，プロトコルと症例報告書（Case Report Form；CRF）の整合性のチェックも必ずやっておかなければならないし，モニタリングを実施するモニターの視点からのチェックも必要である．CRFの記載方法などが曖昧であると，あとでモニタリングの際にチェックが困難であったり，データマネジャーによるデータの処理が困難であったりする．

医師主導の臨床試験では，医師の医学的興味から仮説が立てられることも多いかもしれない．しかし，医師主導治験は「製薬企業による将来的な承認申請」を念頭において，既存の非臨床試験のデータや臨床試験・治験のデータを踏まえたうえで，どのような位置づけで医師主導治験を実施するかを十分に考えておかなければならない．医薬品の治験では，薬物動態（吸収，分布，代謝，排泄）の情報とそれに基づく至適用量の判断も重要となる．用量設定が十分に行われていないと，十分な有効性が得られなかったり，副作用が頻発して評価を中止せざるをえなくなる可能性もでてくる．

医師主導治験を考える際には，省令GCPなど治験の前提となる法令はもちろん知っておかなければならないし，必要な支援体制も十分に考えておかなければならない．われわれの経験からすると，データマネジメント，モニタリング，統計の委託先は極力同一にしておいたほうが作業の連携が楽である．治験薬概要書などの情報提供，治験薬の提供，将来的な承認申請のことを考えると，製薬企業の開発・申請担当者とも密な連携をとるべきであることは，火を見るより明らかである．

医師主導治験で試してみたいこと

製薬企業主導の治験はある意味とても保守的である．かつてどこかの企業が申請の際に規制当局にこのような指摘をされたらしい，という過去の経験の積み重ねで，細かいところのチェックが厳しくなり，一方で新しい試みをすることはなかなか難しい．外資であれば，海外で実施されたのと同じ方法を国内にもちこむこともあるが，時に国内の臨床実態にそぐわないで，実施の際に現場が苦労することもある．

われわれ小児科の領域では希少疾病などほとんどこれまで日本で治験が実施されていない領域で，製薬企業が着手に尻込みするような治験に医師主導で取り組んでいることも多い．平成18（2006）年度には世界初のL-アルギニンのミトコンドリア脳筋症（Mitochondrial myopathy, Encephalopathy, Lactic Acidosis and Stroke-like episode；MELAS）の脳卒中様発作に対する適応について，その効果

と安全性の評価を行う予定である．これまで治験を実施したことのない領域では，その有効性評価方法などもかなり試験的にならざるをえない．製薬企業の治験では，なかなかこのようなリスクをおかすことはできないが，医師主導治験であるからこそ試験的評価方法を試し，その方法論を将来的に製薬企業主導治験にも応用していくことができるのではないかと考えている．

医師主導治験プロトコル概要
―クエン酸フェンタニルを例として―

筆者が治験調整医師をしているクエン酸フェンタニルの治験について，その概要を例として以下に示す．併用麻酔薬の投与量を細かく規定しすぎたなどの理由でかなり逸脱も多いが，大枠での有効性評価と安全性評価には大きな問題はないのではないかと考えている．平成17(2005)年12月に，症例登録は終了し，平成18(2006)年4月に症例検討会も終了，平成18(2006)年内の製薬企業による承認申請を目指している．

対象疾患：挿管，呼吸管理，全身麻酔のもとに，手術もしくは処置を受ける症例で，麻薬系鎮痛・鎮静薬の補助的投与が必要となる患者．硬膜外麻酔を行う患者は除く．

目的：新生児(低出生体重児を含む)から6歳以下の小児患者を対象として，クエン酸フェンタニルを全身麻酔時の鎮痛薬として使用した際の，至適投与量・有効性・作用時間の確認と，安全性の評価，また可能な限り薬物動態を検討する．さらに安全性については，年齢によって，とくに2歳以下(3歳未満)の児で3歳以上の小児に比べて大きな問題がないかの検討を行う．

治験デザイン：非対照，非盲検，多施設共同臨床試験

  投与期間：術中の麻酔期間

  術直後観察期間：抜管までの評価および抜管後15時間までの評価(ただし低出生体重児などで術後すぐの抜管が困難だった場合，手術室出室後15時間までの評価)

  最終観察日：退院時もしくは退院後(術後3日から14日後)の調査(ただし低出生体重児などで術後すぐの抜管が困難だった場合，抜管後安定した状態での調査)

治験期間：手術前調査期：1日

  治療期：手術期間のみ，原則として24時間以内

  術後フォローアップ期：術後3〜14日(ただし低出生体重児などで術後すぐの抜管が困難だった場合，抜管後安定した時点)

実施医療機関：多施設共同治験(大阪府立母子保健総合医療センター，北里大学病院，神戸大学医学部附属病院，国立成育医療センター，東京大学医学部附属病院，独立行政法人国立病院機構岡山医療センター)

被験者数：目標症例数：全体で120症例

  1) 受胎後週数45週未満：全体で24症例
  2) 受胎後週数45週以上，2歳以下(3歳未満)：全体で48症例
  3) 3歳以上6歳以下(7歳未満)：全体で48症例

  血中濃度測定症例数：

  全体で1)群5症例以上，2)群10症例以上，3)群10症例以上を目標とし，可能な限り収集する．原則として投与後1時間〜1時間30分の1点採血とする．検体量は全血で0.5mL程度(一回測定に血漿0.1mL必要)である．

主な組み入れ基準：

  1) 入院患者で，挿管，呼吸管理，全身麻酔のもとに手術もしくは処置を受ける症例のうち，麻薬系鎮痛・鎮静薬の補助的投与が必要となる患者
  2) 6歳以下(7歳未満)の症例
  3) 同意：代諾者(保護者)から文書による承

9 臨床試験プロトコル

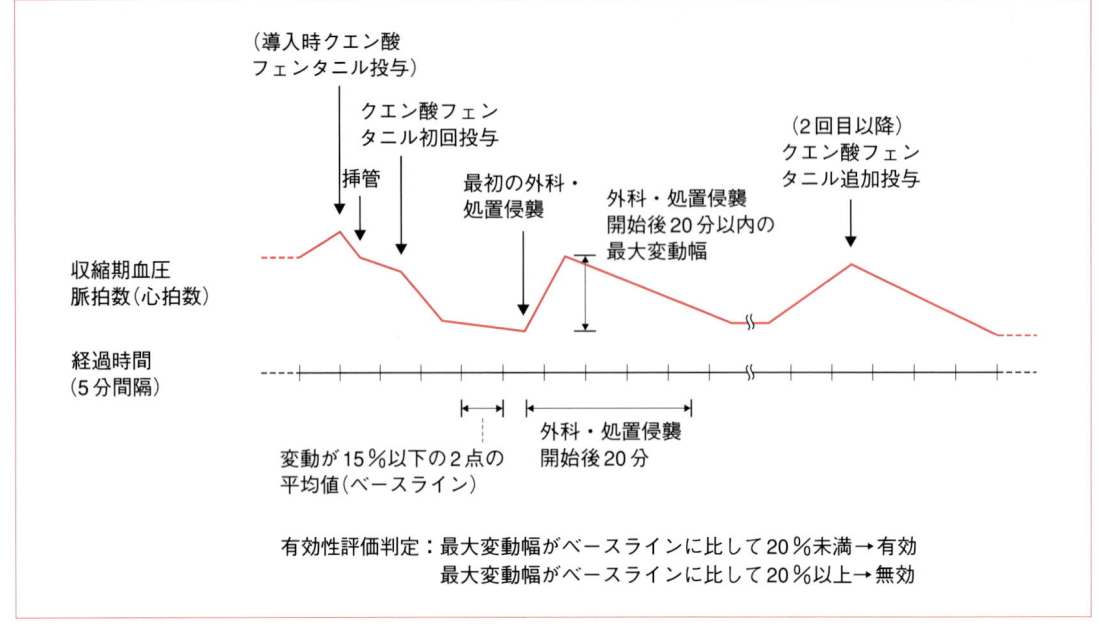

図1　模式図

（図中の注記）
- （導入時クエン酸フェンタニル投与）
- クエン酸フェンタニル初回投与
- 挿管
- 最初の外科・処置侵襲
- 外科・処置侵襲開始後20分以内の最大変動幅
- （2回目以降）クエン酸フェンタニル追加投与
- 収縮期血圧 脈拍数（心拍数）
- 経過時間（5分間隔）
- 変動が15％以下の2点の平均値（ベースライン）
- 外科・処置侵襲開始後20分
- 有効性評価判定：最大変動幅がベースラインに比して20％未満→有効
- 　　　　　　　　最大変動幅がベースラインに比して20％以上→無効

諾（インフォームド・コンセント）が得られた児

治験薬の投与方法：

　初回投与：本治験における初回投与は，気管内挿管後の最初のクエン酸フェンタニル投与と規定し，導入時の気管内挿管前のクエン酸フェンタニル投与は初回投与とはしない．クエン酸フェンタニルは，場合により導入時の気管内挿管の前にクエン酸フェンタニルとして0.02～0.1 mL/kg（フェンタニルとして1～5μg/kg）を，また麻酔導入後，手術開始約10分前に導入時の投与量と合わせてクエン酸フェンタニルとして0.04～0.3 mL/kg（フェンタニルとして2～15μg/kg）を投与する．クエン酸フェンタニルは原液をそのまま，あるいは1アンプル（2 mL）をブドウ糖液などで5～20 mLに希釈し，側管からゆっくり投与後，輸液を数mL流す（時間としてトータル30秒から1分かける）ことにより確実に血管内に全薬液が入るようにする．

　追加投与：投与については，医師の裁量により行い，その根拠を記載する．一度の投与量はクエン酸フェンタニルとして0.02～0.2 mL/kg（フェンタニルとして1～10μg/kg）とする．希釈および投与方法は初回投与時と同様とする．

有効性の評価項目：

　主要評価項目：挿管後のクエン酸フェンタニル初回投与後の最初の外科・処置侵襲開始後20分以内の最大変動を示す収縮期血圧，脈拍数（心拍数）を指標とした医師の総合判定（有効または無効）

　副次評価項目：挿管後のクエン酸フェンタニル初回投与後の最初の外科・処置侵襲開始後20分以内の最大収縮期血圧，脈拍数（心拍数）の変動率からの判定（**図1**）
　収縮期血圧による有効率（％）
　　＝（クエン酸フェンタニル初回投与後の収縮期血圧平均値からの最大変動率が切り捨て＋20％未満の症例数）／（クエン酸フェンタニル初回投与後に5±2分間隔で隣接する時

表1 治験スケジュール（観察・検査スケジュール）

	術前	術中	術後 抜管後次の日の診察まで/手術室出室後次の日の診察まで	術後 最終観察日（フォローアップ）
診察	●	○	●	●
同意取得	●	─	─	─
選択・除外基準確認	●	─	─	─
被験者背景の確認	●	─	─	─
登録	●	─	─	─
治験薬投与	─	●	─	─
併用薬・併用療法の確認	●	●	●	●
収縮期血圧	●	●	●	●
脈拍数（心拍数）	●	●	●	●
心電図	─	●	─	─
SpO$_2$	─	●	─/●	─
ETCO$_2$	─	●	─	─
体温	●	●	●	●
呼吸数	●	─	●/─	●
自覚症状・他覚所見	●	●	●	●
臨床検査 血液学的検査	○	─	─	○
臨床検査 血液生化学検査	○	─	─	○
臨床検査 尿検査	○	─	─	○
血中薬物濃度測定用採血（クエン酸フェンタニル初回投与後1～1.5hr）	─	◇	─	─

「術前」は手術室に入る前まで，「術中」は手術室に滞在している期間，「術後」は手術室を退出した時点以降とする．
●：必須実施事項，○：必要に応じて実施，◇：代諾者（保護者）の同意のもと，可能な限り実施

点の収縮期血圧の変動率が切り捨て±15％以内となった症例数）×100
クエン酸フェンタニル初回投与後の収縮期血圧平均値：挿管後，クエン酸フェンタニル初回投与後に5±2分間隔で隣接する2時点の収縮期血圧の切り捨て算術平均値

安全性の評価項目：

治験薬投与開始後から術後15時間まで：因果関係を否定できない有害事象（自覚症状・他覚所見などの発現または悪化，臨床検査値異常変動）の発現頻度

治験薬投与開始後からフォローアップまで：亜急性の有害事象（肝機能障害，腎機能障害を明らかに疑わせる所見など）

観察・検査スケジュール：表1を参照

医師主導治験の審査の際の留意点

製薬企業の治験では，その道のプロが半年近くをかけて入念にプロトコルを練り，社内でのIRBで承認され，さらに治験届を提出し，大きな問題点については規制当局のチェック

を受けたものが施設に提出される．その意味では，すでにかなり完成度が高いプロトコルが治験実施医師の元に届けられ，IRBの審査にかけられることになる．一方，医師主導治験では，省令GCPに準拠した治験というものに慣れていない医師が中心となってプロトコルを作成しており，しかも各参加施設のIRBで承認された後に治験届が提出されることになる．したがって，治験審査の際には，「すでに完成しているはずのもの」と安心して審査資料に目を通すのではなく，資料の隅々まで漏れがないか，またとくに治験の科学性・倫理性について問題がないか，適切に評価が可能であるかなどを検討する必要がある．

医師主導治験では，プロトコルやCRFなどの版管理なども各施設で適切に行わなければならない．版管理を厳重に行っておかないと「最新版」ではない古い版で審査が行われてしまうことなども起こりうる．さらに治験薬概要書などについても十分に目を通しておく必要がある．われわれが実際に経験した事例としては，製剤の安定性試験の結果が掲載されていないまま審査にかけられたことがあり，IRBからの指示で，安定性試験の結果を盛り込んだうえで再度諮られたことなどもある．

われわれが関与している医師主導治験は，すべて日本医師会治験促進センターからの研究費によって実施されている．しかし，それ以外の財源による医師主導治験もありうるわけであり，医師主導治験の審査においては，その財源がどうなっているか，実施者との関係はどうなっているか（実施者が利益をこうむることがありうるかなど）についても慎重に審議されるべきであろう．

また，製薬企業の治験では当たり前のように整備されているデータマネジメント，モニタリング，統計，メディカルライティング，監査，プロジェクトマネジメントなどについても，体制が整備され確実に実施されなければ，治験を円滑にすすめることは難しい．自ら治験を実施する者である治験責任医師が十分に治験の内容や実施体制を理解しており，またCRCなどによる支援体制が十分であるかを入念に検討する必要がある．

医師主導治験について，そのプロトコルの臨床試験や製薬企業主導治験との違い，作成上の留意点，審査の際の留意点などについて概説した．現状では，まだ手探り状態で，その実施にかなりの困難を伴う医師主導治験であるが，医薬品開発の新しい道筋として，一刻も早く体制整備がすすむことを祈っている．

6 有効性評価と安全性評価のガイダンス

宇山佳明

医薬品の有効性および安全性を，適切に評価するためには，質の高い臨床試験（治験）に基づくデータが必要であり，実施される臨床試験のレベルを向上することが重要である．そのためには臨床試験に関する一般原則についてガイドラインなどを公表し，最低限クリアすべき基準を示すことが必要と考えられる．日米EUの医薬品規制当局（日本では厚生労働省）と製薬業界は，医薬品開発の促進と各地域の規制当局への医薬品承認申請のための作業を効率化し，重複した作業を削減することなどを目的として，日米EU医薬品規制調和国際会議（The International Conference on Harmonisation of Technical Requirements for Registration of Pharmaceuticals for Human Use；ICH）を設立し，医薬品開発のための各種ガイドラインを作成しており，これらICHで合意されたガイドラインは，各地域の規制当局から通知などにより公表され，運用されている（ICHについての詳細はp.141参照）．

本節では，医薬品の臨床試験（医師主導治験を含む）を実施しようとした場合に，一般的にどのような点について考慮すべきであるのか，主なケースを取り上げ，それに関連するICHガイドライン（Eガイドライン）の内容を紹介することとしたい．なお，各ガイドラインのすべての内容を本節で網羅することは誌面の関係上不可能であるので，治験の計画，実施に関する事項に焦点をあて，筆者により意図的に内容を選択しており，できる限りバイアスが入らないよう考慮したつもりであるが，ガイドラインで述べている内容を誤解しないためにも，本節で紹介しているガイドラインそのものについても，ぜひご一読いただきたい．各ガイドラインについては，http://www.pmda.go.jp/ich/ich_index.htmlなどからダウンロード可能である．また，統計学的課題については，第4章「医療統計学と臨床試験成績の読み方」も参照していただきたい．

医薬品の臨床試験を実施したいと思ったら

医薬品の有効性および安全性を評価するために，臨床試験を実施しようと考えたときには，まずICH E8ガイドライン（臨床試験の一般指針，参考資料a, p.201）を参照していただきたい．E8ガイドラインでは，臨床試験の実施方法，開発のすすめ方などに関して，国際的にも受け入れられる一般的な考え方を示しており，日米EUでの臨床試験を共通の認識で実施することで，その試験結果の評価をより適切に行おうという考えに基づいて作成されている．

E8ガイドラインでは，臨床試験の一般原則として，医薬品の臨床試験の実施の基準（Good Clinical Practice；GCP，参考資料b）を遵守する必要があること，非臨床試験または先行する臨床試験での情報を十分に踏まえたうえで臨床試験を開始する必要があることなどがまず述べられており，ガイドライン全体を通して医薬品の開発の全体像がどうあるべきかについて述べている．E8ガイドラインでの主な内容としては以下のような事項がある．

臨床試験の種類

臨床試験は，目的が明確である必要があり，その目的を達成するために適切に計画，実施，

表1 臨床試験の種類と目的

試験の種類	試験の目的	試験の例
臨床薬理試験	・忍容性評価 ・薬物動態，薬力学的検討 ・薬物代謝と薬物相互作用の探索 ・薬理活性の推測	・忍容性試験 ・単回および反復投与の薬物動態，薬力学試験 ・薬物相互作用試験
探索的試験	・目標効能に対する探索的使用 ・次の試験のための用法・用量の推測 ・検証的試験のデザイン，エンドポイント，方法論の根拠を得ること	・比較的短期間の，明確に定義された限られた患者集団を対象にした代替もしくは薬理学的エンドポイントまたは臨床上の指標を用いた初期の試験 ・用量反応探索試験
検証的試験	・有効性の証明/確認 ・安全性プロフィールの確立 ・承認取得を支持するリスク・ベネフィット関係評価のための十分な根拠を得ること ・用量反応関係の確立	・有効性確立のための適切でよく管理された比較試験 ・無作為化並行用量反応試験 ・安全性試験 ・死亡率/罹病率をエンドポイントにする試験 ・大規模臨床試験 ・比較試験
治療的使用	・一般的な患者または特殊な患者集団および（または）環境におけるリスク・ベネフィットの関係についての理解をより確実にすること ・より出現頻度の低い副作用の検出 ・用法・用量をより確実にすること	・有効性比較試験 ・死亡率/罹病率をエンドポイントにする試験 ・付加的なエンドポイントの試験 ・大規模臨床試験 ・医療経済学的試験

解析，報告される必要があることはいうまでもないが，臨床試験は試験の実施時期および目的によって，臨床薬理試験，探索的試験（比較的短期間で実施する），検証的試験，治療的使用に分類でき（**表1**），1つの試験結果を踏まえて次に必要な試験を計画するというように，医薬品開発は段階的にすすめていく必要がある．

開発の相

医薬品の臨床試験については，従来，健康人を対象として実施する試験を第Ⅰ相試験，患者での用量反応性の検討を第Ⅱ相試験，大規模な検証的試験を第Ⅲ相試験，市販後に実施する試験を第Ⅳ相試験と単純に分類されてきたかもしれないが，医薬品開発はより複雑であり，必ずしもこのような単純な分類では表現できない場合が多い．そこでE8ガイドラインでは，第Ⅰ～Ⅳ相という「相」を試験の目的で分類するのではなく，開発の段階を表す時間的概念のために使用している（**図1**）．

すなわち開発初期を第Ⅰ相，開発後期を第Ⅳ相とし，一般的には，第Ⅰ相で臨床薬理試験，第Ⅱ相で探索的試験，第Ⅲ相で検証的試験，第Ⅳ相で治療的使用が行われるものの，状況によっては第Ⅲ相の段階であっても，臨床薬理試験や探索的試験を実施する場合もあり，医薬品開発はこれら複数の試験が相互に関連してすすめられるという概念を提唱している．

また，異なった製剤を開発した場合には，製剤間での生物学的同等性試験などを実施する必要があるとの考えがE8ガイドラインで述べられているが，その詳細についてはすで

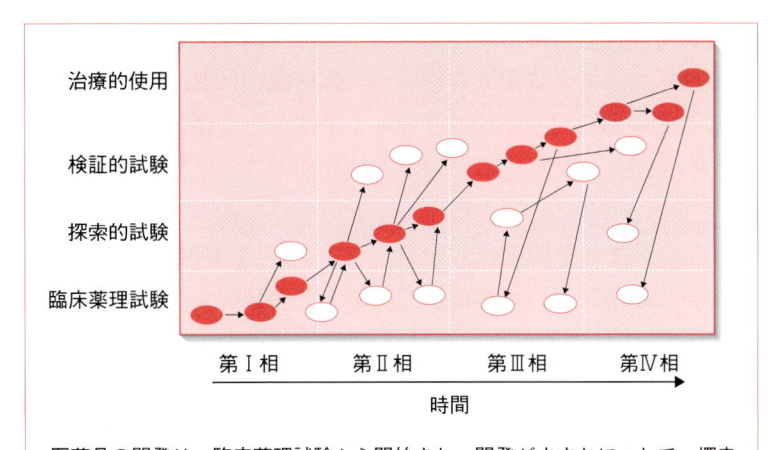

図1 「相」は開発の段階を表す時間的概念

医薬品の開発は、臨床薬理試験から開始され、開発がすすむにつれて、探索的試験、検証的試験を実施するのが一般的であるが、必ずしも一直線にすすむわけではなく、検証的試験を実施した後に臨床薬理試験を実施する場合などもあり、各試験が相互に関連してすすめられるものである。

にわが国で生物学的同等性を検討するためのガイドライン（参考資料c, d, e, p.201）が公表されているので、これらのガイドラインなども合わせて参照していただきたい。

臨床試験の実施計画書を作成するときには

E8ガイドラインで医薬品開発の全体像についてイメージできれば、実際に臨床試験の実施計画書（プロトコル）を作成する必要があるが、その場合にまず参照していただきたいのが、ICH E9ガイドライン（臨床試験のための統計的原則、参考資料f）、E10ガイドライン（臨床試験における対照群とそれに関連する諸問題、参考資料g）、E4ガイドライン（新医薬品の承認に必要な用量-反応関係の検討のための指針、参考資料h）であり、臨床試験の計画、実施、解析、結果の解釈への偏り（バイアス）を最小にし、精度を最大にすることを目標としている。

一般的な事項としては、試験の結果と結論の信頼性を確保するためには、臨床試験の計画と実施に関するすべての重要事項についての詳細および臨床試験で使用する統計解析の主要な特徴（解析手法、統計学的モデル、調整方法など）については、試験開始前に作成するプロトコルであらかじめ規定しておく必要があるということである。また、有効性および安全性に関するデータベースを構築することで、より適切な評価が可能になるものと考えられる。

これらのガイドラインで主な内容としては、以下のような事項がある。

対象集団の規定

医薬品開発の初期の相では、医薬品の有効性を精度よく確認できるごく限られた集団で検討される可能性があるが、検証的試験までには、被験者を市販後に医薬品が投与されると想定される患者集団に十分近いものにしておく必要があり、検証的試験では対象集団の均質性を維持する一方で、目標とする集団の中でできる限り幅広い患者を対象として検討すべきであり、そのために適切な選択基準や除外基準を設定することが重要である（E9ガイドライン）。

主要評価項目（主要変数）

主要評価項目は、試験の主要な目的に直結

した臨床的に最も適切で説得力のある証拠を与えうる変数であるべきで、できる限り詳細かつ慎重に設定する必要がある（E9ガイドライン）．すなわち単に「死亡」と設定するだけではなく、「死亡率」であるのか、「死亡に至るまでの時間」であるのかなどを明確に規定する必要がある．主要評価項目は、一般的には有効性に関して設定されることが多いが、安全性に関して設定することも可能である．

複数の測定値を統合または結合して主要変数とする場合（例：関節リウマチ，精神疾患などで用いる評価尺度）や主観的な要素をもっているような指標を主要変数とする場合（例：全般改善度評価），主要評価項目を2つ設定する場合，カテゴリ化した変数（例：ある基準を境として，その基準を達成した患者の割合）を用いる場合などについては，それら設定の臨床的妥当性を担保することが必要であり，多重性の問題（統計学的第一種または第二種の過誤）に対する考慮が必要な場合もある（E9ガイドライン）．

代替評価項目（代替変数）

臨床結果を直接評価することが実際的ではなく，間接的な指標を用いて評価しようとする場合があるが，代替評価項目を設定する場合には，その項目が臨床結果の真の信頼できる予測因子といえるか，リスク・ベネフィットを判断するうえで，臨床的有用性を定量的に示す指標といえるかについて検討する必要がある（E9ガイドライン）．実際的には，代替評価項目と臨床効果との関連性に科学的な合理性があるか，代替評価項目で改善した場合に，それが真の臨床効果に結びつくという疫学的な結果があるか，臨床試験結果において，代替評価項目と真の臨床効果とが相関しているかといった点を踏まえて，代替評価項目の妥当性を判断することになる．

偏り（バイアス）を回避する手法

臨床試験における偏り（バイアス）を回避する手法としては，無作為化（ランダム化）と盲検化があり，これらの手法は比較臨床試験において標準的に採用すべきである（E9ガイドライン）．盲検化については，医薬品の効果をより客観的に評価するうえでは，二重盲検試験が最適な方法であり，剤型が異なった医薬品の場合にもダブルダミー法を採用することで盲検化が可能な場合もあり，どのようにすれば二重盲検化が可能であるかについて十分に検討すべきである．臨床試験期間中の盲検性を維持するために，割り付けコードを不適切に開示することがないよう，コードの取り扱いについては，治験依頼者が標準業務手順書を作成しておくべきである．二重盲検化が困難な場合には，単盲検化を検討すべきであり，場合によっては非盲検で実施せざるをえない場合もあるが，臨床効果の判定については，処置を行っておらず，治療内容が盲検化されている医師によって実施する（ブラインド・レビュー），あるいは主要評価項目を客観的な指標とするなど，偏りを最小限に減じるための方策を十分に検討すべきである．

また，無作為化については，単純な無作為化のほか，1つのブロック中で各群に均等になるように無作為に割り付けるブロック割り付け，いくつかの重要な予後因子で層別化して無作為に割り付ける層別割り付けや各群の割り付け状況を踏まえて例数バランスを調整する動的割り付けなどの方法があるが，実施しようとする臨床試験によってどのように割り付けることが適切であるのか，盲検性を維持するために適切な措置を講じているかについて十分に検討すべきであり，適切な無作為化という観点からは，動的割り付けの採用についてはより慎重に検討すべきであり，決定論的な動的割り付け（割り付け確率が1になるような場合）は避けるべきである（E9ガイ

ドライン).

■試験デザイン

検証的試験のデザインとして最もよく用いられるのが,並行群間比較試験であり,他の試験デザインに比べ仮定は複雑ではないものの,共変量,交互作用,試験からの脱落など他の試験と同様に検討すべき課題はある.また,クロスオーバー試験(交叉比較試験)は,先行する治療による効果が,次の治療の期間にも影響(持ち越し効果)するような場合には,群間での比較を適切に実施することができず,washout期間を設定するなど,持ち越し効果を回避できるか否かについて十分な検討が必要である(E9ガイドライン).

また,十分な被験者を登録して,得られた結果をより一般化するためには,多施設共同治験を実施することが有用であり,時には異なる国にまたがって実施される場合もある(E9ガイドライン).多施設共同治験の結果を適切に評価するためには,試験の実施方法がすべての実施施設で同様であるべきであり,試験開始前に,実施手順の標準化などを徹底すべきである.また施設内または施設間での分布に偏りがないようにも配慮すべきであり,もし不均一性が認められた場合には,その原因を積極的に検討すべきである.

■対照群の設定と比較方法

臨床試験で対照群を置く主な目的は,患者に起こった変化が治験薬によるものなのか,自然経過,観察者の期待など他の要因によるものなのかを区別するためである(E10ガイドライン).

対照群との比較方法としては,プラセボまたは実薬対照試験で対照群よりも臨床的に優れていることを示す「優越性」と,実薬対照試験で対照群と臨床的に重要な意味をもつほど異ならないことを示す「同等性」(例:生物学的同等性試験),対照群よりも臨床的に劣らないことを示す「非劣性」がある(E9ガイドライン).

比較可能性およびバイアスの影響を考えると,実施する臨床試験の中に対照群(プラセボ,異なった用量または用法の治験薬,治験薬とは異なる実薬)を設定すること(同時対照)が適切である(E10ガイドライン).また,二重盲検化が困難であり,客観的な指標を用いて評価できる場合には,無治療を対照とすることも可能であるが,評価は盲検下で行うといった努力は必要である.さらに実施する試験とは別の集団でのデータを対照として利用すること(外部対照,既存対照)も考えられるが,対照とする集団を適切に規定することは難しく,バイアスを制御することが困難な場合も多く,誤った結論を導く可能性もあることから,例外として考えるべきである.

プラセボ,異なった用量(表中では用量反応),実薬を対照群とする場合の有用性は**表2**のとおりであり,それぞれに特徴はあるが,絶対的な効果を知ろうとする場合には,プラセボを含めることが重要である.

プラセボ対照試験については,倫理的な観点から問題となる場合があるが,プラセボの使用によって重大な障害が生じない場合には,たとえ患者が結果として不快・不便を経験する可能性があるとしても非倫理的ではないと考えられる(E10ガイドライン).また,プラセボの投与は,患者がまったく治療を受けないことを意味するのではなく,標準的な治療を実施しながらプラセボを投与するいわゆる「上乗せ試験」として実施される場合が多い.また,患者が不十分な反応のままにプラセボが投与される期間を最小にするために,ランダム化治療中止試験というデザインを採用する方法がある.これは,一定期間被験薬を投与した後,被験薬またはプラセボを無作為に投与して,有効性が継続するか否かを二

表2　対照群の種類と有用性

試験の目的	対照群の種類							
	プラセボ	実薬(非劣性)	実薬(優越性)	用量反応	プラセボ+実薬	プラセボ+用量反応	実薬+用量反応	プラセボ+実薬+用量反応
絶対的な効果の大きさの測定	○	×	×	×	○	○	×	○
効果の存在の証明	○	△	○	○	○	○	○	○
用量反応関係の証明	×	×	×	○	×	○	○	○
治療間の比較	×	△	○	×	○	×	△	○

○：証明できる，×：証明できない，△：場合によっては証明可能

重盲検下で観察するものであり，うつ病の再発予防効果などに対して用いることが可能で，わが国でもすでに実施された例[1]がある．

実薬を対照とする同等性試験または非劣性試験については，プラセボによる反応率が一定していないような疾患領域（例：うつ病，不安障害など）においては，試験感度を担保することができず，このようなデザインのみで有効性を証明することは不可能である（E10ガイドライン）．試験感度を担保することが可能な場合にも，「同等」または「非劣性」であるという基準（Δ；デルタ）はプロトコルにおいてあらかじめ明確に記載されるべきである．一般的にΔは，実施しようとしている試験と類似した条件で過去に実施されたプラセボ対照臨床試験の結果（プラセボ群と実薬群との差）に基づいて決定されるが，実対照薬とプラセボを比べた場合に，「確実に期待できる実対照薬の効果の大きさの最小値」よりも大きな値であってはならない（E10ガイドライン）．さらに，選択する実薬については，1つ以上の優越性試験によって有効性が立証されており，実施しようとしている試験でも同様の有効性を示すことが担保されている必要がある．

また，1つの試験で複数の異なる対照群を設定することで，複数の目的を達成することも可能である（E10ガイドライン）．たとえば，非劣性試験にプラセボ群も同時に加えれば，プラセボに対する優越性を示すと同時に，実薬に対する非劣性を示すことができ，絶対的な効果の大きさを確認しつつ，治療間の差についても確認が可能である．

治験薬の1用量と実対照薬1用量を用いた非劣性試験が実施される場合があるが，得られた結果の妥当性を示す内部標準が存在しないため，外部情報によって妥当性を確認する必要がある（E9ガイドライン）．もし試験計画上または実施上で不備があると，同等であるという結果（無効同等）に導く傾向があり，プロトコルの遵守を徹底する必要があるが，プラセボ対照試験の場合に比べて，試験の質を保証しようとする動機づけは弱いと考えられる（E10ガイドライン）．

用量反応試験

用量反応性を検討することは，医薬品の開発において不可欠であり，有効性の確認，適切な開始用量，用量調節の実施方法，最大用量などを決定するために有用である（E4およびE9ガイドライン）．用量反応試験は，一般に単一の固定用量で実施した2つあるいはそれ以上の群からなる盲検比較試験で，プラセボを用いなくても効果の存在を証明することは可能であるが，用量群間で差が示せないことはまれではなく，そのような場合には，プ

ラセボ群が含まれていないと情報のない結果となり（E10ガイドライン），プラセボも含めた用量反応試験を実施することが適切な場合もある（E9ガイドライン）．用量反応性を推定するためには，統計学的検定のほかにも信頼区間，グラフなどを用いた検討が重要であり，安全域が広い医薬品（有効性を示す用量範囲と副作用を示す用量範囲に大きな乖離がある場合）で対象としている疾患が進行性である場合には，開始用量を比較的高く設定することが望ましい（E4ガイドライン）．なお，致死的な疾患では，ある程度の副作用が許容され，速やかな効果を期待するため，通常比較的高用量が選択されるが，このような場合であってもさまざまな治療方法の利益と損失を考慮し，最適な用法・用量の検討を行うべきである（E4ガイドライン）．

また，用量-血中濃度-効果との関係を検討することは，用量選択や治療に用いるべき用量範囲を検討するうえで有用であるが，漸増法のように，試験途中で用量が変更されるデザインは，増量による改善効果と自然経過とを区別することができず，忍容性が認められた最大用量が推奨用量として選択される傾向が生じ，一般的に用量反応関係の検討には不適切である（E4ガイドライン）．

■ 必要な被験者数

臨床試験の目的を達成するために十分な症例数が確保されるべきであるが，そのためには，主要評価項目，帰無仮説，対立仮説，検定統計量，第一種（5％以下）および第二種の過誤（10〜20％以下）を定めておくことが必要であり，被験者数は主要な解析対象集団に基づいて計算されるべきである（E9ガイドライン）．同等性試験または非劣性試験の被験者数については，試験治療間の差が最大でも臨床的に許容できる範囲であることを示すという目的に基づいて設定すべきである．

■ 中間解析

中間解析とは，試験が正式に完了する前に実施される有効性または安全性に関する群間比較を意図したすべての解析を指すものである．中間解析については，その方法，回数および結果が試験の解釈に影響するため，慎重に検討すべきであり，あらかじめプロトコルに規定されるべきである（E9ガイドライン）．割り付けを明らかにして中間解析を実施する場合には，割り付けの情報が漏れないような手順を定めておく必要がある．被験者数の再計算を行う場合には，その正当性を明らかにし，プロトコルの改訂などが必要であるが，変更による第一種の過誤と信頼区間幅に対する影響についても説明すべきである．中間解析を伴う試験であっても，医薬品の有効性および安全性を裏づけることを意図した試験では，予定している被験者数の集積が完了するため試験を継続することが原則であり，早期の中止は，倫理的な理由または検出力が容認できない場合に限るべきである．

■ 独立データモニタリング委員会

統計学を含む適切な学識をもった臨床試験の専門家で構成され，治験審査委員会（Institutional Review Board；IRB）とは異なる組織として治験依頼者が設立する委員会で，この委員会の役割などについては業務手順書を作成して明確化すべきである（E9ガイドライン）．この委員会は，臨床試験のデータ（安全性，主要評価項目など）について評価し，治験依頼者に対して試験の継続，変更または中止を勧告するという役割をもっており，情報の漏洩などを防止し，情報へのアクセスによる悪影響から試験の完全性を守ることを目的としており，中間解析を伴う臨床試験において重要な役割を果たす．なお，中間解析に関与した者は，ブラインド・レビューや解析計画の変更に参加すべきではない．

解析対象集団と評価

　Intention-To-Treat（ITT）の原則（治療効果は，実際に受けた治療ではなく，治療しようとする意図に基づくことで最もよく評価できる）に基づき，無作為化が行われた全被験者は，原則として主要な解析に含めるべきであるが，実際にこの理想を達成することは困難な場合があるものの解析対象集団は可能な限りこの理想に近づけたものとすべきである（最大の解析対象集団）（E9ガイドライン）．最大の解析対象集団から除外してよい場合としては，未投与の症例，無作為化以前に評価されていた登録基準違反の症例，無作為化後のデータが存在しない症例などがあるが，除外した症例については明確な理由が述べられるべきである．一方で，事前に定められた最低限の試験治療規定を完了しており，主要評価項目のデータが存在し，重大なプロトコル違反がないような症例については，プロトコルに適合した集団として，別途解析を実施すべきである．これら2つの集団での結果を比較することが有益であり，両解析対象集団での解析結果が同様であれば，その試験結果の信頼性は高くなると考えられる．なお，同等性試験または非劣性試験での主解析を最大の解析対象集団で実施することについては，無効同等との結論を導く可能性を上昇させることがないかなど慎重な検討が必要である．

　解析は，事前に定められた計画に従ってすすめるべきであり，予定外の解析は最小限にとどめるべきである．また，予定していなかった部分集団での解析結果の解釈は慎重に行うべきであり，探索的な位置づけとなるものである．また，現実的には，各症例でのデータには，欠側値や外れ値が生じるが，解析上どのように取り扱うことが適切であるのか一般的に推奨できる方法は確立されておらず，ブラインド・レビューにおいて統計解析計画書を見直すことが有益であり，対処法によりどのような違いが現れるのかについて検討すべきである．

安全性評価

　すべての臨床試験で安全性および忍容性の評価は重要であり，通常，被験薬を少なくとも1回服用した集団を対象として検討するが，高齢者，女性，重症者などといった特定の集団に対する評価も必要である．一般的に臨床試験での症例数は有効性を確認するために設定されているが，開発後期の相では，安全性および忍容性のプロフィールを特徴づけることが可能である．1つの臨床試験の結果から安全性および忍容性に関して統計学的な評価を行うことは，一般的に困難であるが，信頼区間なども含めて評価することで有用な場合もある（E9ガイドライン）．通常，有害事象，臨床検査値，バイタルサインなどによって評価され，試験間での比較を可能とするためにも，一貫したデータの収集および評価方法を用いることが必要であり，とくに共通した有害事象の辞書，ICH国際医薬用語集（MedDRA，参考資料i, p.201）を用いることが重要である．

　また，有害事象や副作用あるいは重篤などの定義についても試験間で異なっていると，データを適切に評価することができない場合もあり，開発全体を通して統一的に対応することが望ましいと考えられる．これら有害事象の取り扱いについては，ICH E2Aガイドライン（治験中に得られる安全性情報の取り扱い）について（参考資料j）で規定されており，たとえば「有害事象」については，「医薬品が投与された患者または被験者に生じたあらゆる好ましくない医療上のできごと．必ずしも当該医薬品の投与との因果関係が明らかなもののみを示すものではない」と定義されている．また，「重篤」については，「有害事象のうち，死に至るもの，生命を脅かすもの（実際に死の危険にさらされていた），治療のた

めの入院または入院期間の延長が必要となるもの，永続的または顕著な障害・機能不全に陥るもの及び先天異常を来すもの」と定められており，症状の程度である「重症」とは区別して使用している．より詳細については，E2Aガイドラインを参照していただきたい．

さらに実施できる治験の規模などを勘案すると医薬品の安全性については，承認までの段階で得られる情報に限りがあり，承認された後も市販後において適切にモニタリングしながら，継続的に確認していく必要があると考えられる．市販後における安全性をどのように検討すべきであるかを考える際には，最近ICHで合意されたE2Eガイドライン（医薬品安全性監視の計画について，参考資料k，p.201）を参照していただきたい．このガイドラインでは，承認までの段階（治験のデータなど）で特定されたリスク，潜在的なリスク，不足している情報などがある医薬品について，市販後にどのような安全性対策を計画すべきかについての一般的原則を示しており，さまざまな調査・研究方法の利点，欠点などについて述べている．

長期投与試験を実施する場合には

長期に医薬品を投与する可能性がある場合には，臨床試験を実施して，長期投与時の安全性および有効性を担保する必要があり，このような場合には，ICH E1ガイドライン（致命的でない疾患に対し長期間の投与が想定される新医薬品の治験段階において安全性を評価するために必要な症例数と投与期間について，参考資料l）を参照していただきたい．本ガイドラインは，致命的でない疾患の治療のために6か月以上にわたり医薬品が投与される場合の安全性を評価するための一般原則を示しており，主な内容としては以下のような事項がある．

治療期間と有害事象の発現との関係について情報を収集することは有益であり，妥当な頻度（0.5～5％程度）の遅発性の有害事象が発現するか，長期投与中に有害事象の発現頻度が変化するかについて検討するためには，通常300～600例程度の症例を対象とした長期臨床試験を実施することが適切である．また投与期間については，1年程度を投与して観察することが適切であり，100例の患者を対象として1年間の長期投与試験を実施し，何ら重篤な有害事象が認められなかった場合には，有害事象の1年間の累積発現率は3％未満と考えられる．承認前には，短期投与の症例も含めて500～1,500例程度のデータを収集することが望ましい．通常は6か月間投与した成績により承認申請を行うことが可能であるが，1年間投与した際の成績についても承認前の可能な限り早期に提出する必要がある．なお，遅発性の有害事象発現が予期されている場合，特定の有害事象が低頻度で発現すると想定される場合，有効性が明確に示されていない場合などについては，より大規模で長期間のデータが必要になると考えられる．

特別な集団での臨床試験を実施する場合には

高齢者を対象とする臨床試験

高齢者を対象とした臨床試験を実施する場合に参照していただきたいのが，ICH E7ガイドライン（高齢者に使用される医薬品の臨床評価法に関するガイドライン，参考資料m）で，このガイドラインでは65歳以上を高齢者と定めており，主な内容としては以下のような事項がある．

高齢者における検討は，非高齢者（65歳未満）も含めた1つの臨床試験の中で実施するか，高齢者のみを対象とした臨床試験を別途実施して検討することが可能であり，一般的には100例程度の高齢者での成績が必要である．対象疾患が主として高齢者で認められる

場合には，臨床試験での被験者は主として高齢者とすべきである．

高齢者での薬物動態についても検討が必要であり，開発後期の相で実施する臨床試験でトラフ値を測定するか，別途高齢者を対象とした臨床薬物動態試験を実施するなどして検討し，非高齢者との間で臨床的に重要な差が認められた場合には，統計的な比較が可能となるように，より厳密な臨床薬物動態試験を実施する必要がある．

また，被験薬が主に腎臓または肝臓から排泄されるような場合には，腎または肝機能低下患者を対象とした薬物動態試験を，他剤との併用が多く，安全域が狭いような医薬品については，薬物相互作用試験を実施することが，高齢者での安全性などを評価するうえで重要である．

小児を対象とする臨床試験

小児を対象とした臨床試験を実施する場合に参照していただきたいのが，ICH E11 ガイドライン(小児集団における医薬品の臨床試験に関するガイダンス，参考資料n, p.201)で，小児に対しても適切に評価された医薬品が用いられるべきで，医薬品の開発計画に小児集団も組み入れられるべきとの考え方に基づいて作成されており，主な内容としては以下のような事項がある．

小児を対象とする臨床試験を実施する場合には，コンプライアンスなどを考慮した小児用製剤(液剤，チュアブルなど)が必要と考えられる．小児での臨床試験を開始する時期は，対象とする疾患にもよるが，重篤あるいは生命を脅かすような小児疾患を対象とする場合には，小児での開発を早期から開始すべきである．緊急性が高くない場合には，多くの医薬品が開発初期に安全性などの問題のため開発中止となっていることも踏まえると，開発の後期から小児に対する開発が開始されると考えられるが，小児での開発計画の正当性については十分説明できるようにしておくことが必要と考えられる．

小児を対象とした臨床試験においても，ICH E6(参考資料b)，E9(参考資料f)，E10(参考資料g)，E2A(参考資料j)で記載されている考え方を適用するのが原則であるが，同じ対象疾患でその経過が成人と小児で同様であるならば，成人での有効性データを小児に活用することも考えられること，新生児での病態など特殊な場合もあることなど，小児開発時の特有の問題もあり，小児での年齢区分も考慮したうえで慎重な検討が必要である．また，小児を対象とする場合には倫理的に特別な配慮が必要な事項もある(インフォームド・コンセント/アセントの取得，リスクや危険の最小化など，参考資料b)．

◆◆◆ その他 ◆◆◆

上記に紹介したガイドラインのほかにも参照していただきたいガイドラインは数多くあるが，外国人での臨床試験成績に基づき日本人における医薬品の有効性および安全性を評価しようとする場合には，ICH E5 ガイドライン(外国で実施された医薬品の臨床試験データの取扱いについて，参考資料o)をご一読いただきたい．また，「非抗不整脈薬におけるQT/QTc間隔の延長と催不整脈作用の潜在的可能性に関する臨床的評価」に関するガイドライン[2]についても最近ICHで合意されており，所定の手続きを経て通知される予定であるので，QT延長のリスクなどについて臨床試験で評価しようとする場合には参照していただきたい．さらに，臨床試験終了後のデータを整理する段階では，治験総括報告書の構成と内容に関するガイドライン(参考資料p)があるので参照していただきたい．

そのほかにも各領域で臨床評価に関するガイドラインが作成されている場合もある〔た

とえば,「抗リウマチ薬の臨床評価方法に関するガイドライン」(参考資料q),「抗不整脈薬の臨床評価に関するガイドライン」(参考資料r)など〕ので,それらについても参照していただきたい.

本節で紹介した内容が,臨床試験の計画,医薬品の有効性および安全性を評価するうえで一助となり,日本における適切な臨床試験の実施を促進するために役立てば幸いである.医薬品の臨床試験を実施する際には,一般的原則では対応できないケースも数多くあると考えられるが,医薬品開発の早期の段階から,医薬品の開発者と審査担当者が協力して問題解決にあたることが重要であると考える.なお,本節では一部筆者の個人的見解も含まれている.

参考文献

1) Kamijima K, Burt T, Cohen G et al：A placebo-controlled, randomised withdrawal study of sertraline for major depressive disorder in Japan. Int Clin Psychopharmacol 2006；21：1-9
2) ICH：The clinical evaluation of QT/QTc interval prolongation and proarrhythmic potential for non-antiarrhythmic drugs, http://www.ich.org/LOB/media/MEDIA1476.pdf(accessed on Feb 8, 2006) s

---

参考資料：関連通知および省令

a) 平成10年4月21日　医薬審第380号　臨床試験の一般指針(ICH E8ガイドライン)
b) 平成9年3月27日　厚生省令第28号　医薬品の臨床試験の実施の基準に関する省令(ICH E6ガイドライン)
c) 平成12年2月14日　医薬審第64号　含量が異なる経口固形製剤の生物学的同等性試験ガイドラインについて
d) 平成12年2月14日付通知　医薬審第67号　経口固形製剤の処方変更の生物学的同等性試験ガイドラインについて
e) 平成13年5月31日付通知　医薬審発第783号　剤形が異なる製剤の追加のための生物学的同等性試験ガイドラインについて
f) 平成10年11月30日　医薬審第1047号「臨床試験のための統計的原則」について(ICH E9ガイドライン)
g) 平成13年2月27日　医薬審発第136号「臨床試験における対照群とそれに関連する諸問題」について(E10ガイドライン)
h) 平成6年7月25日付通知　薬審第494号「新医薬品の承認に必要な用量-反応関係の検討のための指針」について(E4ガイドライン)
i) 平成11年12月28日　医薬安第164号及び医薬審第1843号「ICH国際医薬用語集日本語版(MedDRA/J)」の使用について(M1ガイドライン)
j) 平成7年3月20日　薬審第227号　治験中に得られる安全性情報の取り扱いについて(E2Aガイドライン)
k) 平成17年9月16日　薬食審査発第0916001号及び薬食安発第0916001号　医薬品安全性監視の計画について(E2Eガイドライン)
l) 平成7年5月24日付通知　薬審第592号　致命的でない疾患に対し長期間の投与が想定される新医薬品の治験段階において安全性を評価するために必要な症例数と投与期間について(E1ガイドライン)
m) 平成5年12月2日　薬新薬第104号「高齢者に使用される医薬品の臨床評価法に関するガイドライン」について(E7ガイドライン)
n) 平成12年12月15日　医薬審第1334号　小児集団における医薬品の臨床試験に関するガイダンスについて(E11ガイドライン)
o) 平成10年8月11日　医薬発第739号　外国で実施された医薬品の臨床試験データの取扱いについて(E5ガイドライン)
p) 平成8年5月1日付通知　薬審第335号　治験総括報告書の構成と内容に関するガイドラインについて(E3ガイドライン)
q) 平成18年2月17日　薬食審査発第0217001号「抗リウマチ薬の臨床評価方法に関するガイドライン」について
r) 平成16年3月25日　薬食審査発第0325035号　抗不整脈薬の臨床評価に関するガイドラインについて

7 補償と賠償

辻　純一郎

治験に係る健康被害とその救済

中央薬事審議会医薬品の臨床試験の実施の基準（Good Clinical Practice；GCP）答申（答申GCP）は，平成9（1997）年3月，治験に起因した健康被害にあっては，治験依頼者に補償責任があることおよび被験者側にその立証責任を課すべきでないこと，という立証責任の転換を含めた無過失責任制度（補償制度）の導入を提言した（答申GCP3-14）.

同答申を受け，同年3月厚生省令第28号として「医薬品の臨床試験の実施の基準（GCP）に関する省令」，薬発第430号薬務局長通知「医薬品の臨床試験の実施の基準に関する省令の施行について」が出された．GCP省令第14条は補償責任履行確保措置を求める．この履行確保措置として開発されたのが，治験依頼者が付保する新治験保険および日本医師会治験促進センターの治験保険である．その補償基準（補償内容）は，いずれも医薬品企業法務研究会（以下，医法研）の補償のガイドラインに則った内容となっている．

補償責任と賠償責任

補償責任は，通常，医薬品副作用被害救済制度のように立法措置をしたうえで救済する．

補償責任（compensation）は，過失（negligence）の有無にかかわらず治験に起因した健康被害であれば救済するというものであり，治験との因果関係が否定できない案件のうち，賠償責任（legal liability）を問えないケースでの被害者救済の問題であって，治験中の健康被害であればすべて救済するという絶対責任（absolute liability）ではない（**表1**）.

賠償責任が違法性（不法行為責任や債務不履行責任）を前提とする責任に対し，補償責任とは適法行為に係る損失補塡の問題，社会的救済の問題である．治験との因果関係を否定できるものは偶発事象として賠償責任も補償責任も生じない．

米国など多くの国は賠償責任のみであり補償責任の考え方はない．業界の自主基準で補償制度をもつ国として，英国，ニュージーランドがある．オランダは規則（regulation）により治験依頼者に賠償責任に加え無過失補償責任（no fault compensation）を課している．

フランスは被験者保護法（Code de la Sante Publique）により，当初，健康人を対象とする試験のみ補償責任としていたが，2004年の法改正により，過失責任を維持するものの治験依頼者に無過失との立証責任を課すことで被害者の立証負担を軽減し救済を図っている[1]．

補償責任はもっぱら自ら治験を実施する者（治験依頼者側）が負担する．

賠償責任は賠償責任を負う者が負担する．治験依頼者，実施医療機関双方の責任が競合

表1　補償責任と賠償責任

	法的責任の有無	金額の多寡	適用法理	因果関係
賠償責任	違法性が前提・法に抵触	個人差あり	民法・PL法	必須
補償責任	適法行為に係る損失補塡	一律・定額	―	必須

する場合は，過失割合に応じ原因者負担となる．これらは，ともに付保する新治験保険や医師賠償責任保険でカバーされる．なお，開発業務受託機関（Contract Research Organization；CRO）は，国内治験管理人，もしくは自ら治験を実施する場合を除き補償責任を負うことはないし，治験施設支援機関（Site Management Organization；SMO）が補償責任を負うことはない[2]．

医法研の補償のガイドラインの概要

健康人を対象とする治験では，その治療費は治験依頼者が負担する．補償金は，「政府労災の補償基準を参考に補償金を支払う」としている．

患者を対象とする試験では，治療費は健康保険などからの給付を除く被験者の自己負担額を後ほど償還する．補償金は，「医薬品副作用被害救済制度にいう障害等級1級及び2級に該当する健康被害には補償金を一括払いで支払う」としている．

入院を必要とする程度以上の健康被害にあっては，医薬品副作用被害救済制度の医療手当を参考に医療手当を支払うことや死亡の場合は葬祭料および遺族補償金を支払う，としている点は健康人を対象とする治験，患者を対象とする試験も同じである．

当然のことながら，機会原因や因果関係が否定されるもの，効能不発揮に係る申し立てにも補償しない．また，被験者の損害賠償請求権を制限するものでもない．

なお，抗がん薬や免疫抑制薬，血液製剤など医薬品副作用被害救済制度の対象外医薬品の場合，医法研の補償のガイドラインは言及していないが，その後，現場からの要請もあり，医法研「訟務問題研究部会」で検討の結果，これら治験にあっては「予期しない重篤な健康被害にのみ補償する」「補償内容は医療費の支払い，及び死亡案件や後遺障害案件にあっては見舞金を支払う（補償金の支払いはない）」としている．

補償責任は被験者との間で交わす一種の契約責任といってもよい．医師主導治験のすべてが補償責任保険の付保が可能なわけではない．同意説明文書に「補償します」とあるだけでは，その補償内容は無条件で約束したことになり，有害事象発生時にその補償内容についてもめることになる．治験に参加していただく際の同意説明時に「当該治験の補償の概要」について記載した書面を補助資料として手交しておくことが重要である．

健康被害への具体的対応

重篤な副作用の早期発見，早期対応こそ何よりも重要

有害事象が発生した場合，治療などの適正な措置をとることは当然である．賠償責任が明らかな場合は被害者の申し立てを待つまでもなく自主的にその責務を果たすようにする．賠償金の支払い案件は通常，新治験保険などのそれぞれが付保する賠償責任保険でカバーされるが，処理にあっては付保先の損害保険会社と連携をとりつつ対応する必要がある．

補償金の支払いが問題となる案件は，治験薬による健康被害に限られないが，ほとんどは重篤な副作用被害である．重篤な副作用を予兆段階で早期に発見し早期治療により重篤化を防ぐことが何よりも肝要である．「高熱がある」「粘膜疹を認める」「全身の広範囲にびまん性の発赤を認める」「水疱形成やNikolsky現象を認める」といった重症型薬疹を疑わせる徴候が認められる場合は早期受診を促し，適切な治療により重篤化を防止する[3]．

法務担当者が陥りやすい補償事例にアナフィラキシーショックがある．アナフィラキシーショックのほとんどは第一次救急救命措置

に落ち度（医療側の過失や債務不履行責任）があり，これらは賠償案件であって補償案件ではない（GCP省令第35条2号参照）．

■ 健康被害発生時の補償対応

製薬企業の場合，医療費の支払いについては，治験担当医師の意見を参考に，Medical Doctor（MD）や開発部門責任者の判断で「緩やかな因果関係があれば速やかに支払う」こととし，補償金の支払いにあっては「より情報を集め，外部委員を加えた社内判定委員会を開催し，治験依頼者の責務でその支払いの有無を判断する」としている．

副作用判定委員会は外部専門家を交え，後述のCD-ROM収載書式などを利用し，詳細な情報をもとに，アルゴリズム法よりも討議法により検討するのがよい[4]．

これら一連の補償手続きの詳細は，J&T研究会編『治験に係る補償・賠償の実務Q&A110』「第Ⅳ章 治験に係る健康被害と補償・賠償の実務」（じほう，2000；35-40）を，また判定作業に必要な情報書式としてCD-ROM（診断書・請求書等）が付録としてついているので参照・利用されたい．

補償・賠償責任履行
確保措置としての保険

補償責任履行確保措置として商品化された保険には，製薬企業が付保する新治験保険がある．医師主導治験に係る補償責任履行確保措置として商品化されたのが日本医師会治験促進センターの賠償責任保険（補償責任担保特約条項）である．後者の保険契約者は社団法人日本医師会治験促進センター長である．被保険契約者は医師主導治験責任医師・分担医師および社団法人日本医師会である．填補限度額は1治験当たり1名1億円，保険期間中10億円となっている．主たる担保内容は，当該医師主導治験に関する過失による法律上の損害賠償責任（賠償責任），および無過失ケースでの約定補償（補償責任）である[5]．

CROやSMOが対被験者との関係で賠償責任を負うケースは皆無ではないがほとんど考えられない．むしろ製薬企業や医療機関といった対依頼者との委受託関係上の不履行に係る賠償責任問題である．CROやSMOに保険付保を求める場合，業務エラーをカバーする内容となっているか否か，填補限度額，保険期間を確認することが重要である．

■ 参考文献

1) J&T研究会 編：治験に係る補償・賠償の実務Q&A110，じほう，2000；21-33
勝島次郎：フランス被験者保護法の全面改訂．医法研機関誌リーガルマインド 2005；256
臨床評価 2005；32：271
2) 辻 純一郎：補償・賠償責任と個人情報保護法対応の実務Q&A，じほう，2005；66
3) 清水直容 他：有害事象の診断学，臨床評価刊行会，2003；108
4) 折井孝雄 編：医薬品情報学，南山堂，2005；86
5) 辻 純一郎：補償・賠償責任と個人情報保護法対応の実務Q&A．じほう，2005；54
辻 純一郎：資料7 後遺障害補償金給付額．補償・賠償責任と個人情報保護法対応の実務Q&A，じほう，2005

10

臨床試験を支援する職種と業務

1 治験コーディネーター

和泉啓司郎・江口久恵

　本節では，治験に焦点を絞って記載する．治験は薬事法および医薬品の臨床試験の実施の基準(Good Clinical Practice；GCP)に関する省令(**表1**および巻末資料)によって規定されている．

　治験コーディネーターは，Clinical Research Coordinator(以下，CRC)の訳語で，直訳すれば「臨床研究コーディネーター」である．日本にCRCが誕生した当初，日米EUの合意〔日米EU医薬品規制調和国際会議-医薬品の臨床試験の実施の基準(The International Conference on Harmonisation of Technical Requirements for Registration of Pharmaceuticals for Human Use；ICH-GCP)〕に基づいて法制化された新GCPのもとで，治験を実施する際の基盤整備に焦点があたっていたため，CRCは「治験コーディネーター」と呼ばれている(**表2**)．したがって，本来の業務範囲は，治験の枠を超えて臨床試験を含む臨床研究全般にわたるものである．GCPに関する省令中の「治験協力者」の位置づけは，**表3**および**図1**に示すとおりである．

　治験は，医師と治験依頼者と被験者の3者の協力により成立する共同作業である(製薬企業が依頼者となる治験の場合)．CRCは，この3者の間に入って治験が円滑にすすむよう支援するとともに，全体をコーディネートして調整を図る役割を担っている．

　CRCは治験の開始から終了までの期間のなかで，いろいろな業務を行っている．関与する業務の内容を**表4**に示す．以下に，**表4**に沿って，主な業務内容を記載する．

表1　医薬品の臨床試験の実施の基準に関する省令

第1章　総則(第1条―第3条)
第2章　治験の準備に関する基準
　第1節　治験の依頼をしようとする者による治験の準備に関する基準(第4条―第15条)
　第2節　自ら治験を実施しようとする者による治験の準備に関する基準(第15条の2―第15条の9)
第3章　治験の管理に関する基準
　第1節　治験依頼者による治験の管理に関する基準(第16条―第26条)
　第2節　自ら治験を実施する者による治験の管理に関する基準(第26条の2―第26条の12)
第4章　治験を行う基準
　第1節　治験審査委員会(第27条―第34条)
　第2節　実施医療機関(第35条―第41条)
　第3節　治験責任医師(第42条―第49条)
　第4節　被験者の同意(第50条―第55条)
第5章　再審査等の資料の基準(第56条)
第6章　治験の依頼等の基準(第57条―第59条)
附　則

〔改正：平成15(2003)年6月12日，厚生労働省令第106号〕

表2　CRC(治験コーディネーター)とは

- 直訳は「臨床研究コーディネーター」となるが，日本にCRCが誕生した当初，日米EUの合意(ICH-GCP)に基づいて改定され法制化された新GCPのもとで，治験を実施する際の基盤整備に焦点があたっていたため「治験コーディネーター」と呼ばれている．よって本来の守備範囲は治験の枠を超え臨床試験を含む臨床研究全般にわたる．
- CRCの多くは，薬剤師・看護師・臨床検査技師などの医療職のバックグラウンドを有している．
- CRCは，施設職員である場合と，治験施設支援機関(Site Management Organization；SMO)に帰属する場合とがある．

表3 GCPによるCRCの位置づけ

* CRCは「治験協力者」である
* 専門的な立場から治験関連の重要な業務の一部を分担する

- GCPに関する省令において「治験協力者」とは，実施医療機関において，治験責任医師又は治験分担医師の指導の下にこれらの者の治験に係る業務に協力する薬剤師，看護師その他の医療関係者をいう（GCP省令第1章第2条14項）
- 第14号の「治験協力者」とは，実施医療機関において治験を実施するチームのメンバーで，治験責任医師によって指導・監督され，専門的立場から治験責任医師及び治験分担医師の業務に協力する者である（答申GCP2-22）
- 治験責任医師は，治験関連の重要な業務の一部を治験分担医師又は治験協力者に分担させる場合には，分担させる業務と分担させる者のリストを作成し，予め医療機関の長に提出し，その指名を受けなければならない（答申GCP6-1-8）

＊答申GCPとは，平成9（1997）年3月13日付で中央薬事審議会が答申したGCPの内容をいう．

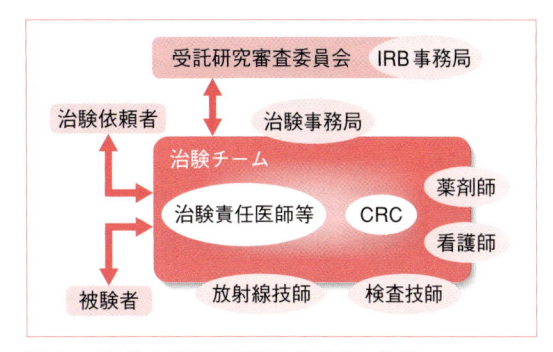

図1 治験の組織（CRCの位置づけ）

スタートアップ・ミーティング

治験開始前に，治験責任医師・分担医師，CRC，関連部署のスタッフが集まり，治験実施上の問題点と改善策，各々の役割分担，および治験スケジュールの最終確認を行うための会議をいう．CRCはミーティングのための事前準備を行い，ミーティングに備える．

被験者リクルート

医療機関内に限らず，簡単な治験内容を広報し，対象となる被験者を募集すること，または組み入れ基準から被験者候補となりうる患者を選択することをいう．CRCは医師とともに候補者の確認を行う．

被験者の適格性の確認
―適格基準・除外基準の確認―

治験実施計画書（プロトコル）の組み入れ基準（選択基準・除外基準）をもとに，事前に候補患者が，要件を満たすか否かの確認を行い，組み入れ違反を防止し，治験の質を確保するために実施する．CRCは医師とともに適格性の確認作業を行う．

症例登録

被験者の選定が適格であるか，治験実施計画書からの逸脱はないかを，治験依頼者または，治験を登録するセンターなどの第三者機関が確認を行うことをいう．

被験者識別コードリストの作成

倫理面への配慮から個人が特定できないように，被験者名を識別コード番号に置き換えた後に把握できるように一覧表を作成する．CRCや治験担当医師は，治験依頼者との連絡には被験者個人名を使用せず，識別コードを使用する．

同意説明文書の説明補助
―被験者負担軽減費，特定療養費制度，補償の説明を含む―

CRCは治験責任医師・分担医師によるGCPを遵守した同意説明および同意取得の支援を行う．被験者にわかりやすく説明し，参加の可否を判断できるよう支援する．

10 臨床試験を支援する職種と業務

表4　CRCの業務

	治験の流れ	治験コーディネーター業務内容
治験開始前	依頼者からの治験依頼およびヒアリング	・依頼者または自ら治験を実施する者との打ち合わせのセッティング（場所/日時/責任医師/各担当者への連絡）
	医療機関へ治験依頼書（申請書）の提出	・申請書提出の支援および同意説明文書作成補助
	治験審査委員会（IRB）で申請内容の審議	・責任医師・分担医師が作成する申請書の作成補助 ・IRBへの同席（治験の説明が必要な場合，補足説明） ・IRBからの医師・治験依頼者に対する指摘対応協力
	IRBで承認後，医療機関の長による決定	・依頼者・責任医師へ決定の連絡
	治験の契約（依頼者と医療機関の長）	・契約書作成の支援
	開始前の打ち合わせ（スタートアップ・ミーティング）	・会議の設定（出席者の特定，日程調整，会議室手配，会議資料の作成など）および会議の進行
治験実施中	被験者（治験参加者）のリクルート	・被験者のリクルート用資料の作成（院内ポスター・広告など） ・被験者のスクリーニングおよびスクリーニング名簿の作成
	被験者の適格性の確認と登録	・登録のための適格基準・除外基準の確認
	同意取得	・同意取得時，被験者の理解度に合わせた補足説明，および同意書保管の確認 ・症例登録手続きおよび被験者識別コードの作成
	治験の実施スケジュール	・被験者の治験スケジュール（検査・観察項目）の調整と来院時期の説明
	検査（臨床検査，X線，CT，MRIなど諸検査）	・検査依頼方法および外注検体提出方法の打ち合わせおよび伝票および検査用資材の管理 ・検体処理，保管，提出（外部検査機関への送付を含む）の確認および結果伝票の整理および保管 ・臨床検査値異常値の確認と再検査要否の医師への連絡
	併用禁止薬，併用薬の確認	・当該施設採用の併用禁止薬一覧表・同種同効薬一覧表の作成 ・当該診療科，他診療科/他院などで処方された併用薬の確認
	服薬指導，服薬状況の確認	・治験薬の用法・用量および未使用薬剤の返却方法，服薬日誌記載方法についての説明 ・被験者からの服薬状況の確認および未使用薬剤の回収，返却量の確認
	治験薬管理	・処方および返却方法の治験薬管理者との打ち合わせ ・治験薬管理者へ返却するまでの治験薬の保管・管理および治験薬管理表への記録補助
	被験者ケア	・治験観察日ごとの被験者の状況確認および患者日誌の記載内容の確認 ・被験者への緊急連絡体制の確認と整備 ・治験参加カードの被験者への説明および他科・他院受診時の被験者への説明 ・被験者の相談窓口（苦情・問題点の抽出・対応） ・健康被害補償に関する連絡・対応への協力

表4 （つづき）

治験の流れ		治験コーディネーター業務内容
治験実施中	有害事象のチェック・報告	・観察日ごとの被験者へのインタビューからの有害事象の把握および原資料から有害事象を把握 ・知りえた有害事象を医師および治験依頼者（モニター）へ報告 ・重篤な有害事象を医療機関の長・治験依頼者（モニター）へ緊急連絡および報告書の作成補助 ・有害事象報告書作成のもととなったデータ類の確認・管理・保管（カルテに添付されていないX線フィルム，心電図チャートなどの記録も含む）
	逸脱への対応	・治験実施計画書逸脱の有無（状況）の医師への報告・治験依頼者への報告 ・医師が作成する逸脱報告書の作成補助
	経費（患者負担軽減費など）	・負担軽減費，特定療養費ほか，補償の手続き方法の担当部門との打ち合わせおよび被験者への説明と支援
	治験依頼者のモニタリングへの対応	・被験者エントリーの連絡および治験進捗状況の報告（来院状況，服薬状況，検査実施状況など） ・治験責任医師が保存すべき必須文書の整備・保管状況の確認 ・施設内治験体制の変更（治験責任医師の変更など）の連絡
	症例報告書作成	・症例報告書の作成手引きを参考に特定データの転記および症例報告書の作成を医師へ依頼 ・原資料との照合（誤記，転記ミス，原資料などの記載内容との矛盾などの検出） ・記載内容の変更・修正に対する変更・修正記録の作成補助 ・治験依頼者に提出する症例報告書の写しの保管（変更・修正の履歴も含む）
	直接閲覧の対応	・直接閲覧のセッティング（場所／日時／責任医師／各担当者への連絡） ・当日までに直接閲覧対象資料を準備および直接閲覧への立ち会い
治験終了後	監査，GCP調査の対応	・監査・GCP調査のセッティング（場所／日時／責任医師／各担当者への連絡） ・当日までに監査・GCP調査対象資料を準備および監査への立ち会い
	治験終了・中止時の書類作成	・治験の中止または中断の通知文書を受け，その対応作業への協力 ・医師が作成する書類（実施状況報告書，終了通知文書，中止または中断報告書）の作成補助

◆◆◆ 同意書保存の確認 ◆◆◆

GCP第41条第2項で，記録の保存が規定されているため，適切に保管する．

◆◆◆ 被験者との面談記録 ◆◆◆

CRCは治験における被験者の一連の状況を把握し，担当者以外の急な対応にも役立てる記録をとっておく．

◆◆◆ 検査データ ◆◆◆

有害事象（Adverse Event；AE）の早期発見や検査漏れの防止，原資料としての保管状況の確認を行う．

◆◆◆ 他科・他の医療機関受診時の被験者への説明と院内・院外の連絡体制の整備 ◆◆◆

被験者が他科・他の医療機関を受診する場合，被験者がスムーズに受診できるように援助するとともに，有害事象に対する適切な対応を行う．治験に関する必要な情報が，関連部署間で滞ることなく円滑に周知できるようにする．投与された薬剤との相互作用による健康被害を防ぎ，被験者の治験実施における心身の負担を軽減する（GCP第45条第2項）．

◆◆◆ 健康被害補償に関する被験者・他部門等への連絡・対応への協力 ◆◆◆

治験に参加した後に発生した健康被害が補償の対象になると判定された場合には，補償関連の手続きをスムーズに実施し，被験者に対して速やかな対応を行う．CRCは関連部署との混乱を避け，業務を妨げないように調整する．

◆◆◆ 症例報告書の作成支援 ◆◆◆

症例報告書（Case Report Form；CRF）とは，「原資料のデータ及びそれに対する治験責任医師若しくは治験分担医師又は製造販売後臨床試験責任医師若しくは製造販売後臨床試験分担医師の評価を被験者ごとに記載した文書」と定義されている．「原資料」とは，「被験者に対する治験薬又は製造販売後臨床試験薬の投与及び診療により得られたデータその他の記録をいう」（GCP第2条）．CRCは治験責任医師・分担医師が，治験実施計画書の規定（記載手順など）に従ってCRFを作成できるよう支援する．CRCの作成支援範囲は，原資料からの転記（医学的判断を伴わない記録）である．

◆◆◆ 直接閲覧 ◆◆◆

モニターおよび監査ならびに規制当局担当者が治験の評価をするうえで重要な記録や報告を調査，分析，確認する行為である．「必須文書の直接閲覧」，「原資料等の直接閲覧」，「症例報告書と原資料等の照合」の3つに分類できる．

製薬企業から依頼された治験の場合，GCP第21条に「治験依頼者は，被験者の人権，安全及び福祉が保護されていること，治験が最新の治験実施計画書，及び本基準を遵守して実施されていること，及び治験責任医師又は治験分担医師から報告された治験データ等が正確かつ完全で，原資料等の治験関連記録に照らして検証できることを確認するため，モニタリングを実施しなければならない」と記載されている．CRCは，直接閲覧を伴うモニタリングが円滑に実施されるよう協力する．

有害事象発現の有無の観察
―被験者からのインタビュー, 日誌, 原資料等―

治験における有害事象の定義を十分理解し，GCPおよび治験実施計画書を遵守し，発現時は治験責任（分担）医師を支援し的確に対応する．

知りえた有害事象を医師へ報告

知りえた有害事象の情報を担当医師に報告し，指示を確認する．治験では，当該治験薬との因果関係の有無を問わず，有害事象は記録し，報告する義務がある．治験で求められる記録・報告の範囲は，通常の診療の記録とは異なる部分があるが，正確な治験データ収集のため被験者にも協力を求めることが大切である．

有害事象発生時の被験者対応

有害事象発生時，担当医師の指示に従って処置を行うと同時に，被験者の不安軽減を図る．

知りえた有害事象を治験依頼者（モニター）へ報告

治験では，当該治験薬との因果関係の有無を問わず，有害事象を記録し，報告する義務がある．このことは，正確な治験データ収集に大切なことである．

重篤な有害事象報告書の作成補助

GCP第48条第2項では，重篤な有害事象について医療機関の長・治験依頼者への緊急連絡が義務づけられている．CRCは当該治験においての報告内容ならびに期限を確認し，担当医師と協働し，重篤な有害事象報告書の作成補助を行う．

同意説明文書作成補助

治験責任医師が作成する説明文書・同意書の作成に協力する．

治験の全体会議への出席調整（医師・CRC同席）

治験の全体会議とは治験をこれから始めていくにあたり，医師・CRCなど医療者が治験依頼者の担当者または自ら治験を実施する者より治験実施計画書の内容について説明を受けることをいう．全国レベルでの参加施設の担当医師とCRC合同の治験説明会が開催されるケースが増加している．積極的に不明な点について質問を行い，疑問点を解消しておくことが，CRC作業開始にあたり重要となる．

臨床検査値の異常値の確認と再検査要否の医師への連絡

CRCは治験で実施した検査の結果を確認し医師に連絡する．医師と連絡方法については事前に打ち合わせておく．その結果，再検査の指示や被験者の来院が必要となった場合は，院内の手続きや患者への連絡など他部門との連携を図る．外部での一括検査の場合，速報が届いた時点で同じように結果を確認し医師へ連絡をする．速報のFAX送信先や結果の配達先は施設内で統一しておくか，CRCもしくは治験管理室あてにしておく．

治験実施中の関連部署との報告・連絡・相談

質の高い治験を実施するためには，治験を医療機関全体の仕事としてとらえ，組織的に取り組むことが重要である．CRCは治験に関連する各部署のスタッフに対して，臨床試

験やGCPに関する啓発・教育活動を行いながら治験への積極的な協力を依頼するとともに，それぞれ専門性を生かしたチーム医療として治験を実施できるようにコーディネートすることが必要である．

以上CRCの業務内容について列記したが，治験を含めた臨床試験を倫理的および科学的にかつ円滑に行っていくうえでは，CRCはなくてはならない職種であり，実施医療機関の体制を考慮してCRCの支援をいかに受けるかが，臨床試験の実施においては重要なことである．

2 モニタリングと監査

横田雅彦

　平成9(1997)年3月27日に現行の「医薬品の臨床試験の実施の基準に関する省令」(厚生省令第28号)が公布され，翌年4月から施行された．この医薬品の臨床試験の実施の基準(Good Clinical Practice；GCP)に関する省令の施行により，治験依頼者〔開発業務受託機関(Contract Research Organization；CRO)〕や治験実施医療機関の治験または製造販売後臨床試験(以下，治験等)に携わる組織および人の役割や責任が明確化されるとともに，「モニタリング」や「監査」が導入され，本GCPに則って実施される治験等を行う医療機関にとって，「モニタリング」や「監査」を受けることは義務となった．本節では，医療機関が治験依頼者から受ける「モニタリング」と「監査」について述べる．

◆◆◆ 定　義 ◆◆◆

■モニタリング

　治験依頼者が治験等が適正に行われていることを確保するために治験実施医療機関に対して行う調査と定義されている．

　主な内容としては，治験がGCP省令および治験実施計画書(プロトコル)を遵守して実施されているかについて，直接関連文書を閲覧すること等により確認することである．

■監　査

　治験依頼者が治験等の実施を依頼する企業あるいは治験を実施する医療機関における体制あるいは記録文書を検証することであり，治験の品質を保証するものと定義されている．

　主な内容は，内部監査と外部監査に分かれ，内部監査は主に治験依頼者である企業内部の確認を行うが，外部監査では主に医療機関に対する監査であり，治験システムが適正に構築されているか，治験事務局は設置されているか，治験審査委員会(Institutional Review Board；IRB)は機能しているか，GCP違反はないかなど，治験体制の適合性や，治験データや記録の正確性，完全性，保存の管理状況など，信頼性の検証がモニタリングとは独立して行われる．

■モニタリングと監査の違い

　モニタリングは，基本的には実施医療機関に対する治験システムの適合性やデータ・記録の信頼性を保証する業務であり，実施医療機関に対する**品質管理**業務であるのに対し，監査は，実施医療機関にとどまらず，治験依頼者やモニタリング業務を含めた試験全体に対する治験システムの適合性やデータ・記録の信頼性を第三者の立場で保証する治験全体に対する**品質保証**業務である．

◆◆◆ モニタリングおよび監査 受け入れにあたっての 事前準備 ◆◆◆

　実施医療機関においては，治験を契約するにあたり，以下の準備が必要となると考えられる．

■手順書の作成

　治験事務局において，医療機関の長の指示に基づいて，モニタリングおよび監査の受け入れに関する治験業務手順書を作成するとともに，治験を適正に実施するための関係書類

などを準備する．

■ 確認しておくべき事項

1. 契約内容
医療機関の長や治験責任医師等は，治験依頼者によるモニタリングおよび監査の受け入れや，原資料等の閲覧，金銭の支払いなどについて，治験の契約その他の治験依頼者と医療機関との合意文書に規定されていることを確認する．

2. モニタリングおよび監査の計画および手順
治験事務局等は，モニタリングおよび監査の計画および手順について治験依頼者またはモニター，監査担当者に確認する．

3. 原資料等の内容・範囲
治験責任医師および治験事務局等は，原資料等の内容・範囲について治験実施計画書等に基づいて治験依頼者またはモニター，監査担当者に確認する．なお，診療録が診療科ごとに作成されている場合には，治験担当科以外の診療科で作成されている診療録等も閲覧の対象となる．

■ その他の一般的準備

1. 日時の設定
モニターまたは監査担当者から医療機関を訪問して行うモニタリングまたは監査の実施に関する申し入れを受けたとき，速やかに訪問日時などを調整する．

2. モニタリングおよび監査の内容および手順の確認
モニタリングまたは監査の内容および手順をモニターまたは監査担当者に確認し，医療機関側の応対者を定めるとともに，要請があれば必要な原資料等を用意する．

3. 場所の確保
閲覧を伴うモニタリングおよび監査の場合には，原資料等と症例報告書（Case Report Form；CRF）その他の治験依頼者への報告書および通知文書等との照合などが行われるため，被験者のプライバシーの保護等に配慮し，照合作業が可能な場所を準備する．また，複数の治験等が同時に実施されるような実施医療機関の場合，他社のモニターまたは監査担当者が同じ場所で行うことにならないよう調整が必要である．

4. 担当モニターまたは監査担当者の確認
モニターまたは監査担当者が治験依頼者によって指名された者であることを確認する．

◆◇◆ モニタリングの実施への準備と対応 ◆◇◆

治験事務局は，モニタリングを円滑に受け入れるために，以下の事項について準備を行う．

■ 治験開始前のモニタリング

1. 資料・情報の受領等
治験責任医師および治験事務局は，治験依頼者から最新の治験薬概要書等治験を適正かつ円滑に行うのに必要なすべての資料・情報を受領していること，および治験分担医師，治験協力者，治験薬管理者等に十分な情報を与えていることをモニターの求めに応じて示す．

2. 治験分担医師，治験協力者の業務内容
治験事務局は，医療機関の長が指名した治験分担医師および治験協力者の分担業務一覧表を治験責任医師および治験依頼者に提出し，その写しを保存していることをモニターの求めに応じて示す．

3. 同意・説明文書
治験責任医師は，治験依頼者から資料・情報の提供を受けて作成した同意・説明文書を治験依頼者に提出していることをモニターの求めに応じて示す．

4. 治験審査委員会の審議状況等

治験事務局は，治験審査委員会がGCPに従って運営されていることなどを示す文書が医療機関の長から治験依頼者に提出されていること，当該委員会が治験の実施を承認していること，ならびにこれに基づく医療機関の長の指示・決定が医療機関の長から治験依頼者および治験責任医師に文書で通知されていることをモニターの求めに応じて示す．

治験実施中のモニタリング

治験責任医師等，治験協力者，治験薬管理者，記録保存責任者または治験事務局は，以下の事項が確認できる資料その他をモニターの求めに応じて示す．

1. 被験者の選定
- 治験実施計画書に定められた選択基準，除外基準が遵守されていること．
- 被験者の治験への参加の同意がGCPおよび治験実施計画書を遵守して得られていること．

2. 治験の進行
- 被験者の登録状況が適切であること．
- 原資料等がGCP，治験実施計画書および治験の契約等に従って正確かつ完全に作成され，適切に保存されていること．
- 治験の継続の適否について治験審査委員会の審査を受けるべき場合において，当該委員会が治験の継続を承認していること，ならびにこれに基づく医療機関の長の指示・決定が治験依頼者および治験責任医師に文書で通知されていること．

3. 症例報告書等の作成等
- 症例報告書その他GCPおよび治験実施計画書等に定められた治験依頼者への報告書および通知文書等が原資料等に照らして正確かつ完全に作成され，適切な時期に治験依頼者に提出または通知されていること．
- 治験実施計画書からの逸脱に関するすべての記録が治験責任医師により直ちに治験依頼者および医療機関の長に提出され，その写しが保存されていること．
- モニターから指摘された症例報告書の記載ミス，記載漏れまたは判読不能事項について，治験責任医師または症例報告書を作成した治験分担医師が治験依頼者から提供された手引きに従って適切に修正または追記を行い，日付の記入および捺印または署名をしていること．また，重大な修正等については理由等の説明も記載していること．

4. 治験薬の管理
- 治験薬の受領，使用，返却およびこれらに関する記録の作成，保存等が治験実施計画書および治験依頼者が医療機関の長に交付した手順書等に従って治験薬管理者により適切に行われていること．
- 治験薬の取り扱い方法，保存期間，保存場所，保存条件等が手順書等に従って適切であること．

治験中断・中止・終了または開発中止後のモニタリング

1. 症例報告書等の提出等

治験責任医師等，治験協力者または治験事務局は，症例報告書その他GCPおよび治験実施計画書等に定められた治験依頼者へのすべての報告書および通知文書等が，原資料等に照らして正確かつ完全に作成され，治験依頼者に提出または通知されていることをモニターの求めに応じて示す．

2. 治験薬の管理

治験薬管理者は，治験薬が治験実施計画書および治験依頼者から医療機関の長に交付された手順書等に従って適切に管理されていることをモニターの求めに応じて示す．

3. 治験中断・中止・終了または開発中止に関する通知文書

治験事務局は以下の事項をモニターの求め

に応じて示す．

- 治験責任医師からの治験中断・中止または終了の報告書に基づいて医療機関の長が治験審査委員会および治験依頼者に文書で通知していること．
- 治験依頼者からの治験中断・中止または開発中止の通知に基づいて医療機関の長が治験責任医師および治験審査委員会に文書で通知していること．

4．記録の作成および保存

治験責任医師等，治験協力者，治験薬管理者，記録保存責任者または治験事務局は，原資料等の必須文書がGCP，治験実施計画書，治験の契約等に従って正確かつ完全に作成され，それぞれの記録保存責任者により適切に保存されていることをモニターの求めに応じて示す．

その他

1. 医療機関の長，治験責任医師等，治験協力者，治験薬管理者，記録保存責任者および治験事務局等は，GCP，治験実施計画書および治験の契約等に基づく前記以外のモニタリング事項についても，モニターの求めに応じて適切に対応する．
2. 治験事務局は，モニターから問題事項が示されたときの対応方法を治験業務手順書に定めておく．

監査の実施への準備と対応

治験事務局は，監査を円滑に受け入れるために，以下の事項について準備を行う．

監査への対応

1．治験のシステム（実施体制）に対する監査

治験事務局は，医療機関における治験のシステム（実施体制）がGCPに照らして適正に構築され，かつ適切に機能していることを示す資料を監査担当者の求めに応じて提示する．

2．各治験に対する監査

治験事務局，治験責任医師等，治験協力者，治験薬管理者または記録保存責任者は，以下の事項がGCP，治験実施計画書および治験の契約等を遵守して適切に行われていることを示す資料を監査担当者の求めに応じて提示する．

- 治験を適正かつ円滑に行うのに必要なすべての資料・情報の受領
- 治験分担医師および治験協力者の業務分担
- 同意・説明文書の作成および治験依頼者への提出
- 治験審査委員会が治験の実施または継続実施を承認していることおよびこれに基づく医療機関の長の指示・決定が治験依頼者および治験責任医師へ文書で通知されていること，ならびに当該委員会がGCPに従って運営されていることなどを示す文書の治験依頼者への提出
- 被験者の選定および被験者からの同意取得
- 正確かつ完全な症例報告書その他治験依頼者への報告書・通知文書等の作成および提出・通知
- 治験薬の管理
- 治験責任医師からの治験終了の報告書に基づく治験審査委員会および治験依頼者への文書通知
- 正確かつ完全な原資料等の必須文書の作成および記録保存責任者による保存
- その他監査担当者が求める事項

その他

治験事務局は，監査担当者（または治験依頼者）から改善事項が示された場合の対応方法を治験業務手順書に定めておく．

モニタリングおよび監査を円滑に行うためには，実施医療機関，治験依頼者の相互の理解と協力が必要であるのはいうまでもない．治験依頼者によって指名されたモニターおよび監査担当者が，治験実施に必要な基本的な医学知識を有し，モニタリングおよび監査が効率的に実施されるよう望まれるが，実施医療機関においても，治験等を実施するにあたって，モニタリングおよび監査を受けることが義務であることを，治験等にかかわるすべての職員が理解し，質問等には真摯に対応するなど契約に基づく対等の関係であることを認識しておくことが必要である．

3 CROとSMO

成川 衛

　治験は，医薬品の臨床試験の実施の基準(Good Clinical Practice；GCP)を遵守して実施しなければならない．治験においては，治験を依頼する企業(以下，治験依頼者)，治験を実施する医療機関(以下，実施医療機関)およびいわゆる医師主導治験を実施する医師(以下，自ら治験を実施する者)が，治験に関する業務をすべて自身で実施する場合のほか，その一部を外部機関に委託して実施する場合がある．とくに，平成9(1997)年3月の医薬品GCPの省令化以降，治験に関するより一層の品質保証・品質管理が要求されるようになり，治験を適正かつ円滑に実施するために，外部機関への業務の一部委託が行われるようになっている．この治験に係る業務を実施する個人または組織が，開発業務受託機関(Contract Research Organization；CRO)および治験施設支援機関(Site Management Organization；SMO)である．

◆◆◆ CROの役割 ◆◆◆

　CROは，平成9(1997)年3月のGCPの省令化の際に薬事法における位置づけが明確化され，現在は，関係通知において「治験の依頼及び管理に係る業務の一部を治験を依頼しようとする者から受託する者，又は治験の実施の準備及び管理に係る業務の一部を自ら治験を実施しようとする者又は実施医療機関から受託する者」とされている．また，治験依頼者が治験業務の一部をCROに委託する場合には，委託業務の範囲などを記載した文書によりCROとの契約を締結しなければならないこととされている．GCPの省令化においては，被験者の人権，安全および福祉の保護の

もと，治験の科学的な質と成績の信頼性を確保することおよび治験の国際標準化を目的に，治験における関係者の役割・責任の所在が明確化された．治験依頼者は，「治験の依頼及び管理」を責務とし，新たに「治験実施計画書(プロトコル)の作成」「実施医療機関・治験責任医師の選定」「モニタリング・監査の実施」「総括報告書の作成」などの業務を実施することとなった．また平成15(2003)年7月に施行された改正薬事法に基づき，それまでの「企業が依頼する治験」に加え，いわゆる医師主導治験が実施可能となっている．

　このような状況のなか，治験依頼者または自ら治験を実施する者もしくは実施医療機関は，CROが有する専門技術の導入による業務の質の向上や効率化，開発コストの削減などを目指して，**表1**に示す業務を中心に「治験の依頼・管理に係る業務」または「治験の準

表1　CRO・SMOの主な業務

CROの主な業務
・治験実施計画の立案
・実施医療機関および治験責任医師の選定
・モニタリング
・監査
・データマネジメント
・統計解析
・総括報告書の作成

SMOの主な業務
・治験事務局の設置・運営
・治験の実施に関する手順書の作成
・治験審査委員会に関する業務
・被験者に対する説明と同意取得の補助
・症例報告書の作成支援
・モニタリング・監査への協力
・治験中の副作用報告に関する支援

備・管理に係る業務」をCROに委託している．

SMOの役割

SMOは，平成15(2003)年6月のGCPの改正の際に薬事法における位置づけが示され，関係通知において「治験の実施に係る業務の一部を実施医療機関から受託する者」とされている．

平成9(1997)年3月のGCPの省令化では，実施医療機関は「治験の実施」を責務とし，「治験審査委員会(Institutional Review Board；IRB)の機能強化」「モニタリング・監査への協力」「文書によるインフォームド・コンセントの実施」などが求められることとなり，加えて実施医療機関の要件も厳格化されている．

このような状況のなか，実施医療機関または自ら治験を実施する者は，治験に関連する人員・経験を補い，さらに治験の質の向上を目的として，表1に示す業務を中心に「治験の実施に係る業務」をSMOに委託している．

CROとSMOの関係

CROとSMOが実施する業務範囲は異なったものであるが，この違いは治験における役割・責任の違いに基づくものである．すなわち，CROは治験依頼者側として，SMOは実施医療機関側として治験に係る業務を受託・実施することとなる．なお，いわゆる医師主導治験の場合は，自ら治験を実施する者が治験の段階によって治験依頼者側，実施医療機関側の両面の立場を有することから，それぞれの立場に応じてCROまたはSMOに業務を委託することとなる．

治験の実施において信頼性を確保したデータを得るためには，治験の実施に直接関与するSMOと，治験依頼者として治験を依頼し，管理するCROの独立性を確保するなど，客観的に信頼性が確保される体制を構築することが必要となる．このため，CROとして業務を実施していた企業がSMO事業を新たに開始する例がみられたが，CROとSMOの独立性を保つための分社化がすすんでいる．

CRO・SMOの業務形態

CROとSMOの業務形態については，表1に記載された業務を企業として受託するほかに，CROまたはSMOの職員を治験依頼者，実施医療機関または自ら治験を実施する者のもとに派遣して業務を行うことがある．派遣されたCROまたはSMOの職員は，治験依頼者，実施医療機関または自ら治験を実施する者のもとでその指示を受けて業務を実施することとなる．なお，実施医療機関においては，SMOの職員は，その職員が有する医療上の資格にかかわらず，調剤，診療の補助などの医療法または労働者派遣法により制限されているものは実施できない．

CRO・SMOとの契約内容

治験依頼者，実施医療機関または自ら治験を実施する者がCROまたはSMOに業務を委託する場合には，次に示す事項を記載した文書による契約を締結する必要がある．
①委託する業務の範囲
②委託する業務の手順に関する事項
③委託する業務が適正かつ円滑に行われているかどうかを委託者が確認できる旨
④委託者から受託者への指示に関する事項
⑤受託者への指示への対応内容を委託者が確認することができる旨
⑥受託者から委託者への報告に関する事項
⑦委託する業務に係る被験者に対する補償措置に関する事項
⑧その他委託に係る業務について必要な事項

契約に際しての留意点として，CROは「モニタリング」「監査」などの業務において，SMOは「モニタリング・監査への協力」「症

例報告書(Case Report Form；CRF)の作成支援」などの業務において，診療録などの原資料を閲覧することがあることから，契約を行う際に被験者の秘密の保全についても確認を行うことが必要である．なお，治験依頼者がCROに業務を委託する場合には，治験依頼者，CROおよび実施医療機関の3者で契約を締結しなければならないとされている．

CROまたはSMOに治験に係る業務を委託することにより，治験依頼者，実施医療機関または自ら治験を実施する者が治験をより適切かつ効率的に実施できるようになることが期待される．一方で，期待どおりの成果が得られない場合もあり，そのような問題を避けるためには，適格なCROおよびSMOを選定することがまずは重要である．

問題点の一つとして，CROまたはSMOが実施した業務(作成した資料)が満足できるものでないなどの業務の質に関するものがある．このため，委託先の選定にあたっては，その受託実績を調査し，得意とする疾患領域・業務内容などを確認するとともに，業務手順書を閲覧し，成果物の書式などが必要な事項を網羅したものであること，品質保証・品質管理の体制が整備され，成果物へのデータの記入が問題なく行われることなどを確認する必要があろう．また，業務の質については，担当者個人の能力によるところも大きいため，担当予定者の履歴，教育・訓練記録などを確認し，委託を予定している業務を十分に実施できるだけの知識・経験を有していることを確認すべきである．とくに，CROにおけるモニターおよび監査担当者ならびにSMOにおける治験コーディネーター(Clinical Research Coordinator；CRC)については，コミュニケーション能力が必須であり，担当予定者との面談などを十分に行ったうえで指名することが重要と考える．

また，業務の終了までに時間がかかりすぎるなどの業務実施期間に関する問題がある．この問題を回避するためには，委託を予定している業務の実施体制(担当部署，担当者数など)，担当者の専任・兼任，実施業務の開始・終了時期を明らかにさせるとともに，業務実施中の報告を適切に行わせ，進捗を管理する必要がある．

なお，委託費用の設定にあたっては，見積書における費用の算出根拠を明確にするとともに，追加費用が発生する条件を確認する必要があろう．

治験の実施においては，治験データの品質と完全性に関する最終責任は，治験依頼者または自ら治験を実施する者が負わなければならない．これは，治験に関する業務をCROまたはSMOに委託した場合でも同様である．このため，治験依頼者または自ら治験を実施する者は，治験の実施前・実施中・終了後のそれぞれで発生する業務や，治験全体の流れを理解したうえで，委託した業務の実施状況を十分把握しておく必要がある．

CROおよびSMOは，現在においては治験を実施するうえで欠かせない存在になってきていると考えられる．さらに，プロジェクトマネジメント，開発戦略の立案，医療機関のネットワーク化などの業務拡大をすすめ，単なる委託先ではなく，治験を実施するうえでのパートナーになりつつある．しかしながら，CROおよびSMOは乱立状態にあるといわれることもあり，なかには経営困難により業務遂行が不可能となるといった事態が生じている場合もある．

今後のよりよい治験のためには，業務を委託する側と受託する側とが他方に寄りかかることなく，双方が信頼し合いながら業務を実施できる真のパートナーシップを構築していかなければならない．

11

臨床試験に関連する法的諸問題

1 薬事法

山田雅信

◆◆◆ 臨床試験と薬事法 ◆◆◆

薬事法〔昭和35(1960)年法律第145号〕は，医薬品，医療機器等の品質，有効性，安全性の確保のために必要な規制を行うことを主な目的とする法律であり，臨床試験一般を規制するものではない．臨床試験のうち，薬事法による規制の対象となっているのは，新医薬品，新医療機器等の開発の過程で行われる臨床試験(治験)と，承認後に行われる再審査または再評価の申請のための臨床試験(製造販売後臨床試験)である．

薬事法では，医薬品，医療機器等の製造販売承認，再審査，再評価の申請に際して，申請の対象となる医薬品，医療機器等の品質，有効性，安全性を示すための資料の添付を求めており，それらの添付資料の信頼性の確保等のために，とくに臨床試験(治験および製造販売後臨床試験)については，その実施等に関する基準を設定し，その遵守等を求めているのである．また，治験については，未承認の薬物または機械器具等を実際に臨床で用いることから，治験計画の事前届出や副作用の報告などが義務づけられている．

薬事法の規定は，昭和35(1960)年の制定以来，その時々の社会的要請や，国際化の進展などに伴い多くの改正を重ねてきている．薬事法における臨床試験に関連する規定も，昭和54(1979)年の薬事法改正により治験計画の届出制度等が導入された後，数次の改正を経て現在の形に整備されてきた．これまでの，臨床試験に関連する主な薬事法改正等の経緯について，表1にまとめて示す．

表1 臨床試験に関連する主な薬事法改正等の経緯

昭和54(1979)年	薬事法一部改正〔昭和55(1980)年施行〕 治験計画の事前届出を義務化 新医薬品等の再審査制度および医薬品再評価制度を法制化
平成2(1990)年	行政指導による「医薬品の臨床試験の実施の基準」(いわゆる旧GCP)の実施
平成3(1991)年	行政指導による「医薬品の市販後調査の基準」(Good Post-Marketing Surveillance Practice；GPMSP)の実施
平成5(1993)年	行政指導による「医療用具の臨床試験の実施の基準」(医療用具GCP)の実施
平成6(1994)年	薬事法一部改正〔平成7(1995)年施行〕 新医療用具等の再審査制度および医療用具再評価制度を法制化
平成8(1996)年	薬事法一部改正〔平成9(1997)年施行〕 GCP(いわゆる新GCP)，GPMSPの法制化
平成14(2002)年	薬事法一部改正〔平成17(2005)年施行，一部平成15(2003)年施行〕 医師主導の治験の制度導入〔医薬品についてのみ平成15(2003)年施行〕 「医薬品，医薬部外品，化粧品及び医療機器の製造販売後安全管理の基準」(Good Vigilance Practice；GVP)の制定に伴い，GPMSPを廃止し，「医薬品の製造販売後の調査及び試験の実施の基準」(Good Post-marketing Study Practice；GPSP)を制定 医療機器(法改正により医療用具から改称)についてGCP，GPSPの法制化

表2 薬事法の治験関連条文

第2条第15項	治験の定義
第14条第3項	承認申請資料の収集，作成の基準→GCP，医薬品の安全性に関する非臨床試験の実施の基準（Good Laboratory Practice；GLP），信頼性の基準
第80条の2	治験の取扱い
第1項	治験の依頼の基準
第2項	治験の計画の届出（緊急時の事後届出を含む）
第3項	初回治験計画届出調査
第4項	治験の実施の基準
第5項	治験の管理の基準
第6項	治験中の副作用等の厚生労働大臣への報告
第7項，第8項	報告の徴収，立入検査等
第9項	治験の中止，変更命令等
第10項	治験依頼者等の守秘義務
第80条の3	医薬品医療機器総合機構による初回治験計画届出調査の実施
第80条の4	医薬品医療機器総合機構による治験中の副作用等報告に係る情報の整理及び調査の実施
第80条の5	医薬品医療機器総合機構による立入検査等の実施

薬事法における治験に関連する規定

薬事法の主な治験関連条文を表2に示しているが，まず，薬事法における治験の定義については，第2条第15項に規定されており，治験とは，第14条第3項の規定により医薬品，医療機器等の製造販売承認申請等に際して提出すべき資料のうち，臨床試験の試験成績に関する資料の収集を目的とする試験の実施をいうとされている．なお，この規定で引用されている第14条第3項では，医薬品等の製造販売承認申請に際して，臨床試験等の成績を資料として添付することが定められており，またそれらの資料は，厚生労働省令で定められた基準に適合していることが要件とされている．ここで規定されている基準の一つが医薬品の臨床試験の実施の基準（Good Clinical Practice；GCP）である．

次に，治験の取り扱いについては，薬事法第80条の2に規定されている．まず，第1項では，治験の依頼の基準を規定しており，治験の依頼をする場合には，GCPに従って行わなければならない．

第2項に治験の計画の届出の規定があり，治験を実施しようとする場合には，原則として事前に厚生労働大臣に届け出ることが必要である．なお，例外的に事後の届出を認める場合があり，具体的には薬事法施行規則〔昭和36（1961）年厚生省令第1号〕に規定されているが，重篤な疾病に対して緊急に使用することが必要な薬物について，いくつかの条件を満たした場合に事後の届出が認められる．

第3項がいわゆる30日調査の規定であるが，治験の対象となる薬物または機械器具について，初めて治験計画の届出を行う場合には，厚生労働大臣が保健衛生上の危害を防止するために必要な調査を行うため，届出から30日間は，治験を開始してはならないこととされている．また，第80条の3の規定により，この調査は，独立行政法人医薬品医療機器総合機構（以下，総合機構）が実施できることとされている．

第4項および第5項は，実際に治験を実施する際の基準と治験依頼者が治験の管理をする際の基準について規定しており，これらの

表3　GCPに関連する主な省令・通知

- 医薬品の臨床試験の実施の基準に関する省令（医薬品GCP省令）
〔平成9（1997）年3月27日，厚生省令第28号〕
- 医薬品の臨床試験の実施の基準に関する省令の施行について
〔平成9（1997）年3月27日，薬発第430号，薬務局長通知〕
- 医薬品の臨床試験の実施の基準に関する省令の一部を改正する省令の施行について
〔平成15（2003）年6月12日，医薬発第0612001号，医薬局長通知〕
- 「医薬品の臨床試験の実施の基準の運用について」の改正について
〔平成17（2005）年10月25日，薬食審査発第1025009号，医薬食品局審査管理課長通知〕
- 医療機器の臨床試験の実施の基準に関する省令（医療機器GCP省令）
〔平成17（2005）年3月23日，厚生労働省令第36号〕
- 医療機器の臨床試験の実施の基準に関する省令の施行について
〔平成17（2005）年7月20日，薬食発第0720003号，医薬食品局長通知〕

基準についてもGCPの中で定められている．

第6項は，治験中の副作用，感染症等の厚生労働大臣への報告の規定である．報告すべき症例等は，薬事法施行規則等に規定されているが，死亡または死亡につながるおそれのある症例について，情報入手から7日以内の報告が求められており，その他の重篤な症例等（入院相当以上の症例や障害につながるおそれのある症例，先天異常の症例などが規定されている）については，情報入手から15日以内の報告が求められている．また，報告された治験中の副作用等に係る情報の整理や調査については，第80条の4の規定により，総合機構が実施できることとされている．

第7項，第8項は，GCPへの適合性を調査するための報告徴収や立入検査等の規定である．第80条の5の規定により，これらについても，総合機構が実施できることとされている．

第9項は，保健医療上の危害の発生，拡大を防止するために必要な場合は，厚生労働大臣が治験の中止や計画の変更等を指示できるとの規定である．

第10項は，治験依頼者等についての守秘義務の規定である．

以上が，薬事法における治験に関連する主な規定の概要である．そもそも薬事法においては，医薬品，医療機器等について，人の生命，健康に直接かかわるものとして，承認，許可を受けずに製造販売，授与等することを禁じており，治験については，承認，許可を受ける前の医薬品，医療機器等について，研究開発のために，例外的にその授与等を認めるとの位置づけである．そのため，治験について上記のような規制措置を講じているのであり，これらの規制は，治験のデータについて承認申請資料として十分な科学性および信頼性を確保することと，治験に参加する被験者の保護を目的としたものとなっている．

臨床試験の実施の基準

前述したように，薬事法の規定による治験の制度においては，治験の実施やその管理の基準，および承認申請資料としての治験結果の信頼性等を確保するための基準として，厚生労働省令で医薬品，医療機器それぞれのGCPが規定されている．GCPに関連する主な省令，通知を表3にまとめて示す．

GCPの基本的な理念は，ヘルシンキ宣言がベースとなっており，

- 被験者の人権，安全および福祉の保護

- 治験の科学的な質の確保
- 治験の結果の信頼性の確保

の3つを目的として，そのための治験の手順や遵守事項を規定している．また，現行の医薬品GCP（いわゆる新GCP）は，平成9（1997）年に省令として公布されているが，日米EU医薬品規制調和国際会議（The International Conference on Harmonisation of Technical Requirements for Registration of Pharmaceuticals for Human Use；ICH）において合意された国際的整合性をもったGCPガイドラインに基づいて制定されたものである．

医師主導の治験の制度の導入

薬事法における治験の制度は，当初は新医薬品，新医療機器等の開発を行う企業等が医療機関にその実施を依頼して行うことを前提として制定されたものである．実際，新医薬品，新医療機器の開発や承認申請はほとんどの場合企業によって行われてきている．一方で，医師等の研究者や医療機関が主体となって行う臨床研究が以前から行われてきたが，従来は，薬事法の規制により，企業等が製造した未承認の薬物，機械器具等を，研究を行う医師等に提供することはできなかった．

そこで，未承認薬物等を用いた臨床試験を計画している医師等が，将来的に承認申請のデータとして用いる意図を有して治験計画の届出を行うことにより，

- 医師等から外部への委託製造や企業からの未承認薬物，機械器具の提供
- GCPに基づき倫理性，科学性を確保しつつ治験を実施すること

が可能となるいわゆる「医師主導の治験」の制度が，平成15（2003）年の薬事法改正において導入された．この制度は，医薬品については，平成15（2003）年7月，医療機器については，平成17（2005）年4月に施行されている．

製造販売後臨床試験の規制

薬事法においては，新医薬品，新医療機器等に関する再審査の制度と医薬品，医療機器に関する再評価の制度が規定されている．本節の初めに述べたように，再審査または再評価の申請に際して提出が求められている資料のうち，承認後に行われる臨床試験の試験成績に関する資料について，再審査では薬事法第14条の4第4項の規定により，また，再評価では第14条の6第4項の規定により，厚生労働大臣が定める基準の遵守が求められている．この基準が，医薬品では，「医薬品の製造販売後の調査及び試験の実施の基準に関する省令」（Good Post-marketing Study Practice；GPSP．医薬品GPSP）〔平成16（2004）年厚生労働省令第171号〕，医療機器では，「医療機器の製造販売後の調査及び試験の実施の基準に関する省令」（医療機器GPSP）〔平成17（2005）年厚生労働省令第38号〕として定められているが，これらの中で，承認後に再審査または再評価申請のために行われる臨床試験については，「製造販売後臨床試験」として，GCPに従って実施することとされている．

2 麻薬及び向精神薬取締法

村上貴久・富永俊義

麻薬または向精神薬を用いる臨床試験は，当該臨床試験を規制する法律等に加えて，麻薬及び向精神薬取締法（以下，麻向法）の規定を遵守して行う必要がある．本節では，麻向法の医療機関に関する規定，そしてそれが臨床試験の実施にどう関係するかを述べる．

麻薬及び向精神薬取締法の性格

麻向法の目的は，麻薬および向精神薬の，輸入，輸出，製造，製剤，譲渡などについて必要な取り締まりを行って，麻薬および向精神薬の濫用による保健衛生上の危害を防止し，もって公共の福祉の増進を図ることである．

規制物質である麻薬と向精神薬は，同法付表および指定政令中に列挙されている〔平成18年（2006）2月現在，麻薬143物質，向精神薬79物質〕．物質に着目した規制であるので，用途によらず（すなわち治験薬でも，承認された医薬品でも，街で密売される密造品でも）同じ物質には同じ規制がかかる．

向精神薬は，その医療用途が多いこともあって，病院等における向精神薬の扱いに関する麻向法上の規制で，医薬品一般にかかる医療法や薬事法上の規制に上乗せされる部分は少ない．すなわち向精神薬を用いた臨床試験は，一部の留意点を除き，通常の臨床試験と同様に考えることができる．そこで，以下では主に麻薬に関する規制に関して述べる．

麻薬診療施設における麻薬の管理

病院等で医療用麻薬を用いるには，以下の免許者を施設に置く必要がある．このような施設を麻薬診療施設と呼ぶ．

■麻薬施用者

都道府県知事の免許を受けて疾病の治療目的で業務上麻薬を施用し，もしくは施用のため交付し，または麻薬を記載した処方せんを交付する者．麻薬施用者の免許は医師，歯科医師または獣医師でなければ受けられない．

■麻薬管理者

麻薬診療施設において，施用し，または施用のために交付する麻薬を管理する者．麻薬施用者が2人以上いる麻薬診療施設では，麻薬管理者を置くことが義務づけられている．なお，麻薬管理者のいない麻薬診療施設にあっては，麻薬施用者が，麻薬管理者としての業務を行わなければならない．麻薬管理者の免許は医師，歯科医師，獣医師または薬剤師の資格を有していなければ受けられない．

臨床試験で麻薬を用いる場合，その麻薬が市販医薬品である場合には，上の免許者が通常の麻薬としての扱いをすれば足りる．麻薬の治験薬を用いる場合には，治験薬たる麻薬は，治験依頼者または治験薬提供者〔製薬会社の研究者（麻薬研究者の免許を取得する必要あり）〕から大臣許可を得て（麻向法第24条第11項），治験を実施する施設の麻薬管理者に譲渡され，麻薬管理者がこれを管理し，そして麻薬施用者が被験者に投与することになる．

医療用麻薬が麻薬卸売業者から診療施設に届けられる場合には（通常の医薬品の取引と同じルートなので）麻向法上，大臣許可は不要であるが，麻薬研究者から麻薬管理者への

譲渡は（流通としては変則であるため），個々の譲渡につきそのつど（したがって治験実施医療機関ごとに1回ずつ）大臣許可を得てこれを行うものと麻向法に定められている．もちろん麻薬施用者の免許を持たない医師は治験担当医師となることはできない．

◆◆◆ 麻薬の施用，交付 ◆◆◆

麻薬施用者は，診療に従事する施設の麻薬管理者が管理する麻薬以外の麻薬を，その麻薬診療施設で施用し，または施用のため交付してはならない．これは麻薬である治験薬に関してもあてはまる．

向精神薬については，麻向法上このような規定はない．したがって向精神薬である治験薬については，他の治験薬と同様，医薬品の臨床試験の実施の基準（Good Clinical Practice；GCP）に沿った扱いをすれば足りることになる．

◆◆◆ 麻薬の管理，保管，記録 ◆◆◆

■ 麻薬管理者の責務

麻薬診療施設において，施用し，または施用のため交付する麻薬は，麻薬管理者（麻薬管理者のいない施設にあっては麻薬施用者）が管理（受払，保管，廃棄など）しなければならない．

■ 麻薬保管庫

麻薬管理者は，その管理する麻薬を，その麻薬診療施設内の鍵をかけた堅固な設備に保管しなければならない．また，麻薬を麻薬以外の医薬品等と同一貯蔵庫内に保管してはならない．

■ 診療録記載

麻薬施用者は，麻薬を施用し，または施用のため交付したときは，診療録に次の事項を記載しなければならない．

①患者の氏名，住所
②病名および主要症状
③麻薬の品名および数量
④施用または交付の年月日

■ 帳簿の記載

麻薬管理者は麻薬診療施設に帳簿を備えつけ，麻薬の受払について，次の事項を記載しなければならない．

①譲り受けた麻薬の品名，数量およびその年月日
②廃棄した麻薬の品名，数量およびその年月日
③譲り渡した麻薬の品名，数量およびその年月日
④施用した麻薬の品名，数量およびその年月日
⑤事故届出を提出した場合，届け出た麻薬の品名，数量および事故年月日

これは麻薬である治験薬に関してもあてはまる．したがって，たとえば麻薬である治験薬も麻薬保管庫（多くの場合重量金庫）に保管しなくてはならないし，その出入りについての記録を麻薬帳簿に記す必要がある．

向精神薬については，その保管を鍵をかけた設備（ロッカーなどでも可）で行うこと，第一種，二種向精神薬についてはその譲受譲渡を記録（伝票保管で足りる）を行うこととされている．これは薬事法上の毒薬や劇薬に係る規制とほぼ等しい．

◆◆◆ 麻薬の廃棄 ◆◆◆

■ 古くなって使わなくなった麻薬等の廃棄

麻薬を廃棄する場合は，麻薬の品名，数量及び廃棄の方法などについて都道府県知事に届け出て，都道府県の職員の立ち会いのもとに行わなければならない．

調剤された麻薬の廃棄

調剤され，患者に交付された麻薬の飲み残しが麻薬診療施設に患者家族などから届けられた場合，このような麻薬の廃棄は，麻薬管理者が麻薬診療施設の職員の立ち会いのもとで，焼却などの方法により行う．廃棄後30日以内に品名，数量等を都道府県知事に届け出る．

麻薬注射剤の施用残液の廃棄（施用に伴う消耗）

麻薬注射剤の施用残液および静脈内高栄養輸液（IVH）に麻薬注射剤を注入して用いたものの施用残液の廃棄については，都道府県知事への事前および事後の届出は不要．麻薬管理者が麻薬診療施設の職員の立ち会いのもとに廃棄し，帳簿に廃棄数量を記録．

なお，治験薬たる麻薬については，施用残（未使用治験薬）も服用残（被験者に交付した治験薬の飲み残し）も，大臣許可を得て治験依頼者または治験薬提供者（製薬会社の麻薬研究者．上記「古くなって使わなくなった麻薬等の廃棄」参照）に（逆）譲渡し，都道府県知事に届け出たうえで廃棄するのが通例である．

廃棄は，焼却その他麻薬（向精神薬も）を回収できない方法で行うことが義務づけられている．

◆◆◆ 事故届 ◆◆◆

麻薬管理者または麻薬施用者は，所有または管理している麻薬につき，滅失，盗取，所在不明その他の事故が生じたときは，速やかにその麻薬の品名および数量その他事故の状況を明らかにするために必要な事項を都道府県知事に届け出なければならない．当然麻薬の治験薬にもこれはあてはまる．

この義務は，向精神薬についても定められている．その濫用の可能性が（麻薬より弱いとはいえ）あることに鑑み，届けを怠った場合は罰される（もちろん麻薬について上の届け出を怠れば罰される）．この点は他の一般医薬品よりも重い規制であるといえる．

◆◆◆ 立入検査，命令等 ◆◆◆

麻薬または向精神薬が医療機関において適正に扱われることを確保するために，麻薬取締官，麻薬取締員，その他の職員による立入検査が行われる．立入検査では，帳簿の検査，関係ある場所への立ち入り，麻薬等の収去などが行われうる．都道府県知事は，その結果に基づき，必要な措置をとることを命じたり，時には免許の取り消しなどを行うことがある．治験薬が麻薬または向精神薬である場合，当然立入検査等の対象となる．

3 医薬品副作用被害救済制度

宮崎生子

医薬品は医療上必要不可欠なものであり，国民の生命，健康の保持増進に欠かせないものである．しかし，医薬品は有効性と安全性のバランスで成り立っているものであり，その使用にあたって万全の注意を払ってもなお副作用の発生を防止できない場合がある．一方，これらの健康被害について民法でその賠償責任を追及し明らかにすることは困難であり，多大な労力と時間を費やすことになる．

サリドマイド事件，スモン事件という大きな副作用被害を契機に，昭和55（1980）年に「医薬品副作用被害救済制度」という公的な制度が創設され，以来26年間，医薬品の副作用被害救済に大きな役割を果たしてきている．本節においてはこの制度について中心に紹介し，また，平成16（2004）年4月に新たに創設された「生物由来製品感染等被害救済制度」についてもその概要に触れる．

医薬品副作用被害救済制度

本制度は，医薬品を適正に使用したにもかかわらず発生した副作用による重篤な健康被害を，民事責任とは切り離し医薬品の製造販売業者の社会的責任に基づく共同事業として迅速かつ簡便に救済することを目的とし創設され，製造販売業者からの拠出金（事務費については一部国の補助）により運営されている一種の保険システムである．昭和54（1979）年10月に医薬品副作用被害救済基金（現在の独立行政法人医薬品医療機器総合機構．以下，総合機構）が設立され，昭和55（1980）年5月より医薬品の副作用による健康被害に対する救済が開始されている．

制度の仕組みおよび請求の流れ

救済給付の請求は，健康被害者本人もしくは遺族などが総合機構に対して直接行う．医薬品の使用と副作用との因果関係や，医薬品の適正使用などの医学・薬学的判断については，総合機構から厚生労働大臣に判定の申出を行い，厚生労働省の薬事・食品衛生審議会（副作用・感染等被害判定部会）において審議され，厚生労働大臣の判定結果をもとに総合機構において副作用救済給付の支給の可否が決定される（図1）．

給付の種類としては，医療費（保険医療費の自己負担分の補填）および医療手当，障害年金および障害児養育年金，死亡した場合の遺族年金，遺族一時金および葬祭料の7種類がある．

救済の対象となる健康被害

昭和55（1980）年5月1日以降に医薬品を適正に使用したにもかかわらず発生した副作用による健康被害が給付の対象となる．なお，ここでいう医薬品とは厚生労働大臣の許可を受けた医薬品であって，病院・診療所で投薬された医薬品，薬局などで購入した医薬品のいずれでも救済の対象となる（ただし，がんその他特殊疾病に使用されることが目的とされている医薬品であって厚生労働大臣が指定するものについては「対象除外医薬品」として一部制度の対象から除外されている）．

1. 民事責任の追及が困難な場合を前提

医薬品の製造業者，販売業者，医療機関等，他に損害賠償の責任を有する者の存在が明らかな場合は，対象外となる．たとえば医薬品の異物による汚染は救済給付の対象外である．

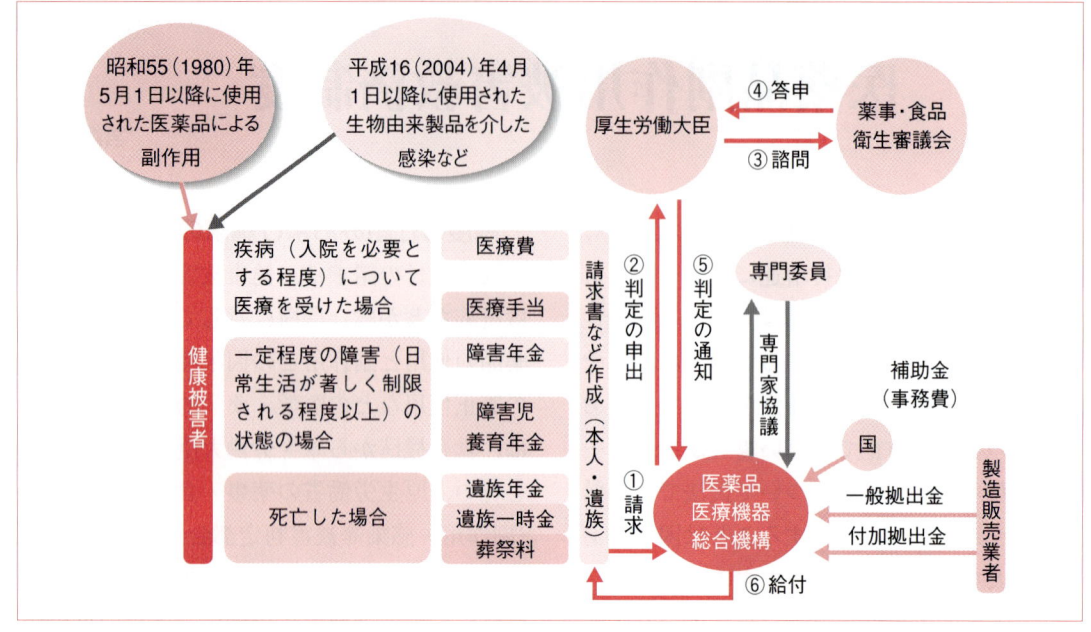

図1 制度の仕組みおよび請求の流れ

2.「適正」に使用されたことを前提

本来の使用目的とは異なる「不適正目的」や添付文書に記載されている使用上の注意事項などに反する「不適正使用」の場合は，救済給付の対象外となる．

3.「重い」副作用を対象

副作用のなかでも「入院相当の治療が必要な健康被害」，「1・2級程度の障害（日常生活が著しく制限されている）」，「死亡」の場合を対象としており，軽微な副作用は救済給付の対象外となる．

4.「受忍」が適当でない副作用を対象

対象除外医薬品のほか，救命のためやむをえず通常の使用量を超えて医薬品を使用したことによる副作用など，本来の治療のため受忍することが適当と考えられる副作用は対象外となる．

5. その他

予防接種法に基づく法定接種による健康被害は対象外である（別の公的救済制度がある．任意の予防接種による健康被害は対象）．また，厚生労働省の薬事・食品衛生審議会における，医学・薬学的判定において認められなかった場合も対象外となる．

給付実績

過去の給付件数については図2に示したとおりである．近年，医薬品の副作用については薬剤師による服薬指導もあり，国民の関心も高まってきている．本制度についても総合機構による広報活動が行われてきたこともあり，請求件数は伸びてきている．ここ数年の実績としては約8割強の請求に対し支給されている（図3）．平成12（2000）年度から平成16（2004）年度までに支給決定された具体的な健康被害の内容について図4，表1に示した．その多くは皮膚，肝臓，中枢・末梢神経系障害であった．

副作用救済制度の理解と周知を図るとともに，この救済制度をより多くの人々に活用していただくため，個別事例の支給・不支給決定内容について，総合機構のホームページ上に公表されている．その他，制度についての詳細な説明も掲載されているので，参照され

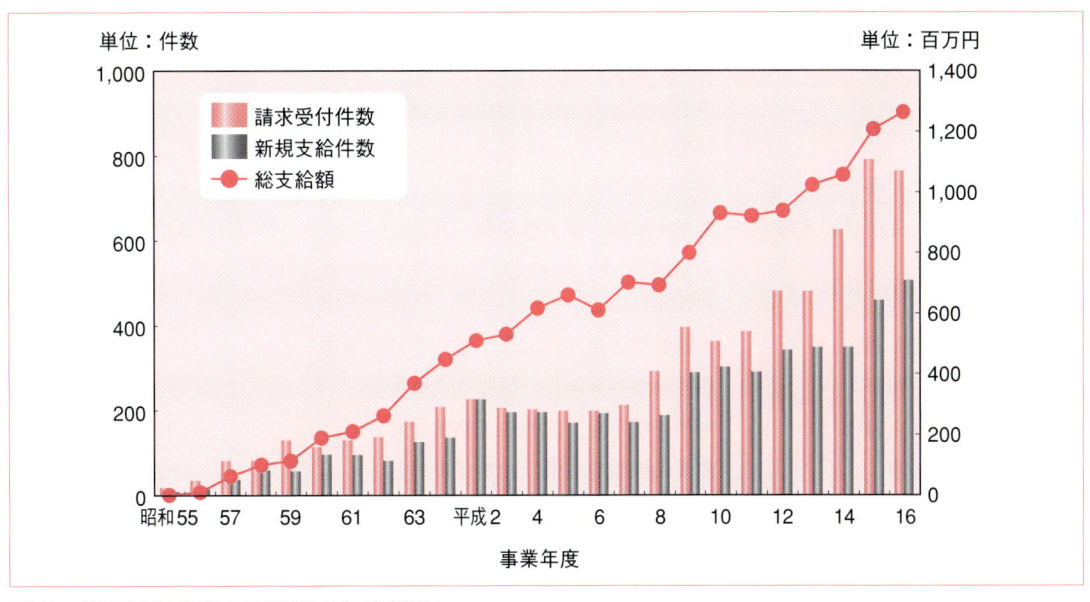

図2　救済給付件数と支給額の年次推移

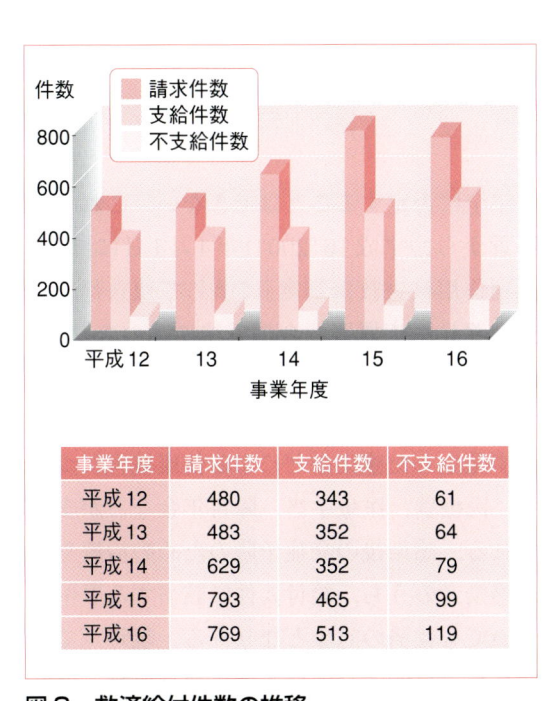

図3　救済給付件数の推移

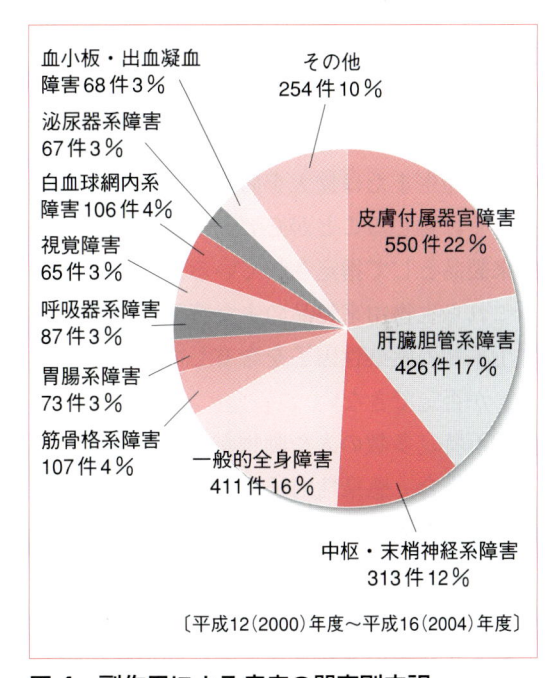

事業年度	請求件数	支給件数	不支給件数
平成12	480	343	61
平成13	483	352	64
平成14	629	352	79
平成15	793	465	99
平成16	769	513	119

図4　副作用による疾病の器官別内訳

〔平成12(2000)年度～平成16(2004)年度〕

皮膚付属器官障害　550件22％
肝臓胆管系障害　426件17％
一般的全身障害　411件16％
中枢・末梢神経系障害　313件12％
筋骨格系障害　107件4％
胃腸系障害　73件3％
呼吸器系障害　87件3％
視覚障害　65件3％
白血球網内系障害　106件4％
泌尿器系障害　67件3％
血小板・出血凝血障害　68件3％
その他　254件10％

たい（http://www.pmda.go.jp）.

生物由来製品感染等被害救済制度

　生物由来製品とは，ヒトその他の生物に由来するものを原材料として製造される医薬品・医療機器などのうち，保健衛生上特別の注意を要するものとして厚生労働大臣が指定しているものであり，たとえば遺伝子組換え製剤，ブタ心臓弁などが相当する．生物由来製品のうち，ヒト血液製剤，ヒト細胞組織由来医薬品など，市販後において保健衛生上の

表1　副作用による疾病の名称（症状）別内訳

器官別大分類	副作用による疾病の名称	件　数
皮膚付属器官障害	汎発型薬疹，中毒性表皮壊死症，皮膚粘膜眼症候群　など	550
肝臓胆管系障害	薬物性肝障害　など	426
中枢・末梢神経系障害	低酸素脳症，無菌性髄膜炎　など	313
一般的全身障害	薬物性ショック，アナフィラキシーショック，悪性高熱　など	411
筋骨格系障害	大腿骨骨頭無腐性壊死，股関節機能障害　など	107
胃腸系障害	急性出血性大腸炎，偽膜性大腸炎　など	73
呼吸器系障害	急性呼吸不全，急性気道閉塞　など	87
視覚障害	皮膚粘膜眼症候群，視神経炎　など	65
白血球網内系障害	無顆粒球症，顆粒球減少症　など	106
泌尿器系障害	腎不全，出血性膀胱炎　など	67
血小板・出血凝血障害	血小板減少症　など	68
その他		254
合　計		2,527

〔平成12(2000)年度〜平成16(2004)年度〕

危害の発生または拡大を防止するための措置をとくに講じることが必要なものは特定生物由来製品として指定されている．

　これら生物由来製品の主な特徴としては，
①未知の感染性因子を含有している可能性が否定できない
②不特定多数の人や動物から採取されている場合，感染性因子混入のリスクが高い
③感染性因子の不活化処理などに限界がある場合がある

などがあげられる．

　バイオ技術の進展とゲノム解明の応用がなされる21世紀のニーズなどに合わせ平成14(2002)年に薬事法が改正され，生物由来製品の定義および感染リスクに応じた分類や，原材料の採取から市販後の段階に至る安全確保対策の強化などの措置が講じられた．しかし，最新の科学的知見に基づく安全対策が講じられたとしても，生物由来製品の特性上，未知のものも含めた感染症などを伝播するおそれを完全に否定することはできない．これらの背景から，平成16(2004)年4月1日に「医薬品副作用被害救済制度」に準じて独立行政法人医薬品医療機器総合機構法に基づき「生物由来製品感染等被害救済制度」が創設された．

　生物由来製品を適正に使用したにもかかわらず発生した感染などによる健康被害について，医療費，医療手当，障害年金などが支給される．感染後の発症予防のための治療や二次感染者のうち，給付要件に該当する事例についても救済の対象となりうる．現時点で想定される事例としては，新鮮凍結血漿，濃厚血小板などの輸血用血液製剤を平成16(2004)年4月1日以降に使用したことにより，肝炎ウイルスに感染し急性肝炎などで入院治療を要したとされるような場合などがあげられる．

　医薬品において，「有効性」と「安全性」とは不可分の関係にあるが，副作用の予見可能性

には現在の科学水準をもってしても限度がある．とくに臨床試験段階において得られた限られた例数の知見のみでは，その医薬品のもつ負の作用をすべて明らかにすることは不可能である．したがって，承認後の副作用発現を限りなく回避できるよう，臨床試験においては有効性のみならず安全性についても十分な検討・分析が実施され，その情報が最終的に医療関係者へ提供されることが望まれる．

なお，治験における健康被害（試験のために使用した医薬品による副作用）の補償については本制度の対象外であるとされている．「医薬品の臨床試験の実施の基準に関する省令第14条，第15条の9」において被験者に対する補償措置について規定されていることに十分ご留意いただきたい．

臨床試験に関係する略語集

略語	欧文	和文
A		
ADME	Absorption, Distribution, Metabolism and Excretion	吸収，分布，代謝，排泄
ADR	Adverse Drug Reaction	薬物有害反応
AE	Adverse Event	有害事象
AUC	Area Under the Curve	血中濃度-時間曲線下面積
C		
CBEL	Center for Biomedical Ethics and Law	生命・医療倫理人材養成ユニット
CRA	Clinical Research Associate	臨床開発担当者，モニター
CRC	Clinical Research Coordinator	治験コーディネーター(臨床研究コーディネーター，臨床試験コーディネーター)
CRF	Case Report Form	症例報告書
CRO	Contract Research Organization	開発業務受託機関
CTCAE	Common Terminology Criteria for Adverse Events	有害事象共通用語規準
D		
DBT	Double Blind Test	二重盲検試験
DM	Data Management	データマネジメント
E		
EBM	Evidence-based Medicine	科学的根拠に基づく医療
EC	Ethics Committee	倫理委員会
EFPIA	European Federation of Pharmaceutical Industries Associations	欧州製薬団体連合会
ERC	Ethics Review Committee	倫理審査委員会
EWG	Expert Working Group	専門家作業部会
F		
FDA	Food and Drug Administration	米国食品医薬品局
G		
GCP	Good Clinical Practice	医薬品の臨床試験の実施の基準
GHTF	Global Harmonization Task Force	医療機器規制国際整合化会議
GLP	Good Laboratory Practice	医薬品の安全性に関する非臨床試験の実施の基準
GMP	Good Manufacturing Practice	医薬品の製造管理及び品質管理に関する基準
GPSP	Good Post-marketing Study Practice	医薬品の製造販売後の調査及び試験の実施の基準
GVP	Good Vigilance Practice	医薬品，医薬部外品，化粧品及び医療機器の製造販売後安全管理の基準
H		
HIPAA	Health Insurance Portability and Accountability Act	医療保険の移転とそれに伴う責任に関する法律

I

IB	Investigator's Brochure	治験薬概要書
IC	Informed Consent	説明と同意，インフォームド・コンセント
ICH	The International Conference on Harmonisation of Technical Requirements for Registration of Pharmaceuticals for Human Use	日米EU医薬品規制調和国際会議
IND	Investigational New Drug	治験薬
IRB	Institutional Review Board	治験審査委員会（臨床試験審査委員会，研究倫理審査委員会），施設内倫理審査委員会

J

JPMA	Japan Pharmaceutical Manufacturers Association	日本製薬工業協会

M

MR	Medical Representatives	医薬情報担当者

N

NCI	National Cancer Institute	米国国立がん研究所
NDA	New Drug Application	新薬の承認申請
NIH	National Institute of Health	米国国立衛生研究所

P

PD	Pharmacodynamics	薬力学
PhRMA	Pharmaceutical Research and Manufacturers of America	米国研究製薬工業協会
PK	Pharmacokinetics	薬物動態学
PI	Principal Inverstigator	治験責任医師

Q

QA	Quality Assurance	品質保証
QC	Quality Control	品質管理

R

RCT	Randomized Controlled Trial	ランダム化比較試験

S

SAE	Serious Adverse Event	重篤な有害事象
SBA	Summary Basis of Approval	新医薬品承認審査概要
SBR	Summary Basis of Reexamination	再審査概要
SDV	Source Document Verification	原資料の直接閲覧による整合性確認
SMO	Site Management Organization	治験施設支援機関
SOP	Standard Operating Procedures	標準業務手順書

T

TR	Translational Research	橋渡し研究，トランスレーショナル・リサーチ

W

WHO	World Health Organization	世界保健機構
WHOART	WHO Adverse Reaction Terminology	WHOの国際医薬品モニタリング制度で使用される副作用用語集
WMA	World Medical Association	世界医師会

セルフ・アセスメント

『日本医師会雑誌』の「生涯教育シリーズ」では，自己評価のためにセルフ・アセスメント（自己評価テスト）を用意しております．このテキストでは，本誌各項目からポイントとなる項目を中心に出題しております．

会員の方には，本文をお読みいただいたあとで，内容の整理と確認のためにも，ぜひこのセルフ・アセスメントを試されたり，あるいは先にセルフ・アセスメントに目を通されてから，本文をお読みになるなど，各自工夫のうえ生涯教育の一助としてご利用いただければ幸いです．

（編集事務局・日本医師会治験促進センター）

Q1 正しいのはどれか．
a 臨床試験を行う施設は都道府県知事に届け出る．
b 試験実施計画書に定められた診療・検査方法は日常診療方法に応じて変更可能である．
c わが国では臨床研究体制の整備よりも治験の基盤整備が先行してきた．
d ヘルシンキ宣言は動物を対象とする医学研究の倫理的原則である．
e 臨床試験を実施するほうが基礎医学研究より論文を出しやすい．

Q2 正しいのはどれか．
a 治験を実施する前に都道府県知事に治験計画を届け出る．
b 医療機器の治験を実施する場合は医薬品GCPを遵守しなければならない．
c 治験とは薬事法上の製造販売承認申請のために実施する臨床試験である．
d 医師主導治験は企業からの献金によって行われる．
e 治験中に発現した副作用の報告先は日本医師会である．

Q3 正しいのはどれか．
a すべての疾患を網羅する臨床評価方法のガイドラインがある．
b 臨床試験計画は施設内倫理審査委員会で審議されるべきである．
c 医師主導治験の治験実施計画書は治験薬提供者となる製薬企業が作成する．
d 生物統計家は試験結果の解析時に参画する．
e 被験者の安全性より科学性が重要である．

Q4 誤っているのはどれか．
a 第Ⅰ相試験は安全性と薬物動態とを検討する．
b 第Ⅱ相試験は至適用法・用量を検討する．
c 第Ⅲ相試験は第Ⅱ相試験による仮説を検証する．

d　長期投与試験は第Ⅱ相あるいは第Ⅲ相で行われることが多い．
　　e　第Ⅳ相試験は市販前（製造販売前）に実施される．

Q5　小児の治験について正しいのはどれか．
　　a　厚生労働省の「未承認薬使用問題検討会議」の検討対象外である．
　　b　医薬品の臨床試験に関するガイダンスは今後の検討課題である．
　　c　同意取得にあたっては保護者から同意を得る必要がある．
　　d　小児用医薬品開発は経済誘導されている．
　　e　成人に対する臨床開発終了後に行うべきである．

Q6　抗悪性腫瘍薬の治験について正しいのはどれか．
　　a　抗悪性腫瘍薬は副作用が現れる用量が少ないものをいう．
　　b　第Ⅰ相試験は患者が対象となる．
　　c　第Ⅱ相試験は第Ⅰ相試験より高用量が用いられる．
　　d　第Ⅲ相試験の主要評価項目は，腫瘍縮小効果である．
　　e　抗悪性腫瘍薬のための臨床評価ガイドラインはない．

Q7　正しいのはどれか．
　　a　医療機器の対面助言（治験相談）は厚生労働省が行う．
　　b　医療機器GCPで規定されている協力者は医薬品と同じである．
　　c　医療機器の種類によっては承認申請のための治験は必要とされない．
　　d　医療機器GCPは医薬品GCPよりも早く施行された．
　　e　医療機器の治験では通常シャムによる盲検化が行われる．

Q8　正しいのはどれか．
　　a　生物製剤は血液を原料とする製剤である．
　　b　テーラーメード医療はファーマコゲノミクス（薬理遺伝学）と同義である．
　　c　治験薬概要書には非臨床試験成績も記載されている．
　　d　臨床試験の主要評価項目は臨床試験終了時に決定する．
　　e　医師主導治験に用いる治験薬は治験薬GMPの適用を受けない．

Q9　プラセボおよびプラセボ効果について正しいのはどれか．
　　a　標準薬と同等ということで薬効の明確でない薬物が承認された歴史がある．
　　b　薬を使用することによる暗示的効果は医師には影響しない．
　　c　致死的な疾患に対してもプラセボとの比較試験を行わなければならない．
　　d　治験薬の真の薬効にはプラセボ効果も含まれる．
　　e　プラセボの使用は非倫理的である．

Q10 医薬品医療機器総合機構について正しいのはどれか.
 a 医薬品と医療機器との承認審査以外の業務は行わない.
 b GCP実地調査は厚生労働省の職員が行う.
 c 承認審査は薬剤師の専権事項である.
 d 治験の計画に対して対面助言(治験相談)を通じ助言を行う.
 e 厚生労働省の内部部局である.

Q11 ICH(日米EU医薬品規制調和国際会議)について正しいのはどれか.
 a 世界同時承認を目指す国際調和ガイドラインを作成するための会議である.
 b 成果として外国臨床試験成績をわが国での承認申請に利用するケースが増加した.
 c すでに役割を終えて会議は解散された.
 d 品質と有効性の2分野でガイドラインが作成された.
 e WHOと製薬業界団体とが主な参加者である.

Q12 医師が治験を実施する意義について正しいのはどれか.
 a 日常診療が繁忙であっても治験を実施する意義がある.
 b 日本人での診断のエビデンスづくりに参加できる.
 c 大病院の勤務医以外は治験を実施する必要はない.
 d 治験対象疾患の教科書が入手できる.
 e 確実に効果のある治療薬を使用できる.

Q13 一般臨床医の臨床試験への参加について**誤っている**のはどれか.
 a 一般集団への適用可能な集団が得られる.
 b 試験途中での症例の脱落が少ない.
 c 地域医師会による治験ネットワーク活動が活発化している.
 d 医師の生涯教育には必須である.
 e 症例の組み入れがより迅速となることが期待される.

Q14 治験責任医師の要件・心得として正しいのはどれか.
 a 治験を行うのに必要な時間的余裕がなくてもよい.
 b 治験の対象となる自施設の被験者数を把握して治験への参加を決める.
 c 当該疾患の診療経験が少なくても治験を実施する.
 d 同時に多くの治験を実施する.
 e リーダーとしてCRCなどの協力者に役割を命じる.

Q15 医薬品の臨床試験の実施の基準(GCP)について正しいのはどれか.
 a 日米EUの協議により全世界で共通したGCPが作成された.
 b 治験成績の信頼性を確保する.

c ヘルシンキ宣言より崇高な理念である．
d 臨床試験を実施するにはGCPを遵守しなければならない．
e GCPは医療法に準拠している．

Q16 治験審査委員会について**誤っている**のはどれか．
a 治験審査委員会の要件（委員の人数，構成など）はGCPで定められている．
b 科学的な観点から治験実施計画書を審議する．
c 実施医療機関外の治験審査委員会で審査を行うことも可能である．
d 治験審査委員会は誰でも設置可能である．
e 原則として自施設に治験審査委員会を設置する．

Q17 被験者の同意に関して正しいのはどれか．
a すでに同意を得た被験者に対しては新しい情報の提供は必要ない．
b 被験者にとって利益となる情報は提供しない．
c 被験者への説明と同意は文書で得ることが望ましい．
d 説明文書に医学専門用語を多用することは容認される．
e 説明文書に記載すべき事項はGCPに規定されている．

Q18 医師主導治験について正しいのはどれか．
a 日本医師会治験促進センターの支援を受けなければならない．
b 治験計画の届出と副作用の報告は治験施設支援機関（SMO）が行う．
c 医師法に規定されている．
d 製薬企業が治験依頼者となる．
e 医療機器についても実施できる．

Q19 被験者に対する健康被害補償について正しいのはどれか．
a 健康被害への補償としては最善の治療を行うことも含まれる．
b 補償責任とは違法行為に伴う損失補塡である．
c 日本医師会賠償責任保険加入者は治験保険にも同時加入となる．
d 治験との因果関係を否定できても補償責任は生じる．
e 賠償責任とは故意性を前提とした責任である．

Q20 正しいのはどれか．
a SMOとは治験依頼者の委託を受けて治験の管理業務を実施する機関である．
b モニタリングとはGCPを遵守して治験が実施されているかを治験実施者でない者が確認することである．
c CROとは実施医療機関からの委託を受けて治験の実施に関する業務を実施する機関である．
d 監査とは厚生労働省が実施する調査のことである．

e　CRCとは治験実施にあたって治験依頼者のサポートをする者である．

Q21 治験コーディネーター（CRC）について正しいのはどれか．
a　治験依頼者の立場から業務に協力する．
b　CRCとなるには看護師，薬剤師などの国家資格が必要である．
c　被験者への治験の説明には治験責任医師の同席が必要である．
d　臨床研究の支援は行わない．
e　被験者の組み入れ時，被験者の適切性を確認する．

Q22 モニタリングについて正しいのはどれか．
a　モニタリングとは監査のことである．
b　治験実施医療機関はモニターを指名する．
c　治験実施医療機関はモニタリングに協力する義務がある．
d　診療録の直接閲覧はできない．
e　モニタリングは複数のモニターで行わなければならない．

Q23 開発業務受託機関（CRO）について正しいのはどれか．
a　治験依頼者は治験の管理に関する業務をCROに委託する場合，厚生労働省に届け出る義務はない．
b　CROは治験依頼者と治験実施医療機関との3者契約を締結する．
c　CROのモニターは治験依頼者のモニターと同時にモニタリング業務を行わなければならない．
d　医師主導治験を実施するには，CROを利用しなければならない．
e　CROとSMOは，同一法人であることが多い．

Q24 開発業務受託機関（CRO）の業務に含まれないのはどれか．
a　モニタリング
b　症例報告書作成記入
c　データマネジメント
d　統計解析
e　総括報告書作成

Q25 治験GCPで規定される説明文書に含まれないものはどれか．
a　治験の目的
b　治験の方法
c　他の治療方法に関する事項
d　免責に関する事項
e　健康被害の補償に関する事項

解答と解説

A1 正解 c

× a 臨床試験を行う施設の届け出義務はない．なお，治験実施医療機関の要件は，GCP第35条に規定されている．
× b 試験実施計画書は遵守しなければならず，投与計画，臨床検査や画像診断も原則として計画されたスケジュールで実施する．したがって，診療・検査方法が日常診療の方法と異なる場合もある．
○ c わが国では臨床研究の全般的な体制の整備よりも，治験の制度，基盤整備が先行してきた．
× d ヘルシンキ宣言は，ヒトを対象とする医学研究の倫理的原則である．
× e 臨床試験の実施には多くの人の協力が必要であり，基礎的な医学研究のほうが論文を出しやすい．

A2 正解 c

× a 治験計画は，厚生労働大臣に届け出る．
× b 医療機器の治験を実施する場合は医療機器GCPを遵守する．医療機器GCPは平成17(2005)年に厚生労働省令として定められた．
○ c 治験とは，薬事法上の製造販売承認申請のために実施する臨床試験であり，薬事法第2条第15項に規定されている．
× d 医師主導治験では，自ら治験を実施する者(治験責任医師)が厚生労働科学研究費などにより治験費用を用意する．
× e 治験中に発現した副作用のうち，薬事法施行規則第273条第1項に規定される事象については厚生労働大臣に報告しなければならない．

A3 正解 b

× a 疾患別の臨床評価方法のガイドラインが作成されているが，すべての疾患に対してではない．
○ b 治験ではない臨床試験であっても，試験内容の科学性，倫理性および被験者の安全性確保のため，施設内倫理審査委員会で審議されるべきである．
× c 医師主導治験では，治験実施計画書は自ら治験を実施する者が作成する．
× d 試験計画作成の初期段階から生物統計家が参加することは，よりよい試験デザインを考えるうえできわめて重要である．
× e 試験計画作成には，科学性，倫理性のみならず，被験者の安全性にも十分配慮する．

A4 正解 e

○ a 第I相試験は主に少数の健康成人を対象に安全性と薬物動態を検討する．

- ○ b 第Ⅱ相試験は主に比較的少数の患者を対象に至適用法・用量を検討する．
- ○ c 第Ⅲ相試験は第Ⅱ相試験による仮説を検証する．対照薬との比較試験が行われることが多い．
- ○ d 長期投与試験は第Ⅱ相あるいは第Ⅲ相で行われることが多い．
- × e 第Ⅳ相試験は，市販後（製造販売後）に実施される試験である．

A5 正解 c

- × a 「未承認薬使用問題検討会議」では，小児難病に対する薬剤も取り上げられている．
- × b 小児医薬品の開発に関するガイダンスとして，「小児集団における医薬品の臨床試験に関するガイダンス」（ICH E11）が出されている．
- ○ c 小児への同意取得について，一般的には中学入学以降であれば内容を理解できると考えられるので，保護者に加え本人にも内容を説明するが，保護者の同意は必須である．
- × d 小児医薬品の開発には経費と期間が必要であるにもかかわらず利益率が悪い．
- × e 小児に対する治験は成人の安全性データが集積された後に開始されることが多いが，より早期に開始されることが望まれている．

A6 正解 b

- × a 抗悪性腫瘍薬は，効果が示される用量と副作用が現れる用量が近い．したがって，慎重な投与・観察が必要である．
- ○ b 抗悪性腫瘍薬以外の治験と異なり，第Ⅰ相試験は患者が対象となることが多い．
- × c 第Ⅱ相試験では，第Ⅰ相試験で決定された用法・用量により，対象がん腫に対する臨床的意義のある治療効果（腫瘍縮小効果など）を評価する．
- × d 第Ⅲ相試験の主要評価項目は，生存期間，無進行期間，無増悪生存期間などである．
- × e 「抗悪性腫瘍薬の臨床評価ガイドライン」は，平成3（1991）年に作成され，平成18（2006）年に改訂された．

A7 正解 c

- × a 医療機器の治験に対しても，医薬品同様に医薬品医療機器総合機構による対面助言（治験相談）が行われる．
- × b 医療機器GCPでは，協力者として，薬剤師，看護師，診療放射線技師，臨床検査技師，臨床工学技士その他の医療関係者とされている．
- ○ c 医療機器は，メス，ピンセットから，人工関節，MRIなど幅広い範囲があり，生体への接触，不具合発生時のリスクの程度により，承認の要/不要，治験の要/不要が判断されている．
- × d GCPが厚生労働省令として定められたのは，医薬品が平成9（1997）年，医療機器は平成17（2005）年である．

× e 医療機器の治験では盲検化は困難である．

A8 正解　c

× a 生物製剤には，抗体製剤や遺伝子組換え蛋白質，弱毒化・不活化した細菌・ウイルスに由来するワクチン，血液製剤のほか，再生医療に使用される細胞・組織利用製品が該当する．
× b ファーマコゲノミクス（薬理遺伝学）は，個別至適化した薬物治療（テーラーメード医療）の実現のために登場した．
○ c 治験薬概要書には治験薬の品質，非臨床試験成績およびこれまでの臨床試験成績が記載されている．治験実施計画書の理解のためには重要なものである．
× d 臨床試験では，主要評価項目をあらかじめ定め，試験実施計画書に明記する．
× e 医師主導治験であっても企業が依頼する治験であっても，使用する治験薬は治験薬GMPの適用を受ける．

A9 正解　a

○ a 標準薬と同等という成績に基づき承認されてきた医薬品も多いが，関連治療の進歩もある今日において，本当にその医薬品がプラセボに対して効果があるのかの証明が重要となる．
× b 薬を使用することによる暗示的効果は被験者だけでなく医師にも及ぶことがある．このため医師も割付状況を知らない二重盲検比較試験が行われる．
× c 致死的な疾患に対して必ずプラセボを使用した臨床試験を計画する必要は必ずしもない．
× d 治験薬の真の薬効をみるためにはプラセボ効果を除外しなければならない．
× e ヘルシンキ宣言にも，科学的に正しい方法に従いプラセボの使用は可能であるとされている．

A10 正解　d

× a 医薬品，医療機器などの「健康被害救済」「審査」「安全対策」を行う機関である．
× b 審査にかかわる調査（GCP実地調査など）は総合機構が実施する．
× c 審査は医学，薬学，統計学などを専門とする者のチームにより行われる．
○ d 開発計画全般や治験の計画に対して，対面助言（治験相談）を通じ助言を行っている．
× e 総合機構は，平成16（2004）年に設立された独立行政法人である．

A11 正解　b

× a 医薬品開発のための科学的データの作成方法に関する国際調和ガイドラインを作成するための会議である．
○ b ICH E5「外国で実施された医薬品の臨床試験データの取扱いについて」により，外国臨床試験成績をわが国での承認申請に利用するケースが増加した．

- × c ICHは現在も引き続き開催されている．
- × d 品質，安全性，有効性，複合領域の4分野で計50以上のガイドラインが作成された．
- × e 日米EUの規制当局と製薬業界団体が主な参加者である．日本からは厚生労働省と日本製薬工業協会が参加する．

A12 正解 a

- ○ a 日常診療が繁忙であっても，新たな治療法を見いだすために治験を実施する意義がある．
- × b 治験成績は最も信頼度の高い治療のエビデンスである．
- × c 病院規模によって組み入れ可能な疾患，患者数が異なり，大病院だけでなく診療所でも治験が活発化している状況にある．
- × d 治験依頼者または他の研究者から治験対象疾患に対する最新情報を入手できるが，教科書ではない．
- × e 最新の治療，治験薬を使用できるが，時としてプラセボの場合もある．

A13 正解 d

- ○ a 一般臨床病院，診療所では症例の背景などが網羅的であり，一般集団への適用可能な集団が得られる．
- ○ b 一般臨床医が診療している患者は継続的に受診していることが多いため，試験途中での症例の脱落が少なく，データの確実性が向上する．
- ○ c 地域医師会などによる治験ネットワーク活動が活発化している．
- × d 標準的な治療や最新の治療を学ぶことができ生涯学習に有効であるが，必須とまではいいきれない．
- ○ e 迅速で確実な症例の組み入れが期待される．

A14 正解 b

- × a 治験を行うのに必要な時間的余裕を有することが必要である（GCP第42条）．
- ○ b 治験責任医師は，自施設での実施可能性を把握する．
- × c 治験実施計画書をよく理解し，治験薬の適切な使用方法に精通する必要がある．
- × d 治験を行うのに必要な時間的余裕を有することが必要である．
- × e 治験責任医師は治験分担医師，CRCなどと協力して円滑な治験の実施を心がける．

A15 正解 b

- × a ICHにおいて日米EUで共通したGCPが作成された．
- ○ b GCPは，被験者の保護，治験デザインの倫理性・科学性，治験データの科学性・正確性の確保などを目的に定められている．
- × c 被験者の倫理性については，ニュンベルク綱領やヘルシンキ宣言の流れを受

け継ぐものである．
- × d 治験の実施に際にはGCPを遵守しなければならない．現時点で臨床試験の実施にGCPの遵守は求められていないが，自主的にGCPを遵守することは重要である．
- × e GCPは，薬事法第2条第15項に規定されている．

A16 正解 d
- ○ a GCP第28条に治験審査委員会の要件が定められている．
- ○ b 治験審査委員会は，倫理的，科学的な観点から審議および評価する．
- ○ c 自施設での治験審査委員会設置が基本的な考え方であるが，医療機関が小規模であること，専門家の確保が困難であることなどの理由により外部の治験審査委員会での審査も可能とされている．
- × d GCP第27条に治験審査委員会の設置者が定められている．
- ○ e 自施設での治験審査委員会設置が基本的な考え方である．

A17 正解 e
- × a 被験者が治験に継続して参加するかどうかの意思に影響を及ぼす新たな情報が得られた場合，すでに同意を得た被験者に対しても，改めて継続して参加するかどうかを確認する．
- × b 被験者にとって利益となる情報のみならず，不利益となる情報も正確に説明する．
- × c 被験者への説明は文書により行い，同意も文書で得なければならない．
- × d 説明文書には，被験者が理解可能で，可能な限り非専門的な言葉が用いられていなければならない．
- ○ e 説明文書に記載すべき事項はGCP第51条に規定されている．

A18 正解 e
- × a 医師主導治験は，日本医師会治験促進センターの支援の有無にかかわらず実施することができる．
- × b 企業治験で製薬企業が担っていた役割を医師自らが行う必要があり，医師（自ら治験を実施する者）は，治験計画の届出や副作用報告を行う義務がある．
- × c 平成15（2003）年の薬事法改正により，医薬品の医師主導治験が実施可能となった．
- × d 製薬企業は治験依頼者とはならず，治験薬提供者として治験薬や治験薬に関する情報の提供者となる．
- ○ e 医師主導治験は，医薬品，医療機器ともに実施可能となっている．

A19 正解 a
- ○ a 健康被害への補償としては，最善の治療を行うことも含まれる．

- × b 補償責任とは，適法行為に係る損失補塡，社会的救済である．
- × c 日本医師会賠償責任保険と治験保険は別の保険である．
- × d 治験との因果関係が否定できるものは，偶発事象として賠償責任も補償責任も生じない．
- × e 賠償責任とは，違法性を前提とした責任である．

A20　正解　b

- × a SMOは，実施医療機関からの委託を受けて治験の実施に関する業務の一部を実施する機関である．
- 〇 b モニタリングは，治験実施計画書やGCPを遵守して治験が実施されているかを治験実施者でない者が確認することである．
- × c CROは，治験依頼者または自ら治験を実施する者からの委託を受けて治験の依頼・準備・管理に関する業務の一部を実施する機関である．
- × d 監査とは，治験がGCP，治験実施計画書，手順書に従って実施され，データが記録，解析され，正確に報告されているか否かを確定するために治験依頼者または自ら治験を実施する者によって指名された監査担当者が検証することである．
- × e CRCは，治験協力者として，治験責任医師に指導・監督され，専門的立場から治験責任医師および治験分担医師の業務に協力する者である．

A21　正解　e

- × a CRCは，治験協力者として，治験責任医師に指導・監督され，専門的立場から治験責任医師および治験分担医師の業務に協力する．
- × b CRCは，その職種として看護師，薬剤師，臨床検査技師が多いが，現時点ではこれらの資格は必須ではない．
- × c CRCは，被験者への治験の説明にあたり，治験責任医師を支援する．必ずしも治験責任医師が同席する必要はない．
- × d CRCは，治験のみならず，臨床研究でもその活躍が求められている．
- 〇 e CRCは，被験者の組み入れにあたり，その適切性を確認する．

A22　正解　c

- × a モニタリングと監査は別なものである（GCP第2条）．
- × b モニターは，治験依頼者または自ら治験を実施する者が指名する．
- 〇 c 実施医療機関は，モニタリングに協力しなければならない（GCP第37条）．
- × d モニタリングでは，治験実施中，治験終了時などに診療録の直接閲覧が行われる．
- × e モニタリングの人数は規定されていない．

A23 正解　b

- × a 治験依頼者は治験の管理に関する業務をCROに委託する場合，治験届に記載する．
- ○ b CROは治験依頼者と治験実施医療機関との3者契約を締結する．
- × c CROのモニターと治験依頼者のモニターは区別されない．両者が同時に行動する必要はない．
- × d 医師主導の治験を実施するにあたって，CROを必ず利用する必要はないが，CROの有する経験は有用である．
- × e CROとSMOは，治験依頼者側の支援，治験実施者側の支援という役割を考慮すると，独立性を保つことが必要である．

A24 正解　b

- ○ a モニタリングはCROに委託することができる．
- × b 症例報告書への記入は，治験責任医師またはCRCが行う．
- ○ c データマネジメントはCROに委託することができる．
- ○ d 統計解析はCROに委託することができる．
- ○ e 総括報告書作成はCROに委託することができる．

A25 正解　d

- ○ a 治験の目的は，説明文書に記載する．
- ○ b 治験の方法は，説明文書に記載する．
- ○ c 他の治療方法に関する事項は，説明文書に記載する．
- × d 免責に関する事項は説明文書に記載されることもあるがGCP上の記載項目には含まれない．
- ○ e 健康被害の補償に関する事項は，説明文書に記載する．

巻末資料

薬事法(抄)

(昭和35年8月10日　法律第145号)

(目的)
第1条
　この法律は，医薬品，医薬部外品，化粧品及び医療機器の品質，有効性及び安全性の確保のために必要な規制を行うとともに，医療上特にその必要性が高い医薬品及び医療機器の研究開発の促進のために必要な措置を講ずることにより，保健衛生の向上を図ることを目的とする．

(定義)
第2条
　この法律で「医薬品」とは，次に掲げる物をいう．
　　1) 日本薬局方に収められている物
　　2) 人又は動物の疾病の診断，治療又は予防に使用されることが目的とされている物であつて，機械器具，歯科材料，医療用品及び衛生用品(以下「機械器具等」という．)でないもの(医薬部外品を除く．)
　　3) 人又は動物の身体の構造又は機能に影響を及ぼすことが目的とされている物であつて，機械器具等でないもの(医薬部外品及び化粧品を除く．)
2　この法律で「医薬部外品」とは，次に掲げることが目的とされており，かつ，人体に対する作用が緩和な物であつて機械器具等でないもの及びこれらに準ずる物で厚生労働大臣の指定するものをいう．ただし，これらの使用目的のほかに，前項第二号又は第三号に規定する用途に使用されることも併せて目的とされている物を除く．
　　1) 吐きけその他の不快感又は口臭若しくは体臭の防止
　　2) あせも，ただれ等の防止
　　3) 脱毛の防止，育毛又は除毛
　　4) 人又は動物の保健のためにするねずみ，はえ，蚊，のみ等の駆除又は防止
3　この法律で「化粧品」とは，人の身体を清潔にし，美化し，魅力を増し，容貌を変え，又は皮膚若しくは毛髪を健やかに保つために，身体に塗擦，散布その他これらに類似する方法で使用されることが目的とされている物で，人体に対する作用が緩和なものをいう．ただし，これらの使用目的のほかに，第1項第2号又は第3号に規定する用途に使用されることも併せて目的とされている物及び医薬部外品を除く．
4　この法律で「医療機器」とは，人若しくは動物の疾病の診断，治療若しくは予防に使用されること，又は人若しくは動物の身体の構造若しくは機能に影響を及ぼすことが目的とされている機械器具等であつて，政令で定めるものをいう．
5　この法律で「高度管理医療機器」とは，医療機器であつて，副作用又は機能の障害が生じた場合(適正な使用目的に従い適正に使用された場合に限る．次項及び第七項において同じ．)において人の生命及び健康に重大な影響を与えるおそれがあることからその適切な管理が必要なものとして，厚生労働大臣が薬事・食品衛生審議会の意見を聴いて指定するものをいう．
6　この法律で「管理医療機器」とは，高度管理医療機器以外の医療機器であつて，副作用又は機能の障害が生じた場合において人の生命及び健康に影響を与えるおそれがあることからその適切な管理が必要なものとして，厚生労働大臣が薬事・食品衛生審議会の意見を聴いて指定するものをいう．
7　この法律で「一般医療機器」とは，高度管理医療機器及び管理医療機器以外の医療機器であつて，副作用又は機能の障害が生じた場合においても，人の生命及び健康に影響を与えるおそれがほとんどないものとして，厚生労働大臣が薬事・食品衛生審議会の意見を聴いて指定するものをいう．
8　この法律で「特定保守管理医療機器」とは，医療機器のうち，保守点検，修理その他の管理に専門的な知識及び技能を必要とすることからその適正な管理が行われなければ疾病の診断，治療又は予防に重大な影響を与えるおそれがあるものとして，厚生労働大臣が薬事・食品衛生審議会の意見を聴いて指定するものをいう．
9　この法律で「生物由来製品」とは，人その他の生物(植物を除く．)に由来するものを原料又は材料として製造(小分けを含む．以下同じ．)をされる医薬品，医薬部外品，化粧品又は医療機器のうち，保健衛生上特別の注意を要するものとして，厚生労働大臣が薬事・食品衛生審議会の意見を聴いて指定するものをいう．
10　この法律で「特定生物由来製品」とは，生物由来製品のうち，販売し，賃貸し，又は授与した後において当該生物由来製品による保健衛生上の危害の発生又は拡大を防止するための措置を講ずることが必要なものであつて，厚生労働大臣が薬事・食品衛生審議会の意見を聴いて指定するものをいう．
11　この法律で「薬局」とは，薬剤師が販売又は授与の目的で調剤の業務を行う場所(その開設者が医薬品の販売業を併せ行う場合には，その販売業に必要な場所を含む．)をいう．ただし，病院若しくは診療所又は飼育動物診療施設(獣医療法(平成4年法律第46号)第2条第2項に規定する診療施設をいい，往診のみによつて獣医師に飼育動物の診療業務を行わせる者の住所を含む．以下同じ．)の調剤所を除く．
12　この法律で「製造販売」とは，その製造等(他に委託して製造をする場合を含み，他から委託を受けて製造をする場合を含まない．以下同じ．)をし，又は輸入をした医薬品(原薬たる医薬品を除く．)，医薬部外品，化粧品又は医療機器を，それぞれ販売し，賃貸し，又は授与することをいう．
13　この法律で「体外診断用医薬品」とは，専ら疾病の診

断に使用されることが目的とされている医薬品のうち，人又は動物の身体に直接使用されることのないものをいう．
14　この法律で「希少疾病用医薬品」とは，第77条の2第1項の規定による指定を受けた医薬品を，「希少疾病用医療機器」とは，同項の規定による指定を受けた医療機器をいう．
15　この法律で「治験」とは，第14条第3項（同条第9項及び第19条の2第5項において準用する場合を含む．）の規定により提出すべき資料のうち臨床試験の試験成績に関する資料の収集を目的とする試験の実施をいう．

（医薬品等の製造販売の承認）
第14条
医薬品（厚生労働大臣が基準を定めて指定する医薬品及び第23条の2第1項の規定により指定する体外診断用医薬品を除く．），医薬部外品（厚生労働大臣が基準を定めて指定する医薬部外品を除く．），厚生労働大臣の指定する成分を含有する化粧品又は医療機器（一般医療機器及び同項の規定により指定する管理医療機器を除く．）の製造販売をしようとする者は，品目ごとにその製造販売についての厚生労働大臣の承認を受けなければならない．
2　次の各号のいずれかに該当するときは，前項の承認は，与えない．
　1) 申請者が，第12条第1項の許可（申請をした品目の種類に応じた許可に限る．）を受けていないとき．
　2) 申請に係る医薬品，医薬部外品，化粧品又は医療機器を製造する製造所が，第13条第1項の許可（申請をした品目について製造ができる区分に係るものに限る．）又は第13条の3第1項の認定（申請をした品目について製造ができる区分に係るものに限る．）を受けていないとき．
　3) 申請に係る医薬品，医薬部外品，化粧品又は医療機器の名称，成分，分量，構造，用法，用量，使用方法，効能，効果，性能，副作用その他の品質，有効性及び安全性に関する事項の審査の結果，その物が次のイからハまでのいずれかに該当するとき．
　　イ　申請に係る医薬品，医薬部外品又は医療機器が，その申請に係る効能，効果又は性能を有すると認められないとき．
　　ロ　申請に係る医薬品，医薬部外品又は医療機器が，その効能，効果又は性能に比して著しく有害な作用を有することにより，医薬品，医薬部外品又は医療機器として使用価値がないと認められるとき．
　　ハ　イ又はロに掲げる場合のほか，医薬品，医薬部外品，化粧品又は医療機器として不適当なものとして厚生労働省令で定める場合に該当するとき．
　4) 申請に係る医薬品，医薬部外品，化粧品又は医療機器が政令で定めるものであるときは，その物の製造所における製造管理又は品質管理の方法が，厚生労働省令で定める基準に適合していると認められないとき．
3　第1項の承認を受けようとする者は，厚生労働省令で定めるところにより，申請書に臨床試験の試験成績に関する資料その他の資料を添付して申請しなければならない．この場合において，当該申請に係る医薬品又は医療機器が厚生労働省令で定める医薬品又は医療機器であるときは，当該資料は，厚生労働大臣の定める基準に従つて収集され，かつ，作成されたものでなければならない．
4　第1項の申請に係る医薬品，医薬部外品，化粧品又は医療機器が，第14条の11第1項に規定する原薬等登録原簿に収められている原薬等（原薬たる医薬品その他厚生労働省令で定める物をいう．以下同じ．）を原料又は材料として製造されるものであるときは，第1項の承認を受けようとする者は，厚生労働省令で定めるところにより，当該原薬等が原薬等登録原簿に登録されていることを証する書面をもつて前項の規定により添付するものとされた資料の一部に代えることができる．
5　第2項第3号の規定による審査においては，当該品目に係る申請内容及び第3項前段に規定する資料に基づき，当該品目の品質，有効性及び安全性に関する調査（既に製造販売の承認を与えられている品目との成分，分量，構造，用法，用量，使用方法，効能，効果，性能等の同一性に関する調査を含む．）を行うものとする．この場合において，当該品目が同項後段に規定する厚生労働省令で定める医薬品又は医療機器であるときは，あらかじめ，当該品目に係る資料が同項後段の規定に適合するかどうかについての書面による調査又は実地の調査を行うものとする．
6　第1項の承認を受けようとする者又は同項の承認を受けた者は，その承認に係る医薬品，医薬部外品，化粧品又は医療機器が政令で定めるものであるときは，その物の製造所における製造管理又は品質管理の方法が第2項第4号に規定する厚生労働省令で定める基準に適合しているかどうかについて，当該承認を受けようとするとき，及び当該承認の取得後3年を下らない政令で定める期間を経過するごとに，厚生労働大臣の書面による調査又は実地の調査を受けなければならない．
7　厚生労働大臣は，第1項の承認の申請に係る医薬品又は医療機器が，希少疾病用医薬品，希少疾病用医療機器その他の医療上特にその必要性が高いと認められるものであるときは，当該医薬品又は医療機器についての第2項第3号の規定による審査又は前項の規定による調査を，他の医薬品又は医療機器の審査又は調査に優先して行うことができる．
8　厚生労働大臣は，第1項の申請があつた場合において，次の各号のいずれかに該当するときは，同項の承認について，あらかじめ，薬事・食品衛生審議会の意見を聴かなければならない．
　1) 申請に係る医薬品，医薬部外品又は化粧品が，既に製造販売の承認を与えられている医薬品，医薬部外品又は化粧品と，有効成分，分量，用法，用量，効能，効果等が明らかに異なるとき．

2) 申請に係る医療機器が，既に製造販売の承認を与えられている医療機器と，構造，使用方法，効能，効果，性能等が明らかに異なるとき．

9　第1項の承認を受けた者は，当該品目について承認された事項の一部を変更しようとするとき(当該変更が厚生労働省令で定める軽微な変更であるときを除く.)は，その変更について厚生労働大臣の承認を受けなければならない．この場合においては，前2項から前項までの規定を準用する．

10　第1項の承認を受けた者は，前項の厚生労働省令で定める軽微な変更について，厚生労働省令で定めるところにより，厚生労働大臣にその旨を届け出なければならない．

11　第1項及び第9項の承認の申請(政令で定めるものを除く.)は，機構を経由して行うものとする．

(機構による審査等の実施)
第14条の2
　厚生労働大臣は，機構に，医薬品(専ら動物のために使用されることが目的とされているものを除く．以下この条において同じ.)，医薬部外品(専ら動物のために使用されることが目的とされているものを除く．以下この条において同じ.)，化粧品又は医療機器(専ら動物のために使用されることが目的とされているものを除く．以下この条において同じ.)のうち政令で定めるものについての前条第1項又は第9項の規定による承認のための審査及び同条第5項の規定による調査並びに同条第6項(同条第9項において準用する場合を含む.)の規定による調査を行わせることができる．

2　厚生労働大臣は，前項の規定により機構に審査及び調査(以下「審査等」という.)を行わせるときは，当該審査等を行わないものとする．この場合において，厚生労働大臣は，前条第1項又は第9項の規定による承認をするときは，機構が第5項の規定により通知する審査等の結果を考慮しなければならない．

3　厚生労働大臣が第1項の規定により機構に審査等を行わせることとしたときは，同項の政令で定める医薬品，医薬部外品，化粧品又は医療機器について前条第1項又は第9項の承認の申請者又は同条第6項の調査の申請者は，機構が行う審査等を受けなければならない．

4　厚生労働大臣が第1項の規定により機構に審査を行わせることとしたときは，同項の政令で定める医薬品，医薬部外品，化粧品又は医療機器についての前条第10項の規定による届出をしようとする者は，同項の規定にかかわらず，機構に届け出なければならない．

5　機構は，第3項の審査等を行つたとき又は前項の届出を受理したときは，遅滞なく，当該審査等の結果又は届出の状況を厚生労働省令で定めるところにより厚生労働大臣に通知しなければならない．

6　機構が行う審査等に係る処分(審査等の結果を除く.)又はその不作為については，厚生労働大臣に対して，行政不服審査法による審査請求をすることができる．

(新医薬品，新医療機器等の再審査)
第14条の4
　次の各号に掲げる医薬品又は医療機器につき第14条の規定による製造販売の承認を受けた者は，当該医薬品又は医療機器について，当該各号に定める期間内に申請して，厚生労働大臣の再審査を受けなければならない．

1) 既に製造販売の承認を与えられている医薬品又は医療機器と，医薬品にあつては有効成分，分量，用法，用量，効能，効果等が，医療機器にあつては構造，使用方法，効能，効果，性能等が明らかに異なる医薬品又は医療機器として厚生労働大臣がその製造販売の承認の際指示したもの(以下医薬品にあつては「新医薬品」と，医療機器にあつては「新医療機器」という.)　次に掲げる期間(以下この条において「調査期間」という.)を経過した日から起算して3月以内の期間(次号において「申請期間」という.)

イ　希少疾病用医薬品その他厚生労働省令で定める医薬品又は希少疾病用医療機器その他厚生労働省令で定める医療機器として厚生労働大臣が薬事・食品衛生審議会の意見を聴いて指定するものについては，その製造販売の承認のあつた日後6年を超え10年を超えない範囲内(希少疾病用医療機器その他厚生労働省令で定める医療機器にあつては，4年を超え7年を超えない範囲内)において厚生労働大臣の指定する期間

ロ　既に製造販売の承認を与えられている医薬品又は医療機器と効能又は効果のみが明らかに異なる医薬品又は医療機器(イに掲げる医薬品及び医療機器を除く.)その他厚生労働省令で定める医薬品又は医療機器として厚生労働大臣が薬事・食品衛生審議会の意見を聴いて指定するものについては，その製造販売の承認のあつた日後6年(医療機器にあつては，4年)に満たない範囲内において厚生労働大臣の指定する期間

ハ　イ又はロに掲げる医薬品又は医療機器以外の医薬品又は医療機器については，その製造販売の承認のあつた日後6年(医療機器にあつては，4年)

ニ　新医薬品又は新医療機器(その製造販売の承認のあつた日後調査期間(次項の規定による延長が行われたときは，その延長後の期間)を経過しているものを除く.)と，医薬品にあつては有効成分，分量，用法，用量，効能，効果等が，医療機器にあつては構造，使用方法，効能，効果，性能等が同一性を有すると認められる医薬品又は医療機器として厚生労働大臣がその製造販売の承認の際指示したもの　申請期間(次項の規定による調査期間の延長が行われたときは，その延長後の期間に基づいて定められる申請期間)に合致するように厚生労働大臣が指示する期間

2　厚生労働大臣は，新医薬品又は新医療機器の再審査

薬事法（抄）

を適正に行うため特に必要があると認めるときは，薬事・食品衛生審議会の意見を聴いて，調査期間を，その製造販売の承認のあつた日後10年（新医療機器にあつては，7年）を超えない範囲内において延長することができる．
3　厚生労働大臣の再審査は，再審査を行う際に得られている知見に基づき，第1項各号に掲げる医薬品又は医療機器が第14条第2項第3号イからハまでのいずれにも該当しないことを確認することにより行う．
4　第1項の申請は，申請書にその医薬品又は医療機器の使用成績に関する資料その他厚生労働省令で定める資料を添付してしなければならない．この場合において，当該申請に係る医薬品又は医療機器が厚生労働省令で定める医薬品又は医療機器であるときは，当該資料は，厚生労働大臣の定める基準に従つて収集され，かつ，作成されたものでなければならない．
5　第3項の規定による確認においては，第1項各号に掲げる医薬品又は医療機器に係る申請内容及び前項前段に規定する資料に基づき，当該医薬品又は医療機器の品質，有効性及び安全性に関する調査を行うものとする．この場合において，第1項各号に掲げる医薬品又は医療機器が前項後段に規定する厚生労働省令で定める医薬品又は医療機器であるときは，あらかじめ，当該医薬品又は医療機器に係る資料が同項後段の規定に適合するかどうかについての書面による調査又は実地の調査を行うものとする．
6　第1項各号に掲げる医薬品又は医療機器につき第14条の規定による製造販売の承認を受けた者は，厚生労働省令で定めるところにより，当該医薬品又は医療機器の使用の成績等に関する調査を行い，その結果を厚生労働大臣に報告しなければならない．
7　第4項後段に規定する厚生労働省令で定める医薬品又は医療機器につき再審査を受けるべき者，同項後段に規定する資料の収集若しくは作成の委託を受けた者又はこれらの役員若しくは職員は，正当な理由なく，当該資料の収集又は作成に関しその職務上知り得た人の秘密を漏らしてはならない．これらの者であつた者についても，同様とする．

（医薬品及び医療機器の再評価）
第14条の6
　第14条の規定による医薬品又は医療機器の製造販売の承認を受けている者は，厚生労働大臣が薬事・食品衛生審議会の意見を聴いて医薬品又は医療機器の範囲を指定して再評価を受けるべき旨を公示したときは，その指定に係る医薬品又は医療機器について，厚生労働大臣の再評価を受けなければならない．
2　厚生労働大臣の再評価は，再評価を行う際に得られている知見に基づき，前項の指定に係る医薬品又は医療機器が第14条第2項第3号イからハまでのいずれにも該当しないことを確認することにより行う．
3　第1項の公示は，再評価を受けるべき者が提出すべき資料及びその提出期限を併せ行うものとする．
4　第1項の指定に係る医薬品又は医療機器が厚生労働省令で定める医薬品又は医療機器であるときは，再評価を受けるべき者が提出する資料は，厚生労働大臣の定める基準に従つて収集され，かつ，作成されたものでなければならない．
5　第2項の規定による確認においては，再評価を受けるべき者が提出する資料に基づき，第1項の指定に係る医薬品又は医療機器の品質，有効性及び安全性に関する調査を行うものとする．この場合において，同項の指定に係る医薬品又は医療機器が前項に規定する厚生労働省令で定める医薬品又は医療機器であるときは，あらかじめ，当該医薬品又は医療機器に係る資料が同項の規定に適合するかどうかについての書面による調査又は実地の調査を行うものとする．
6　第4項に規定する厚生労働省令で定める医薬品又は医療機器につき再評価を受けるべき者，同項に規定する資料の収集若しくは作成の委託を受けた者又はこれらの役員若しくは職員は，正当な理由なく，当該資料の収集又は作成に関しその職務上知り得た人の秘密を漏らしてはならない．これらの者であつた者についても，同様とする．

（治験の取扱い）
第80条の2
　治験の依頼をしようとする者は，治験を依頼するに当たつては，厚生労働省令で定める基準に従つてこれを行わなければならない．
2　治験（厚生労働省令で定める薬物又は機械器具等を対象とするものに限る．以下この項において同じ．）の依頼をしようとする者又は自ら治験を実施しようとする者は，あらかじめ，厚生労働省令で定めるところにより，厚生労働大臣に治験の計画を届け出なければならない．ただし，当該治験の対象とされる薬物又は機械器具等を使用することが緊急やむを得ない場合として厚生労働省令で定める場合には，当該治験を開始した日から30日以内に，厚生労働省令で定めるところにより，厚生労働大臣に治験の計画を届け出たときは，この限りでない．
3　前項本文の規定による届出をした者（当該届出に係る治験の対象とされる薬物又は機械器具等につき初めて同項の規定による届出をした者に限る．）は，当該届出をした日から起算して30日を経過した後でなければ，治験を依頼し，又は自ら治験を実施してはならない．この場合において，厚生労働大臣は，当該届出に係る治験の計画に関し保健衛生上の危害の発生を防止するため必要な調査を行うものとする．
4　治験の依頼を受けた者又は自ら治験を実施しようとする者は，厚生労働省令で定める基準に従つて，治験をしなければならない．
5　治験の依頼をした者は，厚生労働省令で定める基準に従つて，治験を管理しなければならない．
6　治験の依頼をした者又は自ら治験を実施した者は，当該治験の対象とされる薬物又は機械器具等について，当該薬物又は機械器具等の副作用によるものと疑われる疾病，障害又は死亡の発生，当該薬物又は機械器具等の使用によるものと疑われる感染症の発生その他の治験の対象とされる薬物又は機械器具等の有効性及び安全性に関する事項で厚生労働省令で定めるものを知つたときは，その旨を厚生労働省令

で定めるところにより厚生労働大臣に報告しなければならない．この場合において，厚生労働大臣は，当該報告に係る情報の整理又は当該報告に関する調査を行うものとする．

7 厚生労働大臣は，治験が第4項又は第5項の基準に適合するかどうかを調査するため必要があると認めるときは，治験の依頼をし，自ら治験を実施し，若しくは依頼を受けた者その他治験の対象とされる薬物又は機械器具等を業務上取り扱う者に対して，必要な報告をさせ，又は当該職員に，病院，診療所，飼育動物診療施設，工場，事務所その他治験の対象とされる薬物又は機械器具等を業務上取り扱う場所に立ち入り，その構造設備若しくは帳簿書類その他の物件を検査させ，若しくは従業員その他の関係者に質問させることができる．

8 前項の規定による立入検査及び質問については，第69条第5項の規定を，前項の規定による権限については，同条第6項の規定を準用する．

9 厚生労働大臣は，治験の対象とされる薬物又は機械器具等の使用による保健衛生上の危害の発生又は拡大を防止するため必要があると認めるときは，治験の依頼をしようとし，若しくは依頼をした者，自ら治験を実施しようとし，若しくは実施した者又は治験の依頼を受けた者に対し，治験の依頼の取消し又はその変更，治験の中止又はその変更その他必要な指示を行うことができる．

10 治験の依頼をした者若しくは自ら治験を実施した者又はその役員若しくは職員は，正当な理由なく，治験に関しその職務上知り得た人の秘密を漏らしてはならない．これらの者であつた者についても，同様とする．

(機構による治験の計画に係る調査等の実施)
第80条の3
　厚生労働大臣は，機構に，治験の対象とされる薬物又は機械器具等(専ら動物のために使用されることが目的とされているものを除く．以下この条及び次条において同じ．)のうち政令で定めるものに係る治験の計画についての前条第3項後段の規定による調査を行わせることができる．

2 厚生労働大臣は，前項の規定により機構に調査を行わせるときは，当該調査を行わないものとする．

3 機構は，厚生労働大臣が第1項の規定により機構に調査を行わせることとした場合において，当該調査を行つたときは，遅滞なく，当該調査の結果を厚生労働省令で定めるところにより厚生労働大臣に通知しなければならない．

4 厚生労働大臣が第1項の規定により機構に調査を行わせることとしたときは，同項の政令で定める薬物又は機械器具等に係る治験の計画についての前条第2項の規定による届出をしようとする者は，同項の規定にかかわらず，厚生労働省令で定めるところにより，機構に届け出なければならない．

5 機構は，前項の届出を受理したときは，厚生労働省令で定めるところにより，厚生労働大臣にその旨を通知しなければならない．

第80条の4
　厚生労働大臣は，機構に，政令で定める薬物又は機械器具等についての第80条の2第6項に規定する情報の整理を行わせることができる．

2 厚生労働大臣は，第80条の2第9項の指示を行うため必要があると認めるときは，機構に，薬物又は機械器具等についての同条第6項の規定による調査を行わせることができる．

3 厚生労働大臣が，第1項の規定により機構に情報の整理を行わせることとしたときは，同項の政令で定める薬物又は機械器具等に係る第80条の2第6項の報告をしようとする者は，同項の規定にかかわらず，厚生労働省令で定めるところにより，機構に報告をしなければならない．

4 機構は，第1項の規定による情報の整理又は第2項の規定による調査を行つたときは，遅滞なく，当該情報の整理又は調査の結果を厚生労働省令で定めるところにより，厚生労働大臣に通知しなければならない．

第80条の5
　厚生労働大臣は，機構に，第80条の2第7項の規定による立入検査又は質問のうち政令で定めるものを行わせることができる．

2 前項の立入検査又は質問については，第69条の2第2項から第4項までの規定を準用する．

薬事法施行規則(抄)

(昭和36年2月1日　厚生省令第1号)

(承認申請書に添付すべき資料等)
第40条
　法第14条第3項(同条第9項において準用する場合を含む．)の規定により，第38条又は第46条の申請書に添付しなければならない資料は，次の各号に掲げる承認の区分及び申請に係る医薬品等の有効成分の種類，投与経路，剤型，構造，性能等に応じ，当該各号に掲げる資料とする．

1) 医薬品(体外診断用医薬品を除く．)についての承認　次に掲げる資料
　イ　起原又は発見の経緯及び外国における使用状況等に関する資料
　ロ　製造方法並びに規格及び試験方法等に関する資料
　ハ　安定性に関する資料
　ニ　薬理作用に関する資料

ホ 吸収，分布，代謝及び排泄に関する資料
ヘ 急性毒性，亜急性毒性，慢性毒性，遺伝毒性，催奇形性その他の毒性に関する資料
ト 臨床試験等の試験成績に関する資料
2)～5) 略

2 前項の規定にかかわらず，法第14条第3項（同条第9項において準用する場合を含む．）の規定により第38条又は第46条の申請書に添付しなければならない資料について，当該申請に係る事項が医学薬学上公知であると認められる場合その他資料の添付を必要としない合理的理由がある場合においては，その資料を添付することを要しない．ただし，法第14条の4第1項第1号に規定する新医薬品とその有効成分，分量，用法，用量，効能及び効果が同一性を有すると認められる医薬品（体外診断用医薬品にあつては，反応系に関与する成分，使用方法，使用目的及び性能が同一性を有すると認められるもの）又は同号に規定する新医療機器とその使用方法，効能，効果及び性能が同一性を有すると認められる医療機器については，当該新医薬品又は当該新医療機器の再審査期間中は，当該新医薬品又は当該新医療機器の承認申請において資料を添付することを要しないとされたもの以外は，医学薬学上公知であると認められない．

3 第1項各号に掲げる資料を作成するために必要とされる試験は，試験成績の信頼性を確保するために必要な施設，機器，職員等を有し，かつ，適正に運営管理されていると認められる試験施設等において実施されなければならない．

4 申請者は，申請に係る医薬品等がその申請に係る品質，有効性又は安全性を有することを疑わせる資料については，当該資料を作成するために必要とされる試験が前項に規定する試験施設等において実施されたものでない場合であつても，これを厚生労働大臣又は都道府県知事に提出しなければならない．

5 第1項各号に掲げるもの及び前項に規定するもののほか，厚生労働大臣又は都道府県知事が申請に係る医薬品等の承認のための審査につき必要と認めて当該医薬品等の見本品その他の資料の提出を求めたときは，申請者は，当該資料を厚生労働大臣又は都道府県知事に提出しなければならない．

（厚生労働大臣の定める基準に従つて資料が収集され，かつ，作成される医薬品又は医療機器）
第42条

法第14条第3項後段（同条第9項において準用する場合を含む．）に規定する厚生労働省令で定める医薬品は，次の各号に掲げる医薬品（専ら疾病の診断に使用されることが目的とされている医薬品のうち人又は動物の身体に直接使用されることのないもの及び人又は動物の皮膚にはり付けられるもの，薬局製造販売医薬品（令第3条第3号に規定する薬局製造販売医薬品をいう．以下同じ．），令第80条の規定により承認の権限に属する事務を都道府県知事が行うこととされている医薬品並びに専ら動物のために使用することが目的とされている医薬品を除く．）とする．

1) 日本薬局方に収められている医薬品及び既に製造販売の承認を与えられている医薬品（法第14条の4第1項第1号に規定する新医薬品であつてその製造販売の承認のあつた日後同号に規定する調査期間（同条第2項の規定による延長が行われたときは，その延長後の期間）を経過していないもの及び同条第1項第2号に規定する厚生労働大臣が指示する医薬品であつて同号に規定する厚生労働大臣が指示する期間を経過していないものを除く．）と有効成分又は投与経路が異なる医薬品
2) 医療用医薬品として厚生労働大臣が定める医薬品（以下「医療用医薬品」という．）のうち，前号に掲げるもの以外のもの

2 法第14条第3項後段（同条第9項において準用する場合を含む．）に規定する厚生労働省令で定める医療機器は，同条第1項に規定する医療機器とする．

（申請資料の信頼性の基準）
第43条

法第14条第3項後段（同条第9項において準用する場合を含む．）に規定する資料は，医薬品の安全性に関する非臨床試験の実施の基準に関する省令（平成9年厚生省令第21号）及び医薬品の臨床試験の実施の基準に関する省令（平成9年厚生省令第28号）に定めるもののほか，次に掲げるところにより，収集され，かつ，作成されたものでなければならない．

1) 当該資料は，これを作成することを目的として行われた調査又は試験において得られた結果に基づき正確に作成されたものであること．
2) 前号の調査又は試験において，申請に係る医薬品又は医療機器についてその申請に係る品質，有効性又は安全性を有することを疑わせる調査結果，試験成績等が得られた場合には，当該調査結果，試験成績等についても検討及び評価が行われ，その結果は当該資料に記載されていること．
3) 当該資料の根拠となつた資料は，法第14条の規定による承認を与える又は与えない旨の処分の日まで保存されていること．ただし，資料の性質上その保存が著しく困難であると認められるものにあつては，この限りでない．

（承認事項の軽微な変更の範囲）
第47条

法第14条第9項に規定する厚生労働省令で定める軽微な変更は，次の各号に掲げる変更以外のものとする．

1) 当該品目の本質，特性，性能及び安全性に影響を与える製造方法等の変更
2) 規格及び試験方法に掲げる事項の削除及び規格の変更
3) 病原因子の不活化又は除去方法に関する変更
4) 用法若しくは用量又は効能若しくは効果に関する追加，変更又は削除
5) 前各号に掲げる変更のほか，製品の品質，有効

性及び安全性に影響を与えるおそれのあるもの

(資料の保存)
第101条
　承認取得者は，次の各号に掲げる資料を，それぞれ当該各号に掲げる期間保存しなければならない．ただし，資料の性質上その保存が著しく困難であると認められるものにあつては，この限りでない．
　1) 法第14条の規定による承認の申請に際して提出した資料の根拠となつた資料　承認を受けた日から5年間．ただし，法第14条の4第1項の規定による再審査を受けなければならない医薬品又は医療機器(承認を受けた日から再審査が終了するまでの期間が5年を超えるものに限る.)に係る資料にあつては，再審査が終了するまでの期間
　2) 法第14条の4第1項の規定による再審査の申請に際して提出した資料の根拠となつた資料(前号に掲げる資料を除く.)　再審査が終了した日から5年間
　3) 法第14条の6の規定による医薬品又は医療機器の再評価の申請に際して提出した資料の根拠となつた資料(前2号に掲げる資料を除く.)　再評価が終了した日から5年間

(薬物に係る治験の届出を要する場合)
第268条
　法第80条の2第2項に規定する薬物は，次に掲げるものとする．ただし，第2号から第6号までに掲げる薬物にあつては，生物学的な同等性を確認する試験を行うものを除く．
　1) 日本薬局方に収められている医薬品及び既に製造販売の承認を与えられている医薬品と有効成分が異なる薬物
　2) 日本薬局方に収められている医薬品及び既に製造販売の承認を与えられている医薬品と有効成分が同一の薬物であつて投与経路が異なるもの
　3) 日本薬局方に収められている医薬品及び既に製造販売の承認を与えられている医薬品と有効成分が同一の薬物であつてその有効成分の配合割合又はその効能，効果，用法若しくは用量が異なるもの(前2号に掲げるもの及び医師若しくは歯科医師によって使用され又はこれらの者の処方せんによつて使用されることを目的としないものを除く.)
　4) 日本薬局方に収められている医薬品及び既に製造販売の承認を与えられている医薬品と有効成分が異なる医薬品として製造販売の承認を与えられた医薬品であつてその製造販売の承認のあつた日後法第14条の4第1項第1号に規定する調査期間(同条第2項の規定による延長が行われたときは，その延長後の期間)を経過していないものと有効成分が同一の薬物
　5) 生物由来製品となることが見込まれる薬物(前各号に掲げるものを除く.)
　6) 遺伝子組換え技術を応用して製造される薬物(前各号に掲げるものを除く.)

(薬物に係る治験の計画の届出)
第269条
　治験(薬物を対象とするものに限る．以下この条から第273条までにおいて同じ.)の依頼をしようとする者又は自ら治験を実施しようとする者は，あらかじめ，治験の計画に関し，次の事項を厚生労働大臣に届け出なければならない．
　1) 治験の対象とされる薬物(以下「被験薬」という.)の成分及び分量
　2) 被験薬の製造方法
　3) 被験薬の予定される効能又は効果
　4) 被験薬の予定される用法及び用量
　5) 治験の目的，内容及び期間
　6) 治験を行う医療機関の名称及び所在地
　7) 治験を行う医療機関ごとの治験に係る業務を統括する医師又は歯科医師(以下この条において「治験責任医師」という.)の氏名及び職名
　8) 治験責任医師の指導の下に治験に係る業務を分担する医師又は歯科医師がある場合にあつては，その氏名及び職名
　9) 治験を行う医療機関ごとの予定している被験薬及び被験薬と比較する目的で用いられる医薬品又は薬物その他の物質を交付し，又は入手した数量
　10) 治験を行う医療機関ごとの予定している被験者数
　11) 被験薬を有償で譲渡する場合はその理由
　12) 治験の依頼をしようとする者が本邦内に住所を有しない場合にあつては，被験薬による保健衛生上の危害の発生又は拡大の防止に必要な措置を採らせるため，治験の依頼をしようとする者に代わつて治験の依頼を行うことができる者であつて本邦内に住所を有する者(外国法人で本邦内に事務所を有するものの当該事務所の代表者を含む.)のうちから選任した者(次条及び第271条において「治験国内管理人」という.)の氏名及び住所
　13) 治験実施計画書の解釈その他の治験の細目について調整する業務を医師又は歯科医師に委嘱する場合にあつては，その氏名及び職名
　14) 治験実施計画書の解釈その他の治験の細目について調整する業務を複数の医師又は歯科医師で構成される委員会に委嘱する場合にあつては，これを構成する医師又は歯科医師の氏名及び職名
　15) 治験の依頼をしようとする者が治験の依頼及び管理に係る業務の一部を委託する場合又は自ら治験を実施しようとする者が治験の準備及び管理に係る業務の一部を委託する場合にあつては，当該業務を受託する者の氏名，住所及び当該委託する業務の範囲
　16) 実施医療機関又は自ら治験を実施しようとする者が治験の実施に係る業務の一部を委託する場合にあつては，当該業務を受託する者の氏名，住所及び当該委託する業務の範囲
　17) 自ら治験を実施しようとする者にあつては，治

験の費用に関する事項
18) 自ら治験を実施しようとする者にあつては，治験薬を提供する者の氏名又は名称及び住所
2 前項の届出には，被験薬の毒性，薬理作用等に関する試験成績の概要その他必要な資料を添付しなければならない．

（薬物に係る治験の計画の変更等の届出）
第270条
　前条の届出をした者は，当該届出に係る事項若しくは治験国内管理人を変更したとき又は当該届出に係る治験を中止し，若しくは終了したときは，その内容及び理由等を厚生労働大臣に届け出なければならない．

（治験の開始後の届出を認める場合）
第272条
　法第80条の2第2項ただし書に規定する場合は，その治験に係る薬物が次の各号のいずれにも該当する場合とする．
1) 被験者の生命及び健康に重大な影響を与えるおそれがある疾病その他の健康被害の防止のため緊急に使用されることが必要な薬物であり，かつ，当該薬物の使用以外に適当な方法がないものであること．
2) その用途に関し，医薬品の品質，有効性及び安全性を確保する上で本邦と同等の水準にあると認められる医薬品の製造販売の承認の制度又はこれに相当する制度を有している国において，販売し，授与し，並びに販売又は授与の目的で貯蔵し，及び陳列することが認められている薬物であること．
3) 治験が実施されている薬物であること．

（薬物に係る治験に関する副作用等の報告）
第273条
　治験の依頼をした者又は自ら治験を実施した者は，被験薬について次の各号に掲げる事項を知つたときは，それぞれ当該各号に定める期間内にその旨を厚生労働大臣に報告しなければならない．
1) 次に掲げる症例等の発生のうち，当該被験薬又は外国で使用されている物であつて当該被験薬と成分が同一性を有すると認められるもの（以下この条において「当該被験薬等」という．）の副作用によるものと疑われるもの又はそれらの使用によるものと疑われる感染症によるものであり，かつ，そのような症例等の発生又は発生数，発生頻度，発生条件等の発生傾向が当該被験薬の治験薬概要書（当該被験薬の品質，有効性及び安全性に関する情報等を記載した文書をいう．以下この条において同じ．）から予測できないもの　7日
　イ　死亡
　ロ　死亡につながるおそれのある症例
2) 次に掲げる事項（前号に掲げるものを除く．）　15日

イ　次に掲げる症例等の発生のうち，当該被験薬等の副作用によるものと疑われるもの又はそれらの使用によるものと疑われる感染症によるものであり，かつ，そのような症例等の発生又は発生数，発生頻度，発生条件等の発生傾向が当該被験薬の治験薬概要書から予測できないもの
　(1) 治療のために病院又は診療所への入院又は入院期間の延長が必要とされる症例
　(2) 障害
　(3) 障害につながるおそれのある症例
　(4) (1)から(3)まで並びに前号イ及びロに掲げる症例に準じて重篤である症例
　(5) 後世代における先天性の疾病又は異常
ロ　前号イ又はロに掲げる症例等の発生のうち，当該被験薬等の副作用によるものと疑われるもの又はそれらの使用によるものと疑われる感染症によるもの
ハ　外国で使用されている物であつて被験薬と成分が同一性を有すると認められるものに係る製造，輸入又は販売の中止，回収，廃棄その他保健衛生上の危害の発生又は拡大を防止するための措置の実施
ニ　当該被験薬等の副作用若しくはそれらの使用による感染症によりがんその他の重大な疾病，障害若しくは死亡が発生するおそれがあること，当該被験薬等の副作用によるものと疑われる疾病等若しくはそれらの使用によるものと疑われる感染症の発生数，発生頻度，発生条件等の発生傾向が著しく変化したこと又は当該被験薬等が治験の対象となる疾患に対して効能若しくは効果を有しないことを示す研究報告

2　前項の規定にかかわらず，自ら治験を実施した者は，当該治験が既に製造販売の承認を与えられている医薬品について法第14条第9項（法第19条の2第5項において準用する場合を含む．）の規定による承認事項の一部の変更（当該変更が第47条第4号に該当するものに限る．）の申請に係る申請書に添付しなければならない資料の収集を目的とするものである場合においては，前項第1号並びに第2号イ及びロに掲げる事項のうち，外国で使用されている物であって当該治験に係る被験薬と成分が同一性を有すると認められるものの副作用によるものと疑われるもの又はその使用によるものと疑われる感染症によるものについては，報告することを要しない．

（機構に対する薬物又は機械器具等に係る治験に関する副作用等の報告）
第279条
　法第80条の4第3項の規定により機構に対して行う報告については，第273条（同条第1項の規定を第275条において準用する場合を含む．）の規定を準用する．この場合において，第273条第1項中「厚生労働大臣」とあるのは，「機構」と読み替えるものとする．

医薬品の臨床試験の実施の基準（GCP）

目次

第1章　総則（第1条－第3条）

第2章　治験の準備に関する基準
　第1節　治験の依頼をしようとする者による治験の準備に関する基準（第4条－第15条）
　第2節　自ら治験を実施しようとする者による治験の準備に関する基準（第15条の2－第15条の9）

第3章　治験の管理に関する基準
　第1節　治験依頼者による治験の管理に関する基準（第16条－第26条）
　第2節　自ら治験を実施する者による治験の管理に関する基準（第26条の2－第26条の12）

第4章　治験を行う基準
　第1節　治験審査委員会（第27条－第34条）
　第2節　実施医療機関（第35条－第41条）
　第3節　治験責任医師（第42条－第49条）
　第4節　被験者の同意（第50条－第55条）

第5章　再審査等の資料の基準（第56条）

第6章　治験の依頼等の基準（第57条－第59条）

附則

第1章　総則

（趣旨）
第1条
　この省令は、薬事法（以下「法」という.）第14条第3項（同条第9項及び法第19条の2第5項において準用する場合を含む．以下同じ．）並びに法第14条の4第4項及び第14条の6第4項（これらの規定を法第19条の4において準用する場合を含む．以下同じ．）に規定する厚生労働大臣の定める基準のうち医薬品の臨床試験の実施に係るもの並びに第80条の2第1項，第4項及び第5項に規定する厚生労働省令で定める基準を定めるものとする．

（定義）
第2条
　この省令において「製造販売後臨床試験」とは，医薬品の製造販売後の調査及び試験の実施の基準に関する省令（平成16年厚生労働省令第171号）第2条第4項に規定する製造販売後臨床試験をいう．

2　この省令において「実施医療機関」とは，治験又は製造販売後臨床試験を行う医療機関をいう．

3　この省令において「治験責任医師」とは，実施医療機関において治験に係る業務を統括する医師又は歯科医師をいう．

4　この省令において「製造販売後臨床試験責任医師」とは，実施医療機関において製造販売後臨床試験に係る業務を統括する医師又は歯科医師をいう．

5　この省令において「被験薬」とは，治験の対象とされる薬物又は製造販売後臨床試験の対象とされる医薬品をいう．

6　この省令において「対照薬」とは，治験又は製造販売後臨床試験において被験薬と比較する目的で用いられる医薬品又は薬物その他の物質をいう．

7　この省令において「治験薬」とは，被験薬及び対照薬（治験に係るものに限る.）をいう．

8　この省令において「製造販売後臨床試験薬」とは，被験薬及び対照薬（製造販売後臨床試験に係るものに限る.）をいう．

9　この省令において「被験者」とは，治験薬若しくは製造販売後臨床試験薬を投与される者又は当該者の対照とされる者をいう．

10　この省令において「原資料」とは，被験者に対する治験薬又は製造販売後臨床試験薬の投与及び診療により得られたデータその他の記録をいう．

11　この省令において「治験分担医師」とは，実施医療機関において，治験責任医師の指導の下に治験に係る業務を分担する医師又は歯科医師をいう．

12　この省令において「製造販売後臨床試験分担医師」とは，実施医療機関において，製造販売後臨床試験責任医師の指導の下に製造販売後臨床試験に係る業務を分担する医師又は歯科医師をいう．

13　この省令において「症例報告書」とは，原資料のデータ及びそれに対する治験責任医師若しくは治験分担医師又は製造販売後臨床試験責任医師若しくは製造販売後臨床試験分担医師の評価を被験者ごとに記載した文書をいう．

14　この省令において「治験協力者」とは，実施医療機関において，治験責任医師又は治験分担医師の指導の下にこれらの者の治験に係る業務に協力する薬剤師，看護師その他の医療関係者をいう．

15　この省令において「製造販売後臨床試験協力者」とは，実施医療機関において，製造販売後臨床試験責任医師又は製造販売後臨床試験分担医師の指導の下にこれらの者の製造販売後臨床試験に係る業務に協力する薬剤師，看護師その他の医療関係者をいう．

16　この省令において「モニタリング」とは，治験又は製造販売後臨床試験が適正に行われることを確保するため，治験又は製造販売後臨床試験の進捗状況並びに治験又は製造販売後臨床試験がこの省令及び治験の計画書（以下「治験実施計画書」という.）又は製造販売後臨床試験の計画書（以下「製造販売後臨床試験実施計画書」という.）に従って行われているかどうかに

ついて治験の依頼をした者（以下「治験依頼者」という．）若しくは製造販売後臨床試験の依頼をした者（以下「製造販売後臨床試験依頼者」という．）が実施医療機関に対して行う調査又は自ら治験を実施する者が実施医療機関に対して特定の者を指定して行わせる調査をいう．

17 この省令において「監査」とは，治験又は製造販売後臨床試験により収集された資料の信頼性を確保するため，治験又は製造販売後臨床試験がこの省令及び治験実施計画書又は製造販売後臨床試験実施計画書に従って行われたかどうかについて治験依頼者若しくは製造販売後臨床試験依頼者が行う調査，又は自ら治験を実施する者が特定の者を指定して行わせる調査をいう．

18 この省令において「有害事象」とは，治験薬又は製造販売後臨床試験薬を投与された被験者に生じたすべての疾病又はその徴候をいう．

19 この省令において「代諾者」とは，被験者の親権を行う者，配偶者，後見人その他これらに準じる者をいう．

20 この省令において「自ら治験を実施しようとする者」とは，その所属する実施医療機関において自ら治験を実施するために法第80条の2第2項の規定に基づき治験の計画を届け出ようとする者であって，治験責任医師となるべき医師又は歯科医師をいう．

21 この省令において「自ら治験を実施する者」とは，その所属する実施医療機関において自ら治験を実施するために法第80条の2第2項の規定に基づき治験の計画を届け出た治験責任医師をいう．

22 この省令において「治験薬提供者」とは，自ら治験を実施する者に対して治験薬を提供する者をいう．

（承認審査資料の基準）
第3条
　法第14条又は第19条の2の承認を受けようとする者が行う医薬品の臨床試験の実施に係る法第14条第3項に規定する資料の収集及び作成については，第2章第1節，第3章第1節及び第4章（第29条第1項第2号，第31条第4項，第32条第4項及び第7項，第33条第3項並びに第48条第3項を除く．）の規定の定めるところによる．

2　自ら治験を実施する者が行う医薬品の臨床試験の実施に係る法第14条第3項に規定する資料の収集及び作成については，第2章第2節，第3章第2節及び第4章（第29条第1項第1号，第32条第6項及び第8項並びに第48条第2項を除く．）の規定の定めるところによる．

第2章　治験の準備に関する基準

第1節　治験の依頼をしようとする者による治験の準備に関する基準

（業務手順書等）
第4条
　治験の依頼をしようとする者は，治験実施計画書の作成，実施医療機関及び治験責任医師の選定，治験薬の管理，副作用情報等の収集，記録の保存その他の治験の依頼及び管理に係る業務に関する手順書を作成しなければならない．

2　治験の依頼をしようとする者は，医師，歯科医師，薬剤師その他の治験の依頼及び管理に係る業務を行うことにつき必要な専門的知識を有する者を確保しなければならない．

（毒性試験等の実施）
第5条
　治験の依頼をしようとする者は，被験薬の品質，毒性及び薬理作用に関する試験その他治験の依頼をするために必要な試験を終了していなければならない．

（医療機関等の選定）
第6条
　治験の依頼をしようとする者は，第35条に掲げる要件を満たしている実施医療機関及び第42条に掲げる要件を満たしている治験責任医師を選定しなければならない．

（治験実施計画書）
第7条
　治験の依頼をしようとする者は，次に掲げる事項を記載した治験実施計画書を作成しなければならない．

1) 治験の依頼をしようとする者の氏名（法人にあっては，その名称．以下この号及び次号，第13条第2号及び第3号，第15条の4第1項第2号，第3号及び第7号並びに第16条第1項第2号において同じ．）及び住所（法人にあっては，その主たる事務所の所在地．以下この号及び次号，第13条第2号及び第3号，第15条，第15条の4第1項第2号，第3号及び第7号，第16条第1項第2号並びに第26条第2項において同じ．）（当該者が本邦内に住所を有しない場合にあっては，その氏名及び住所地の国名並びに第15条に規定する治験国内管理人の氏名及び住所．第13条第2号において同じ．）
2) 治験に係る業務の一部を委託する場合にあっては，当該業務を委託した者（以下この章において「受託者」という．）の氏名，住所及び当該委託に係る業務の範囲
3) 実施医療機関の名称及び所在地
4) 治験責任医師となるべき者の氏名及び職名
5) 治験の目的
6) 被験薬の概要
7) 治験の方法
8) 被験者の選定に関する事項
9) 原資料の閲覧に関する事項
10) 記録（データを含む．）の保存に関する事項
11) 第18条の規定により治験調整医師に委嘱した場合にあっては，その氏名及び職名
12) 第18条の規定により治験調整委員会に委嘱した場合にあっては，これを構成する医師又は歯科医師の氏名及び職名

13) 第19条に規定する効果安全性評価委員会を設置したときは，その旨
2 治験の依頼をしようとする者は，当該治験が被験者に対して治験薬の効果を有しないこと及び第50条第1項の同意を得ることが困難な者を対象にすることが予測される場合には，その旨及び次に掲げる事項を治験実施計画書に記載しなければならない．
　1) 当該治験が第50条第1項の同意を得ることが困難と予測される者を対象にしなければならないことの説明
　2) 当該治験において，予測される被験者への不利益が必要な最小限度のものであることの説明
3 治験の依頼をしようとする者は，当該治験が第50条第1項及び第2項の同意を得ることが困難と予測される者を対象にしている場合には，その旨及び次に掲げる事項を治験実施計画書に記載しなければならない．
　1) 当該被験薬が，生命が危険な状態にある傷病者に対して，その生命の危険を回避するため緊急に使用される医薬品として，製造販売の承認を申請することを予定しているものであることの説明
　2) 現在における治療方法では被験者となるべき者に対して十分な効果が期待できないことの説明
　3) 被験薬の使用により被験者となるべき者の生命の危険が回避できる可能性が十分にあることの説明
　4) 第19条に規定する効果安全性評価委員会が設置されている旨
4 第1項の規定により治験実施計画書を作成するときは，当該治験実施計画書の内容及びこれに従って治験を行うことについて，治験責任医師となるべき者の同意を得なければならない．
5 治験の依頼をしようとする者は，被験薬の品質，有効性及び安全性に関する事項その他の治験を適正に行うために重要な情報を知ったときは，必要に応じ，当該治験実施計画書を改訂しなければならない．この場合においては，前項の規定を準用する．

(治験薬概要書)
第8条
治験の依頼をしようとする者は，第5条に規定する試験により得られた資料並びに被験薬の品質，有効性及び安全性に関する情報に基づいて，次に掲げる事項を記載した治験薬概要書を作成しなければならない．
　1) 被験薬の化学名又は識別記号
　2) 品質，毒性，薬理作用その他の被験薬に関する事項
　3) 臨床試験が実施されている場合にあっては，その試験成績に関する事項
2 治験の依頼をしようとする者は，被験薬の品質，有効性及び安全性に関する事項その他の治験を適正に行うために重要な情報を知ったときは，必要に応じ，当該治験薬概要書を改訂しなければならない．

(説明文書の作成の依頼)
第9条
治験の依頼をしようとする者は，治験責任医師となるべき者に対して，第50条第1項の規定により説明を行うために用いられる文書(以下「説明文書」という．)の作成を依頼しなければならない．

(実施医療機関の長への文書の事前提出)
第10条
治験の依頼をしようとする者は，あらかじめ，次に掲げる文書を実施医療機関の長に提出しなければならない．
　1) 治験実施計画書(第7条第5項の規定により改訂されたものを含む．)
　2) 治験薬概要書(第8条第2項の規定により改訂されたものを含む．)
　3) 症例報告書の見本
　4) 説明文書
　5) 治験責任医師及び治験分担医師(以下「治験責任医師等」という．)となるべき者の氏名を記載した文書
　6) 治験の費用の負担について説明した文書
　7) 被験者の健康被害の補償について説明した文書
2 治験の依頼をしようとする者は，前項の規定による文書の提出に代えて，第5項で定めるところにより，当該実施医療機関の長の承諾を得て，前項各号に掲げる文書に記載すべき事項を電子情報処理組織を使用する方法その他の情報通信の技術を利用する方法であって次に掲げるもの(以下「電磁的方法」という．)により提出することができる．この場合において，当該治験の依頼をしようとする者は，当該文書を提出したものとみなす．
　1) 電子情報処理組織を使用する方法のうちイ又はロに掲げるもの
　　イ 治験の依頼をしようとする者の使用に係る電子計算機と実施医療機関の長の使用に係る電子計算機とを接続する電気通信回線を通じて送信し，受信者の使用に係る電子計算機に備えられたファイルに記録する方法
　　ロ 治験の依頼をしようとする者の使用に係る電子計算機に備えられたファイルに記録された前項各号に掲げる事項を電気通信回線を通じて実施医療機関の長の閲覧に供し，当該実施医療機関の長の使用に係る電子計算機に備えられたファイルに同項各号に掲げる事項を記録する方法(電磁的方法による文書の提出を受ける旨の承諾又は受けない旨の申出をする場合にあっては，治験の依頼をしようとする者の使用に係る電子計算機に備えられたファイルにその旨を記録する方法)
　2) 磁気ディスク，シー・ディー・ロムその他これらに準ずる方法により一定の事項を確実に記録しておくことができる物をもって調製するファイルに前項各号に掲げる事項を記録したものを交付する方法

医薬品の臨床試験の実施の基準（GCP）

3 前項に掲げる方法は，実施医療機関の長がファイルへの記録を出力することによる書面を作成することができるものでなければならない．
4 第2項第1号の「電子情報処理組織」とは，治験の依頼をしようとする者の使用に係る電子計算機と，実施医療機関の長の使用に係る電子計算機とを電気通信回線で接続した電子情報処理組織をいう．
5 治験の依頼をしようとする者は，第2項の規定により第1項各号に掲げる文書を提出しようとするときは，あらかじめ，当該実施医療機関の長に対し，その用いる次に掲げる電磁的方法の種類及び内容を示し，書面又は電磁的方法による承諾を得なければならない．
　1) 第2項各号に規定する方法のうち治験の依頼をしようとする者が使用するもの
　2) ファイルへの記録の方式
6 前項の規定による承諾を得た治験の依頼をしようとする者は，当該実施医療機関の長から書面又は電磁的方法により電磁的方法による通知を受けない旨の申出があったときは，当該実施医療機関の長に対し，第1項各号に掲げる文書の提出を電磁的方法によってしてはならない．ただし，当該実施医療機関の長が再び前項の規定による承諾をした場合は，この限りでない．

（治験薬の事前交付の禁止）
第11条
　治験の依頼をしようとする者は，治験の契約が締結される前に，実施医療機関に対して治験薬を交付してはならない．

（業務の委託）
第12条
　治験の依頼をしようとする者は，治験の依頼及び管理に係る業務の一部を委託する場合には，次に掲げる事項を記載した文書により当該受託者との契約を締結しなければならない．
　1) 当該委託に係る業務の範囲
　2) 当該委託に係る業務の手順に関する事項
　3) 前号の手順に基づき当該委託に係る業務が適正かつ円滑に行われているかどうかを治験の依頼をしようとする者が確認することができる旨
　4) 当該受託者に対する指示に関する事項
　5) 前号の指示を行った場合において当該措置が講じられたかどうかを治験の依頼をしようとする者が確認することができる旨
　6) 当該受託者が治験の依頼をしようとする者に対して行う報告に関する事項
　7) 当該委託する業務に係る第14条に規定する措置に関する事項
　8) その他当該委託に係る業務について必要な事項
2 治験の依頼をしようとする者は，前項の規定による文書による契約の締結に代えて，第5項で定めるところにより，前項の受託者の承諾を得て，前項各号に掲げる事項を内容とする契約を電子情報処理組織を使用する方法その他の情報通信の技術を利用する方法であって次に掲げるもの（以下この条において「電磁的方法」という．）により締結することができる．この場合において，当該治験の依頼をしようとする者は，当該文書による契約を締結したものとみなす．
　1) 電子情報処理組織を使用する方法のうちイ又はロに掲げるもの
　　イ 治験の依頼をしようとする者の使用に係る電子計算機と受託者の使用に係る電子計算機とを接続する電気通信回線を通じて送信し，それぞれの使用に係る電子計算機に備えられたファイルに記録する方法
　　ロ 治験の依頼をしようとする者の使用に係る電子計算機に備えられたファイルに記録された前項各号に掲げる事項を電気通信回線を通じて受託者の閲覧に供し，当該受託者の使用に係る電子計算機に備えられたファイルに同項各号に掲げる事項を記録する方法（電磁的方法による契約の締結を行う旨の承諾又は行わない旨の申出をする場合にあっては，治験の依頼をしようとする者の使用に係る電子計算機に備えられたファイルにその旨を記録する方法）
　2) 磁気ディスク，シー・ディー・ロムその他これらに準ずる方法により一定の事項を確実に記録しておくことができる物をもって調製するファイルに前項各号に掲げる事項を記録したものを交付する方法
3 前項に掲げる方法は，次に掲げる技術的基準に適合するものでなければならない．
　1) 治験の依頼をしようとする者及び受託者がファイルへの記録を出力することによる書面を作成することができるものであること．
　2) ファイルに記録された文書に記載すべき事項について，改変が行われていないかどうかを確認することができる措置を講じていること．
4 第2項第1号の「電子情報処理組織」とは，治験の依頼をしようとする者の使用に係る電子計算機と，受託者の使用に係る電子計算機とを電気通信回線で接続した電子情報処理組織をいう．
5 治験の依頼をしようとする者は，第2項の規定により第1項各号に掲げる事項を内容とする契約を締結しようとするときは，あらかじめ，当該受託者に対し，その用いる次に掲げる電磁的方法の種類及び内容を示し，書面又は電磁的方法による承諾を得なければならない．
　1) 第2項各号に規定する方法のうち治験の依頼をしようとする者が使用するもの
　2) ファイルへの記録の方式
6 前項の規定による承諾を得た治験の依頼をしようとする者は，受託者から書面又は電磁的方法により電磁的方法による契約を締結しない旨の申出があったときは，受託者に対し，第1項各号に掲げる事項を内容とする契約の締結を電磁的方法によってしてはならない．ただし，受託者が再び前項の規定による承諾をした場合は，この限りでない．

(治験の契約)
第13条
　治験の依頼をしようとする者及び実施医療機関(前条の規定により業務の一部を委託する場合にあっては,治験の依頼をしようとする者,受託者及び実施医療機関)は,次に掲げる事項について記載した文書により治験の契約を締結しなければならない.
　1) 契約を締結した年月日
　2) 治験の依頼をしようとする者の氏名及び住所
　3) 前条の規定により業務の一部を委託する場合にあっては,受託者の氏名,住所及び当該委託した業務の範囲
　4) 実施医療機関の名称及び所在地
　5) 契約担当者の氏名及び職名
　6) 治験責任医師等の氏名及び職名
　7) 治験の期間
　8) 目標とする被験者数
　9) 治験薬の管理に関する事項
　10) 記録(データを含む.)の保存に関する事項
　11) この省令の規定により治験依頼者及び実施医療機関に従事する者が行う通知に関する事項
　12) 被験者の秘密の保全に関する事項
　13) 治験の費用に関する事項
　14) 実施医療機関が治験実施計画書を遵守して治験を行う旨
　15) 実施医療機関が治験依頼者の求めに応じて第41条第2項各号に掲げる記録(文書を含む.)を閲覧に供する旨
　16) 実施医療機関がこの省令,治験実施計画書又は当該契約に違反することにより適正な治験に支障を及ぼしたと認める場合(第46条に規定する場合を除く.)には,治験依頼者が治験の契約を解除できる旨
　17) 被験者の健康被害の補償に関する事項
　18) その他治験が適正かつ円滑に行われることを確保するために必要な事項
2　前項の文書による契約については,第12条第2項から第6項までの規定を準用する.この場合において,これらの規定中「前項の受託者」とあるのは,「実施医療機関(前条の規定により業務の一部を委託する場合にあっては,実施医療機関の長及び受託者)(以下「実施医療機関等という.」)と,「受託者」とあるのは「実施医療機関等」と読み替えるものとする.

(被験者に対する補償措置)
第14条
　治験の依頼をしようとする者は,あらかじめ,治験に係る被験者に生じた健康被害(受託者の業務により生じたものを含む.)の補償のために,保険その他の必要な措置を講じておかなければならない.

(治験国内管理人)
第15条
　本邦内に住所を有しない治験の依頼をしようとする者は,治験薬による保健衛生上の危害の発生又は拡大の防止に必要な措置を採らせるため,治験の依頼をしようとする者に代わって治験の依頼を行うことができる者を,本邦内に住所を有する者(外国法人で本邦内に事務所を有するものの当該事務所の代表者を含む.)のうちから選任し,この者(以下「治験国内管理人」という.)に治験の依頼に係る手続を行わせなければならない.

第2節　自ら治験を実施しようとする者による治験の準備に関する基準

(業務手順書等)
第15条の2
　自ら治験を実施しようとする者は,治験実施計画書の作成,治験薬の管理,副作用情報等の収集,記録の保存その他の治験の実施の準備及び管理に係る業務に関する手順書を作成しなければならない.
2　自ら治験を実施しようとする者は,医師,歯科医師,薬剤師その他の治験の実施の準備及び管理に係る業務を行うことにつき必要な専門的知識を有する者を確保しなければならない.

(毒性試験等の実施)
第15条の3
　自ら治験を実施しようとする者は,被験薬の品質,毒性及び薬理作用に関する試験その他治験を実施するために必要な試験を終了していなければならない.

(治験実施計画書)
第15条の4
　自ら治験を実施しようとする者は,次に掲げる事項を記載した治験実施計画書を作成しなければならない.
　1) 自ら治験を実施しようとする者の氏名及び職名並びに住所
　2) 治験の実施の準備及び管理に係る業務の一部を委託する場合にあっては,当該受託者の氏名,住所及び当該委託に係る業務の範囲
　3) 治験の実施に係る業務の一部を委託する場合にあっては,当該受託者の氏名,住所及び当該委託に係る業務の範囲
　4) 実施医療機関の名称及び所在地
　5) 治験の目的
　6) 被験薬の概要
　7) 治験薬提供者の氏名及び住所
　8) 治験の方法
　9) 被験者の選定に関する事項
　10) 原資料の閲覧に関する事項
　11) 記録(データを含む.)の保存に関する事項
　12) 第26条の4の規定により治験調整医師に委嘱した場合にあっては,その氏名及び職名
　13) 第26条の4の規定により治験調整委員会に委嘱した場合にあっては,これを構成する医師又は歯科医師の氏名及び職名
　14) 第26条の5に規定する効果安全性評価委員会を設置したときは,その旨
2　自ら治験を実施しようとする者は,当該治験が被験

者に対して治験薬の効果を有しないこと及び第50条第1項の同意を得ることが困難な者を対象にすることが予測される場合には，その旨及び次に掲げる事項を治験実施計画書に記載しなければならない．
 1) 当該治験が第50条第1項の同意を得ることが困難と予測される者を対象にしなければならないことの説明
 2) 当該治験において，予測される被験者への不利益が必要な最小限度のものであることの説明
3 自ら治験を実施しようとする者は，当該治験が第50条第1項又は第2項の同意を得ることが困難と予測される者を対象にしている場合には，その旨及び次に掲げる事項を治験実施計画書に記載しなければならない．
 1) 当該被験薬が，生命が危険な状態にある傷病者に対して，その生命の危険を回避するため緊急に使用される医薬品として，製造販売の承認を申請することを予定しているものであることの説明
 2) 現在における治療方法では被験者となるべき者に対して十分な効果が期待できないことの説明
 3) 被験薬の使用により被験者となるべき者の生命の危険が回避できる可能性が十分にあることの説明
 4) 第26条の5に規定する効果安全性評価委員会が設置されている旨
4 自ら治験を実施しようとする者は，被験薬の品質，有効性及び安全性に関する事項その他の治験を適正に行うために重要な情報を知ったときは，必要に応じ，当該治験実施計画書を改訂しなければならない．

(治験薬概要書)
第15条の5
　自ら治験を実施しようとする者は，第15条の3に規定する試験により得られた資料並びに被験薬の品質，有効性及び安全性に関する情報に基づいて，次に掲げる事項を記載した治験薬概要書を作成しなければならない．
 1) 被験薬の化学名又は識別記号
 2) 品質，毒性，薬理作用その他の被験薬に関する事項
 3) 臨床試験が実施されている場合にあっては，その試験成績に関する事項
2 自ら治験を実施しようとする者は，被験薬の品質，有効性及び安全性に関する事項その他の治験を適正に行うために重要な情報を知ったときは，必要に応じ，当該治験薬概要書を改訂しなければならない．

(説明文書の作成)
第15条の6
　自ら治験を実施しようとする者は，説明文書を作成しなければならない．

(実施医療機関の長への文書の事前提出等)
第15条の7
　自ら治験を実施しようとする者は，あらかじめ，次に掲げる文書を実施医療機関の長に提出し，治験の実施の承認を得なければならない．
 1) 治験実施計画書(第15条の4第4項の規定により改訂されたものを含む．)
 2) 治験薬概要書(第15条の5第2項の規定により改訂されたものを含む．)
 3) 症例報告書の見本
 4) 説明文書
 5) モニタリングに関する手順書
 6) 監査に関する計画書及び業務に関する手順書
 7) 治験分担医師となるべき者の氏名を記載した文書
 8) 治験薬の管理に関する事項を記載した文書
 9) この省令の規定により自ら治験を実施する者及び実施医療機関に従事する者が行う通知に関する事項を記載した文書
 10) 治験の費用に関する事項を記載した文書
 11) 被験者の健康被害の補償に関する事項を記載した文書
 12) 実施医療機関が自ら治験を実施する者の求めに応じて第41条第2項各号に掲げる記録(文書を含む．)を閲覧に供する旨を記載した文書
 13) 実施医療機関がこの省令又は治験実施計画書に違反することにより適正な治験に支障を及ぼしたと認める場合(第46条に規定する場合を除く．)には，自ら治験を実施する者は治験を中止することができる旨を記載した文書
 14) その他治験が適正かつ円滑に行われることを確保するために必要な事項を記載した文書

(業務の委託)
第15条の8
　自ら治験を実施しようとする者又は実施医療機関は，治験の実施の準備及び管理に係る業務の一部を委託する場合には，次に掲げる事項を記載した文書により当該受託者との契約を締結しなければならない．
 1) 当該委託に係る業務の範囲
 2) 当該委託に係る業務の手順に関する事項
 3) 前号の手順に基づき当該委託に係る業務が適正かつ円滑に行われているかどうかを自ら治験を実施しようとする者又は実施医療機関が確認することができる旨
 4) 当該受託者に対する指示に関する事項
 5) 前号の指示を行った場合において当該措置が講じられたかどうかを自ら治験を実施しようとする者又は実施医療機関が確認することができる旨
 6) 当該受託者が自ら治験を実施しようとする者又は実施医療機関に対して行う報告に関する事項
 7) 当該委託する業務に係る次条に規定する措置に関する事項
 8) その他当該委託に係る業務について必要な事項
2 前項に規定する文書の契約の締結については，第12条第2項から第6項までの規定を準用する．この場合において，これらの規定中「治験の依頼をしようとする者」とあるのは「自ら治験を実施しようとする者又

は実施医療機関」と読み替えるものとする．

（被験者に対する補償措置）
第15条の9
　自ら治験を実施しようとする者は，あらかじめ，治験に係る被験者に生じた健康被害（受託者の業務により生じたものを含む．）の補償のために，保険その他の必要な措置を講じておかなければならない．

第3章　治験の管理に関する基準

第1節　治験依頼者による治験の管理に関する基準

（治験薬の管理）
第16条
　治験依頼者は，治験薬の容器又は被包に次に掲げる事項を邦文で記載しなければならない．
　1）治験用である旨
　2）治験依頼者の氏名及び住所（当該者が本邦内に住所を有しない場合にあっては，その氏名及び住所地の国名並びに治験国内管理人の氏名及び住所）
　3）化学名又は識別記号
　4）製造番号又は製造記号
　5）貯蔵方法，有効期間等を定める必要があるものについては，その内容
2　治験依頼者は，治験薬に添付する文書，その治験薬又はその容器若しくは被包（内袋を含む．）には，次に掲げる事項を記載してはならない．
　1）予定される販売名
　2）予定される効能又は効果
　3）予定される用法又は用量
3　治験依頼者は，被験者，治験責任医師等及び治験協力者が被験薬及び対照薬の識別をできない状態で実施医療機関に交付した治験薬について，緊急時に，治験責任医師等が被験薬及び対照薬の識別を直ちにできるよう必要な措置を講じておかなければならない．
4　治験依頼者は，輸送及び保存中の汚染や劣化を防止するため治験薬を包装して実施医療機関に交付しなければならない．
5　治験依頼者は，治験薬に関する次に掲げる記録を作成しなければならない．
　1）治験薬の製造年月日，製造方法，製造数量等の製造に関する記録及び治験薬の安定性等の品質に関する試験の記録
　2）実施医療機関ごとの治験薬の交付又は回収の数量及び年月日の記録
　3）治験薬の処分の記録
6　治験依頼者は，治験の契約の締結後遅滞なく，実施医療機関における治験薬の管理に関する手順書を作成し，これを実施医療機関の長に交付しなければならない．
7　治験依頼者は，必要に応じ，治験薬の溶解方法その他の取扱方法を説明した文書を作成し，これを治験責任医師等，治験協力者及び第39条第1項に規定する治験薬管理者に交付しなければならない．

8　第6項に規定する手順書の交付については，第10条第2項から第6項までの規定を準用する．この場合において，これらの規定中「治験の依頼をしようとする者」とあるのは，「治験依頼者」と読み替えるものとする．
9　第7項に規定する文書の交付については，第10条第2項から第6項までの規定を準用する．この場合において，これらの規定中「治験の依頼をしようとする者」とあるのは「治験依頼者」と，「実施医療機関の長」とあるのは「治験責任医師等，治験協力者及び第39条第1項に規定する治験薬管理者」と読み替えるものとする．

（治験薬の交付）
第17条
　治験依頼者は，治験薬の品質の確保のために必要な構造設備を備え，かつ，適切な製造管理及び品質管理の方法が採られている製造所において製造された治験薬を実施医療機関に交付しなければならない．
2　治験依頼者は，治験薬を医薬品の販売業者その他の第三者を介在させることなく，直接実施医療機関に交付しなければならない．ただし，やむを得ない事由があるときは，この限りではない．

（多施設共同治験）
第18条
　治験依頼者は，一の治験実施計画書に基づき複数の実施医療機関に対して治験の依頼をした場合には，当該実施医療機関における当該治験実施計画書の解釈その他の治験の細目について調整する業務を医師若しくは歯科医師（以下「治験調整医師」という．）又は複数の医師若しくは歯科医師で構成される委員会（以下「治験調整委員会」という．）に委嘱することができる．
2　前項の規定により治験調整医師又は治験調整委員会に委嘱する場合には，その業務の範囲，手順その他必要な事項を記載した文書を作成しなければならない．

（効果安全性評価委員会の設置）
第19条
　治験依頼者は，治験の継続の適否又は治験実施計画書の変更について審議させるために効果安全性評価委員会を設置することができる．
2　治験依頼者は，前項の効果安全性評価委員会の審議に関する手順書を作成し，これに従って審議を行わせなければならない．
3　治験依頼者は，前項の審議を行ったときは，その審議の記録を作成し，これを保存しなければならない．

（副作用情報等）
第20条
　治験依頼者は，被験薬の品質，有効性及び安全性に関する事項その他の治験を適正に行うために必要な情報を収集し，及び検討するとともに，実施医療機関の長に対し，これを提供しなければならない．
2　治験依頼者は，被験薬について法第80条の2第6項に規定する事項を知ったときは，直ちにその旨を治験責任医師及び実施医療機関の長に通知しなければ

ならない．

3 治験依頼者は，被験薬の品質，有効性及び安全性に関する事項その他の治験を適正に行うために重要な情報を知ったときは，必要に応じ，治験実施計画書及び治験薬概要書を改訂しなければならない．この場合において，治験実施計画書の改訂について治験責任医師の同意を得なければならない．

(モニタリングの実施)
第21条
　治験依頼者は，モニタリングに関する手順書を作成し，当該手順書に従ってモニタリングを実施しなければならない．
2 前項の規定によりモニタリングを実施する場合には，実施医療機関において実地に行わなければならない．ただし，他の方法により十分にモニタリングを実施することができる場合には，この限りではない．

(モニターの責務)
第22条
　モニタリングに従事する者(以下「モニター」という．)は，モニタリングの結果，実施医療機関における治験がこの省令又は治験実施計画書に従って行われていないことを確認した場合には，その旨を直ちに当該実施医療機関の治験責任医師に告げなければならない．
2 モニターは，モニタリングの実施の際，実施医療機関において実地に行い，又はこれと連絡を取ったときは，その都度次に掲げる事項を記載したモニタリング報告書を治験依頼者に提出しなければならない．
　1) モニタリングを行った日時
　2) モニタリングの対象となった実施医療機関
　3) モニターの氏名
　4) モニタリングの際に説明等を聴取した治験責任医師等の氏名
　5) モニタリングの結果の概要
　6) 前項の規定により治験責任医師に告げた事項
　7) 前号に規定する事項について講じられるべき措置及び当該措置に関するモニターの所見

(監査)
第23条
　治験依頼者は，監査に関する計画書及び業務に関する手順書を作成し，当該計画書及び手順書に従って監査を実施しなければならない．
2 監査に従事する者(以下「監査担当者」という．)は，医薬品の開発に係る部門及びモニタリングを担当する部門に属してはならない．
3 監査担当者は，監査を実施した場合には，監査で確認した事項を記録した監査報告書及び監査が実施されたことを証明する監査証明書を作成し，これを治験依頼者に提出しなければならない．

(治験の中止等)
第24条
　治験依頼者は，実施医療機関がこの省令，治験実施計画書又は治験の契約に違反することにより適正な治験に支障を及ぼしたと認める場合(第46条に規定する場合を除く．)には，当該実施医療機関との治験の契約を解除し，当該実施医療機関における治験を中止しなければならない．
2 治験依頼者は，治験を中断し，又は中止する場合には，速やかにその旨及びその理由を実施医療機関の長に文書により通知しなければならない．
3 治験依頼者は，当該治験により収集された臨床試験の試験成績に関する資料を法第14条第3項に規定する申請書に添付しないことを決定した場合には，その旨及びその理由を実施医療機関の長に文書により通知しなければならない．
4 第2項及び前項に規定する文書による通知については，第10条第2項から第6項までの規定を準用する．この場合において，これらの規定中「治験の依頼をしようとする者」とあるのは，「治験依頼者」と読み替えるものとする．

(総括報告書)
第25条
　治験依頼者は，治験を終了し，又は中止したときは，総括報告書(治験の結果等を取りまとめた文書をいう．以下同じ．)を作成しなければならない．

(記録の保存等)
第26条
　治験依頼者は，次に掲げる治験に関する記録(文書及びデータを含む．)を被験薬に係る医薬品についての製造販売の承認を受ける日(第24条第3項の規定により通知したときは，通知した日後3年を経過した日)又は治験の中止若しくは終了の後3年を経過した日のうちいずれか遅い日までの期間適切に保存しなければならない．
　1) 治験実施計画書，契約書，総括報告書その他この省令の規定により治験依頼者が作成した文書又はその写し
　2) 症例報告書，第32条第6項の規定により通知された文書その他この省令の規定により実施医療機関の長又は治験責任医師等から入手した記録
　3) モニタリング，監査その他の治験の依頼及び管理に係る業務の記録(前2号及び第5号に掲げるものを除く．)
　4) 治験を行うことにより得られたデータ
　5) 第16条第5項に規定する記録
2 本邦内に住所を有しない治験依頼者は，治験国内管理人に第16条第5項に規定する記録を前項に定める期間保存させなければならない．

第2節　自ら治験を実施する者による治験の管理に関する基準

(治験薬の管理)
第26条の2
　自ら治験を実施する者は，治験薬の容器又は被包に次に掲げる事項を邦文で記載しなければならない．

1) 治験用である旨
2) 自ら治験を実施する者の氏名及び職名並びに住所
3) 化学名又は識別記号
4) 製造番号又は製造記号
5) 貯蔵方法，有効期間等を定める必要があるものについては，その内容

2　自ら治験を実施する者は，治験薬に添付する文書，その治験薬又はその容器若しくは被包（内袋を含む.）には，次に掲げる事項を記載してはならない．
1) 予定される販売名
2) 予定される効能又は効果
3) 予定される用法又は用量

3　自ら治験を実施する者は，被験者，治験分担医師及び治験協力者が被験薬及び対照薬の識別をできない状態で入手した治験薬について，緊急時に，治験分担医師が被験薬及び対照薬の識別を直ちにできるよう必要な措置を講じておかなければならない．

4　自ら治験を実施する者は，輸送及び保存中の汚染や劣化を防止するため必要な措置を講じておかなければならない．

5　自ら治験を実施する者は，治験薬に関する次に掲げる記録を作成し，又は入手しなければならない．
1) 治験薬の製造年月日，製造方法，製造数量等の製造に関する記録及び治験薬の安定性等の品質に関する試験の記録
2) 治験薬を入手し，又は治験薬提供者から提供を受けた場合にはその数量及び年月日の記録
3) 治験薬の処分の記録

6　自ら治験を実施する者は，治験の実施の承認後遅滞なく，実施医療機関における治験薬の管理に関する手順書を作成し，これを実施医療機関の長に交付しなければならない．

7　自ら治験を実施する者は，必要に応じ，治験薬の溶解方法その他の取扱方法を説明した文書を作成し，これを治験分担医師，治験協力者及び第39条第1項に規定する治験薬管理者に交付しなければならない．

（治験薬の品質の確保）
第26条の3
　自ら治験を実施する者は，治験薬の品質の確保のために必要な構造設備を備え，かつ，適切な製造管理及び品質管理の方法が採られている製造所において製造された治験薬を用いて治験を実施しなければならない．

（多施設共同治験）
第26条の4
　自ら治験を実施する者は，一の治験実施計画書に基づき複数の実施医療機関において共同で治験を実施する場合には，当該実施医療機関における当該治験実施計画書の解釈その他の治験の細目について調整する業務を治験調整医師又は治験調整委員会に委嘱することができる．

2　前項の規定により治験調整医師又は治験調整委員会に委嘱する場合には，その業務の範囲，手順その他必要な事項を記載した文書を作成しなければならない．

（効果安全性評価委員会の設置）
第26条の5
　自ら治験を実施する者は，治験の継続の適否又は治験実施計画書の変更について審議させるために効果安全性評価委員会を設置することができる．

2　自ら治験を実施する者は，前項の効果安全性評価委員会の審議に関する手順書を作成し，これに従って審議を行わせなければならない．

3　自ら治験を実施する者は，前項の審議を行ったときは，その審議の記録を作成し，これを保存しなければならない．

（副作用情報等）
第26条の6
　自ら治験を実施する者は，被験薬の品質，有効性及び安全性に関する事項その他の治験を適正に行うために必要な情報を収集し，及び検討するとともに，実施医療機関の長に対し，これを提供しなければならない．

2　自ら治験を実施する者は，被験薬について法第80条の2第6項に規定する事項を知ったときは，直ちにその旨を実施医療機関の長（一の実施計画書に基づき共同で複数の実施医療機関において治験を実施する場合には他の実施医療機関の治験責任医師を含む．）に通知しなければならない．

3　自ら治験を実施する者は，被験薬の品質，有効性及び安全性に関する事項その他の治験を適正に行うために重要な情報を知ったときは，必要に応じ，治験実施計画書及び治験薬概要書を改訂しなければならない．

（モニタリングの実施）
第26条の7
　自ら治験を実施する者は，モニタリングに関する手順書を作成し，第30条第1項に規定する実施医療機関等設置治験審査委員会の意見を踏まえて，当該手順書に従って，モニタリングを実施させなければならない．

2　モニターは，当該モニタリングの対象となる実施医療機関において当該治験に従事してはならない．

3　第1項の規定によりモニタリングを実施する場合には，実施医療機関において実地に行わなければならない．ただし，他の方法により十分にモニタリングを実施することができる場合には，この限りではない．

（モニターの責務）
第26条の8
　モニターは，モニタリングの結果，実施医療機関における治験がこの省令又は治験実施計画書に従って行われていないことを確認した場合には，その旨を直ちに当該実施医療機関の治験責任医師に告げなければならない．

2　モニターは，モニタリングを実地に実施したときは，

その都度次に掲げる事項を記載したモニタリング報告書を自ら治験を実施する者及び当該モニタリングに係る実施医療機関の長に提出しなければならない．
1) モニタリングを行った日時
2) モニターの氏名
3) モニタリングの際に説明等を聴取した治験責任医師等の氏名
4) モニタリングの結果の概要
5) 前項の規定により治験責任医師に告げた事項
6) 前号に規定する事項について講じられるべき措置及び当該措置に関するモニターの所見

（監査）
第26条の9
　自ら治験を実施する者は，監査に関する計画書及び業務に関する手順書を作成し，第30条第1項に規定する実施医療機関等設置治験審査委員会の意見を踏まえて，当該計画書及び手順書に従って，監査を実施させなければならない．
2　監査担当者は，当該監査に係る治験を実施する医療機関において当該治験の実施（その準備及び管理を含む．）及びモニタリングに従事してはならない．
3　監査担当者は，監査を実施した場合には，監査で確認した事項を記録した監査報告書及び監査が実施されたことを証明する監査証明書を作成し，これを自ら治験を実施する者及び実施医療機関の長に提出しなければならない．

（治験の中止等）
第26条の10
　自ら治験を実施する者は，実施医療機関がこの省令又は治験実施計画書に違反することにより適正な治験に支障を及ぼしたと認める場合（第46条に規定する場合を除く．）には，当該実施医療機関における治験を中止しなければならない．
2　自ら治験を実施する者は，治験を中断し，又は中止する場合には，速やかにその旨及びその理由を実施医療機関の長に文書により通知しなければならない．
3　自ら治験を実施する者は，当該治験により収集された臨床試験の試験成績に関する資料が法第14条第3項に規定する申請書に添付されないことを知り得た場合には，その旨及びその理由を実施医療機関の長に文書により通知しなければならない．

（総括報告書）
第26条の11
　自ら治験を実施する者は，治験を終了し，又は中止したときは，総括報告書を作成しなければならない．

（記録の保存等）
第26条の12
　自ら治験を実施する者は，次に掲げる治験に関する記録（文書及びデータを含む．）を，治験薬提供者が被験薬に係る医薬品についての製造販売の承認を受ける日（第26条の10第3項の規定により通知したときは，通知した日後3年を経過した日）又は治験の中止若しくは終了の後3年を経過した日のうちいずれか遅い日までの期間適切に保存しなければならない．
1) 治験実施計画書，承認書，総括報告書その他この省令の規定により自ら治験を実施する者が作成した文書又はその写し
2) 症例報告書，第32条第7項の規定により通知された文書その他この省令の規定により実施医療機関の長又は治験分担医師から入手した記録
3) モニタリング，監査その他の治験の実施の準備及び管理に係る業務の記録（前2号及び第5号に掲げるものを除く．）
4) 治験を行うことにより得られたデータ
5) 第26条の2第5項に規定する記録

第4章　治験を行う基準

第1節　治験審査委員会

（治験審査委員会の設置）
第27条
　実施医療機関の長は，治験を行うことの適否その他の治験に関する調査審議を行わせるため，実施医療機関ごとに一の治験審査委員会を設置しなければならない．ただし，当該実施医療機関が小規模であること，医療又は臨床試験に関する専門的知識を有する者の確保が困難であることその他の事由により当該実施医療機関に治験審査委員会を設置することができない場合において，当該治験審査委員会の設置に代えて次に掲げる治験審査委員会に当該調査審議を行わせるときはこの限りでない．
1) 当該実施医療機関の長が他の医療機関の長と共同で設置した治験審査委員会
2) 民法（明治29年法律第89号）第34条の規定により設立された法人が設置した治験審査委員会
3) 特定非営利活動促進法（平成10年法律第7号）第2条第2項に規定する特定非営利活動法人が設置した治験審査委員会
4) 医療関係者により構成された学術団体が設置した治験審査委員会
5) 他の医療機関の長が設置した治験審査委員会（第1号に掲げるものを除く．）
2　前項第2号から第4号までに掲げる治験審査委員会は，その設置をする者（以下「治験審査委員会の設置者」という．）が次に掲げる要件を満たすものでなければならない．
1) 定款，寄付行為その他これらに準ずるものにおいて，治験審査委員会を設置する旨の定めがあること．
2) その役員（いかなる名称によるかを問わず，これと同等以上の職権又は支配力を有する者を含む．次号において同じ．）のうちに医師，歯科医師，薬剤師，看護師その他の医療関係者が含まれていること．
3) その役員に占める次に掲げる者の割合が，それぞれ3分の1以下であること．
イ　特定の医療機関の職員その他の当該医療機

関と密接な関係を有する者
　ロ　特定の法人の役員又は職員その他の当該法人と密接な関係を有する者
4）治験審査委員会の設置及び運営に関する業務を適確に遂行するに足りる財産的基礎を有していること．
5）財産目録，貸借対照表，損益計算書，事業報告書その他の財務に関する書類をその事務所に備えて置き，一般の閲覧に供していること．
6）その他治験審査委員会の業務の公正かつ適正な遂行を損なうおそれがないこと．

（治験審査委員会の構成等）
第28条
　治験審査委員会は，次に掲げる要件を満たしていなければならない．
1）治験について倫理的及び科学的観点から十分に審議を行うことができること．
2）5名以上の委員からなること．
3）委員のうち，医学，歯学，薬学その他の医療又は臨床試験に関する専門的知識を有する者以外の者（次号及び第5号の規定により委員に加えられている者を除く．）が加えられていること．
4）委員のうち，実施医療機関と利害関係を有しない者が加えられていること．
5）委員のうち，治験審査委員会の設置者と利害関係を有しない者が加えられていること．
2　治験審査委員会の設置者は，次に掲げる事項について記載した手順書及び委員名簿を作成し，当該手順書に従って業務を行わせなければならない．
1）委員長の選任方法
2）会議の成立要件
3）会議の運営に関する事項
4）第31条第1項の適否の審査の実施時期に関する事項
5）会議の記録に関する事項
6）記録の保存に関する事項
7）その他必要な事項
3　治験審査委員会の設置者は，治験審査委員会の事務を行う者を選任しなければならない．

（治験審査委員会の会議）
第29条
　次に掲げる委員は，審査の対象となる治験に係る審議及び採決に参加することができない．
1）治験依頼者の役員又は職員その他の治験依頼者と密接な関係を有する者
2）自ら治験を実施する者又は自ら治験を実施する者と密接な関係を有する者
3）実施医療機関の長，治験責任医師等又は治験協力者
2　審議に参加していない委員は，採決に参加することができない．

（治験審査委員会の審査）
第30条
　実施医療機関の長は，当該実施医療機関において治験を行うことの適否について，あらかじめ，実施医療機関設置治験審査委員会（第27条第1項本文の規定により設置した治験審査委員会をいう．以下同じ．）又は同項ただし書の規定により調査審議を行わせることとした治験審査委員会（以下「実施医療機関等設置治験審査委員会」と総称する．）の意見を聴かなければならない．
2　実施医療機関の長は，第27条第1項ただし書の規定により同項第2号から第5号までに掲げる治験審査委員会に調査審議を行わせることとする場合には，あらかじめ，次に掲げる事項を記載した文書により当該治験審査委員会の設置者との契約を締結しなければならない．
1）当該契約を締結した年月日
2）当該実施医療機関及び当該治験審査委員会の設置者の名称及び所在地
3）当該契約に係る業務の手順に関する事項
4）当該治験審査委員会が意見を述べるべき期限
5）被験者の秘密の保全に関する事項
6）その他必要な事項
3　前項の契約の締結については，第12条第2項から第6項までの規定を準用する．この場合において，これらの規定中「治験の依頼をしようとする者」とあるのは「実施医療機関の長」と，「受託者」とあるのは「第27条第1項ただし書の規定により調査審議を行わせる治験審査委員会（同項第1号に掲げる治験審査委員会を除く．）の設置者」と読み替えるものとする．
4　実施医療機関の長は，第1項の規定により実施医療機関設置治験審査委員会の意見を聴くに当たり，治験を行うことの適否の判断の前提となる特定の専門的事項を調査審議させるため必要があると認めるときは，当該実施医療機関設置治験審査委員会の承諾を得て，当該専門的事項について当該実施医療機関設置治験審査委員会以外の治験審査委員会（第27条第1項各号に掲げるもの（同項第2号から第4号までに掲げるものにあっては，同条第2項各号に掲げる要件を満たすものに限る．）に限る．）の意見を聴くことができる．
5　実施医療機関の長は，前項の規定により意見を聴いた治験審査委員会（以下「専門治験審査委員会」という．）が意見を述べたときは，速やかに当該意見を実施医療機関設置治験審査委員会に報告しなければならない．
6　実施医療機関の長は，第4項の規定により専門治験審査委員会（第27条第1項第1号に掲げる治験審査委員会を除く．）の意見を聴く場合には，あらかじめ，次に掲げる事項を記載した文書により当該専門治験審査委員会の設置者との契約を締結しなければならない．
1）当該契約を締結した年月日
2）当該実施医療機関及び当該専門治験審査委員会の設置者の名称及び所在地
3）当該契約に係る業務の手順に関する事項

医薬品の臨床試験の実施の基準（GCP）

- 4）当該専門治験審査委員会が調査審議を行う特定の専門的事項の範囲及び当該専門治験審査委員会が意見を述べるべき期限
- 5）被験者の秘密の保全に関する事項
- 6）その他必要な事項

7　前項の契約の締結については，第12条第2項から第6項までの規定を準用する．この場合において，これらの規定中「治験の依頼をしようとする者」とあるのは「実施医療機関の長」と，「受託者」とあるのは「第30条第5項に規定する専門治験審査委員会（第27条第1項第1号に掲げる治験審査委員会を除く.）の設置者」と読み替えるものとする．

8　実施医療機関の長は，当該実施医療機関において治験を行うことの適否について，実施医療機関等設置治験審査委員会以外の治験審査委員会（第27条第1項各号に掲げるもの（同項第2号から第4号までに掲げるものにあっては，同条第2項各号に掲げる要件を満たすものに限る.）に限る．以下「第三者治験審査委員会」という.）の意見を聴くことができる．

9　実施医療機関の長は，前項の規定により第三者治験審査委員会（第27条第1項第1号に掲げる治験審査委員会を除く.）の意見を聴く場合には，あらかじめ，次に掲げる事項を記載した文書により当該第三者治験審査委員会の設置者との契約を締結しなければならない．
- 1）当該契約を締結した年月日
- 2）当該実施医療機関及び当該第三者治験審査委員会の設置者の名称及び所在地
- 3）当該契約に係る業務の手順に関する事項
- 4）当該第三者治験審査委員会が意見を述べるべき期限
- 5）被験者の秘密の保全に関する事項
- 6）その他必要な事項

10　前項の契約の締結については，第12条第2項から第6項までの規定を準用する．この場合において，これらの規定中「治験の依頼をしようとする者」とあるのは「実施医療機関の長」と，「受託者」とあるのは「第30条第8項に規定する第三者治験審査委員会（第27条第1項第1号に掲げる治験審査委員会を除く.）の設置者」と読み替えるものとする．

11　実施医療機関の長は，第1項，第4項又は第8項の規定により，第27条第1項第2号から第5号までに掲げる治験審査委員会に意見を聴くときは，第28条第2項に規定する当該治験審査委員会の手順書及び委員名簿を入手しなければならない．

（継続審査等）
第31条
　実施医療機関の長は，治験の期間が1年を越える場合には，1年に1回以上，当該実施医療機関において治験を継続して行うことの適否について前条第1項の規定により意見を聴いた実施医療機関等設置治験審査委員会の意見を，当該治験を継続して行うことの適否の判断の前提となる特定の専門的事項について前条第4項の規定により意見を聴いた専門治験審査委員会がある場合にあっては当該専門治験審査委員会の意見を聴かなければならない．

2　実施医療機関の長は，第20条第2項，第26条の6第2項並びに第48条第2項及び第3項の規定により通知を受けたとき，第54条第3項の規定により報告を受けたときその他実施医療機関の長が必要があると認めたときは，当該実施医療機関において治験を継続して行うことの適否について前条第1項の規定により意見を聴いた実施医療機関等設置治験審査委員会の意見を，当該治験を継続して行うことの適否の判断の前提となる特定の専門的事項について前条第4項の規定により意見を聴いた専門治験審査委員会がある場合にあっては当該専門治験審査委員会の意見を聴かなければならない．

3　前2項の規定により専門治験審査委員会の意見を聴く場合については，前条第5項の規定を準用する．

4　実施医療機関の長は，第26条の8第2項に規定するモニタリング報告書を受け取ったとき又は第26条の9第3項に規定する監査報告書を受け取ったときは，当該実施医療機関において治験が適切に行われているかどうか又は適切に行われたかどうかについて，前条第1項の規定により意見を聴いた実施医療機関等設置治験審査委員会の意見を聴かなければならない．

（治験審査委員会の責務）
第32条
　実施医療機関等設置治験審査委員会又は第三者治験審査委員会は，第30条第1項又は第8項の規定により実施医療機関の長から意見を聴かれたときは，審査の対象とされる治験が倫理的及び科学的に妥当であるかどうかその他当該治験が当該実施医療機関において行うのに適当であるかどうかを，次に掲げる資料に基づき審査し，文書により意見を述べなければならない．
- 1）第10条第1項各号又は第15条の7各号に掲げる文書
- 2）被験者の募集の手順に関する資料
- 3）第7条第5項又は第15条の4第4項に規定する情報その他治験を適正に行うために重要な情報を記載した文書
- 4）治験責任医師等となるべき者の履歴書
- 5）その他当該治験審査委員会が必要と認める資料

2　専門治験審査委員会は，第30条第4項の規定により実施医療機関の長から意見を聴かれたときは，審査の対象とされる特定の専門的事項について前項各号に掲げる資料（当該専門治験審査委員会が必要と認めるものに限る.）に基づき審査し，文書により意見を述べなければならない．

3　実施医療機関等設置治験審査委員会及び専門治験審査委員会は，前条第1項又は第2項の規定により実施医療機関の長から意見を聴かれたときは，実施医療機関等設置治験審査委員会にあっては当該実施医療機関において当該治験が適切に行われているかどうかを調査した上，当該実施医療機関において治験を継続して行うことの適否を審査し，文書により意見を，専門治験審査委員会にあっては意見を聴かれた

巻末資料

特定の専門的事項について調査をした上，当該治験を継続して行うことの適否の判断の前提となる専門的事項を審査し，文書により意見を，それぞれ意見を聴かれた事項に係る事態の緊急性に応じて速やかに述べなければならない．

4　実施医療機関等設置治験審査委員会は，前条第4項の規定により，実施医療機関の長から意見を聴かれたときは，当該実施医療機関において当該治験が適切に行われているかどうか又は適切に行われていたかどうかについて審査し，文書により意見を述べなければならない．

5　第30条第4項の規定により実施医療機関の長が専門治験審査委員会の意見を聴いた場合においては，実施医療機関設置治験審査委員会は，第1項又は第3項の規定により意見を述べるに当たり，第30条第5項（前条第3項において準用する場合を含む．）の規定により報告された当該専門治験審査委員会の意見を踏まえて，これを行わなければならない．

6　実施医療機関の長は，第1項の規定による実施医療機関等設置治験審査委員会若しくは第三者治験審査委員会の意見又は第3項の規定による実施医療機関等設置治験審査委員会の意見を治験の依頼をしようとする者又は治験依頼者及び治験責任医師となるべき者又は治験責任医師に文書により通知しなければならない．

7　実施医療機関の長は，第1項の規定による実施医療機関等設置治験審査委員会若しくは第三者治験審査委員会の意見又は第3項若しくは第4項の規定による実施医療機関等設置治験審査委員会の意見を自ら治験を実施しようとする者又は自ら治験を実施する者に文書により通知しなければならない．

8　第6項に規定する文書による通知については，第10条第2項から第6項までの規定を準用する．この場合において，これらの規定中「治験の依頼をしようとする者」とあるのは「実施医療機関の長」と，「実施医療機関の長」とあるのは「治験の依頼をしようとする者又は治験依頼者」と読み替えるものとする．

（治験審査委員会の意見）
第33条
　　　実施医療機関は，第30条第1項又は第8項の規定により意見を聴いた実施医療機関等設置治験審査委員会又は第三者治験審査委員会が，治験を行うことが適当でない旨の意見を述べたときは，治験の依頼を受け，又は治験の実施を承認してはならない．

2　実施医療機関は，第31条第1項又は第2項の規定により意見を聴いた実施医療機関等設置治験審査委員会が，治験を継続して行うことが適当でない旨の意見を述べたときは，治験の契約を解除し，又は治験を中止しなければならない．

3　実施医療機関の長は，第31条第4項の規定により意見を聴いた実施医療機関等設置治験審査委員会が，当該実施医療機関において当該治験が適切に行われていない旨又は適切に行われていなかった旨の意見を述べたときは，必要な措置を講じなければならない．

（記録の保存）
第34条
　　　治験審査委員会を設置した者は，第28条第2項に規定する手順書及び委員名簿，第30条第2項，第6項及び第9項の規定による契約に関する資料，第32条第1項各号に掲げる資料，同条第2項に規定する資料，第40条第1項から第4項までの規定による実施医療機関等設置治験審査委員会及び専門治験審査委員会に対する通知並びに治験審査委員会の会議の記録を被験薬に係る医薬品についての製造販売の承認を受ける日（第24条第3項又は第26条の10第3項に規定する通知を受けたときは，通知を受けた日）又は治験の中止若しくは終了の後3年を経過した日のうちいずれか遅い日までの期間保存しなければならない．

第2節　実施医療機関

（実施医療機関の要件）
第35条
　　　実施医療機関は，次に掲げる要件を満たしていなければならない．
　1)　十分な臨床観察及び試験検査を行う設備及び人員を有していること．
　2)　緊急時に被験者に対して必要な措置を講ずることができること．
　3)　実施医療機関等設置治験審査委員会が設置されていること（第27条ただし書の場合を除く．）．
　4)　治験責任医師等，薬剤師，看護師その他治験を適正かつ円滑に行うために必要な職員が十分に確保されていること．

（実施医療機関の長）
第36条
　　　実施医療機関の長は，治験に係る業務に関する手順書を作成しなければならない．

2　実施医療機関の長は，当該実施医療機関における治験がこの省令，治験実施計画書，治験依頼者が治験を依頼する場合にあっては治験の契約書，自ら治験を実施する者が治験を実施する場合にあっては第15条の7第1項第5号から第11号までに規定する文書及び前項の手順書に従って適正かつ円滑に行われるよう必要な措置を講じなければならない．

3　実施医療機関の長は，被験者の秘密の保全が担保されるよう必要な措置を講じなければならない．

（モニタリング等への協力）
第37条
　　　実施医療機関の長は，治験依頼者が実施し，又は自ら治験を実施する者が実施させるモニタリング及び監査並びに実施医療機関等設置治験審査委員会及び専門治験審査委員会（専門治験審査委員会にあっては，第30条第4項の規定により意見を聴く場合に限る．以下「実施医療機関等設置治験審査委員会等」という．）並びに第三者治験審査委員会（同条第8項の規定により意見を聴く場合に限る．以下同じ．）による調査に協力しなければならない．

2 実施医療機関の長は，前項のモニタリング，監査又は調査が実施される際には，モニター，監査担当者又は実施医療機関等設置治験審査委員会等及び第三者治験審査委員会の求めに応じ，第41条第2項各号に掲げる治験に関する記録を閲覧に供しなければならない．

(治験事務局)
第38条
　実施医療機関の長は，治験に係る業務に関する事務を行う者を選任しなければならない．

(治験薬の管理)
第39条
　実施医療機関の長は，第16条第6項又は第26条の2第6項の手順書を治験薬管理者(治験薬を管理する者をいう．)に交付しなければならない．
2 前項の治験薬管理者は，第16条第6項又は第26条の2第6項の手順書に従って治験薬を適切に管理しなければならない．

(業務の委託等)
第39条の2
　実施医療機関(自ら治験を実施する者が治験を実施する場合にあっては，治験責任医師又は実施医療機関．以下この条において同じ．)は，治験の実施に係る業務の一部を委託する場合には，次に掲げる事項を記載した文書により当該業務を受託する者との契約を締結しなければならない．
　1) 当該委託に係る業務の範囲
　2) 当該委託に係る業務の手順に関する事項
　3) 前号の手順に基づき当該委託に係る業務が適正かつ円滑に行われているかどうかを実施医療機関が確認することができる旨
　4) 当該受託者に対する指示に関する事項
　5) 前号の指示を行った場合において当該措置が講じられたかどうかを実施医療機関が確認することができる旨
　6) 当該受託者が実施医療機関に対して行う報告に関する事項
　7) その他当該委託に係る業務について必要な事項

(治験の中止等)
第40条
　実施医療機関の長は，第20条第2項の規定により治験依頼者から又は第26条の6第2項の規定により自ら治験を実施する者から通知を受けたときは，直ちにその旨を実施医療機関等設置治験審査委員会等に文書により通知しなければならない．
2 実施医療機関の長は，第24条第2項の規定により治験依頼者から若しくは第26条の10第2項の規定により自ら治験を実施する者から治験を中断し，若しくは中止する旨の通知を受けたとき又は第24条第3項の規定により治験依頼者から申請書に添付しないことを決定した旨の通知若しくは第26条の10第3項の規定により自ら治験を実施する者から申請書に添付されないことを知った旨の通知を受けたときは，速やかにその旨及びその理由を治験責任医師及び実施医療機関等設置治験審査委員会等に文書により通知しなければならない．
3 実施医療機関の長は，第49条第2項の規定により治験責任医師から治験を中断し，又は中止する旨の報告を受けた場合は，速やかにその旨及びその理由を実施医療機関等設置治験審査委員会等及び治験依頼者に文書により通知しなければならない．
4 実施医療機関の長は，第49条第3項の規定により治験責任医師から治験を終了する旨の報告を受けたときは，その旨及びその結果の概要を実施医療機関等設置治験審査委員会等及び治験依頼者に通知しなければならない．
5 第3項に規定する文書による通知については，第10条第2項から第6項までの規定を準用する．この場合において，これらの規定中「治験の依頼をしようとする者」とあるのは「実施医療機関の長」と，「実施医療機関の長」とあるのは「治験依頼者」と読み替えるものとする．

(記録の保存)
第41条
　実施医療機関の長は，記録保存責任者を置かなければならない．
2 前項の記録保存責任者は，次に掲げる治験に関する記録(文書を含む．)を被験薬に係る医薬品についての製造販売の承認を受ける日(第24条第3項又は第26条の10第3項の規定により通知を受けたときは，通知を受けた日後3年を経過した日)又は治験の中止若しくは終了の後3年を経過した日のうちいずれか遅い日までの期間保存しなければならない．
　1) 原資料
　2) 契約書又は承認書，同意文書及び説明文書その他この省令の規定により実施医療機関に従事する者が作成した文書又はその写し
　3) 治験実施計画書，第32条第1項から第3項までの規定により実施医療機関等設置治験審査委員会等及び第三者治験審査委員会から入手した文書その他この省令の規定により入手した文書
　4) 治験薬の管理その他の治験に係る業務の記録

第3節　治験責任医師

(治験責任医師の要件)
第42条
　治験責任医師は，次に掲げる要件を満たしていなければならない．
　1) 治験を適正に行うことができる十分な教育及び訓練を受け，かつ，十分な臨床経験を有すること．
　2) 治験実施計画書，治験薬概要書及び第16条第7項又は第26条の2第7項に規定する文書に記載されている治験薬の適切な使用方法に精通していること．
　3) 治験を行うのに必要な時間的余裕を有すること．

（治験分担医師等）
第43条
　治験責任医師は，当該治験に係る治験分担医師又は治験協力者が存する場合には，分担する業務の一覧表を作成しなければならない．
2　治験責任医師は，治験分担医師及び治験協力者に治験の内容について十分に説明するとともに，第20条第2項の規定により通知された事項，第26条の6第2項の規定により通知した事項その他分担させる業務を適正かつ円滑に行うために必要な情報を提供しなければならない．

（被験者となるべき者の選定）
第44条
　治験責任医師等は，次に掲げるところにより，被験者となるべき者を選定しなければならない．
　1）倫理的及び科学的観点から，治験の目的に応じ，健康状態，症状，年齢，同意の能力等を十分に考慮すること．
　2）同意の能力を欠く者にあっては，被験者とすることがやむを得ない場合を除き，選定しないこと．
　3）治験に参加しないことにより不当な不利益を受けるおそれがある者を選定する場合にあっては，当該者の同意が自発的に行われるよう十分な配慮を行うこと．

（被験者に対する責務）
第45条
　治験責任医師等は，治験薬の適正な使用方法を被験者に説明し，かつ，必要に応じ，被験者が治験薬を適正に使用しているかどうかを確認しなければならない．
2　治験責任医師等は，被験者が他の医師により治療を受けている場合には，被験者の同意の下に，被験者が治験に参加する旨を当該他の医師に通知しなければならない．
3　実施医療機関の長及び治験責任医師等は，被験者に生じた有害事象に対して適切な医療が提供されるよう，事前に，必要な措置を講じておかなければならない．
4　治験責任医師等は，被験者に有害事象が生じ，治療が必要であると認めるときは，その旨を被験者に通知しなければならない．

（治験実施計画書からの逸脱）
第46条
　治験責任医師は，被験者の緊急の危険を回避するためその他医療上やむを得ない理由により治験実施計画書に従わなかった場合には，すべてこれを記録し，その旨及びその理由を記載した文書を直ちに治験依頼者が治験を依頼する場合にあっては治験依頼者及び実施医療機関の長に，自ら治験を実施する者が治験を実施する場合にあっては実施医療機関の長に提出しなければならない．
2　治験依頼者が治験を依頼する場合における前項に規定する文書の提出については，第10条第2項から第6項までの規定を準用する．この場合において，これらの規定中「治験の依頼をしようとする者」とあるのは「治験責任医師」と，「実施医療機関の長」とあるのは「治験依頼者」と読み替えるものとする．

（症例報告書等）
第47条
　治験責任医師等は，治験実施計画書に従って正確に症例報告書を作成し，これに記名なつ印し，又は署名しなければならない．
2　治験責任医師等は，症例報告書の記載を変更し，又は修正するときは，その日付を記載して，これになつ印し，又は署名しなければならない．
3　治験責任医師は，治験分担医師が作成した症例報告書を点検し，内容を確認した上で，これに記名なつ印し，又は署名しなければならない．

（治験中の副作用等報告）
第48条
　治験責任医師は，治験の実施状況の概要を適宜実施医療機関の長に文書により報告しなければならない．
2　治験依頼者が治験を依頼する場合にあっては，治験責任医師は，治験薬の副作用によると疑われる死亡その他の重篤な有害事象の発生を認めたときは，直ちに実施医療機関の長に報告するとともに，治験依頼者に通知しなければならない．この場合において，治験依頼者，実施医療機関の長又は実施医療機関等設置治験審査委員会等から更に必要な情報の提供を求められたときは，当該治験責任医師はこれに応じなければならない．
3　自ら治験を実施する者が治験を実施する場合にあっては，治験責任医師は，治験薬の副作用によると疑われる死亡その他の重篤な有害事象の発生を認めたときは，直ちに実施医療機関の長（一つの実施計画書に基づき共同で複数の実施医療機関において治験を実施する場合には他の実施医療機関の治験責任医師を含む．）に報告するとともに，治験薬提供者に通知しなければならない．この場合において，治験薬提供者，実施医療機関の長又は実施医療機関等設置治験審査委員会等から更に必要な情報の提供を求められたときは，当該治験責任医師はこれに応じなければならない．

（治験の中止等）
第49条
　治験責任医師は，第40条第2項の通知により治験が中断され，又は中止されたときは，被験者に速やかにその旨を通知するとともに，適切な医療の提供その他必要な措置を講じなければならない．
2　治験責任医師は，自ら治験を中断し，又は中止したときは，実施医療機関の長に速やかにその旨及びその理由を文書により報告しなければならない．
3　治験責任医師は，治験を終了したときは，実施医療機関の長にその旨及びその結果の概要を文書により報告しなければならない．

第4節　被験者の同意

(文書による説明と同意の取得)
第50条

治験責任医師等は，被験者となるべき者を治験に参加させるときは，あらかじめ治験の内容その他の治験に関する事項について当該者の理解を得るよう，文書により適切な説明を行い，文書により同意を得なければならない．

2　被験者となるべき者が同意の能力を欠くこと等により同意を得ることが困難であるときは，前項の規定にかかわらず，代諾者となるべき者の同意を得ることにより，当該被験者となるべき者を治験に参加させることができる．

3　治験責任医師等は，前項の規定により代諾者となるべき者の同意を得た場合には，代諾者の同意に関する記録及び代諾者と被験者との関係についての記録を作成しなければならない．

4　治験責任医師等は，当該被験者に対して治験薬の効果を有しないと予測される治験においては，第2項の規定にかかわらず，同意を得ることが困難な被験者となるべき者を治験に参加させてはならない．ただし，第7条第2項又は第15条の4第2項に規定する場合は，この限りではない．

5　治験責任医師等は，説明文書の内容その他治験に関する事項について，被験者となるべき者(代諾者となるべき者の同意を得る場合にあっては，当該者．次条から第53条までにおいて同じ．)に質問をする機会を与え，かつ，当該質問に十分に答えなければならない．

(説明文書)
第51条

治験責任医師等は，前条第1項の説明を行うときは，次に掲げる事項を記載した説明文書を交付しなければならない．

1) 当該治験が試験を目的とするものである旨
2) 治験の目的
3) 治験責任医師の氏名，職名及び連絡先
4) 治験の方法
5) 予測される治験薬による被験者の心身の健康に対する利益(当該利益が見込まれない場合はその旨)及び予測される被験者に対する不利益
6) 他の治療方法に関する事項
7) 治験に参加する期間
8) 治験の参加を何時でも取りやめることができる旨
9) 治験に参加しないこと，又は参加を取りやめることにより被験者が不利益な取扱いを受けない旨
10) 被験者の秘密が保全されることを条件に，モニター，監査担当者並びに実施医療機関等設置治験審査委員会等及び第三者治験審査委員会が原資料を閲覧できる旨
11) 被験者に係る秘密が保全される旨
12) 健康被害が発生した場合における実施医療機関の連絡先
13) 健康被害が発生した場合に必要な治療が行われる旨
14) 健康被害の補償に関する事項
15) 当該治験の適否等について調査審議を行う治験審査委員会の種類，各治験審査委員会において調査審議を行う事項その他当該治験に係る治験審査委員会に関する事項
16) 当該治験に係る必要な事項

2　説明文書には，被験者となるべき者に権利を放棄させる旨又はそれを疑わせる記載並びに治験依頼者，自ら治験を実施する者，実施医療機関，治験責任医師等の責任を免除し若しくは軽減させる旨又はそれを疑わせる記載をしてはならない．

3　説明文書には，できる限り平易な表現を用いなければならない．

(同意文書等への署名等)
第52条

第50条第1項又は第2項に規定する同意は，被験者となるべき者が説明文書の内容を十分に理解した上で，当該内容の治験に参加することに同意する旨を記載した文書(以下「同意文書」という．)に，説明を行った治験責任医師等及び被験者となるべき者(第3項に規定する立会人が立ち会う場合にあっては，被験者となるべき者及び立会人．次条において同じ．)が日付を記載して，これに記名なつ印し，又は署名しなければ，効力を生じない．

2　第50条第1項又は第2項に規定する同意は，治験責任医師等に強制され，又はその判断に不当な影響を及ぼされたものであってはならない．

3　説明文書を読むことができない被験者となるべき者(第50条第2項に規定する被験者となるべき者を除く．)に対する同条第1項に規定する説明及び同意は，立会人を立ち会わせた上で，しなければならない．

4　前項の立会人は，治験責任医師等及び治験協力者であってはならない．

(同意文書の交付)
第53条

治験責任医師等は，治験責任医師等及び被験者となるべき者が記名なつ印し，又は署名した同意文書の写しを被験者(代諾者の同意を得た場合にあっては，当該者．次条において同じ．)に交付しなければならない．

(被験者の意思に影響を与える情報が得られた場合)
第54条

治験責任医師等は，治験に継続して参加するかどうかについて被験者の意思に影響を与えるものと認める情報を入手した場合には，直ちに当該情報を被験者に提供し，これを文書により記録するとともに，被験者が治験に継続して参加するかどうかを確認しなければならない．この場合においては，第50条第5項及び第52条第2項の規定を準用する．

2　治験責任医師は，前項の場合において，説明文書を

改訂する必要があると認めたときは，速やかに説明文書を改訂しなければならない．
3　治験責任医師は，前項の規定により説明文書を改訂したときは，その旨を実施医療機関の長に報告するとともに，治験の参加の継続について改めて被験者の同意を得なければならない．この場合においては，第51条から前条までの規定を準用する．

（緊急状況下における救命的治験）
第55条
　治験責任医師等は，第7条第3項又は第15条の4第3項に規定する治験においては，次の各号のすべてに該当する場合に限り，被験者となるべき者及び代諾者となるべき者の同意を得ずに当該被験者となるべき者を治験に参加させることができる．
　1）被験者となるべき者に緊急かつ明白な生命の危険が生じていること．
　2）現在における治療方法では十分な効果が期待できないこと．
　3）被験薬の使用により被験者となるべき者の生命の危険が回避できる可能性が十分にあると認められること．
　4）予測される被験者に対する不利益が必要な最小限度のものであること．
　5）代諾者となるべき者と直ちに連絡を取ることができないこと．
2　治験責任医師等は，前項に規定する場合には，速やかに被験者又は代諾者となるべき者に対して当該治験に関する事項について適切な説明を行い，当該治験への参加について文書により同意を得なければならない．

第5章　再審査等の資料の基準

（再審査等の資料の基準）
第56条
　法第14条又は第19条の2の承認を受けた者が行う医薬品の臨床試験の実施に係る法第14条の4第4項及び第14条の6第4項（これらの規定を法第19条の4において準用する場合を含む．）に規定する資料の収集及び作成については，第4条から第6条まで，第7条（第3項第1号を除く．），第9条，第10条（第1項第2号を除く．），第11条から第15条まで，第16条，第17条第1項，第18条から第23条まで，第24条第1項及び第2項，第25条，第26条並びに第27条から第55条までの規定を準用する．この場合において，これらの規定（見出しを含む．）中「治験」とあるのは「製造販売後臨床試験」と，「治験実施計画書」とあるのは「製造販売後臨床試験実施計画書」と，「治験責任医師」とあるのは「製造販売後臨床試験責任医師」と，「治験国内管理人」とあるのは「製造販売後臨床試験国内管理人」と，「治験調整医師」とあるのは「製造販売後臨床試験調整医師」と，「治験調整委員会」とあるのは「製造販売後臨床試験調整委員会」と，「治験分担医師」とあるのは「製造販売後臨床試験分担医師」と，「治験責任医師等」とあるのは「製造販売後臨床試験責任医師等」と，「治験依頼者」とあるのは「製造販売後臨床試験依頼者」と，「治験薬管理者」とあるのは「製造販売後臨床試験薬管理者」と，「治験協力者」とあるのは「製造販売後臨床試験協力者」と，「治験審査委員会」とあるのは「製造販売後臨床試験審査委員会」と，「実施医療機関設置治験審査委員会」とあるのは「実施医療機関設置製造販売後臨床試験審査委員会」と，「実施医療機関等設置治験審査委員会」とあるのは「実施医療機関等設置製造販売後臨床試験審査委員会」と，「専門治験審査委員会」とあるのは「専門製造販売後臨床試験審査委員会」と，「第三者治験審査委員会」とあるのは「第三者製造販売後臨床試験審査委員会」と，「実施医療機関等設置治験審査委員会等」とあるのは「実施医療機関等設置製造販売後臨床試験審査委員会等」と，これらの規定（見出しを含み，第11条，第16条第1項，第2項及び第5項から第7項まで，第17条第1項並びに第39条を除く．）中「治験薬」とあるのは「製造販売後臨床試験薬」と，第11条中「治験薬」とあるのは，「被験者，製造販売後臨床試験責任医師等又は製造販売後臨床試験協力者が被験薬及び対照薬の識別をできない状態（以下「盲検状態」という．）にした製造販売後臨床試験薬」と，第16条第1項第1号中「治験用」とあるのは「製造販売後臨床試験用」と，同条第1項，第2項及び第5項から第7項までの規定中「治験薬」とあるのは「盲検状態にした製造販売後臨床試験薬」と，第16条第2項第1号中「予定される」とあるのは「承認されている」と，第17条中「治験薬」とあるのは「盲検状態にした製造販売後臨床試験薬」と，第18条見出し中「多施設共同治験」とあるのは「多施設共同製造販売後臨床試験」と，第20条第2項中「被験薬」とあるのは「当該製造販売後臨床試験において発生した被験薬」と，「法第80条の2第6項」とあるのは「法第77条の4の2」と，「直ちにその旨を治験責任医師」とあるのは「直ちにその旨を当該製造販売後臨床試験責任医師」と，同条第3項中「治験実施計画書及び治験薬概要書」とあるのは「製造販売後臨床試験実施計画書」と，第26条第1項中「に係る医薬品についての製造販売の承認を受ける日（第24条第3項の規定により通知したときは，通知した日後3年を経過した日）又は治験の中止若しくは終了の後3年を経過した日のうちいずれか遅い日までの期間」とあるのは「の再審査又は再評価が終了した日後5年間」と，第34条中「に係る医薬品についての製造販売の承認を受ける日（第24条第3項又は第26条の10第3項に規定する通知を受けたときは，通知を受けた日）又は治験の中止若しくは終了の後3年を経過した日のうちいずれか遅い日までの期間」とあるのは「の再審査又は再評価が終了する日まで」と，第38条見出し中「治験事務局」とあるのは「製造販売後臨床試験事務局」と，第39条中「治験薬」とあるのは「盲検状態にした製造販売後臨床試験薬」と，第40条第2項中「通知を受けたとき又は第24条第3項の規定により治験依頼者から申請書に添付しないことを決定した旨の通知若しくは第26条の10第3項の規定により自ら治験を実施する者から申請書に添付されないことを知った旨の通知」とあるのは「通知」と，第41条第2項中「に係

る医薬品についての製造販売の承認を受ける日（第24条第3項又は第26条の10第3項の規定により通知を受けたときは，通知を受けた日後3年を経過した日）又は治験の中止若しくは終了の後3年を経過した日のうちいずれか遅い日までの期間」とあるのは「の再審査又は再評価が終了する日まで」と，第42条第2号中「治験実施計画書，治験薬概要書」とあるのは「製造販売後臨床試験実施計画書」と読み替えるものとする．

第6章　治験の依頼等の基準

（法第80条の2第1項の厚生労働省令で定める基準）
第57条
法第80条の2第1項に規定する治験の依頼については，第4条第1項，第5条，第7条第1項（第9号及び第11号から第13号までを除く．），第8条第1項，第11条，第13条（第1項第11号，第13号から第16号まで及び第18号を除く．），第14条及び第15条の規定を準用する．この場合において，第4条第1項中「実施医療機関及び治験責任医師の選定，治験薬の管理，副作用情報等の収集，記録の保存その他の治験の依頼及び管理に係る」とあるのは「治験薬の管理及び記録の保存の」と，第5条中「試験その他治験の依頼をするために必要な試験」とあるのは「試験」と，第13条中「前条の規定により」とあるのは「治験の依頼及び管理に係る」と読み替えるものとする．

（法第80条の2第4項の厚生労働省令で定める基準）
第58条
治験依頼者が治験を依頼する場合においては，法第80条の2第4項に規定する治験をすることについては，第27条から第55条まで（第29条第1項第2号，第31条第4項，第32条第4項及び第7項，第33条第3項並びに第48条第3項を除く．）の規定を準用する．

2　自ら治験を実施する者が治験を実施する場合においては，法第80条の2第4項に規定する治験をすることについては，第15条の2第1項，第15条の3，第15条の4第1項（第10号及び第12号から第14号までを除く．），第15条の5第1項，第15条の7（第9号，第10号及び第12号から第14号までを除く．），第15条の9，第26条の2（第1項第5号及び第7項を除く．），第26条の7第1項及び第3項，第26条の12第5号，第27条から第55条まで（第29条第1項第1号，第32

条第6項及び第8項並びに第48条第2項を除く．）の規定を準用する．この場合において，第15条の2第1項中「治験実施計画書の作成，治験薬の管理，副作用情報等の収集，記録の保存その他の治験の実施の準備及び管理に係る」とあるのは「治験薬の管理及び記録の保存の」と，第15条の3中「試験その他治験を実施するために必要な試験」とあるのは「試験」と，第26条の2第5項中「製造数量等の製造に関する」とあるのは「製造数量の」と，「安定性等の品質」とあるのは「品質」と，第26条の12中「適切に保存」とあるのは「保存」と読み替えるものとする．

（法第80条の2第5項の厚生労働省令で定める基準）
第59条
法第80条の2第5項に規定する治験の管理については，第16条（第1項第5号及び第7項を除く．），第21条第1項並びに第26条第1項（第1号から第4号までを除く．）及び第2項の規定を準用する．この場合において，第16条第5項中「製造数量等の製造に関する」とあるのは「製造数量の」と，「安定性等の品質」とあるのは「品質」と，第26条第1項中「適切に保存」とあるのは「保存」と読み替えるものとする．

附則（平成18年3月31日厚生労働省令第72号）

（施行期日）
1　この省令は，平成18年4月1日から施行する．

（経過措置）
2　この省令の施行前に実施された又はこの省令の施行の際現に実施されている医薬品の臨床試験については，この省令による改正後の医薬品の臨床試験の実施の基準に関する省令（次項において「新令」という．）の規定にかかわらず，なお従前の例による．

3　この省令の施行前に治験実施計画書（医薬品の臨床試験の実施の基準に関する省令第7条第1項から第3項まで又は第15条の4第1項から第3項までの規定に適合するものに限る．）又は製造販売後臨床試験実施計画書（この省令による改正前の医薬品の臨床試験の実施の基準に関する省令第56条において準用する第7条第1項から第3項まで（第3項第1号を除く．）の規定に適合するものに限る．）が作成された医薬品の臨床試験（前項に該当するものを除く．）については，新令の規定にかかわらず，なお従前の例による．

同意説明文書の雛形

治験実施計画書番号：○○
作成年月日：○○年○○月○○日
版番号：1.0

○○の治験参加に際して

― 治験に参加するかどうかを決める前にお読みください ―

病 院 名 （診療科名）	
治験責任医師名	科（職名：　　　　　）
連 絡 先	ー　　　　ー
担当医師名	科（職名：　　　　　）
連 絡 先	ー　　　　ー
相談窓口 （連絡先）	

　同意説明文書の実物に近いものを例示するために，内容の一部は日本医師会が支援している心房細動に対する抗不整脈薬の治験の同意説明文書を参考にした．

目次

はじめに
 1. 薬の開発と治験について
 2. 治験薬について
 3. 治験の目的
 4. 治験に参加できる方の条件
 5. 治験の参加人数と予定期間
 6. 治験の方法
 7. 治験に参加することの利益
 8. 治験に参加するうえでの危険性または不利益
 9. この病気に対する他の治療方法について
10. 健康被害の補償について
11. 治験への参加に同意しない場合でも不利益を受けないこと
12. 治験への参加に同意した場合でも，いつでもやめられること．その場合でも不利益を受けないこと
13. 治験薬の新しい情報提供について
14. 治験への参加をやめる場合の条件または理由について
15. 診療記録の調査およびプライバシーの保護について
16. 他の病院との連絡について
17. 治験にかかわる検査などの費用負担について
18. 守ってもらいたいこと
19. 問合わせ先
同意書

はじめに

　治験は薬の効果を確かめるための研究です．

　あなたは○○の働きが低下していることによる△△という病気にかかっていると思われます．この病気にかかると，××や□□のような症状があらわれます．私たちはこの病気の治療法について研究中で，新しい「くすり」の試験（治験）を行っています．この治験は新しい薬が予想される有効性と安全性があるかどうかを調査するために行われます．この説明文書では，治験の目的・方法，期間や治験薬を服用することで受ける利益や不利益などについて説明します．内容をよく理解されたうえで，この治験に参加されるかどうかを決めてください．

　参加してもよいと思われた場合は，同意書に署名してください．たとえ，あなたやご家族の方がこの治験に参加することをお断りになっても，今後もあなたの治療は続けますし，なんら不利益を受けることはありません．ご不明な点があれば遠慮なく申し出てください．

　この治験は，あなたの人権を守るために国が定めたルールに従って，当病院に設置された治験審査委員会で科学性・倫理性について審議し，施設長が承認したものです．

1．薬の開発と治験について

　治験とは厚生労働省から新しい薬の販売の承認を得るために，人における安全性や有効性（薬の効き目）を調べる臨床試験のことをいいます．つまり，開発中の治験薬（薬の候補）をいくつかの方法で使用してみて効果や安全性などを評価するという試験的・研究的な側面があります．治験で得られた結果は，その薬の販売承認を得るために厚生労働省に申請する際の資料となります．治験は国が定めた法律に従い，基準を満たした病院・医師により厳重な管理のもとに行われます．

【治験の一般的な進み方】

第Ⅰ段階　：原則として少数の健康的な成人ボランティア（「くすり」または病気の種類によっては少数の患者さん）を対象に安全性を調べる段階です．

↓

第Ⅱ段階　：少数の患者さんを対象に，安全性と効果を確認する段階です．

↓

第Ⅲ段階　：多くの患者さんを対象に，現在使われている薬などと比較して最終的な安全性・効果・使い方の確認をするための段階です．

↓

国への申請：薬の製造販売の承認を得るため，治験の結果を国に提出します．そして，薬として製造販売するにふさわしいかどうか，審査を受けます．

↓

国の承認　：薬として製造販売の承認を受けます．その後，医療現場で，多くの患者さんに使われることになります．

2．治験薬について

　　この治験では，○○○○という成分を含む治験薬（開発コード：△▼△1111）を使用いたします．この治験薬は，すでに厚生労働省から×××××の『くすり』として認可を受けていて，その後，薬事法(やくじほう)（薬に関する法律）で決められた期間（6年間）が経過した後でも，効果と安全性について問題ないことが確認されています．

3．治験の目的

　　この治験薬には△△△△を止める効果や予防する効果が報告されており，実際に▽▽▽を専門とする医師によって，日常的に△△△△の患者さんに使用されています．特に他の▽▽▽薬で効かなかった患者さんにも効果があると期待されています．

　　今回の治験では，△△△△の患者さんにこの治験薬を服用していただき，どれくらい△△△△を止めることができるか，また，どれくらい安全に使用できるかを調べることを目的としています．

4．治験に参加できる方の条件

　　この治験では，下記の基準を満たした方を対象としています．
- △△△△と診断されたのが最近2年以内の方
- 年齢　20歳以上85歳まで
- 妊娠の可能性のある方は避妊してくださる方

　　次のいずれかの項目に該当する方は，この治験に参加することができません．
- △△の治療薬を治験参加前30日以内に服用されている方
- 全身性の痙攣(けいれん)を起こしたことがある方
- 肝臓，腎臓，心臓などに重い病気がある方
- がんを併存している方やがんの治療をしたことのある方（ただし，手術後5年間再発のない方は，この限りではありません．）
- 他の治験に参加され終了後，○カ月以上経過していない方
- 医師により治験に参加できないと判断された方

　　上記のほかにも治験に参加するための基準があります．担当医が全ての基準を確認したうえで，あなたがこの治験に参加できるか最終的に判断いたします．

5．治験の参加人数と予定期間

　　この治験の期間は，観察期が2週間，治療期が12週間のあわせて14週間を予定しています．ただし，治験に参加する前に△△△△のための薬を飲んでいる場合には，その薬の影響を取り除くための期間を数週間とることもあります．

　　この治験は全国の治験を行うことのできる病院で実施され，合計で120人の参加を計画しております．当院では10～20人の参加を予定しています．

6. 治験の方法

1）観察期

　治験の参加について同意してから約2週間を観察期と言います．治験に参加するのに問題ない状態にあるかどうかを確認させていただく期間のことです．

　この治験に参加する前に，この治験薬と同じような効果を持つ薬などを飲んでいた方は，観察期の前に数週間の期間（ウォッシュアウトとよびます）をとり，前の薬の影響を取り除くために休薬する必要があります．

2）治療期

　観察期であなたが治験参加に適していると判断されたら，ひきつづき治療期へうつります．治療期では，あなたは3つのグループのうちのいずれかに無作為に（サイコロを振るように意図的に手を加えることなく）割り付けられます．3つのグループはそれぞれプラセボ，高用量の治験薬，低用量の治験薬を服用するグループです．プラセボとは，見かけは治験薬とまったく同じですが，実薬（有効な成分）が入っていない錠剤で，「偽薬(ぎゃく)」とも言われています．あなたがどのグループに割り付けられるかの確率は1/3です．あなたがどのグループに割り付けられるのかはあなた自身も，担当する医師または治験コーディネーターもわからないようになっています．ただし，緊急事態が生じた場合には，あなたがどのグループに属しているかを治験担当医師は知ることができるようになっています．この方法は，薬の効果や安全性を正しく評価するために工夫された方法で，治験では一般的に用いられています．

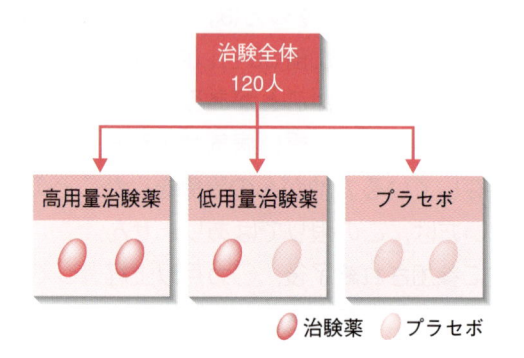

```
          治験全体
           120人
    ┌────────┼────────┐
高用量治験薬   低用量治験薬    プラセボ
```
● 治験薬　　○ プラセボ

3）担当医師の診察について

　原則として，観察期間は1週ごと，治療期間は4週目までは2週ごと，4週目以降は4週ごとに来院し，担当医師の診察を受けてもらいます．

4）検査・観察項目とその時期について

　検査項目とその実施時期の詳細は，以下の「治験スケジュール」と「臨床検査の項目」をご覧ください．

治験スケジュール

項目 \ 時期（週）	観察期 同意取得日	観察期 −2	観察期 −1	観察期 0	治療期 2	治療期 4	治療期 8	治療期 12	中止時
同意	○								
来院	○	○	○	○	○	○	○	○	○
血圧（坐位）				○	○	○	○	○	○
脈拍数（坐位）				○	○	○	○	○	○
身長		←	○	→					
体重		←	○	→				○	○
ウォッシュアウト	○								
検査・画像診断　尿検査		←	○	→				○	○
血液学的検査		←	○	→				○	○
血液生化学検査		←	○	→				○	○
標準12誘導心電図		←	○	→	○		○	○	○
胸部X線		←	○	→				○	○
服薬状況		○	○	○	○	○	○	○	○
有害事象		○	○	○	○	○	○	○	○

○：診察時に必ず実施する　←○→：期間中に1回実施する

臨床検査の項目

　　血液学的検査　：白血球数，白血球分画，赤血球数，ヘモグロビン，ヘマトクリット値，血小板数
　　血液生化学検査：総蛋白，アルブミン，総コレステロール，BUN，クレアチニン，尿酸，AST（GOT），ALT（GPT），γ-GTP，総ビリルビン，ALP，LDH，CPK，Na，K，Cl，Mg，Ca
　　尿検査　　　　：蛋白，糖，ウロビリノーゲン，pH

5）追跡調査

　検査や診察で異常が認められ，医師が必要と判断した場合には，追跡調査（検査，診察など）を実施することがあります．

7．治験に参加することの利益

　この治験薬は，△△△△を予防したり，△△△△を止めたりする効果があると考えられている薬です．厚生労働省は，△△△△の患者さんに対して使用する場合の安全性を保証していませんが，本治験では，それを踏まえて十分な安全管理のもとでこの薬を治験薬として使用いたします．

　この治験の結果，この薬が△△△△の方に安全に有効に使えることがわかって保険適応が得られた場合，△△△△の患者さんをこの薬で治療することを厚生労働省が保証することになり，より多くの患者さんがその恩恵を受けることができるようになります．

8. 治験に参加するうえでの危険性または不利益

　『くすり』は本来の病気を治療する働きと，副作用（普段と異なった好ましくない働き）を持ち合わせております．より安全に治療を行うためには決められた量で，決められた方法で服用することが大切です．しかし，きちんと決められたとおりの量で服用していても，体質に合わなかったり，他の薬との相性が悪かったりすると副作用がでることがあります．この治験薬は，国内で××××に対して使用された場合に，次のような副作用が報告されていますので，この治験でも同じような症状がでる可能性があります．何か異常を感じた場合には，どんなことでも構いませんのでいつでも遠慮なく，担当医師や治験コーディネーターなどに申し出てください．

　この治験薬の使用が国に認められる前と，その後6年間の調査の結果では，総症例○○○○例中副作用が報告されたのは181例（11.0％）でした．その主なものは，QT延長（1.7％），徐脈（1.0％），嘔気（0.7％）等でした．

　(1) 重大な副作用
　　　① 心室頻拍（Torsades de pointes：トルサード・ド・ポアンを含む）
　　　　（0.1％未満）
　　　② 無顆粒球症（頻度不明）
　　　初期症状として発熱，下痢，貧血，全身倦怠等がみられます．
　(2) その他の副作用

	副作用の頻度	
	頻度不明	0.1〜5％未満
循環器	房室ブロック	QT延長，徐脈，T波異常，失神発作，動悸
肝臓		AST（GOT）上昇，ALT（GPT）上昇，Al-P上昇，γ-GTP上昇，肝機能異常
血液		白血球減少
精神神経系		頭痛，めまい，ふらつき感
消化器		嘔気，胃部不快感，腹部不快感，食欲不振，下痢，便秘，胸やけ，口渇
過敏症		発疹
その他		倦怠感，排尿障害，発熱，胸部不快感，ほてり

9. この病気に対する他の治療方法について

　あなたの病気は，全身に血液を送るために正しいリズムで拍動している心臓のリズムが乱れる状態で，「不整脈」に分類されます．「不整脈」はいくつかのタイプに分けることができ，あなたの場合，「心房細動」と呼ばれる不整脈です．この「心房細動」とは，「心房」（心臓の一部分）が不規則に速く動く状態を言います．心房から心臓を拍動させる信号がたくさん発生していて，この結果，心臓の拍動は不規則に速くなり，胸がドキドキする（動悸）などの症状を認める「不整脈」です．比較的よくみられる

「不整脈」で，「心電図」記録で容易に診断できるものですが，脳塞栓症を起こしやすいので，治療を行う際にも注意が必要になります．
　「心房細動」の治療方法としては，以下のものがあります．

1）不規則な心臓のリズムを正常な調律（リズム）に戻す治療
　①電気的除細動
　　心臓の不規則な動きを，電気ショックで元に戻す治療
　②薬物的除細動
　　心臓の不規則な動きを，薬で元に戻す治療
　③根治治療（カテーテルアブレーション）
　　足の付け根の血管から心臓まで達する細い管（カテーテル）を挿入し，心臓の中の不整脈を発生させている場所を焼き切る治療
　④Maze手術
　　心房（心臓の一部分）に迷路状の切り傷をつけることで，不整脈の発生を抑える治療

2）症状を和らげ，合併症（心不全）を防止する治療
　⑤心拍数のコントロール（レートコントロール）
　　心拍数を抑える薬を服用することで，心臓の動く回数（心拍数）を規則正しくする治療

3）合併症（脳塞栓症）の発現を予防する治療
　⑥脳塞栓症の予防
　　血液を固まりにくくする薬（抗凝固薬・抗血栓薬）を服用することで，脳塞栓症（脳の血管に血のかたまりが詰まる病気．この結果，脳の機能を失うことがある）を予防する治療

10．健康被害の補償について

　この治験期間中または治験が終了した後，健康被害が起こりましたら，担当医師がすみやかに診察し，適切な治療を行います．健康被害に対する補償はこの治験の依頼者（治験の場合）が適切に行います．
　ただし，あなたが故意に担当医師の指示を守らなかった場合や重大な過失により生じた障害などでは，補償額が減額もしくは支払われないことがあります（「18．守ってもらいたいこと」の注意事項を守ってください）．

> 保険診療の範囲内の臨床試験では
> 　重篤な健康被害が生じた場合には医薬品医療機器総合機構の健康被害救済制度の適応になります．

11．治験への参加に同意しない場合でも不利益を受けないこと

　この治験への参加に対して同意するかどうかは，あなたとご家族の方の自由な意思

で決めてください．同意されなくても，あなたが不利益を受けることは決してありません．医師はあなたにあった適切な他の治療を行いますので遠慮なく申し出てください．

12. 治験への参加に同意した場合でも，いつでもやめられること．その場合でも不利益を受けないこと

治験への参加に同意された後でも，いつ，どのような理由でもこの治験への参加をやめることができますので，遠慮なく担当医師に申し出てください．また途中で治験への参加をやめても，医師はあなたにあった他の治療方法で適切な治療を行いますので心配いりません．

13. 治験薬の新しい情報提供について

あなたがこの治験に参加している間に，この治験薬について新しい重要な情報が得られた場合は，すみやかにお知らせします．その場合には改めて治験を続けるかどうかの意思をお伺いいたします．

14. 治験への参加をやめる場合の条件または理由について

この治験の参加期間が残っていても，以下のような場合，治験への参加を中止することがあります．

①治験を中止しなければならない副作用などが発現した場合
②あなたが治験の中止を申し出た場合
③血液・尿検査などの結果，治験参加の基準に合わない場合
④治験参加にあたって守るべき事項を守っていただけない場合
⑤この治験に参加するための基準に合わないことが判明した場合
⑥治験の依頼者が治験の中止を決定した場合

なお，治験への参加を中止した場合でも適切な処置を行います．また，治験の最終日に予定している診察や検査を実施します（同意の取消しなどの理由により実施できない場合は無理にお願いしたりいたしません）．

15. 診療記録の調査およびプライバシーの保護について

この治験への参加に同意された場合，治験の手順や検査などが正しく行われているかどうかを調べるために，治験依頼者（製薬企業あるいは治験責任医師），この病院の治験審査委員会（治験を医学的立場と人道的立場で検討する委員会），厚生労働省の担当者があなたのカルテなどの医療記録を閲覧することがあります．また，治験の結果は論文や厚生労働省へ提出する資料の一部として公表されることがあります．しかし，これらの関係者には秘密を守る義務があり，あなたのプライバシーを第三者に漏らすことや個人を特定されることはまったくありません．

なお，同意書に署名することによって，上記の関係者がカルテなどの医療記録を閲覧することを認めたことになりますので，ご了承ください．

16．他の病院との連絡について

　　現在，別の病気などのために他の医師あるいは他の治療を受けている場合，また治験中に他の医師または他の病院の治療を受ける場合は，事前に担当医師にお知らせください．また，あなたの了解を得たうえで，担当の医師へご連絡させていただくこともあります．

17．治験にかかわる検査などの費用負担について

　　この治験薬を服用している間は，治験薬，治験期間中の血液検査や尿検査，心電図などの検査費用は治験依頼者が負担しますので，あなたがお支払いになる健康保険等の一部負担額が少なくなることがあります．

　　また，この治験に参加された場合，通常の受診よりも来院回数が増えることが予測されます．交通費などの負担を軽減するため，治験のための来院ごと（入院の場合は，入院1回ごと）に，7,000円をお支払いいたします．これはあなたの指定する金融機関の口座に，1カ月分をまとめて翌月に振り込みます．

> 臨床試験の場合，通常，負担軽減費は支払われず，保険診療の範囲内の臨床試験の場合は，検査費用も保険を使うことがあるので，費用負担者を具体的に提示する．

18．守ってもらいたいこと

1）この治験期間中は，決められた来院日に診察を受けてください．もしご都合が悪くなった場合には事前に担当医師にご連絡ください．
2）この治験薬は医師の指示どおりに正しく服用してください．もし，治験薬を飲み忘れた場合には，まとめて服用することは絶対にしないでください．余った治験薬は次回の診察のときに病院にお持ちください．またこれはあなた専用の治験薬ですから，ご家族の方や他の方にあげたり，飲ませたりしないでください．
3）この治験への参加期間中は適切に避妊するようにしてください．生まれる前の胎児に対するこの治験薬の影響に関して，まだ詳細な情報は得られておりません．
4）担当医師に指示された以外の薬（他の病院で処方された薬，市販の薬など）を使用したい場合は，担当医師あるいは治験コーディネーターへ事前にご相談ください．また，他の薬を使用した場合はその内容（薬の名前，使用量，使用時期など）を教えてください．
5）この治験期間中に他の病院にかかる場合は，治験参加時にお渡しする治験参加カードを担当の医師にご提示いただき，治験に参加していることをお知らせください．

19．問合わせ先

　　この説明を受けた後でも，この治験について不安や疑問がある場合は，いつでも表紙の相談窓口へお問い合わせください．また，治験期間中だけではなく，治験が終わった後でも，この治験に参加したことによって良くない症状がでたと思われる場合は，表紙に記載の担当医師などにご連絡ください．

治験実施計画書番号：○○
作成年月日：○○年○○月○○日
版番号：1.0
「カルテ保管用」

_____病院長　殿

同 意 書

　私は○○の治験に参加するにあたり，この説明文書による説明を受けました．そしてこの治験の内容について十分に理解しましたので，自らの意思によりこの治験への参加に同意します．また，その証として以下に署名し，説明文書と同意書の写しを受け取ります．

【署名欄】　同意される本人がご署名ください．

　氏名：_____

　同意した日：20_____年_____月_____日

【説明者書名欄】

　担当医師名：_____　所属：_____

　説明日：20_____年_____月_____日

　治験協力者：_____　所属：_____

　説明日：20_____年_____月_____日

医薬品等の副作用の重篤度分類基準について

平成4年6月29日　薬安第80号
各都道府県衛生主管部（局）長あて　厚生省薬務局安全課長通知

　医薬品等の副作用報告については，薬事法（昭和35年法律第145号．以下「法」という．）第69条に基づき製造業者等の最小限の義務として薬事法施行規則（昭和36年厚生省令第1号．以下「規則」という．）第62条の2の規定が設けられている．このことについては，昭和55年4月10日薬発第483号薬務局長通知「薬事法の一部を改正する法律の施行について」等及び昭和59年4月27日薬発第298号薬務局長通知「医薬品等の副作用報告義務の遵守について」により従来より指導してきたところである．また，報告を行う症例等の範囲についても，これらの通知により，法に基づき報告すべき症例等の範囲の明確化を図るとともに，その他の症例等にあっても副作用報告制度の趣旨に鑑み保健衛生上の見地から必要なものについては報告を求め安全対策の万全を図ってきたところである．

　今般，副作用報告のより一層の適正化，迅速化を図るため，報告を行う症例の範囲についての判断のための具体的な目安として別添のとおり「副作用の重篤度分類基準」を作成したので，今後の副作用報告にあたっては，下記に留意してこれを活用し，必要な副作用報告に遺漏のないよう貴管下関係業者に対する指導方よろしくお願いいたしたい．

記

1. 本基準は，副作用の重篤度を概ね次のとおり1～3の3つのグレードに分類したものであること．
   グレード1：軽微な副作用と考えられるもの．
   グレード2：重篤な副作用ではないが，軽微な副作用でもないもの．
   グレード3：重篤な副作用と考えられるもの．すなわち，患者の体質や発現時の状態等によっては，死亡又は日常生活に支障をきたす程度の永続的な機能不全に陥るおそれのあるもの．
2. 本基準は，副作用の重篤度を判断する際の具体的で簡便な目安となるよう作成されたものであるが，その利用にあたっては，個別の副作用症例の重篤度は副作用症状の種類のみでなく，患者の全身状態，原疾患・合併症の現況，転帰等を勘案して総合的に評価されるものであることに留意すること．
3. 本基準は，法第69条に基づき副作用報告すべき症例（以下「69条報告症例」という．）の範囲の解釈のために作成されたものではないが，本基準のうちグレード3に該当する程度の副作用症例は，69条報告症例のうち規則第62条の2第1項第1号にいう「死亡又は障害につながるおそれのある症例」に概ね該当すると考えられるので，69条報告症例に該当するか否かの判断の目安として活用されたいこと．
4. 69条報告症例に該当しない副作用症例であっても，保健衛生上の見地から安全対策の万全を図るため，次に該当する程度の副作用症例については概ね次により対応されたいこと．
   ①グレード1に該当すると考えられる副作用症例であって使用上の注意として記載のない副作用であると疑われるもの．
   　　平成4年2月26日薬安第24号「医薬品副作用等の報告様式の改正等について」の記3（未知で軽微な副作用の報告について）により定期的に集積報告されたいこと．
   ②グレード2に該当すると考えられる副作用症例であって使用上の注意として記載のない副作用であると疑われるもの．
   　　すみやかに報告されたいこと．
   ③グレード3に該当すると考えられる副作用症例．
   　　すみやかに報告されたいこと．

別　添

副作用の重篤度分類基準

> 肝臓

　肝障害の重篤度については，原則として，下表に掲げられた臨床検査値，症状等によりグレード分けを行う．また，全身倦怠感，食欲不振，悪心，発熱，発疹等があるなど臨床症状等から肝障害が疑われる場合には，当該症例のGOT，GPT等を確認して，下表により同様に分類すること．また，肝生検の結果が得られている場合にはこれを考慮して判断すること．

副作用のグレード	グレード1	グレード2	グレード3
総ビリルビン（mg/dl）	1.6以上〜3.0未満	3.0以上〜10未満	10以上
GOT，GPT　　（U）	1.25×N以上〜2.5×N未満 50以上〜100未満	2.5×N以上〜12×N未満 100以上〜500未満	12×N以上 500以上
Al-P	1.25×N以上〜2.5×N未満	2.5×N以上〜5×N未満	5×N以上
γ-GTP	1.5×N以上	―	―
LDH	1.5×N以上	―	―
PT	―	―	40％以下
症状等	―	黄疸 肝腫大 右季肋部痛 脂肪肝	出血傾向，意識障害等の肝不全症状（劇症肝炎） 肝硬変 肝腫瘍 6ヶ月以上遷延する黄疸

　N；施設ごとの正常値上限

> 腎臓

　腎障害の重篤度については，原則として，下表に掲げられた臨床検査値，症状等によりグレード分けを行う．また，全身倦怠感，食欲不振，悪心，浮腫，高血圧，頭重感等があるなど臨床症状や尿所見から腎障害が疑われる場合には，当該症例のBUN，クレアチニン等を確認して，下表により同様に分類すること．また，腎生検の結果が得られている場合にはこれを考慮して判断すること．

副作用のグレード	グレード1	グレード2	グレード3
BUN（mg/dl）	1×Nを超え25未満	25以上〜40未満	40以上
クレアチニン（mg/dl）	1×Nを超え2未満	2以上〜4未満	4以上
蛋白尿	1+	2+〜3+	3+を超える
血尿	顕微鏡的	肉眼的	肉眼的，凝血塊
尿量	―	500ml/24hr以下 又は乏尿多尿(注)	100ml/24hr以下 又は無尿
血清カリウム値（mEq/l）	―	5.0以上〜5.5未満	5.5以上
その他の症状等	―	―	ネフローゼ症候群 急性腎不全（間質性腎炎，尿細管壊死，腎臓壊死，腎乳頭壊死，腎皮質壊死） 慢性腎不全（間質性腎炎，尿細管壊死，腎臓壊死，腎乳頭壊死，腎皮質壊死） 尿毒症 水腎症

　N；施設ごとの正常値上限
　注）腎性の尿崩症の場合をいう．

医薬品等の副作用の重篤度分類基準について

血液

血液障害の重篤度については，原則として，下表に掲げられた臨床検査値，症状等によりグレード分けを行う．

副作用のグレード	グレード1	グレード2	グレード3
赤血球	350万未満〜300万以上	300万未満〜250万以上	250万未満
Hb(g/dl)	11未満〜9.5以上	9.5未満〜8以上	8未満
白血球	4,000未満〜3,000以上	3,000未満〜2,000以上	2,000未満
顆粒球	2,000未満〜1,500以上	1,500未満〜1,000以上	1,000未満
血小板	100,000未満〜7,500以上	75,000未満〜50,000以上	50,000未満
出血傾向	軽度出血(皮下出血)	中等度出血(粘膜出血)[注1]	重度出血(臓器内出血)[注2]
その他の症状等	—	—	汎血球減少症(再生不良性貧血等) 赤芽球ろう 無顆粒球症

注1) 粘膜出血——歯肉出血，鼻出血
注2) 臓器内出血——頭蓋内出血，消化管出血，肺出血，腎出血，性器出血，筋肉内出血，関節内出血

過敏症状

過敏症状の重篤度については，原則として，下表に掲げられた症状等によりグレード分けを行う．

副作用のグレード		グレード1	グレード2	グレード3
皮膚症状		局所性の発疹 (局所性の紅斑・丘疹等) そう痒	広範囲に分布する発疹 (全身性の紅斑，紫斑，水疱等)	皮膚粘膜眼症候群 中毒性表皮壊死症 紅皮症(剥脱性皮膚炎) ウェーパー・クリスチャン症候群 SLE様症状[注1] 強皮症 天疱そう様病変
		(光線過敏症，固定疹，びらん・潰瘍，色素沈着等)		
全身症状	発熱	発熱[注2][注3]		—
	アレルギー	—	—	ショック アナフィラキシー様症状[注4]
		血管浮腫(顔面浮腫，眼瞼浮腫等喉頭部以外)[注3]		血管浮腫(喉頭浮腫)
	血管炎	—		過敏性血管炎[注5]
局所症状		関節痛[注3] リンパ節腫脹[注3]	—	—

注1) SLE様症状については，全身症状についても考慮すること．
注2) 発熱は，いわゆるDrug feverをいう．
注3) グレード1か，グレード2かの判断は，担当医師等の判断によるものとする．
注4) アナフィラキシー様症状とは，呼吸困難，全身潮紅，血管浮腫(顔面浮腫，喉頭浮腫等)，蕁麻疹のうち複数の症状を合わせ発現した全身的で重篤な症状又はアレルギー性と考えられる急性で重篤な呼吸困難のうち，血圧低下を伴わない場合をいう．
注5) グレード2か，グレード3かの判断は，担当医師等の判断によるものとする．

呼吸器

呼吸器系障害の重篤度については，原則として，下表に掲げられた臨床検査値，症状等によりグレード分けを行う．

副作用のグレード		グレード1	グレード2	グレード3
呼吸状態	呼吸困難	息切れ HJ分類Ⅱ度[注1]	労作時の呼吸困難 HJ分類Ⅲ～Ⅳ度[注1]	安静時の呼吸困難 HJ分類Ⅴ度[注1]
	呼吸リズムの障害	―	一過性過換気 臨床症状及び低酸素血症を伴わない睡眠時無呼吸[注2]	呼吸停止（無呼吸） 呼吸抑制（低換気，炭酸ガスナルコーシス） 持続性過換気（呼吸促迫，過呼吸） チェーン-ストークス呼吸 臨床症状又は低酸素血症を伴う睡眠時無呼吸[注2]
動脈血酸素分圧 PaO_2 (mmHg)		70未満～60以上	60未満～50以上	50未満 投与前に比して20以上の減少
動脈血二酸化炭素分圧 $PaCO_2$ (mmHg)		―	―	50以上（低換気） 30以下（過換気）
%肺活量 一秒率		― ―	70%未満～50%以上 70%未満～50%以上	50%未満 50%未満
胸部X線所見	浸潤影	―	片肺の1/3未満[注3]	片肺の1/3以上[注3]
	間質影	―	―	びまん性の間質影の出現
	胸水	―	片肺の1/3未満[注3]	片肺の1/3以上[注3]
喘息発作		―	喘鳴， 小発作[注4]	中発作，大発作[注4] 喘息重積状態
喀血		―	血痰	喀血
その他の症状等		しゃっくり あくび さ声 くしゃみ 鼻閉・鼻腔内違和感 咳 喀痰増加・喀痰喀出困難 咽喉頭不快感 咽頭部痛 気道刺激症状 胸部圧迫感 胸痛，咽頭狭窄感（咽頭喉頭異常感覚）[注5]	―	ARDS（成人呼吸促迫症候群） 間質性肺炎 PIE症候群 肺線維症 過敏性肺炎 肺水腫 肺塞栓 肺血管炎 舌根沈下 喉頭痙攣 声門浮腫 肺高血圧[注6]

注1) 呼吸困難度のHJ分類
  Ⅰ度 同年輩の人と同様に歩いたり，坂や階段を昇ることができる．息切れ（－）
  Ⅱ度 同年輩の人と同様に歩けるが，坂や階段は昇れない．
  Ⅲ度 同年輩の人と同様にはできないが，自分の速度で1,600m以上歩ける．
  Ⅳ度 休みなしでは，45m位も歩けない．
  Ⅴ度 衣類の着脱や会話で息切れし，息切れのため，外出できない．
注2) 睡眠時無呼吸とは，睡眠時に10秒以上の呼吸停止状態がおよそ1時間で5回程度認められるもの．この場合の臨床症状としては，頭痛，インポテンツ，高血圧，心不全，昼間の過眠傾向等が挙げられる．
注3) 浸潤影，胸水の程度についての情報が得られない場合には，グレード3に該当するものとみなす．
注4) 喘息発作の分類は，おおむね次によるものとする．
  小発作 苦しいが横になれる．会話普通，動作普通．
  中発作 苦しくて横になれない．会話やや困難，動作かなり困難．
  大発作 苦しくて動けない．会話困難，動作不能．
 なお，小児の場合は，小児気管支喘息の発作の程度に関する「小児アレルギー研究会重症度判定委員会基準」（次頁参考）を参照するものとする．
注5) グレード1か，グレード2かの判断は，担当医師等の判断によるものとする．
注6) 肺動脈圧の程度は，「循環器」の重篤度分類基準の肺毛細管圧の分類も参考とすること．

(参考)
小児アレルギー研究会重症度判定委員会基準
　小児気管支喘息の発作の程度

	呼吸の状態	生活の状態			
		遊び	睡眠	機嫌(会話)	食事
小発作	軽い喘鳴はあるが呼吸困難はなく，軽い陥没呼吸を伴うこともある	普通	普通	普通 普通に話をする	普通
中発作	明らかな喘鳴と陥没呼吸を認め，呼吸困難がある	やや困難	時々目を覚ます	やや不良 話しかければ返事をする	やや不良
大発作	著明な喘鳴，呼吸困難，起坐呼吸を呈し，時にチアノーゼを認める	不能またはそれに近い状態	不能またはそれに近い状態	不良 話しかけても返事ができない	不良またはそれに近い状態

1. 発作の程度は主に呼吸の状態で判定し，他の項目は参考事項とする．
2. 呼吸音減弱，意識障害(興奮，意識低下，疼痛に対する反応の減弱等)は危険な徴候である．

医薬品副作用の重篤度分類

消化器

消化器系障害の重篤度については，原則として，下表に掲げられた臨床検査値，症状等によりグレード分けを行う．

副作用のグレード		グレード1	グレード2	グレード3
悪心，嘔吐		悪心(嘔気)	嘔吐[注1]	—
下痢		軟便，泥状便	グレード3に該当しない水様便	脱水，電解質異常を伴う水様便
消化管出血		便潜血(+)	ショック及びヘモグロビン低下(8.0g/dl以下)を伴わない血便，吐血，下血(メレナ)	ショック又はヘモグロビン低下(8.0g/dl以下)を伴う血便，吐血，下血(メレナ)
口腔内の異常		自覚的な口腔内の不快感 (例) 口唇乾燥感，口内不快感，口内しびれ感，口内苦味感，舌しびれ感，舌異常感	潰瘍性口内炎	—
		客観的な炎症等を伴う口腔内の異常[注1] (例) 口角炎，口唇炎(口唇小水疱)，口内炎(口腔のあれ，歯肉痛)，舌炎(舌発疹，舌のあれ，舌痛)，舌苔，黒舌，歯肉肥厚		
食道の異常		自覚的な食道の不快感	客観的な炎症，潰瘍等を伴う食道の異常[注2]	
		(例) つかえ感，食道閉塞感	(例) 食道炎，食道潰瘍	
	嚥下障害	—	嚥下困難	嚥下不能
胃腸の異常		自覚的な胃腸の不快感 (例) 胸やけ，消化不良，胃もたれ感，胃部不快感，腹部不快感，腹鳴，食欲不振	—	—
	痛み	グレード2に該当しない耐えられる程度又は治療を要しない程度の胃痛，腹痛	せん痛(胃痙攣，腹部痙攣，腸痙攣)	—
	炎症		胃炎，腸炎，大腸炎[注3]	
		直腸炎(直腸粘膜浮腫，直腸粘膜刺激)[注1]		—
		—	出血性大腸炎，偽膜性大腸炎[注2]	
	潰瘍	びらん	胃潰瘍，十二指腸潰瘍，小腸潰瘍，大腸潰瘍[注2]	出血性潰瘍	消化管穿孔
	腸管麻痺	便秘[注1]		麻痺性イレウス
肛門の異常		自覚的な肛門の不快感 (例) 肛門部痛，肛門部不快感，肛門部違和感，肛門そう痒	—	—
		客観的な炎症等を伴う肛門の異常[注1] (例) 肛門周囲炎(肛門のただれ，肛門のびらん)，痔出血，痔脱出		
膵臓障害		アミラーゼ値異常のみ	グレード3に該当しない膵炎	膵壊死，出血性膵炎
その他の症状等		吃逆(しゃっくり)，口渇(口内乾燥感)，げっぷ(おくび，あい気)，結腸粘膜色素沈着，鼓腸，放屁，硫黄臭，排便回数増加(便意，排便切迫，しぶり)	—	—
		唾液腺炎，便失禁[注1]		

注1) グレード1か，グレード2かの判断は，担当医師等の判断によるものとする．
注2) グレード2か，グレード3かの判断は，併発する下痢，消化管出血，嚥下障害等の臨床症状の程度により分類する．
注3) 胃炎，腸炎，大腸炎の表現は，客観的な炎症の有無にかかわらず，嘔吐，胃痛，腹痛，下痢等の臨床症状を総括して使用される場合が多い．これらの重篤度分類は，嘔吐等の臨床症状の程度により分類する．

循環器

循環器障害の重篤度については，原則として，下表に掲げられた臨床検査値，症状等によりグレード分けを行う．

副作用のグレード			グレード1	グレード2	グレード3
血圧の異常	低下	収縮期血圧（mmHg）	—	90未満～80以上	80未満
		症状	立ちくらみ，起立性めまい，起立性低血圧		脈拍触知不能
	上昇		血圧上昇（血圧異常上昇，急激な血圧上昇），高血圧		
循環障害			—	—	ショック，チアノーゼ，末梢循環不全
心拍数（/分）	頻脈		—	110以上～130未満	130以上
	徐脈		—	50未満～40以上	40未満
不整脈			動悸，不整脈（心電図が未測定のもの）		
			上室性期外収縮	上室性頻拍	
			心室性期外収縮（単発性）	心室性期外収縮（二連発）二段脈	心室性期外収縮（多源性）（三連発以上）心室頻拍（六連発以上）心室細動 Torsades de pointes
				心房細動（発作性を含む）心房粗動	
				発作性頻脈	
			一度房室ブロック（房室伝導時間延長）	二度房室ブロック，房室解離，洞停止，脚ブロック，（心室内ブロック）（心室内伝導障害）結節性調律，心室調律	三度房室ブロック（完全房室ブロック）心停止（心拍動停止）Adams-Stokes症候群
心電図異常			P波消失 PR・PQ延長	ST上昇，ST低下，T波逆転，T波平低化，U波出現，QT延長，QRS幅拡大	—
心不全様症状			—	浮腫（全身・末梢）	心不全（うっ血性心不全），右心不全，左心不全（心臓喘息），急性心不全，心拡大（心胸比増大）
参考		心筋収縮力	60%≧左室駆出率＞50%	50%≧左室駆出率＞40%	40%≧左室駆出率
		心拍出量（心係数）		2.5l/min/m²≧	2.2l/min/m²≧
		肺毛細管圧（肺動脈収縮期圧）（mmHg）	20以上～30未満	30以上～40未満	40以上
		呼吸困難（「呼吸器」の重篤度分類基準参照）	息切れ HJ分類Ⅱ度	労作時の呼吸困難 HJ分類Ⅲ度～Ⅳ度	安静時の呼吸困難 HJ分類Ⅴ度
虚血性心疾患様症状			胸部不快感，胸内苦悶感，胸部圧迫感	—	狭心症悪化，狭心症発作（同誘発）心筋梗塞（冠動脈血栓症）心筋壊死
			胸痛，狭心痛（狭心様疼痛），心筋虚血，冠不全[注]		
心筋・心膜・心内膜障害			—	心膜炎，心膜浸出液貯留，心内膜炎	心筋炎 心筋線維症
			心筋障害[注]		
血管障害			血管痛	血管攣縮，間欠性跛行，動脈硬化症	壊疽，血管炎，血栓性静脈炎，血栓症 動脈血栓・静脈血栓 血栓塞栓 肺塞栓（梗塞），脳塞栓（梗塞），腸間膜塞栓
			レイノー様症候群[注]（壊疽を伴わないもの）		
その他の症状			顔面潮紅（ほてり），熱感，灼熱感，のぼせ	—	—

注）グレード1か，グレード2かの判断は，担当医師等の判断によるものとする．

巻末資料

精神神経系

精神神経系障害の重篤度については，原則として，下表に掲げられた状態等に応じ，自覚的か・他覚的か，周囲のコントロールができるか否か，介助が必要か否か，一過性か持続性か，可逆性か非可逆性か等を勘案してグレード分けを行う．

副作用のグレード		グレード1	グレード2	グレード3
精神的活動と行動異常	気分の高揚又は不安定	自覚的な気分の高揚又は不安定	グレード1の状態が他覚的にも認められ，行動の異常を伴うもの	グレード2のうち，症状が重く，コントロール困難なもの
		(例) 情緒不安定，気分動揺，感情易変，神経過敏，過敏性，いらいら感，不機嫌，不安(感)，焦燥感，多弁，気分高揚，陽気，多幸症(多幸感)	(例) 躁うつ・躁状態，躁転，攻撃性，刺激興奮，興奮，易刺激性，不穏，焦燥多動，徘徊，衝動行為，抑制欠如，感情失禁	
			不眠（睡眠障害）	
	気分・意欲・行動の低下	自覚的な気分や意欲の低下感	グレード1の状態が他覚的にも認められるもの	グレード2のうち，症状が重く，コントロール困難なもの
		(例) 意欲減退，鈍重，無気力，無気力感，気力低下状態，無欲状態，頭がボーとする，ぼんやり，夢のような状態，集中力低下，うつ状態，抑うつ(状態)，憂うつ，メランコリー		(例) 自殺念慮・企図 抑うつ性昏迷
	精神病様症状	—	一過性の錯覚・幻覚・せん妄(夜間譫妄等)	持続する錯覚・幻覚・せん妄，錯乱，妄想
	知的精神機能の障害	自覚的な知的能力の低下	他覚的に認められる知的能力の低下	グレード2のうち，症状が重く持続するもの
		(例) 物忘れ，記憶力・記銘力の減退	(例) 前向健忘，逆向健忘	(例) 痴呆
意識の障害		自覚的な意識の障害	他覚的にも認められる意識の障害	グレード2のうち，症状が重く持続するもの
		(例) 眠気，もうろう感，覚醒困難，覚醒遅延，酩酊感，残眠感，後睡眠，鎮静，過度鎮静，悪夢，多夢	(例) 傾眠，嗜眠，うとうと状態，もうろう状態，意識混濁，一過性の意識喪失，失神，見当識障害，見当識喪失	(例) 昏睡，持続する意識喪失
運動障害	協調運動	自覚的な協調運動の障害	他覚的にも認められる協調運動の障害	グレード2のうち，症状が重く日常生活上重大な支障となり介助を必要とするもの
		(例) ふらつき，めまい，眩暈，ふらふら(感)	(例) 運動失調，協調運動障害	
	歩行	—	他覚的に認められる歩行の障害	グレード2のうち，症状が重く日常生活上重大な支障となり介助を必要とするもの
			(例) すくみ足，歩行障害，歩行困難，失調歩行，歩行異常	(例) 歩行不能
	筋力・麻痺	—	他覚的に認められる筋力の低下及び障害	グレード2のうち，症状が重く日常生活上重大な支障となり介助を必要とするもの
			(例) 筋緊張低下，筋脱力，筋力低下，不全麻痺	(例) 顔面麻痺，四肢麻痺，片麻痺，単麻痺
	筋痛・関節痛	耐えられる程度の又は治療を要しない程度のもの	症状が重く持続するもの	—
		(例) 関節痛，筋肉痛，背部痛，腰痛，項部痛，頸部痛		
	錐体外路症状 / 不随意運動	一過性の軽度の不随意運動	不随意運動が持続し，神経症状として把握が可能なもの	グレード2のうち，症状が重く日常生活上重大な支障となり介助を必要とするもの
		(例) 一過性の振戦（四肢振戦，手指振戦），手のふるえ，ふるえ	(例) 粗大又は持続する振戦，口周部の不随意運動，顔面チック，舌突出，仮面様顔貌，ジスキネジア，運動過多，アカシジア，多動，パーキンソン症候群（同症状，同様症状，同症の増悪）	

医薬品等の副作用の重篤度分類基準について

副作用のグレード		グレード1	グレード2	グレード3
運動障害（続き）	筋緊張	自覚的な筋緊張異常	筋緊張の程度が強く，神経症状として把握が可能なもの	グレード2のうち，症状が重く日常生活上重大な支障となり介助を必要とするもの
		（例）寡動，動作緩慢，肩凝り，前傾前屈姿勢，下肢のつっぱり感	（例）顔面・口周囲緊張，筋緊張亢進，固縮，筋強剛，筋強直，筋硬直，筋痙直，頸部「四肢」強直，体のこわばり	
	言語障害	自覚的な言語障害	他覚的にも認められる言語障害	グレード2のうち，症状が重く日常生活上重大な支障となり介助を必要とするもの
		（例）舌（口）のもつれ，舌の運動障害	（例）構音障害，構語障害	（例）失語症
	眼球運動障害	―	一過性の眼球運動障害	グレード2のうち，症状が重く持続するもの
			（例）眼球偏位，眼球回転発作，眼球側方発作，眼球挙上，眼振，複視	
	反射	反射の減弱	反射の病的亢進 反射の消失	病的反射の出現
		（例）腱反射減弱　反対運動能力低下		（例）バビンスキー反射
痙攣		自覚的なもの	局所の痙攣	全身的な痙攣
		（例）身ぶるい	（例）痙攣，筋れん縮，頸部・顔面の攣縮，上肢の伸展，筋痙攣	（例）全身痙攣，てんかん発作，てんかん様発作，間代性痙攣，強直性痙攣，痙攣発作，痙攣の誘発，後弓反張
感覚器機能障害	聴覚障害	自覚的な聴覚障害	客観的に認められる一過性の聴覚障害	非可逆性の聴覚障害
		（例）耳鳴，耳閉塞感	（例）聴力減退，聴力低下	（例）非可逆性難聴，聾（完全に聞こえない状態）
	視覚障害	自覚的な視覚障害	客観的に認められる一過性の視覚障害	非可逆性の視覚障害
		（例）羞明，視力減退感，閃光感，霧視，視調節障害	（例）一過性視力低下　一過性色覚異常	（例）視神経炎，失明，視野障害
	嗅覚障害	一過性の嗅覚障害[注]		非可逆性の嗅覚障害
		（例）嗅覚異常，異臭感		（例）嗅覚脱出
	味覚障害	一過性の味覚障害[注]		非可逆性の味覚障害
		（例）舌異常感，味覚異常，味覚減退		（例）味覚脱失
	知覚（感覚）障害	一過性の知覚（感覚）障害[注]		非可逆性の知覚（感覚）障害
		（例）四肢等のしびれ，舌のしびれ，口唇部のしびれ感，耳痛，知覚（感覚）変容，知覚（感覚）減退		（例）知覚（感覚）脱失
末梢神経（神経障害）		一過性の神経痛	持続する神経痛	グレード2のうち，症状が重く日常生活上重大な支障となり介助を必要とするもの
				（例）ギラン・バレー症候群，多発性神経炎，末梢神経炎，ミオパシー
依存性		―	軽い精神依存性があり用量増加傾向（耐性出現傾向）の認められるもの	身体依存性，離脱症状（禁断症状）が認められるもの
その他		あくび，脳貧血様症状，浮動感，不安定感，頭痛，頭重（感），頭部圧迫感，違和感，身体異常感，疲労感，全身倦怠感，脱力感，不快感，気分不快	嚥下困難（嚥下力低下） 流涎	嚥下不能 悪性症候群 悪性高熱 脳症・白質脳症 髄膜炎・髄膜炎様症状 脳血管障害 　（脳出血，脳梗塞等）

注）グレード1か，グレード2かの判断は，担当医師等の判断によるものとする．

代謝・電解質異常

　代謝・電解質異常の重篤度については，原則として，下表に掲げられた臨床検査値，症状等によりグレード分けを行う．

副作用のグレード		グレード1	グレード2	グレード3
血糖異常 (mg/dl)	血糖値上昇	随時血糖 120〜200 又は 空腹時　120〜140 食後　　160〜200	随時血糖 201〜300 又は 空腹時　141〜200 食後　　201〜300	随時血糖 301以上
	症状	—	—	糖尿病性昏睡
	血糖値低下	69〜60	59〜51	50以下
	症状	—	めまい，頭痛，空腹感，イライラ感，著明な発汗等の低血糖症状	低血糖性昏睡，痙攣
代謝性アシドーシス	動脈血pH	7.35未満〜7.20以上	7.20未満〜7.15以上	7.15未満
	症状	—	—	意識障害，血圧低下，痙攣，呼吸障害(Kussmaul型)
代謝性アルカローシス	動脈血pH	7.46以上〜7.50未満	7.50以上〜7.60未満	7.60以上
	症状	—	—	痙攣，テタニー，高血圧，不整脈
血中カルシウム異常 (mg/dl)	上昇	10.6以上〜12.1未満	12.1以上〜15.0未満	15.0以上
	症状	—	—	意識障害
	低下	8.5未満〜8.0以上	8.0未満〜6.5以上	6.5未満
	症状	—	—	テタニー，血圧低下，不整脈，精神症状
血清カリウム異常 (mEq/l)	上昇[注]	5.0以上〜5.5未満	5.5以上〜6.0未満	6.0以上
	症状	—	—	不整脈，筋麻痺
	低下	3.5未満〜3.1以上	3.1未満〜2.5以上	2.5未満
	症状	—	—	脱力，筋麻痺，不整脈
血清ナトリウム異常 (mEq/l)	上昇	150以上〜155未満	155以上〜160未満	160以上
	症状	—	—	中枢神経症状(意識障害，痙攣)
	低下	135未満〜125以上	125未満〜115以上	115未満
	症状	—	—	精神障害，痙攣，意識障害，病的反射

注）腎障害に伴う血清カリウム値の上昇は，「腎臓」の重篤度分類基準によること．

有害事象共通用語規準（Common Terminology Criteria for Adverse Events；CTCAE）v3.0 日本語訳JCOG/JSCO版

(CTCAE v3.0：2003年12月12日　改訂第3版：2004年10月27日)

● 各毒性の項目の区分

区分	ページ
アレルギー/免疫（ALLERGY/IMMUNOLOGY）	300
聴覚器/耳（AUDITORY/EAR）	300
血液/骨髄（BLOOD/BONE MARROW）	301
不整脈（CARDIAC ARRHYTHMIA）	302
心臓全般（CARDIAC GENERAL）	303
凝固（COAGULATION）	305
全身症状（CONSTITUTIONAL SYMPTOMS）	306
死亡（DEATH）	307
皮膚科/皮膚（DERMATOLOGY/SKIN）	307
内分泌（ENDOCRINE）	310
消化管（GASTROINTESTINAL）	311
成長と発達（GROWTH AND DEVELOPMENT）	317
出血（HEMORRHAGE/BLEEDING）	317
肝胆膵（HEPATOBILIARY/PANCREAS）	320
感染（INFECTION）	320
リンパ管（LYMPHATICS）	323
代謝/臨床検査値（METABOLIC/LABORATORY）	324
筋骨格/軟部組織（MUSCULOSKELETAL/SOFT TISSUE）	326
神経（NEUROLOGY）	328
眼球/視覚（OCULAR/VISUAL）	332
疼痛（PAIN）	333
肺/上気道（PULMONARY/UPPER RESPIRATORY）	334
腎/泌尿生殖器（RENAL/GENITOURINARY）	337
二次性悪性腫瘍（SECONDARY MALIGNANCY）	339
性/生殖機能（SEXUAL/REPRODUCTIVE FUNCTION）	339
手術/術中損傷（SURGERY/INTRA-OPERATIVE INJURY）	341
症候群（SYNDROMES）	342
血管（VASCULAR）	344

- 出典：Int J Clin Oncol 2004；9（Sup.Ⅲ）
- ご利用に関して：使用上の注意を含めた解説と指針が「CTACE v3.0 日本語訳JCOG/JSCO版 解説と指針」としてJCOGデータセンターで作成されているので，随時JCOGホームページ（http://www.jcog.jp）にてご確認下さい．

クイックリファレンス Quick Reference

NCI有害事象共通用語規準v3.0は，有害事象（AE）の評価や報告に用いることができる記述的用語集である．また各AEについて重症度のスケール（Grade）を示している．

内容と構成 Components and Organization

カテゴリー CATEGORY

カテゴリーは，解剖や病態生理に基づくAEの大分類である．カテゴリーごとにAEが重症度（Grade）の説明とともに列記されている．

有害事象用語（AE用語）Adverse Event Terms

AEとは，治療や処置に際して観察される，あらゆる好ましくない意図しない徴候（臨床検査値の異常も含む），症状，疾患であり，治療や処置との因果関係は問わない．すなわち因果関係があると判断されるものと，因果関係ありと判断されないもの両者を含む．AEは特定の医学的事象を一意的に表すように定義された用語であり，医学的な記録や報告および科学的な分析に使用される．各AE用語はMedDRA用語とコードに対応している．AE用語は各カテゴリー内でアルファベット順に並んでいる．

AE略名 Short AE Name

v3.0では新たに**略名**（**Short Name**）の列を設け，症例報告書（Case Report Forms）用に簡略化したAE名を提示した．

包括用語 Supra-ordinate Terms

いくつかのカテゴリーで用いられている**包括用語**は，疾患の経過，徴候，症状，診断に基づいてグループ化が可能なAEについて，共通のGrade分類を可能とするために設けた用語であり，その包括用語に属する具体的なAE名が「-選択」としてすべて列記されている．包括用語により，関係するAEがグループ化され，Gradeの定義に一貫性が保たれる．ただし包括用語自体はAEではないため，MedDRA用語とコードには対応しておらず，単独ではgradingや記録，報告に用いることはできない．

注 Remark

注はAEの詳細説明である．

関連AE Also Consider

関連AEは，あるAEが観察されたときに参照し，臨床的に該当する場合に，併せてgradingするその他のAEを示している．

検索上の注意 Navigation Note

検索上の注意は，AE用語のCTCAE中の記載箇所を示すものである．徴候/症状をアルファベット順にリストアップしている．検索上の注意に特に記載がない場合，そのCTCAE用語は同一カテゴリーに含まれている．

Grades

GradeはAEの重症度を意味する．CTCAE v3.0ではGrade 1-5を以下の原則に従って定義しており，各AEの重症度の説明を個別に記載している：
  Grade 1　軽度のAE
  Grade 2　中等度のAE
  Grade 3　高度のAE
  Grade 4　生命を脅かすまたは活動不能とするAE
  Grade 5　AEによる死亡

Grade説明文中のセミコロン（；）は，「または」を意味する．
長ダッシュ（−）は該当するGradeが定義されていないことを意味する．
すべてのAEがすべてのGradeを含むわけではないので，一部のAEではGradeの選択肢が5種類未満となっている．

Grade 5

一部のAEにはGrade 5（死亡）が該当しないため選択肢に含めていない．
新たに死亡カテゴリーを設けた．このカテゴリーには包括用語の「CTCAE用語に該当しない死亡-選択」のみを含め，次の4種類の選択肢を設けた：死亡-細分類不能（Death NOS）；疾患の増悪-細分類不能（Disease progression NOS）；多臓器不全（Multi-organ failure）；突然死（Sudden death）．

  重要：
  ・該当するGradeはGrade 5のみである．
  ・このAEは以下の状況に当てはまる死亡に用いる．
    1. CTCAE v3.0中のGrade 5の，どの用語も適用できない場合
    2. CTCAEカテゴリー中の「その他（具体的に記載）」も適用できない場合

日本語訳に関する注

「有害事象共通用語規準v3.0日本語訳JCOG/JSCO版」について

本「有害事象共通用語規準v3.0日本語訳JCOG/JSCO版」（以下，CTCAE v3.0日本語訳）は，2003年3月に米国National Cancer Institute（NCI）が公表（http://ctep.cancer.gov/reporting/ctc.html）し，その後，同12月に改訂された「Common Terminology Criteria for Adverse Events v3.0（CTCAE）」（以下，オリジナルCTCAE v3.0）の日本語訳JCOG/JSCO版である．日本語訳に際しては，厚生労働省がん研究助成金指定研究14指-4「多施設共同研究の質の向上のための研究体制確立に関する研究（主任研究者：国立がんセンター福田治彦）」班活動の一環として，JCOG（Japan Clinical Oncology Group/日本臨床腫瘍研究グループ：代表者：国立がんセンター西條長宏）のデータセンターが国立がんセンター中央病院レジデント有志の協力を得て作成した素案をJCOG運営委員会が検討し，さらに日本癌治療学会-癌治療効果判定基準作成委員会（委員長：愛知県がんセンター大野竜三）の意見に基づく修正を加えて完成したものである．

利用に際して

臨床試験（治験を含む）の毒性判定規準として用いる等の非営利目的に限り，pdfファイルをJCOGホームページ（http://www.jcog.jp）からダウンロードして利用可能で

あり，許諾は不要である．公表論文としては日本癌治療学会誌(International Journal of Clinical Oncology)に掲載される．利用に当たっては同学会誌ならびにJCOGホームページを引用して頂きたい．

小冊子等の作成が可能なようにMicrosoft-Wordファイルの提供を無償で行う．申し込み方法はJCOGホームページに掲載する．

CTCAE v3.0日本語訳-解説と指針

本「CTCAE v3.0日本語訳」は，別添の「CTCAE v3.0日本語訳 JCOG／JSCO版 解説と指針」(以下，指針)とともに使用されることを想定している．指針は今後も改訂される予定であり，その都度JCOGホームページにて公開する．

カテゴリー・有害事象の並び順

カテゴリーと有害事象の並び順はオリジナルCTCAE v3.0から変更せず，アルファベット順とした．
日本語訳での五十音順リスト（インデックス）がJCOGホームページにて公開されているので，参照されたい．

MedDRA/Jへの対応

オリジナルCTCAE v3.0では多くの有害事象用語がMedical Dictionary for Regulatory Activities(MedDRA)対応となっているが，MedDRAの日本語版である「ICH国際医薬用語集日本語版(MedDRA/J)」では現在，頻回に用語の見直しがなされていることから，本CTCAE v3.0日本語訳は用いている用語のレベルでMedDRA/Jには対応できていない．MedDRAコードとの対応表はNCIホームページ(http://www.cancer.gov/)よりダウンロードして使用して頂きたい．

Gradingにおける"nearest match"の原則

前バージョンである「NCI-CTC日本語訳JCOG版第2版」が国内で利用されるにあたって，オリジナルのCTCとともにNCIより公表されたマニュアル「Common Toxicity Criteria Manual」に明記されていた"nearest match"の原則が理解されず混乱を招いた．そのため，「NCI-CTC日本語訳JCOG版第2版」の2001年の第1回改訂の際に訳註に盛り込んだが十分普及しなかった．例えば，「Grade 3：輸液を要する」と定義されていた「食欲不振」において，「輸液を行ってしまったからGrade 3とする」といった誤用である．「NCI-CTC日本語訳JCOG版第2版」においても本CTCAE v3.0日本語訳においても，「観察された有害事象が複数のGradeの定義に該当するような場合，総合的に判断してもっとも近いGradeに分類する」が原則なので，誤解のないよう願いたい．

この"nearest match"の原則はオリジナルCTCAE v3.0のマニュアルである「Online Instructions and Guidelines」では，「indicated vs. required」の項の解説として表現されている．何らかの治療的介入を「indicated(要する)」かどうかでGradeが定義されている有害事象は，実際に何が行われたか(what was acturally done)ではなくて，何がなされるべきか(what should be done)の医学的判断(medical opinion)に基づいてgradingを行うことが明記されている．本CTCAE v3.0日本語訳で「〜を要する」の表現を含む有害事象はこの原則に従ってgradingされたい．

訳語の解説

「or」の扱い

前頁にも「；(セミコロン)」が「or」の意味であることが記されているが，本CTCAE v3.0日本語訳では，1文中で複数項目が「or」の関係にある場合，逐語訳にすると不自然な日本語となるため，「or」を「または」，「；」，「／(スラッシュ)」，「や」で表現した．いずれも「or」の意味である．

活動不能/動作不能

多くの有害事象でGrade 4の定義に「活動不能/動作不能」が用いられているが，これは「disabling」の訳である．オリジナルCTCAE v3.0での「disabling」は，「日常生活ができない」意味で用いられている場合と，「なんらかの動作ができない」意味で用いられている場合があることから，誤解を避けるために内容に応じて訳し分けることはせず，一貫して「活動不能/動作不能」とした．

不等号：≧，≦，＞，＜

日本語としては不自然になるが，誤解を避けるため「以上」や「未満」と訳さず，原文の不等号をそのまま用いた．

大がかりな(major)

major surgical intervention等での"major"は適訳が見あたらず，「大がかりな(major)」とした．

-細分類不能

「-NOS」の訳に「-細分類不能」を充てた．

略語一覧

オリジナルCTCAE v3.0にて用いられている以下の略語はそのまま用いた．
LLN：(施設)基準値下限，ULN：(施設)基準値上限，
ANC：好中球数(成熟好中球数)，AGC：顆粒球数，
pRBC：濃厚赤血球，TPN：非経口栄養，IVR：インターベンショナルラジオロジー，CNS：中枢神経系

「関連AE」，「検索上の注意」，「注」欄でのカテゴリー名と有害事象名表記について

「関連AE」と「検索上の注意」と「注」の欄では，他のAE用語のアルファベット検索の助けとして，ボールドで**日本語AE名 [日本語カテゴリー名 英語カテゴリー名の最初の語-英語AE略名の最初の語]**の統一表記とした．

例：「狭心症(Angina)は，**心臓虚血/心筋梗塞 [心臓全般 CARDIAC-Cardiac]** にgradingする．」
　この場合，該当するAE用語は「心臓虚血/心筋梗塞」である．CTCAE内でこのAE用語を検索するには，「心臓全般(CARDIAC GENERAL)」カテゴリーのページを参照し，次に同カテゴリー内にあるAE略名の心臓虚血/心筋梗塞(Cardiac ischemia/infarction)を参照する．ただし，「検索上の注意」に出てくる用語は，オリジナルCTCAE v3.0に従いアルファベット順に記載しているため，例えば，最初の語(Angina)がAE略名(Cardiac)とは異なる場合がある．英語での検索を行うことを想定して「検索上の注意」のアルファベット順はオリジナルをそのまま踏襲したが，用語の英語表記をカッコ内にも示した．

アレルギー/免疫 ALLERGY/IMMUNOLOGY

有害事象	Short Name	Grade 1	Grade 2	Grade 3	Grade 4	Grade 5
アレルギー反応/過敏症（薬剤熱を含む） Allergic reaction/hypersensitivity (including drug fever)	アレルギー反応 Allergic reaction	一過性の潮紅あるいは皮疹；＜38℃の薬剤熱	皮疹；潮紅；蕁麻疹；呼吸困難；≧38℃（≧100.4°F）の薬剤熱	蕁麻疹の有無によらず症状のある気管支痙攣；非経口的治療を要する；アレルギーによる浮腫/血管性浮腫；血圧低下	アナフィラキシー	死亡
注：明らかなアレルギー症状や過敏症反応を伴う蕁麻疹は，アレルギー反応/過敏症（薬剤熱を含む）にgradingする． 関連AE：サイトカイン放出症候群/急性輸注反応［症候群 SYNDROMES-Cytokine］							
アレルギー性鼻炎（くしゃみ，鼻づまり，後鼻漏を含む） Allergic rhinitis (including sneezing, nasal stuffiness, postnasal drip)	アレルギー性鼻炎 Rhinitis	軽症 治療を要さない	中等症 治療を要する	−	−	−
注：閉塞あるいは狭窄を伴う鼻炎は，気道閉塞/狭窄-選択［肺 PULMONARY-Airway］にgradingする．							
自己免疫反応 Autoimmune reaction	自己免疫反応 Autoimmune reaction	血清検査などで確認されている症状のない自己免疫反応 ただし臓器機能は正常で治療を要さない	生命維持に必須ではない臓器や機能に対する自己免疫反応（例：甲状腺機能低下症）	主要臓器の機能に関わる可逆性自己免疫反応またはその他の有害事象（例：一過性の大腸炎や貧血）	生命を脅かす	死亡
関連AE：大腸炎［消化管 GASTROINTESTINAL-Colitis］；ヘモグロビン［血液 BLOOD-Hemoglobin］；溶血［血液 BLOOD-Hemolysis］；甲状腺機能低下［内分泌 ENDOCRINE-Thyroid］							
血清病 Serum sickness	血清病 Serum sickness	−	−	あり	−	死亡
検索上の注意：脾機能（Splenic function）は，［血液 BLOOD-Splenic］にgradingする．							
検索上の注意：蕁麻疹（Urticaria）の症状のみの場合は，蕁麻疹［皮膚科 DERMATOLOGY-Urticaria］にgradingする．							
血管炎 Vasculitis	血管炎 Vasculitis	軽症 治療を要さない	症状あり 非ステロイド薬による治療を要する	ステロイドを要する	虚血性変化 切断術を要する	死亡
アレルギー/免疫-その他（具体的に記載＿＿＿） Allergy/Immunology-Other (Specify,＿＿)	アレルギー-その他 Allergy-Other	軽症	中等症	重症	生命を脅かす 活動不能/動作不能	死亡

聴覚器/耳 AUDITORY/EAR

有害事象	Short Name	Grade 1	Grade 2	Grade 3	Grade 4	Grade 5
検索上の注意：耳痛（Earache）は，疼痛-選択［疼痛 PAIN-Pain］にgradingする．							
聴力： ベースラインのオージオグラムの有無に関わらず聴力障害評価プログラムに組み込んだ患者[1] Hearing: patients with/without baseline audiogram and enrolled in a monitoring program	聴力（聴力障害評価プログラム） Hearing (monitoring program)	ベースラインと比較した15−25dBの閾値変動（少なくとも片側の耳で，オージオグラム上の2つ以上の隣接する周波数での平均聴力を用いる）；上記の閾値変動を伴わないが自覚的な変化あり	＞25−90dBの閾値変動（少なくとも片側の耳で，オージオグラム上の2つの隣接する周波数での平均聴力を用いる）	成人： ＞25−90dBの閾値変動（少なくとも片側の耳で，オージオグラム上の3つの隣接する周波数での平均聴力を用いる） 小児： 補聴器等の治療を要する聴力低下（例：会話域周波数の両側聴力が≧20dB；片側聴力≧30dB；さらに音声言語関連の補助を要する）	成人： 両側の顕著な聴力低下（＞90dB） 小児： 聴覚医学的にみて人工内耳が必要と判断され，さらに音声言語関連の補助を要する	−
注：特に規定がない場合は，小児に対しても成人と同じ規準を適用する．ベースラインの検査を実施していない小児および青少年（年齢≦18）については，曝露前/治療前の聴力低下は＜5dBとみなす．							

有害事象共通用語規準（CTCAE）v3.0

聴覚器/耳　AUDITORY/EAR

有害事象	Short Name	Grade 1	Grade 2	Grade 3	Grade 4	Grade 5
聴力：ベースラインのオージオグラムを実施せず聴力障害評価プログラムに組み込んでいない患者[1] Hearing: patients without baseline audiogram and not enrolled in a monitoring program	聴力（聴力障害評価プログラムなし） Hearing (without monitoring program)	–	補聴器や治療を必要としない聴力低下（日常生活に支障なし）	補聴器や治療を必要とする聴力低下（日常生活に支障あり）	両側の顕著な聴力低下（>90dB）	–

注：特に規定がない場合は，小児に対しても成人と同じ規準を適用する．ベースラインの検査を実施していない小児および青少年（年齢≦18）については，曝露前/治療前の聴力低下は＜5dBとみなす．

| 外耳炎（非感染性） Otitis, external ear (non-infectious) | 外耳炎（非感染性） Otitis, external | 紅斑または乾性落屑を伴う外耳炎 | 湿性落屑，浮腫，耳垢または耳漏の増加を伴う外耳炎；鼓膜穿孔；鼓膜切開 | 乳様突起炎を伴う外耳炎；狭窄または骨髄炎 | 軟部組織や骨の壊死 | 死亡 |

関連AE：聴力：ベースラインのオージオグラムの有無に関わらず聴力障害評価プログラムに組み込んだ患者[1]；聴力：ベースラインのオージオグラムを実施せず聴力障害評価プログラムに組み込んでいない患者[1]

| 中耳炎（非感染性） Otitis, middle ear (non-infectious) | 中耳炎（非感染性） Otitis, middle | 漿液性中耳炎 | 内科的治療を要する漿液性中耳炎 | 耳漏を伴う中耳炎；乳様突起炎 | 外耳道軟部組織や骨の壊死 | 死亡 |
| 耳鳴 Tinnitus | 耳鳴 Tinnitus | – | 日常生活に支障のない耳鳴 | 日常生活に支障のある耳鳴 | 活動不能/動作不能 | – |

関連AE：聴力：ベースラインのオージオグラムの有無に関わらず聴力障害評価プログラムに組み込んだ患者[1]；聴力：ベースラインのオージオグラムを実施せず聴力障害評価プログラムに組み込んでいない患者[1]

| 聴覚器/耳-その他（具体的に記載＿＿） Auditory/Ear-Other (Specify, __) | 聴覚器/耳-その他 Auditory/Ear-Other | 軽症 | 中等症 | 重症 | 生命を脅かす；活動不能/動作不能 | 死亡 |

[1] 薬物による聴覚器毒性と，加齢による聴力低下や薬物と無関係な蝸牛障害とは識別しなければならない．有害事象の発生の有無について考察する場合にまず必要なことは，以下の2群のいずれかに患者をクラス分けすることである．(1)標準治療を受けている/臨床試験に参加している期間が＜2.5年であり，オージオグラム上の2つの隣接する周波数での平均聴力が15dB以上変化している患者．(2)標準治療を受けている/臨床試験に参加している期間が≧2.5年であり，オージオグラム上の2つの隣接する周波数での平均聴力において加齢による閾値変化の予測値と測定値との差が15dB以上である患者．適切な年齢および性別ごとの標準聴力値を参照せよ．（例：Morrel et al., Age- and gender-specific reference ranges for hearing level and longitudinal changes in hearing level) Journal of the Acoustical Society of America 100：1949-1967, 1996；またはShotland, et al. Recommendations for cancer prevention trials using potentially ototoxic test agents. Journal of Clinical Oncology 19：1658-1663, 2001. 治療開始前の検査を実施していない場合，以降の聴力検査値は適切な正常値のデータベースと比較しなければならない．ANSI. (1996)アメリカ国内基準：職業的騒音曝露および騒音による聴力低下の予測 ANSI S 3.44-1996. (Standard S 3.44). New York：アメリカ規格協会 ANSI S3.44の勧告によるデータベースはAnnex Bに記載．

血液/骨髄　BLOOD/BONE MARROW

有害事象	Short Name	Grade 1	Grade 2	Grade 3	Grade 4	Grade 5
骨髄細胞密度 Bone marrow cellularity	骨髄細胞密度 Bone marrow cellularity	軽度の低形成または年齢相応細胞密度からの≦25％の低下	中等度の低形成または年齢相応細胞密度からの＞25－≦50％の低下	高度の低形成または年齢相応細胞密度からの＞50－≦75％の低下	–	死亡
CD4陽性細胞数 CD4 count	CD4陽性細胞数 CD4 count	＜LLN－500/mm³ ＜LLN－0.5×10⁹/L	＜500－200/mm³ ＜0.5－0.2×10⁹/L	＜200－50/mm³ ＜0.2－0.05×10⁹/L	＜50/mm³ ＜0.05×10⁹/L	死亡
ハプトグロビン Haptoglobin	ハプトグロビン Haptoglobin	＜LLN	–	消失	–	死亡
ヘモグロビン Hemoglobin	ヘモグロビン Hemoglobin	＜LLN－10.0g/dL ＜LLN－6.2mmol/L ＜LLN－100g/L	＜10.0－8.0g/dL ＜6.2－4.9mmol/L ＜100－80g/L	＜8.0－6.5g/dL ＜4.9－4.0mmol/L ＜80－65g/L	＜6.5g/dL ＜4.0mmol/L ＜65g/L	死亡
溶血（例：免疫溶血性貧血，薬剤性溶血） Hemolysis (e.g. immune hemolytic anemia, drug-related hemolysis)	溶血 Hemolysis	検査で認められる溶血のみ（例：直接抗グロブリン試験↓DAT, Coomb's↓，分裂赤血球）	赤血球破壊があり，かつ≧2g/dLのヘモグロビン低下 輸血を要さない	溶血または内科的治療を要する（例：ステロイド）	溶血の末期的所見（例：腎不全，血圧低下，気管支痙攣，緊急脾摘）	死亡

関連AE：ハプトグロビン[血液BLOOD-Haptoglobin]；ヘモグロビン[血液BLOOD-Hemoglobin]

301

血液/骨髄　BLOOD/BONE MARROW

有害事象	Short Name	Grade 1	Grade 2	Grade 3	Grade 4	Grade 5
鉄過剰 Iron overload	鉄過剰 Iron overload	−	症状がない鉄過剰，治療を要さない	治療を要する鉄過剰	臓器不全（例：内分泌障害，心臓障害）	死亡
白血球 Leukocytes (total WBC)	白血球 Leukocytes	$< \text{LLN} - 3{,}000/\text{mm}^3$ $< \text{LLN} - 3.0 \times 10^9/\text{L}$	$< 3{,}000 - 2{,}000/\text{mm}^3$ $< 3.0 - 2.0 \times 10^9/\text{L}$	$< 2{,}000 - 1{,}000/\text{mm}^3$ $< 2.0 - 1.0 \times 10^9/\text{L}$	$< 1{,}000/\text{mm}^3$ $< 1.0 \times 10^9/\text{L}$	死亡
リンパ球減少 Lymphopenia	リンパ球減少 Lymphopenia	$< \text{LLN} - 800/\text{mm}^3$ $< \text{LLN} - 0.8 \times 10^9/\text{L}$	$< 800 - 500/\text{mm}^3$ $< 0.8 - 0.5 \times 10^9/\text{L}$	$< 500 - 200/\text{mm}^3$ $< 0.5 - 0.2 \times 10^9/\text{L}$	$< 200/\text{mm}^3$ $< 0.2 \times 10^9/\text{L}$	死亡
骨髄異形成 Myelodysplasia	骨髄異形成 Myelodysplasia	−	−	骨髄の細胞遺伝学的異常（骨髄中の芽球≦5%）	RAEBまたはRAEB-T（骨髄中の芽球＞5%）	死亡
好中球/顆粒球 (ANC/AGC) Neutrophils/granulocytes (ANC/AGC)*	好中球 Neutrophils	$< \text{LLN} - 1{,}500/\text{mm}^3$ $< \text{LLN} - 1.5 \times 10^9/\text{L}$	$< 1{,}500 - 1{,}000/\text{mm}^3$ $< 1.5 - 1.0 \times 10^9/\text{L}$	$< 1{,}000 - 500/\text{mm}^3$ $< 1.0 - 0.5 \times 10^9/\text{L}$	$< 500/\text{mm}^3$ $< 0.5 \times 10^9/\text{L}$	死亡
血小板 Platelets	血小板 Platelets	$< \text{LLN} - 75{,}000/\text{mm}^3$ $< \text{LLN} - 75.0 \times 10^9/\text{L}$	$< 75{,}000 - 50{,}000/\text{mm}^3$ $< 75.0 - 50.0 \times 10^9/\text{L}$	$< 50{,}000 - 25{,}000/\text{mm}^3$ $< 50.0 - 25.0 \times 10^9/\text{L}$	$< 25{,}000/\text{mm}^3$ $< 25.0 \times 10^9/\text{L}$	死亡
脾機能 Splenic function	脾機能 Splenic function	偶発所見（例：ハウエル・ジョリー小体）	予防的抗生剤投与を要する	−	生命を脅かす	死亡
血液/骨髄-その他 （具体的に記載＿＿） Blood/Bone Marrow-Other (Specify,＿)	血液-その他 Blood-Other	軽症	中等症	重症	生命を脅かす；活動不能/動作不能	死亡

＊訳注：「好中球/顆粒球（ANC/AGC）」は，"成熟好中球"（桿状核球＋分節核球）を意味し，幼若好中球はカウントに含めない．

不整脈　CARDIAC ARRHYTHMIA

有害事象	Short Name	Grade 1	Grade 2	Grade 3	Grade 4	Grade 5
伝導異常/房室ブロック： Conduction abnormality/atrioventricular heart block -Select： —不全収縮 Asystole —I度房室ブロック AV Block-First degree —II度房室ブロック MobitzI型（Wenckebach）AV Block-Second degree Mobitz type I (Wenckebach) —II度房室ブロック MobitzII型 AV Block-Second degree Mobitz type II —III度房室ブロック（完全房室ブロック）AV Block-Third degree (Complete AV block) —伝導異常-細分類不能 Conduction abnormality NOS —洞不全症候群 Sick Sinus Syndrome —アダムス・ストークス症候群 Stokes-Adams Syndrome —Wolff-Parkinson-White (WPW) 症候群 Wolff-Parkinson-White Syndrome	伝導異常-選択 Conduction abnormality -Select	症状がなく，治療を要さない	内科的治療を要するが緊急性はない	内服薬ではコントロール不良，または器具（例：ペースメーカー）によるコントロールが可能	生命を脅かす（例：うっ血性心不全，血圧低下，失神，ショックを伴う不整脈）	死亡
心悸亢進 Palpitations	心悸亢進 Palpitations	あり	随伴症状を伴う（例：ふらつき，息切れ）	−	−	−
QTc延長 Prolonged QTc interval	QTc延長 Prolonged QTc	QTcが＞0.45−0.47秒	QTcが＞0.47−0.50秒；ベースラインよりも≧0.06秒延長	QTc＞0.50秒	QTc＞0.50秒；生命を脅かす徴候または症状（例：不整脈，うっ血性心不全，ショック，失神）；トルサデポアン型（Torsade de pointes）	死亡

注：不整脈が確認されない場合のみ，心悸亢進にgradingする．

有害事象共通用語規準（CTCAE）v3.0

		不整脈　　CARDIAC ARRHYTHMIA				
		Grade				
有害事象	Short Name	1	2	3	4	5
上室性および結節性不整脈-選択： Supraventricular and nodal arrhythmia-Select：	上室性不整脈-選択 Supraventricular arrhythmia-Select	症状がなく，治療を要さない	内科的治療を要するが緊急性はない	症状があり，内服薬ではコントロール不良，または器具（例：ペースメーカー）によるコントロールが可能	生命を脅かす（例：うっ血性心不全，血圧低下，失神，ショックを伴う不整脈）	死亡

- 心房細動 Atrial fibrillation
- 心房粗動 Atrial flutter
- 心房性頻拍／発作性心房性頻拍 Atrial tachycardia／Paroxysmal Atrial Tachycardia
- 結節性／接合部性 Nodal／Junctional
- 洞性不整脈 Sinus arrhythmia
- 洞性徐脈 Sinus bradycardia
- 洞性頻脈 Sinus tachycardia
- 上室性不整脈-細分類不能 Supraventricular arrhythmia NOS
- 上室性期外収縮（心房性期外収縮；房室結節／接合部性期外収縮）Supraventricular extrasystoles（Premature Atrial Contractions；Premature Nodal／Junctional Contractions）
- 上室性頻拍 Supraventricular tachycardia

検索上の注意：失神（Syncope）は，失神［神経NEUROLOGY-Syncope］にgradingする．

有害事象	Short Name	1	2	3	4	5
血管迷走神経症状 Vasovagal episode	血管迷走神経症状 Vasovagal episode	−	症状あり．ただし意識消失なし	意識消失あり	生命を脅かす	死亡
心室性不整脈-選択： Ventricular arrhythmia-Select：	心室性不整脈-選択 Ventricular arrhythmia-Select	症状がなく，治療を要さない	内科的治療を要するが緊急性はない	症状があり，内服薬ではコントロール不良，または器具（例：除細動器）によるコントロールが可能	生命を脅かす（例：うっ血性心不全，血圧低下，失神，ショックを伴う不整脈）	死亡

- 二段脈 Bigeminy
- 心室固有調律 Idioventricular rhythm
- 心室性期外収縮 PVCs
- トルサデポアン型 Torsade de pointes
- 三段脈 Trigeminy
- 心室性不整脈-細分類不能 Ventricular arrhythmia NOS
- 心室細動 Ventricular fibrillation
- 心室粗動 Ventricular flutter
- 心室頻拍 Ventricular tachycardia

有害事象	Short Name	1	2	3	4	5
不整脈-その他 （具体的に記載＿＿＿） Cardiac Arrhythmia-Other（Specify, ＿）	不整脈-その他 Cardiac Arrhythmia-Other	軽症	中等症	重症	生命を脅かす；活動不能／動作不能	死亡

		心臓全般　　CARDIAC GENERAL				
		Grade				
有害事象	Short Name	1	2	3	4	5

検索上の注意：狭心症（Angina）は，心臓虚血／心筋梗塞［心臓全般CARDIAC-Cardiac］にgradingする．

有害事象	Short Name	1	2	3	4	5
心臓虚血／心筋梗塞 Cardiac ischemia／infarction	心臓虚血／心筋梗塞 Cardia ischemia／infarction	症状がなく，虚血を伴わない動脈の狭小化	症状はないが，検査にて虚血が示唆される；安定狭心症	症状があり，検査結果が虚血を示す；不安定狭心症；治療を要する	急性心筋梗塞	死亡
心筋トロポニンI（cTnI） Cardiac troponin I（cTnI）	トロポニンI	−	−	キットで設定された不安定狭心症のレベル	キットで設定された心筋梗塞のレベル	死亡
心筋トロポニンT（cTnT） Cardiac troponin T（cTnT）	トロポニンT	$0.03 - < 0.05\,ng/mL$	$0.05 - < 0.1\,ng/mL$	$0.1 - < 0.2\,ng/mL$	$0.2\,ng/mL -$	死亡

心臓全般 CARDIAC GENERAL							
有害事象	Short Name	Grade					
		1	2	3	4	5	
原因不明の心肺停止(非致死的) Cardiopulmonary arrest, cause unknown（non-fatal）	原因不明の心肺停止(非致死的) Cardiopulmonary arrest	−	−	−	生命を脅かす	−	
注：該当する Grade は Grade 4（非致死的 non-fatal）のみである．CTCAE にある死亡報告の選択肢は以下の3つである． 1. Grade 5のある CTCAE 用語 2. 全カテゴリーにある CTCAE 用語「その他（具体的に記載＿＿＿）」 3. 死亡 DEATH カテゴリー内の CTCAE 用語に該当しない死亡−選択 Death not associated with CTCAE term-Select							
検索上の注意：胸痛（非心臓性および非胸膜性）〔Chest pain (non-cardiac and non-pleuritic)〕は，疼痛-選択［疼痛 PAIN-Pain］に grading する．							
検索上の注意：中枢神経虚血（CNS ischemia）は，脳血管虚血［神経 NEUROLOGY-CNS］に grading する．							
高血圧 Hypertension	高血圧 Hypertension	症状はなく一過性（＜24時間）の＞20mmHg（拡張期圧）の上昇 以前正常であった場合は＞150/100への上昇；治療を要さない	再発性，または持続性（≧24時間），または症状を伴う＞20mmHg（拡張期圧）の上昇 以前正常であった場合は＞150/100への上昇；単剤の薬物治療を要することもある	2種類以上の薬物治療または以前よりも強い治療を要する	生命を脅かす（例：高血圧クリーゼ）	死亡	
		小児：症状はなく，一過性（＜24時間）の＞ULN への血圧上昇；治療を要さない	小児：再発性または持続性（≧24時間）の＞ULN への血圧上昇；単剤の薬物治療を要することもある	小児：成人と同じ	小児：成人と同じ		
注：小児の患者に対しては，年齢および性に適した正常値（ULN の＞95％点）を用いる							
低血圧 Hypotension	低血圧 Hypotension	治療を要さない血圧低下	短時間（＜24時間）の輸液等の治療を要する；生理機能に影響なし	持続的（≧24時間）治療を要するが，持続的な生理機能障害なく回復	ショック（例：酸血症，臓器機能障害）	死亡	
関連 AE：失神［神経 NEUROLOGY-Syncope］							
左室拡張機能不全 Left ventricular diastolic dysfunction	左室拡張機能不全 Left ventricular diastolic dysfunction	診断所見のみ．症状なし；治療を要さない	症状はないが，治療を要する	症状があり，治療に反応するうっ血性心不全	コントロール不良の，治療に反応しないうっ血性心不全；心室補助装置または心臓移植などの処置を要する	死亡	
左室収縮機能不全 Left ventricular systolic dysfunction	左室収縮機能不全 Left ventricular systolic dysfunction	症状がなく，安静時の駆出率（EF）が＜60−50％；左室短縮率（SF）＜30−24％	症状がなく，安静時の EF：＜50−40％；SF：＜24−15％	症状があり，治療に反応するうっ血性心不全；EF：＜40−20％；SF：＜15％	治療に反応しないうっ血性心不全またはコントロールが不良；EF＜20％；心室補助装置，心室縮小手術，または心臓移植などの処置を要する	死亡	
検索上の注意：心筋梗塞（Myocardial infarction）は，心臓虚血/心筋梗塞［心臓全般 CARDIAC-Cardiac］に grading する．							
心筋炎 Myocarditis	心筋炎 Myocarditis	−	−	治療に反応するうっ血性心不全	重症または治療に反応しないうっ血性心不全	死亡	
心嚢液/心膜液（非悪性） Pericardial effusion (non-malignant)	心嚢液（非悪性） Pericardial effusion	症状がない心嚢液貯留	−	生理機能に影響する心嚢液貯留	生命を脅かす（例：タンポナーデ）；緊急処置を要する	死亡	
心膜炎 Pericarditis	心膜炎 Pericarditis	症状はないが，ECG または理学所見（摩擦音）が心膜炎を示す	症状のある心膜炎（例：胸痛）	生理機能に影響する心膜炎（例：収縮性心膜炎）	生命を脅かす；緊急処置を要する	死亡	
検索上の注意：胸膜痛（Pleuritic pain）は，疼痛-選択［疼痛 PAIN-Pain］に grading する．							
肺高血圧症 Pulmonary hypertension	肺高血圧症 Pulmonary hypertension	治療を行わなくとも症状が現れない	症状はないが，治療を要する	肺高血圧症状があり，治療に反応する	コントロール不良の肺高血圧症状	死亡	

有害事象共通用語規準（CTCAE）v3.0

		心臓全般　　CARDIAC GENERAL				
		Grade				
有害事象	Short Name	1	2	3	4	5
拘束型心筋症 Restrictive cardiomyopathy	拘束型心筋症 Restrictive cardiomyopathy	症状がなく治療を要さない	症状はないが，治療を要する	うっ血性心不全の症状があり，治療に反応する	治療に反応しないコントロール不良のうっ血性心不全；心室補助装置または心臓移植などの治療を要する	死亡
右室機能不全（肺性心） Right ventricular dysfunction（cor pulmonale）	右室機能不全 Right ventricular dysfunction	症状がなく治療を要さない	症状はないが，治療を要する	症状があり，治療に反応する肺性心	症状がありコントロール不良の肺性心；心室補助装置または心臓移植などの治療を要する	死亡
心弁膜疾患 Valvular heart disease	心弁膜疾患 Valvular heart disease	症状のない心臓弁肥厚（軽度の逆流や狭窄の有無を問わない）；心内膜炎予防以外の治療を要さない	症状がない；画像診断により中等度の逆流または狭窄と判定	症状がある；高度の逆流または狭窄；内科的治療によりコントロールできる	生命を脅かす；活動不能／動作不能；治療を要する（例：心臓弁置換術，弁形成術）	死亡
心臓全般-その他（具体的に記載＿＿） Cardiac General-Other（Specify, ＿）	心臓全般-その他 Cardiac General-Other	軽症	中等症	重症	生命を脅かす；活動不能／動作不能	死亡

		凝固　　COAGULATION				
		Grade				
有害事象	Short Name	1	2	3	4	5
DIC（播種性血管内凝固症候群） DIC（disseminated intravascular coagulation）	DIC	−	検査値異常はあるが出血症状なし	検査値異常および出血症状あり	検査値異常があり，かつ生命を脅かすまたは活動不能／動作不能（例：中枢神経出血，臓器障害，循環動態上重大な失血）	死亡

注：DIC（播種性血管内凝固症候群）としてgradingするにはフィブリン分解産物またはD-dimerが増加していなければならない．
関連AE：血小板［血液BLOOD-Platelets］

有害事象	Short Name	1	2	3	4	5
フィブリノゲン Fibrinogen	フィブリノゲン Fibrinogen	＜1.0−0.75×LLN またはベースラインの数値より ＜25％の減少	＜0.75−0.5×LLN またはベースラインの数値より 25−＜50％の減少	＜0.5−0.25×LLN またはベースラインの数値より 50−＜75％の減少	＜0.25×LLN またはベースラインの数値より ≧75％の減少 または＜50mg/dL（絶対値）	死亡

注：ベースラインの数値が＜LLN（施設基準値）の場合のみ減少割合（％）を適用．

有害事象	Short Name	1	2	3	4	5
INR（国際標準化プロトロンビン時間比） INR（International Normalized Ratio of prothrombin time）	INR	＞1−1.5×ULN	＞1.5−2×ULN	＞2×ULN	−	−

関連AE：中枢神経出血［出血HEMORRHAGE-CNS］；消化管出血-選択［出血HEMORRHAGE-Hemorrhage, GI］；泌尿生殖器の出血-選択［出血HEMORRHAGE-Hemorrhage, GU］；肺／上気道出血-選択［出血HEMORRHAGE-Hemorrhage, pulmonary／upper］

有害事象	Short Name	1	2	3	4	5
PTT（部分トロンボプラスチン時間） PTT（Partial Thromboplastin time）	PTT	＞1−1.5×ULN	＞1.5−2×ULN	＞2×ULN	−	−

関連AE：中枢神経出血［出血HEMORRHAGE-CNS］；消化管出血-選択［出血HEMORRHAGE-Hemorrhage, GI］；泌尿生殖器の出血-選択［出血HEMORRHAGE-Hemorrhage, GU］；肺／上気道出血-選択［出血HEMORRHAGE-Hemorrhage, pulmonary／upper］

凝固　　　COAGULATION						
有害事象	Short Name	Grade				
		1	2	3	4	5
血栓性微小血管障害（例：血栓性血小板減少性紫斑病[TTP]または溶血性尿毒症症候群[HUS]）Thrombotic microangiopathy (e.g., thrombotic thrombocytopenic purpura [TTP] or hemolytic uremic syndrome [HUS])	血栓性微小血管障害 Thrombotic microangiopathy	臨床症状を伴わない赤血球破壊の所見（破壊赤血球症）	−	臨床症状を伴う検査値異常（例：腎不全，点状出血）	検査値異常があり，かつ生命を脅かすまたは活動不能/動作不能（例：中枢神経出血，血栓/塞栓，腎不全）	死亡
注：ここにgradingするには血液塗抹標本で微小血管障害性変化がなければならない。（例：破壊赤血球，ヘルメット細胞，赤血球断片）関連AE：クレアチニン［代謝 METABOLIC-Creatinine］；ヘモグロビン［血液 BLOOD-Hemoglobin］；血小板［血液 BLOOD-Platelets］						
凝固-その他（具体的に記載＿＿＿）Coagulation-Other (Specify, __)	凝固-その他 Coagulation-Other	軽症	中等症	重症	生命を脅かす；活動不能/動作不能	死亡

全身症状　　　CONSTITUTIONAL SYMPTOMS						
有害事象	Short Name	Grade				
		1	2	3	4	5
疲労（無力，嗜眠，倦怠感）Fatigue (asthenia, lethargy, malaise)	疲労 Fatigue	ベースラインに比して軽度の疲労の増強	中等度の疲労，または日常生活の一部に困難を生じる	高度の疲労，日常生活に支障あり	活動不能/動作不能	−
発熱（ANC＜1.0×10⁹/Lと定義される好中球減少がない場合）Fever (in the absence of neutropenia, where neutropenia is defined as ANC < 1.0 × 10⁹/L)	発熱（G3以上の好中球減少なし）Fever	38.0−39.0℃（100.4−102.2°F）	＞39.0−40.0℃（102.3−104.0°F）	＞40.0℃（＞104.0°F）が≦24時間持続	＞40.0℃（＞104.0°F）が＞24時間持続	死亡
注：ここで示した体温は口腔内または鼓膜測定のものである*。関連AE：アレルギー反応/過敏症（薬剤熱を含む）［アレルギー ALLERGY-Allergic］						
検索上の注意：ほてり（顔面潮紅）(Hot flashes / flushes)は、ほてり［顔面潮紅］［内分泌 ENDOCRINE- Hot］にgradingする。						
低体温 Hypothermia	低体温 Hypothermia	−	35−＞32℃ 95−＞89.6°F	32−＞28℃ 89.6−82.4°F	≦28℃（82.4°F）または生命を脅かす（例：昏睡，血圧低下，肺水腫，酸血症，心室細動）	死亡
不眠 Insomnia	不眠 Insomnia	時に睡眠障害があるが機能障害はない	睡眠障害による機能障害があるが，日常生活には支障がない	頻繁な睡眠障害により日常生活に支障あり	活動不能/動作不能	−
注：疼痛などの他の症状によって不眠が生じる場合は不眠にgradingしてはならない。不眠の原因となった事象にgradingすること。						
肥満[2] Obesity	肥満 Obesity	−	BMI 25−29.9kg/m²	BMI 30−39.9kg/m²	BMI≧40kg/m²	
注：BMI＝体重[kg]/（身長[m]）²						
体臭 Odor (patient odor)	体臭 Patient odor	軽度の体臭	顕著な体臭	−	−	−
悪寒戦慄 Rigors / chills	悪寒戦慄 Rigors / chills	軽度	中等度 麻薬性薬剤を要する	高度または持続的，麻薬性薬剤が無効	−	−

[2] NHLBI Obesity Task Force. "Clinical Guidelines on the Identification, Evaluation, and Treatment of Overweight and Obesity in Adults," *The Evidence Report*, Obes Res 6：51S-209S, 1998.
* 訳注：日本の標準である「腋窩温」は、口腔測定や鼓膜測定に比してやや低いことが知られているが確立された換算式はない。腋窩温にこの規準を用いる場合には、プロトコールおよび論文にその旨明記すること。

有害事象共通用語規準（CTCAE）v3.0

全身症状　　CONSTITUTIONAL SYMPTOMS

有害事象	Short Name	Grade 1	Grade 2	Grade 3	Grade 4	Grade 5
発汗 Sweating (diaphoresis)	発汗 Sweating	軽度で時々	頻回または大量の発汗（ずぶぬれの状態）	−	−	−
関連AE：ほてり（顔面潮紅）［内分泌 ENDOCRINE-Hot］						
体重増加 Weight gain	体重増加 Weight gain	ベースラインより5−＜10％増加	ベースラインより10−＜20％増加	ベースラインより≧20％増加	−	−
注：病因によって，心臓全般 CARDIAC GENERAL またはリンパ管 LYMPHATICS カテゴリーの浮腫 Edema に grading する． 関連AE：腹水（非悪性）［消化管 GASTROINTESTINAL-Ascites］；胸水（非悪性）［肺 PULMONARY-Pleural］						
体重減少 Weight loss	体重減少 Weight loss	ベースラインより5−＜10％減少；治療を要さない	ベースラインより10−＜20％減少；栄養補給を要する	ベースラインより≧20％減少；経管栄養あるいはTPNを要する	−	−
全身症状-その他（具体的に記載＿＿） Constitutional Symptoms-Other (Specify, __)	全身症状-その他 Constitutional Symptoms-Other	軽症	中等症	重症	生命を脅かす；活動不能/動作不能	死亡

死亡　　DEATH

有害事象	Short Name	Grade 1	Grade 2	Grade 3	Grade 4	Grade 5
CTCAE用語に該当しない死亡-選択： Death not associated with CTCAE term-*Select*：	CTCAE用語に該当しない死亡-選択 Death not associated with CTCAE term-*Select*	−	−	−	−	死亡
―死亡-細分類不能 Death NOS 　―疾患の増悪-細分類不能 Disease progression NOS 　―多臓器不全 Multi-organ failure 　―突然死 Sudden death						
注：該当するGradeはGrade 5のみである．以下の2項目に当てはまる場合のみ「CTCAE用語に該当しない死亡-選択」を用いること． 1：Grade 5のあるCTCAE用語に該当しない場合 2：いずれのカテゴリーのCTCAE用語「その他（具体的に記載＿＿＿）」を用いても不適切と判断される場合						

皮膚科/皮膚　　DERMATOLOGY/SKIN

有害事象	Short Name	Grade 1	Grade 2	Grade 3	Grade 4	Grade 5
皮膚萎縮 Atrophy, skin	皮膚萎縮 Atrophy, skin	萎縮あり	顕著な萎縮	−	−	−
皮下脂肪萎縮 Atrophy, subcutaneous fat	皮下脂肪萎縮 Atrophy, subcutaneous fat	萎縮あり	顕著な萎縮	−	−	−
関連AE：硬結/線維化（皮膚および皮下組織）［皮膚科 DERMATOLOGY-Induration］						
出血斑（Grade 3−4の血小板減少を伴わない） Bruising (in absence of Grade 3 or 4 thrombocytopenia)	出血斑（G3−4の血小板減少なし） Bruising	限局性または体重負荷部（圧迫部）	全身性	−	−	−
熱傷 Burn	熱傷 Burn	軽微な症状；治療を要さない	内科的治療；最小限の壊死組織除去を要する	中−広範囲の壊死組織除去または形成術を要する	生命を脅かす	死亡
注：熱傷は放射線，化学物質などによるものを含むすべての熱傷を意味する．						
口唇炎 Cheilitis	口唇炎 Cheilitis	症状がない	症状があるが日常生活に支障なし	症状があり，日常生活に支障あり	−	−

皮膚科/皮膚　DERMATOLOGY/SKIN

有害事象	Short Name	Grade 1	Grade 2	Grade 3	Grade 4	Grade 5
皮膚乾燥 Dry skin	皮膚乾燥 Dry skin	症状がない	症状があるが日常生活に支障なし	日常生活に支障あり	—	—
潮紅 Flushing	潮紅 Flushing	症状がない	症状がある	—	—	—
脱毛（頭皮または全身） Hair loss／alopecia（scalp or body）	脱毛 Alopecia	薄くなる，あるいは斑状の脱毛	完全な脱毛	—	—	—
色素沈着 Hyperpigmentation	色素沈着 Hyperpigmentation	軽度または限局性の色素沈着	顕著なまたは全身性の色素沈着	—	—	—
色素脱失 Hypopigmentation	色素脱失 Hypopigmentation	軽度または限局性の色素脱失	顕著なまたは全身性の色素脱失	—	—	—
硬結／線維化（皮膚および皮下組織） Induration／fibrosis（skin and subcutaneous tissue）	硬結 Induration	皮膚硬度の上昇を触知	中等度の機能障害があるが日常生活には支障なし；顕著な皮膚硬度の上昇および硬化を触知．わずかな皮膚の萎縮の有無は問わない	機能障害あり，日常生活に支障あり；非常に顕著な皮膚硬度の上昇，萎縮，拘縮	—	—

関連 AE：線維化-美容［筋骨格 MUSCULOSKELETAL- Fibrosis-cosmesis］；線維化-深部結合組織［筋骨格 MUSCULOSKELETAL-Fibrosis-deep］

有害事象	Short Name	Grade 1	Grade 2	Grade 3	Grade 4	Grade 5
注射部位の反応／血管外漏出 Injection site reaction／extravasation changes	注射部位の反応 Injection site reaction	疼痛；瘙痒；紅斑	炎症反応または静脈炎を伴う疼痛や腫脹	高度の潰瘍化あるいは壊死；外科的処置を要する		

関連 AE：アレルギー反応／過敏症（薬剤熱を含む）［アレルギー ALLERGY-Allergic］；潰瘍［皮膚科 DERMATOLOGY-Ulceration］

有害事象	Short Name	Grade 1	Grade 2	Grade 3	Grade 4	Grade 5
爪の変化 Nail changes	爪の変化 Nail changes	変色；隆起（匙状爪）；陥凹	部分的または完全な爪の欠損；爪床痛	日常生活に支障あり	—	—

検索上の注意：点状出血（Petechiae）は，点状出血／紫斑（皮膚または粘膜への出血）［出血 HEMORRHAGE-Petechiae］に grading する．

有害事象	Short Name	Grade 1	Grade 2	Grade 3	Grade 4	Grade 5
光過敏症 Photosensitivity	光過敏症 Photosensitivity	疼痛を伴わない紅斑	疼痛を伴う紅斑	落屑を伴う紅斑	生命を脅かす；活動不能／動作不能	死亡
瘙痒症／瘙痒 Pruritus／itching	瘙痒症 Pruritus	軽度または限局性の瘙痒	激しいまたは広範囲の瘙痒	激しいまたは広範囲の瘙痒であり，日常生活に支障あり		

関連 AE：皮疹／落屑［皮膚科 DERMATOLOGY-Rash］

有害事象	Short Name	Grade 1	Grade 2	Grade 3	Grade 4	Grade 5
皮疹／落屑 Rash／desquamation	皮疹 Rash	自覚症状を伴わない，斑状／丘疹状の皮疹または紅斑	瘙痒や随伴症状を伴う，斑状／丘疹状の皮疹または紅斑；体表面積（BSA）の＜50％を占める限局性の落屑その他の病変	高度または全身性の紅皮症や斑状／丘疹状／小水疱状の皮疹；BSAの≧50％を占める落屑	全身性の剥脱性／潰瘍性／水疱性皮膚炎	死亡

注：皮疹／落屑は GVHD に適用してもよい．

有害事象	Short Name	Grade 1	Grade 2	Grade 3	Grade 4	Grade 5
皮疹： 痤瘡／痤瘡様 Rash：acne／acneiform	痤瘡 Acne	治療を要さない	治療を要する	疼痛／潰瘍／落屑を伴う；外観を損なう		死亡
皮疹： 放射線に伴う皮膚炎-選択： Rash：dermatitis associated with radiation-Select： ―化学放射線 Chemoradiation ―放射線 Radiation	放射線皮膚炎-選択 Dermatitis-Select	淡い紅斑または乾性落屑	中等度〜鮮明な紅斑；大部分が間擦部に限局した斑状の湿性落屑；中等度の浮腫	間擦部以外の湿性落屑；軽度の外傷や擦過傷により出血	真皮全層の皮膚壊死または潰瘍；病変からの自然出血	死亡

有害事象共通用語規準(CTCAE) v3.0

	皮膚科/皮膚　　DERMATOLOGY/SKIN					
		Grade				
有害事象	Short Name	1	2	3	4	5
皮疹： 多形紅斑 (例：Stevens-Johnson症候群，中毒性皮膚壊死) Rash：erythema multiforme (e.g., Stevens-Johnson syndrome, toxic epidermal necrolysis)	多形紅斑 Erythema multi-forme	−	全身性でない散在性皮疹	重症(例：全身性の皮疹または疼痛を伴う口内炎)；静脈内輸液/経管栄養/TPNを要する	生命を脅かす；活動不能/動作不能	死亡
皮疹： 手足の皮膚反応 Rash：hand-foot skin reaction	手足の皮膚反応 Hand-foot	疼痛を伴わない軽微な皮膚の変化または皮膚炎(例：紅斑)	機能障害のない皮膚の変化(例：角層剥離，水疱，出血，腫脹)または疼痛	潰瘍性皮膚炎または疼痛による機能障害を伴う皮膚の変化	−	−
皮膚欠損/褥瘡性潰瘍 Skin breakdown/decubitus ulcer	褥瘡 Decubitus	−	局所的処置または内科的治療を要する	外科的な壊死組織除去またはその他の侵襲的治療を要する(例：高圧酸素療法)	生命を脅かす；大きな侵襲を伴う治療を要する(例：組織再建術，皮弁，移植)	死亡
注：皮膚欠損/褥瘡性潰瘍は，圧迫，手術またはその他の内科的治療の結果生じた皮膚の完全性の喪失，または褥瘡性潰瘍に適用する.						
皮膚線条 Striae	皮膚線条 Striae	軽度	美容上問題となる	−	−	−
毛細血管拡張症 Telangiectasia	毛細血管拡張症 Telangiectasia	ごく少数	中等度にあり	多数かつ融合性	−	−
潰瘍 Ulceration	潰瘍 Ulceration	−	径＜2cmの表層性潰瘍；局所的処置や内科的治療を要する	径≧2cmの潰瘍；外科的な壊死組織除去/縫合閉鎖/その他の侵襲的処置を要する(例：高圧酸素療法)	生命を脅かす；大きな侵襲を伴う治療を要する(例：完全切除，組織再建術，皮弁，移植)	死亡
蕁麻疹(蕁麻疹，みみず腫れ，膨疹) Urticaria (hives, welts, wheals)	蕁麻疹 Urticaria	治療を要さない	＜24時間の治療を要する	≧24時間の治療を要する	−	−
関連AE：アレルギー反応/過敏症(薬剤熱を含む)[アレルギーALLERGY-Allergic]						
創傷合併症-非感染性 Wound complication, non-infectious	創傷合併症-非感染性 Wound complication, non-infectious	浅層筋膜を超えない深さの，創長の≦25％の表層性創離開	局所的処置を要する，創長の＞25％の創離開；症状のないヘルニア	絞扼の所見のない，症状を伴うヘルニア；内臓露出を伴わない筋膜離開/裂開；創の縫合閉鎖または外科的な再処置を要する；入院または高圧酸素療法を要する	絞扼の所見があり，症状を伴うヘルニア；内臓露出を伴う筋膜離開；皮弁による大規模な再建，移植，切除，切断術を要する	死亡
注：創傷合併症-非感染性は，創離開，ヘルニア，裂開，内臓露出，創傷再処置のための二次手術に適用する.						
皮膚科/皮膚-その他 (具体的に記載＿＿) Dermatology/Skin-Other (Specify, ＿)	皮膚科-その他 Dermatology-Other	軽症	中等症	重症	生命を脅かす；活動不能/動作不能	死亡

内分泌　ENDOCRINE

有害事象	Short Name	Grade 1	Grade 2	Grade 3	Grade 4	Grade 5
副腎機能不全 Adrenal insufficiency	副腎機能不全 Adrenal insufficiency	症状がなく，治療を要さない	症状があり，治療を要する	入院を要する	生命を脅かす；活動不能/動作不能	死亡
注：副腎機能不全には，以下の徴候および症状を含む：腹痛，食欲不振，便秘，下痢，低血圧，粘膜の色素沈着，皮膚の色素沈着，塩分摂取に対する過剰な欲求(salt craving)，失神，白斑，嘔吐，脱力，体重減少． 副腎機能不全は，臨床検査によって確認しなければならない(低コルチゾール，しばしばアルドステロン低下を伴う)． 関連AE：血清カリウム値上昇［代謝METABORIC-Hyperkalemia］；甲状腺機能低下［内分泌ENDOCRINE-Thyroid］							
クッシング徴候（例：満月様顔貌，バッファロー肩，中心性肥満，皮膚線条） Cushingoid appearance (e.g., moon face, buffalo hump, centripetal obesity, cutaneous striae)	クッシング徴候 Cushingoid	–	あり	–	–	–
関連AE：血糖値上昇［代謝METABORIC-Hyperglycemia］；血清カリウム値低下［代謝METABORIC-Hypokalemia］							
女性化 Feminization of male	女性化 Feminization of male	–	–	あり	–	–
検索上の注意：女性化乳房(Gynecomastia)は，女性化乳房［性SEXUAL-Gynecomastia］にgradingする．							
ほてり（顔面潮紅）[3] Hot flashes/flushes	ほてり Hot flashes	軽度	中等度	症状があり，日常生活に支障あり	–	–
男性化 Masculinization of female	男性化 Masculinization of female	–	–	あり	–	–
神経内分泌：ACTH欠乏 Neuroendocrine：ACTH deficiency	ACTH	症状がない	症状があるが日常生活に支障がない；治療を要する	症状があり，日常生活に支障あり；入院を要する	生命を脅かす（例：重症低血圧）	死亡
神経内分泌：ADH分泌異常（例：SIADHまたはADH低値） Neuroendocrine：ADH secretion abnormality (e.g., SIADH or low ADH)	ADH	症状がない	症状があるが日常生活に支障がない；治療を要する	症状があり，日常生活に支障あり	生命を脅かす	死亡
神経内分泌：ゴナドトロピン分泌異常 Neuroendocrine：gonadotropin secretion abnormality	ゴナドトロピン Gonadotropin	症状がない	症状があるが日常生活に支障がない；治療を要する	症状があり，日常生活に支障あり；骨減少症；骨折；不妊	–	–
神経内分泌：成長ホルモン分泌異常 Neuroendocrine：growth hormone secretion abnormality	成長ホルモン Growth hormone	症状がない	症状があるが日常生活に支障がない；治療を要する	–	–	–
神経内分泌：プロラクチンホルモン分泌異常 Neuroendocrine：prolactin hormone secretion abnormality	プロラクチン Prolactin	症状がない	症状があるが日常生活に支障がない；治療を要する	日常生活に支障あり；無月経；乳汁漏出	–	死亡

[3] Sloan JA, Loprinzi CL, Novotny PJ, Barton DL, Lavasseur BI, Windschitl HJ, "Methodologic Lessons Learned from Hot Flash Studies," *J Clin Oncol* 2001 Dec 1; 19(23): 4280-4290

内分泌　ENDOCRINE

有害事象	Short Name	Grade 1	Grade 2	Grade 3	Grade 4	5
膵内分泌：耐糖能異常 Pancreatic endocrine：glucose intolerance	糖尿病 Diabetes	症状がなく，治療を要さない	症状がある；食事療法または経口剤治療を要する	日常生活に支障あり；インスリン治療を要する	生命を脅かす（例：ケトアシドーシス，高浸透圧性非ケトン性昏睡）	死亡
副甲状腺機能低下 Parathyroid function, low (hypoparathyroidism)	副甲状腺機能低下 Hypoparathyroidism	症状がなく，治療を要さない	症状がある；治療を要する	–	–	–
甲状腺機能亢進（甲状腺中毒症） Thyroid function, high (hyperthyroidism, thyrotoxicosis)	甲状腺機能亢進 Hyperthyroidism	症状がなく，治療を要さない	症状があるが日常生活に支障がない；甲状腺抑制療法を要する	日常生活に支障あり；入院を要する	生命を脅かす（例：甲状腺クリーゼ）	死亡
甲状腺機能低下 Thyroid function, low (hypothyroidism)	甲状腺機能低下 Hypothyroidism	症状がなく，治療を要さない	症状があるが日常生活に支障がない；甲状腺補充療法を要する	日常生活に支障あり；入院を要する	生命を脅かす粘液水腫性昏睡	死亡
内分泌-その他（具体的に記載＿＿） Endocrine-Other (Specify, __)	内分泌-その他 Endocrine-Other	軽症	中等症	重症	生命を脅かす；活動不能/動作不能	死亡

消化管　GASTROINTESTINAL

有害事象	Short Name	Grade 1	Grade 2	Grade 3	Grade 4	5
検索上の注意：腹痛（Abdominal pain）や差し込み（cramp）は，疼痛-選択［疼痛PAIN-Pain］にgradingする．						
食欲不振 Anorexia	食欲不振 Anorexia	食習慣の変化を伴わない食欲低下	顕著な体重減少や栄養失調を伴わない摂食量の変化；経口栄養剤による補充を要する	顕著な体重減少または栄養失調を伴う（例：カロリーや水分の経口摂取が不十分）；静脈内輸液/経管栄養/TPNを要する	生命を脅かす	死亡
関連AE：体重減少［全身症状CONSTITUTIONAL-Weight］						
腹水（非悪性） Ascites (non-malignant)	腹水（非悪性） Ascites	症状がない	症状があり，内科的治療を要する	症状があり，侵襲的処置を要する	生命を脅かす	死亡
注：腹水（非悪性）とは，悪性腹水でないことが立証されているか，または病因が不明であるが悪性である可能性がないものを意味する．乳び性腹水もこれに含まれる．						
大腸炎 Colitis	大腸炎 Colitis	症状がなく，病理所見または画像所見のみ	腹痛；粘血便または血便が混入	腹痛，発熱，イレウスを伴う腸管運動の変化；腹膜刺激徴候	生命を脅かす（例：穿孔，出血，虚血，壊死，中毒性巨大結腸症）	死亡
関連AE：消化管出血-選択［出血HEMORRHAGE-Hemorrhage, GI］						
便秘 Constipation	便秘 Constipation	不定期または間欠的な症状；便軟化剤/緩下剤/食事の工夫/浣腸を不定期に使用	緩下剤または浣腸の定期的使用を要する持続的症状	日常生活に支障をきたす症状；摘便を要する頑固な便秘	生命を脅かす（例：腸閉塞，中毒性巨大結腸症）	死亡
関連AE：消化管イレウス［消化管GASTROINTESTINAL-Ileus］；消化管閉塞-選択［消化管GASTROINTESTINAL-Obstruction］						
脱水 Dehydration	脱水 Dehydration	経口水分補給を要する；粘膜の乾燥，皮膚の張り（turgor）の減弱	<24時間の静脈内輸液を要する	≧24時間の静脈内輸液を要する	生命を脅かす（例：循環動態の虚脱）	死亡
関連AE：下痢［消化管GASTROINTESTINAL-Diarrhea］；低血圧［心臓全般CARDIAC-Hypotension］；嘔吐［消化管GASTROINTESTINAL-Vomiting］						

消化管　　　GASTROINTESTINAL							
		Grade					
有害事象	Short Name	1	2	3	4	5
歯科：義歯またはプロテーゼ Dental：dentures or prosthesis	義歯 Dentures	活動を妨げないわずかな不快感	不快感のため一部の活動（例：摂食）に支障をきたすが，その他の活動（例：会話）には支障がない	義歯またはプロテーゼの使用が常時不可能	−	−
歯科：歯周（歯根膜）疾患 Dental：periodontal disease	歯周 Periodontal	歯肉後退または歯肉炎；探針により局所的に出血；軽度の局所骨欠損	中等度の歯肉後退または歯肉炎；探針により多くの箇所で出血；中等度の骨欠損	自然出血；歯欠損の有無によらず高度の骨欠損がある；上顎骨または下顎骨の骨壊死	−	−
注：骨壊死にいたる高度の歯周（歯根膜）疾患は，骨壊死（無血管壊死）[筋骨格 MUSCULOSKELETAL-Osteonecrosis] に grading する．						
歯科：歯 Dental：teeth	歯 Teeth	歯表面着色；齲歯；抜歯をせずに修復可能	全歯に至らない抜歯；歯の破折／歯冠切除／歯冠修復を要する	全歯の抜歯を要する	−	−
歯科：歯の発達 Dental：teeth development	歯の発達 Teeth development	機能障害のない歯またはエナメル質の形成不全	口腔内手術により矯正可能な機能障害	外科的矯正が不能な，機能障害を伴う発達不良	−	−
下痢 Diarrhea	下痢 Diarrhea	ベースラインと比べて＜4回／日の排便回数増加；ベースラインと比べて人工肛門からの排泄量が軽度に増加	ベースラインと比べて4−6回／日の排便回数増加；＜24時間の静脈内輸液を要する；ベースラインと比べて人工肛門からの排泄量が中等度増加；日常生活に支障がない	ベースラインと比べて≧7回／日の排便回数増加；便失禁；≧24時間の静脈内輸液を要する；入院を要する；ベースラインと比べて人工肛門からの排泄量が高度に増加；日常生活に支障あり	生命を脅かす（例：循環動態の虚脱）	死亡
注：下痢には，小腸または結腸に原因がある下痢と人工肛門に伴う下痢の両者が含まれる． 関連 AE：脱水 [消化管 GASTROINTESTINAL-Dehydration]；低血圧 [心臓全般 CARDIAC-Hypotension]						
腹部膨満／鼓腸 Distension／bloating, abdominal	腹部膨満 Distension	症状がない	症状があるが，消化管機能には支障がない	症状があり，消化管機能障害がある		
関連 AE：腹水（非悪性）[消化管 GASTROINTESTINAL-Ascites]；消化管イレウス [消化管 GASTROINTESTINAL-Ileus]；消化管閉塞-選択 [消化管 GASTROINTESTINAL-Obstruction]						
口内乾燥／唾液腺（xerostomia） Dry mouth／salivary gland (xerostomia)	口内乾燥 Dry mouth	症状あり．顕著な摂食習慣の制約がない（乾燥あるいは唾液の濃縮）；刺激のない状態での唾液分泌量が＞0.2 mL／分	症状あり．経口摂取に影響がある（例：多量の水，他の潤滑剤，ピューレ状および／または軟らかく水分の多い食物に限られる）；刺激のない状態での唾液分泌量が0.1−0.2 mL／分	十分な経口摂取が不可能；静脈内輸液／経管栄養／TPN を要する；刺激のない状態での唾液分泌量が＜0.1 mL／分	−	−
注：口内乾燥／唾液腺は，主観的評価パラメータと客観的評価パラメータの両者を用いて grading する．研究期間を通じて一貫性をもってこの有害事象を記録すること．最初の評価に唾液分泌量測定を用いた場合は，以降の評価にも唾液分泌量測定を用いなければならない． 関連 AE：唾液腺の変化／唾液 [消化管 GASTROINTESTINAL-Salivary]						
嚥下障害 Dysphagia (difficulty swallowing)	嚥下障害 Dysphagia	症状があるが，通常の食事が可能	症状があり，摂食／嚥下に影響（例：摂食習慣の制約，経口栄養剤による補充）；＜24時間の静脈内輸液を要する	症状があり，摂食／嚥下に重大な影響（例：カロリーや水分の経口摂取が不十分）；≧24時間の静脈内輸液／経管栄養／TPN を要する	生命を脅かす（例：閉塞，穿孔）	死亡
注：嚥下障害は，口腔，咽頭，食道または神経が原因となる嚥下障害に適用する．拡張術を要する嚥下障害は，消化管狭窄（吻合部を含む）-選択 [消化管 GASTROINTESTINAL-Stricture] に grading する． 関連 AE：脱水 [消化管 GASTROINTESTINAL- Dehydration]；食道炎 [消化管 GASTROINTESTINAL-Esophagitis]						
小腸炎（小腸の炎症） Enteritis (inflammation of the small bowel)	小腸炎 Enteritis	症状がなく，病理所見または画像所見のみ	腹痛；粘液便または血便が混入	腹痛，発熱，イレウスを伴う腸管運動の変化；腹膜刺激徴候	生命を脅かす（例：穿孔，出血，虚血，壊死）	死亡
関連 AE：消化管出血-選択 [出血 HEMORRHAGE-Hemorrhage, GI]；盲腸炎 [消化管 GASTROINTESTINAL-Typhlitis]						

有害事象共通用語規準(CTCAE) v3.0

		消化管　　GASTROINTESTINAL				
		Grade				
有害事象	Short Name	1	2	3	4	5
食道炎 Esophagitis	食道炎 Esophagitis	症状がなく，病理所見/画像所見/内視鏡所見のみ	症状があり，摂食/嚥下に影響(例：摂食習慣の制約，経口栄養補給)；＜24時間の静脈内栄養を要する	症状があり，摂食/嚥下に重大な影響(例：カロリーや水分の経口摂取が不十分)；≧24時間の静脈内輸液/経管栄養/TPNを要する	生命を脅かす	死亡
注：食道炎は，逆流性食道炎を含む． 関連AE：嚥下障害 [消化管 GASTROINTESTINAL-Dysphagia]						
消化管瘻-選択： Fistula, GI-*Select*： 　—腹部-細分類不能 Abdomen NOS 　—肛門 Anus 　—胆管 Biliary tree 　—結腸/盲腸/虫垂 Colon/cecum/appendix 　—十二指腸 Duodenum 　—食道 Esophagus 　—胆嚢 Gallbladder 　—回腸 Ileum 　—空腸 Jejunum 　—口腔 Oral cavity 　—膵 Pancreas 　—咽頭 Pharynx 　—直腸 Rectum 　—唾液腺 Salivary gland 　—小腸-細分類不能 Small bowel NOS 　—胃 Stomach	消化管瘻-選択 Fistula, GI-*Select*	症状がなく，画像所見のみ	症状がある；消化管機能の変化(例：摂食習慣の制約，下痢または消化管からの水分喪失)；＜24時間の静脈内輸液を要する	症状があり，消化管機能に高度な変化(例：摂食習慣の制約/下痢/消化管からの水分喪失)；≧24時間の静脈内輸液/経管栄養/TPNを要する	生命を脅かす	死亡
注：瘻は，2つの体腔間または体腔と皮膚の間に形成された異常な交通と定義する．瘻の部位は，異常が発生したと思われる部位を選択する．例えば，食道癌の切除や放射線照射による気管－食道瘻は消化管瘻－食道(Fistula, GI-Esophagus)としてgradingする．						
鼓腸放屁 Flatulence	鼓腸放屁 Flatulence	軽度	中等度	－	－	－
胃炎(胆汁逆流性胃炎を含む) Gastritis (including bile reflux gastritis)	胃炎 Gastritis	症状がなく，病理所見または画像所見のみ	症状がある；胃機能の変化(例：カロリーや水分の経口摂取が不十分)；＜24時間の静脈内輸液を要する	症状があり，胃機能に高度の変化(例：カロリーや水分の経口摂取が不十分)；≧24時間の静脈内輸液/経管栄養/TPNを要する	生命を脅かす；臓器の全摘が必要な外科的処置を要する(例：胃切除術)	死亡
関連AE：消化管出血-選択 [出血 HEMORRHAGE-Hemorrhage, GI]；消化管潰瘍-選択 [消化管 GASTROINTESTINAL-Ulcer, GI] 検索上の注意：頭頸部の軟部組織壊死(Head and neck soft tissue necrosis)は，軟部組織壊死-選択 [骨格筋 MUSCULOSKELETAL-Soft] にgradingする．						
胸やけ/消化不良 Heartburn/dyspepsia	胸やけ Heartburn	軽度	中等度	重度	－	－
痔核 Hemorrhoids	痔核 Hemorrhoids	症状がない	症状がある；痔バンドの使用または薬物治療を要する	日常生活に支障あり；IVRによる処置/内視鏡的処置/外科的処置を要する	生命を脅かす	死亡
消化管イレウス(腸管の機能的閉塞/神経性便秘) Ileus, GI (functional obstruction of bowel, i.e., neuro-constipation)	麻痺性イレウス Ileus	症状がなく，画像所見のみ	症状がある；消化管機能に変化(例：摂食習慣の制約)；＜24時間の静脈内輸液を要する	症状があり，消化管機能に高度の変化；≧24時間の静脈内輸液/経管栄養/TPNを要する	生命を脅かす	死亡
注：消化管イレウスは，上部または下部消化管機能の変化に適用する．(例：胃または結腸の排出遅延) 関連AE：便秘 [消化管 GASTROINTESTINAL-Constipation]；悪心 [消化管 GASTROINTESTINAL-Nausea]；消化管閉塞-選択 [消化管 GASTROINTESTINAL-Obstruction]；嘔吐 [消化管 GASTROINTESTINAL-Vomiting]						
便失禁 Incontinence, anal	便失禁 Incontinence, anal	時にパッドの使用が必要	毎日パッドの使用が必要	日常生活に支障あり；外科的処置を要する	永久的な腸瘻の造設を要する	死亡
注：便失禁は，手術やその他の治療に起因する括約筋機能の喪失に適用する．						

		消化管　　GASTROINTESTINAL				
		Grade				
有害事象	Short Name	1	2	3	4	5
消化管リーク（吻合部を含む）-選択： Leak (including anastomotic), GI -Select： 　—胆管 Biliary tree 　—食道 Esophagus 　—大腸 Large bowel 　—リーク-細分類不能 Leak NOS 　—膵 Pancreas 　—咽頭 Pharynx 　—直腸 Rectum 　—小腸 Small bowel 　—人工肛門 Stoma 　—胃 Stomach	消化管リーク-選択 Leak, GI-Select	症状がなく，画像所見のみ	症状がある；内科的治療を要する	症状があり，消化管機能障害あり；侵襲的処置または内視鏡的処置を要する	生命を脅かす	死亡
注：消化管リーク（吻合部を含む）-選択は，臨床徴候/症状または画像所見により確認された，瘻の形成を伴わない吻合部リークまたは導管リークに適用する．（例：胆道，食道，腸，膵，咽頭，直腸）						
吸収不良 Malabsorption	吸収不良 Malabsorption	—	食事の変化；経口治療を要する（例：消化酵素，薬剤，経口栄養剤）	消化管から十分な栄養を摂取できない（すなわちTPNを要する）	生命を脅かす	死亡
粘膜炎/口内炎（診察所見）-選択： Mucositis / stomatitis (clinical exam) -Select： 　—肛門 Anus 　—食道 Esophagus 　—大腸 Large bowel 　—喉頭 Larynx 　—口腔 Oral cavity 　—咽頭 Pharynx 　—直腸 Rectum 　—小腸 Small bowel 　—胃 Stomach 　—気管 Trachea	粘膜炎（診察所見）-選択 Mucositis (clinical exam) -Select	粘膜の紅斑	斑状潰瘍または偽膜	融合した潰瘍または偽膜；わずかな外傷で出血	組織の壊死；顕著な自然出血；生命を脅かす	死亡
粘膜炎/口内炎（機能/症状）-選択： Mucositis / stomatitis (functional / symptomatic) -Select： 　—肛門 Anus 　—食道 Esophagus 　—大腸 Large bowel 　—喉頭 Larynx 　—口腔 Oral cavity 　—咽頭 Pharynx 　—直腸 Rectum 　—小腸 Small bowel 　—胃 Stomach 　—気管 Trachea	粘膜炎（機能/症状）-選択 Mucositis (functional / symptomatic) -Select	上気道/上部消化管：わずかな症状で摂食に影響なし；わずかな呼吸器症状があるが機能障害はない 下部消化管：わずかに不快感があるが治療を要さない	上気道/上部消化管：症状があるが，食べやすく加工した食事を摂取し嚥下することはできる；呼吸器症状があり機能障害があるが日常生活に支障はない 下部消化管：症状があり，内科的治療を要するが，日常生活に支障なし	上気道/上部消化管：症状があり，十分な栄養や水分の経口摂取ができない；呼吸器症状があり日常生活に支障がある 下部消化管：便失禁やその他の症状により日常生活に支障がある	生命を脅かす症状がある	死亡
注：粘膜炎/口内炎（機能/症状）は，放射線，薬剤，GVHDによる上気道/上部消化管の粘膜炎に適用してもよい．						
悪心 Nausea	悪心 Nausea	摂食習慣に影響のない食欲低下	顕著な体重減少，脱水または栄養失調を伴わない経口摂取量の減少；<24時間の静脈内輸液を要する	カロリーや水分の経口摂取が不十分；≧24時間の静脈内輸液/経管栄養/TPNを要する	生命を脅かす	死亡
関連AE：食欲不振［消化管GASTROINTESTINAL-Anorexia］；嘔吐［消化管GASTROINTESTINAL-Vomiting］						

有害事象共通用語規準（CTCAE）v3.0

消化管	GASTROINTESTINAL					
		Grade				
有害事象	Short Name	1	2	3	4	5
消化管壊死-選択： Necrosis, GI -Select： ―肛門 Anus ―結腸/盲腸/虫垂 Colon/cecum/appendix ―十二指腸 Duodenum ―食道 Esophagus ―胆嚢 Gallbladder ―肝 Hepatic ―回腸 Ileum ―空腸 Jejunum ―口腔 Oral ―膵 Pancreas ―腹腔 Peritoneal cavity ―咽頭 Pharynx ―直腸 Rectum ―小腸-細分類不能 Small bowel NOS ―人工肛門 Stoma ―胃 Stomach	消化管壊死-選択 Necrosis, GI -Select	―	―	消化管から十分な栄養を摂取できない（例：腸管/非腸管栄養補給を要する）；IVRによる処置/内視鏡的処置/外科的処置を要する	生命を脅かす；臓器の全摘が必要な外科的処置を要する（例：結腸全摘）	死亡
関連AE：内臓動脈虚血（心筋以外）[血管VASCULAR-Visceral]						
消化管閉塞-選択： Obstruction, GI -Select： ―盲腸 Cecum ―結腸 Colon ―十二指腸 Duodenum ―食道 Esophagus ―胆嚢 Gallbladder ―回腸 Ileum ―空腸 Jejunum ―直腸 Rectum ―小腸-細分類不能 Small bowel NOS ―人工肛門 Stoma ―胃 Stomach	消化管閉塞-選択 Obstruction, GI -Select	症状がなく画像所見のみ	症状あり；消化管機能に変化あり（例：摂食習慣の制約，嘔吐，下痢，消化管からの水分喪失）；＜24時間の静脈内輸液を要する	症状があり，消化管機能に高度の変化あり（例：摂食習慣の制約，嘔吐，下痢，消化管からの水分喪失）；≥24時間の静脈内輸液/経管栄養/TPNを要する；外科的処置を要する	生命を脅かす；臓器の全摘が必要な外科的処置を要する．（例：結腸全摘）	死亡
検索上の注意：手術での損傷(Operative injury)は，術中損傷-臓器/構造-選択［手術SURGERY-Intra-operative］にgradingする．						
検索上の注意：骨盤痛(Pelvic pain)は，疼痛-選択［疼痛PAIN-Pain］にgradingする．						
消化管穿孔-選択： Perforation, GI -Select： ―虫垂 Appendix ―胆管 Biliary tree ―盲腸 Cecum ―結腸 Colon ―十二指腸 Duodenum ―食道 Esophagus ―胆嚢 Gallbladder ―回腸 Ileum ―空腸 Jejunum ―直腸 Rectum ―小腸-細分類不能 Small bowel NOS ―胃 Stomach	消化管穿孔-選択 Perforation, GI -Select	症状がなく画像所見のみ	内科的治療を要する；＜24時間の静脈内輸液を要する	≥24時間の静脈内輸液/経管栄養/TPNを要する；外科的処置を要する	生命を脅かす	死亡
直腸炎 Proctitis	直腸炎 Proctitis	直腸に不快感があるが治療を要さない	症状あり．日常生活に支障なし；内科的治療を要する	便失禁その他の症状により日常生活に支障がある；外科的処置を要する	生命を脅かす（例：穿孔）	死亡
人工肛門脱 Prolapse of stoma, GI	人工肛門脱 Prolapse of stoma, GI	症状がない人工肛門脱	局所の特殊な処置または管理；小規模な再建を要する	人工肛門の機能障害；大規模な再建を要する	生命を脅かす	死亡
注：その他の人工肛門合併症(Other stoma complications)は，消化管瘻-選択［消化管GASTROINTESTINAL-Fistula, GI］；消化管リーク（吻合部を含む）-選択［消化管GASTROINTESTINAL-Leak, GI］；消化管閉塞-選択［消化管GASTROINTESTINAL-Obstruction］；消化管穿孔-選択［消化管GASTROINTESTINAL-Perforation GI］；消化管狭窄（吻合部を含む）-選択［消化管GASTROINTESTINAL-Stricture］としてgradingしてもよい．						
検索上の注意：直腸(Rectal)または直腸周囲の疼痛（直腸痛）〔perirectal pain (proctalgia)〕は，疼痛-選択［疼痛PAIN-Pain］にgradingする．						

消化管　　　　GASTROINTESTINAL						
		Grade				
有害事象	Short Name	1	2	3	4	5
唾液腺の変化/唾液 Salivary gland changes/saliva	唾液腺の変化 Salivary gland changes	わずかな唾液の濃縮；わずかな味覚の変化（例：金属味）	濃い、ねばつく、べとべとする唾液；顕著な味覚の変化；食事の変更を要する；日常生活に支障はない唾液分泌関連症状	急性唾液腺壊死；高度の唾液分泌関連症状により日常生活に支障あり	活動不能/動作不能	‒
関連AE：口内乾燥/唾液腺［消化管GASTROINTESTINAL-Dry］；粘膜炎/口内炎（診察所見）-選択［消化管GASTROINTESTINAL-Mucositis］；粘膜炎/口内炎（機能/症状）-選択［消化管GASTROINTESTINAL-Mucositis］；味覚変化（味覚障害）［消化管GASTROINTESTINAL-Taste］						
検索上の注意：脾機能（Splenic function）は，［血液BLOOD-Splenic］にgradingする．						
消化管狭窄 （吻合部を含む） -選択： Stricture/stenosis (including anastomotic), GI -Select： 　―肛門 Anus 　―胆管 Biliary tree 　―盲腸 Cecum 　―結腸 Colon 　―十二指腸 Duodenum 　―食道 Esophagus 　―回腸 Ileum 　―空腸 Jejunum 　―膵／膵管 Pancreas/pancreatic duct 　―咽頭 Pharynx 　―直腸 Rectum 　―小腸・細分類不能 Small bowel NOS 　―人工肛門 Stoma 　―胃 Stomach	消化管狭窄-選択 Stricture, GI -Select	症状がなく画像所見のみ	症状がある；消化機能の変化あり（例：摂食習慣の制約，嘔吐，出血，下痢）；＜24時間の静脈内輸液を要する	症状があり、消化管機能の高度の変化あり（例：摂食習慣の制約，下痢，消化管からの水分喪失）；≧24時間の静脈内輸液/経管栄養/TPNを要する；外科的処置を要する	生命を脅かす；臓器全摘が必要な外科的処置を要する（例：結腸全摘）	死亡
味覚変化（味覚障害） Taste alteration (dysgeusia)	味覚変化 Taste alteration	味覚変化はあるが食事に影響なし	味覚変化が食事に影響する（例：経口栄養補給；嫌な味がする；味覚の喪失	‒	‒	‒
盲腸炎 Typhlitis (cecal inflammation)	盲腸炎 Typhlitis	症状がなく，病理所見または画像所見のみ	腹痛；粘液便または血便が混入	腹痛，発熱，イレウスを伴う腸管運動の変化；腹膜刺激徴候	生命を脅かす（例：穿孔，出血，虚血，壊死）；外科的処置を要する	死亡
関連AE：大腸炎［消化管GASTROINTESTINAL-Colitis］；消化管出血-選択［出血HEMORRHAGE-Hemorrhage, GI］；消化管イレウス［消化管GASTROINTESTINAL-Ileus］						
消化管潰瘍-選択： Ulcer, GI-Select： 　―肛門 Anus 　―盲腸 Cecum 　―結腸 Colon 　―十二指腸 Duodenum 　―食道 Esophagus 　―回腸 Ileum 　―空腸 Jejunum 　―直腸 Rectum 　―小腸・細分類不能 Small bowel NOS 　―人工肛門 Stoma 　―胃 Stomach	消化管潰瘍-選択 Ulcer, GI-Select	症状がなく，画像所見または内視鏡所見のみ	症状あり；消化管機能に変化あり（例：摂食習慣の制約，経口栄養補給）；＜24時間の静脈内輸液を要する	症状があり，消化管機能に高度の変化あり（例：カロリーまたは水分の経口摂取が不十分）；≧24時間の静脈内輸液/経管栄養/TPNを要する	生命を脅かす	死亡
関連AE：消化管出血-選択［出血HEMORRHAGE-Hemorrhage, GI］						
嘔吐 Vomiting	嘔吐 Vomiting	24時間に1エピソードの嘔吐	24時間に2‒5エピソードの嘔吐；＜24時間の静脈内輸液を要する	24時間に≧6エピソードの嘔吐；≧24時間の静脈内輸液またはTPNを要する	生命を脅かす	死亡
関連AE：脱水［消化管GASTROINTESTINAL-Dehydration］						
消化管-その他 （具体的に記載＿＿＿） Gastrointestinal-Other (Specify, __)	消化管-その他 GI-Other	軽症	中等症	重症	生命を脅かす；活動不能/動作不能	死亡

有害事象共通用語規準(CTCAE) v3.0

成長と発達　GROWTH AND DEVELOPMENT						
		Grade				
有害事象	Short Name	1	2	3	4	5
骨年齢（骨年齢の変化） Bone age (alteration in bone age)	骨年齢 Bone age	−	標準値±2SD（標準偏差）を超える	−	−	−
骨成長：大腿骨頭；大腿骨頭すべり症 Bone growth；femoral head；slipped capital femoral epiphysis	大腿骨頭の成長 Femoral head growth	軽度の外反/内反変形	症状があり，機能障害はあるが日常生活に支障がない中等度の外反/内反変形	軽症の大腿骨頭すべり症；外科的処置を要する（例：固定術）；日常生活に支障あり	活動不能/動作不能；重症の大腿骨頭すべり症（すべり角＞60％）；虚血性壊死	−
骨成長：四肢長差 Bone growth：limb length discrepancy	四肢長 Limb length	＜2cmの軽度の四肢長差	2−5cmの中等度の四肢長差；靴底の調節を要する	＞5cmの高度の四肢長差；外科的処置を要する；日常生活に支障あり	活動不能/動作不能；骨端固定術	−
骨成長：脊柱後弯/前弯 Bone growth：spine kyphosis/lordosis	脊柱後弯/前弯 Kyphosis/lordosis	軽度の画像所見の変化	中等度の変形；機能障害はあるが日常生活に支障なし	高度の変形；外科的処置を要する；日常生活に支障あり	活動不能/動作不能（例：頭部挙上不能）	−
成長速度（成長速度の低下） Growth velocity (reduction in growth velocity)	成長速度の低下 Reduction in growth velocity	ベースライン成長曲線より10−29％の低下	ベースライン成長曲線より30−49％の低下	ベースライン成長曲線より≧50％の低下	−	−
思春期（遅発） Puberty (delayed)	思春期遅発 Delayed puberty	−	女性の場合：13歳までに乳房発達がない；男性の場合：14.5歳までにタナーの性成熟度判定の第2段階が起こらない	女性の場合14歳まで，男性の場合16歳までに二次性徴がない；ホルモン補充療法を要する	−	−
注：がんの既往がある男性に対してはタナーの性成熟度判定の精巣サイズの項目は適用しない．						
思春期（早発） Puberty (precocious)	思春期早発 Precocious puberty	−	二次性徴が 女性：＜7歳 男性：＜9歳	−	−	−
低身長 Short stature	低身長 Short stature	年齢と性別毎の平均値を2SD（標準偏差）を超えて下回る	日常生活に影響あり	−	−	−
注：低身長は成長ホルモン分泌不全症に続発する． 関連AE：神経内分泌：成長ホルモン分泌異常［内分泌 ENDOCRINE-Growth］						
成長と発達−その他（具体的に記載＿＿） Growth and Development-Other (Specify, __)	成長と発達−その他 Growth and Development-Other	軽症	中等症	重症	生命を脅かす；活動不能/動作不能	死亡

出血　HEMORRHAGE/BLEEDING						
		Grade				
有害事象	Short Name	1	2	3	4	5
血腫 Hematoma	血腫 Hematoma	わずかな症状がある；侵襲的治療を要さない	最小限の侵襲的瀉出または吸引を要する	輸血/IVRによる処置/外科的処置を要する	生命を脅かす；大がかりな(major)緊急処置を要する	死亡

注：血腫とは，創傷，手術部位における血液の血管外漏出(extravasation)または他の処置に続発する漏出とする．輸血とは濃厚赤血球(pRBC)を意味する．
関連AE：フィブリノゲン［凝固 COAGULATION-Fibrinogen］；INR（国際標準化プロトロンビン時間比）［凝固 COAGULATION-INR］；血小板［血液 BLOOD-Platelets］；PTT（部分トロンボプラスチン時間）［凝固 COAGULATION-PTT］

巻末資料

		出血　HEMORRHAGE／BLEEDING					
		Grade					
有害事象	Short Name	1	2	3	4	5	
手術に関連する出血（術中または術後）Hemorrhage／bleeding associated with surgery，intra-operative or postoperative	手術に関連する出血 Hemorrhage with surgery	−	−	プロトコールに記載された予期されるレベルを超えて非自己由来 pRBC 4.5単位*（小児では 10 cc/kg）以上の輸血を必要とする；手術後に IVR による処置/内視鏡的処置/外科的処置を要する	生命を脅かす	死亡	

注：術後≦72時間を術後期間と定義する．濃厚赤血球（pRBC）輸血に関してはプロトコール規定に従う．
関連AE：フィブリノゲン［凝固COAGULATION-Fibrinogen］；INR（国際標準化プロトロンビン時間比）［凝固COAGULATION-INR］；血小板［血液BLOOD-Platelets］；PTT（部分トロンボプラスチン時間）［凝固COAGULATION-PTT］

中枢神経出血 Hemorrhage, CNS	中枢神経出血 CNS hemorrhage	症状がない 画像所見のみ	内科的治療を要する	脳室瘻形成術/頭蓋内圧モニター/静脈内血栓溶解術/外科的処置を要する	生命を脅かす；神経脱落または神経学的な活動不能/動作不能	死亡	

関連AE：フィブリノゲン［凝固COAGULATION-Fibrinogen］；INR（国際標準化プロトロンビン時間比）［凝固COAGULATION-INR］；血小板［血液BLOOD-Platelets］；PTT（部分トロンボプラスチン時間）［凝固COAGULATION-PTT］

消化管出血-選択：Hemorrhage, GI -Select：	消化管出血-選択：Hemorrhage, GI -Select	軽度，（鉄補充以外の）治療を要さない	症状があり，内科的治療または小規模な焼灼術を要する	輸血/IVRによる処置/内視鏡的処置/外科的処置を要する；放射線照射（出血部位に対する止血目的）	生命を脅かす；大がかりな（major）緊急処置を要する	死亡	

　　―腹部-細分類不能 Abdomen NOS
　　―肛門 Anus
　　―胆管 Biliary tree
　　―盲腸/虫垂 Cecum/appendix
　　―結腸 Colon
　　―十二指腸 Duodenum
　　―食道 Esophagus
　　―回腸 Ileum
　　―空腸 Jejunum
　　―肝 Liver
　　―下部消化管-細分類不能 Lower GI NOS
　　―口腔 Oral cavity
　　―膵 Pancreas
　　―腹腔 Peritoneal cavity
　　―直腸 Rectum
　　―人工肛門 Stoma
　　―胃 Stomach
　　―上部消化管-細分類不能 Upper GI NOS
　　―静脈瘤（食道）Varices (esophageal)
　　―静脈瘤（直腸）Varices (rectal)

注：輸血とは濃厚赤血球（pRBC）を意味する．
関連AE：フィブリノゲン［凝固COAGULATION-Fibrinogen］；INR（国際標準化プロトロンビン時間比）［凝固COAGULATION-INR］；血小板［血液BLOOD-Platelets］；PTT（部分トロンボプラスチン時間）［凝固COAGULATION-PTT］

* 訳注：輸血の単位は，米国では 450 mL/単位であるためわが国の 200 mL/単位に換算して規定した．

有害事象共通用語規準（CTCAE）v3.0

出血　HEMORRHAGE／BLEEDING

有害事象	Short Name	Grade 1	Grade 2	Grade 3	Grade 4	Grade 5
泌尿生殖器出血 -選択： Hemorrhage, GU -Select： 　―膀胱 Bladder 　―卵管 Fallopian tube 　―腎臓 Kidney 　―卵巣 Ovary 　―前立腺 Prostate 　―後腹膜腔 Retroperitoneum 　―精索 Spermatic cord 　―ストーマ Stoma 　―精巣 Testes 　―尿管 Ureter 　―尿道 Urethra 　―泌尿器-細分類不能 Urinary NOS 　―子宮 Uterus 　―腟 Vagina 　―精管 Vas deferens	泌尿生殖器出血 -選択： Hemorrhage, GU -Select	わずかな／顕微鏡的な出血；治療を要さない	肉眼的出血，内科的治療または尿路の洗浄を要する	輸血／IVRによる処置／内視鏡の処置／外科的処置を要する；放射線照射（出血部位に対する止血目的）	生命を脅かす；大がかりな(major)緊急処置を要する	死亡

注：輸血とは濃厚赤血球(pRBC)を意味する。
関連AE：フィブリノゲン［凝固COAGULATION-Fibrinogen］；INR（国際標準化プロトロンビン時間比）［凝固COAGULATION-INR］；血小板［血液BLOOD-Platelets］；PTT（部分トロンボプラスチン時間）［凝固COAGULATION-PTT］

有害事象	Short Name	Grade 1	Grade 2	Grade 3	Grade 4	Grade 5
肺/上気道出血 -選択： Hemorrhage, pulmonary／upper respiratory-Select： 　―肺/気管支-細分類不能 Bronchopulmonary NOS 　―気管支 Bronchus 　―喉頭 Larynx 　―肺 Lung 　―縦隔 Mediastinum 　―鼻腔 Nose 　―咽頭 Pharynx 　―胸膜 Pleura 　―気道-細分類不能 Respiratory tract NOS 　―気管孔 Stoma 　―気管 Trachea	肺出血-選択： Hemorrhage, pulmonary-Select	軽度，治療を要さない	症状があり，内科的治療を要する	輸血／IVRによる処置／内視鏡の処置／外科的処置を要する；放射線照射（出血部位に対する止血目的）	生命を脅かす；大がかりな(major)緊急処置を要する	死亡

注：輸血とは濃厚赤血球(pRBC)を意味する。
関連AE：フィブリノゲン［凝固COAGULATION-Fibrinogen］；INR（国際標準化プロトロンビン時間比）［凝固COAGULATION-INR］；血小板［血液BLOOD-Platelets］；PTT（部分トロンボプラスチン時間）［凝固COAGULATION-PTT］

有害事象	Short Name	Grade 1	Grade 2	Grade 3	Grade 4	Grade 5
点状出血/紫斑 （皮膚または粘膜下への出血） Petechiae／purpura (hemorrhage／bleeding into skin or mucosa)	点状出血 Petechiae	わずかな点状出血	中等度の点状出血；紫斑	全身の点状出血または紫斑	―	―

関連AE：フィブリノゲン［凝固COAGULATION-Fibrinogen］；INR（国際標準化プロトロンビン時間比）［凝固COAGULATION-INR］；血小板［血液BLOOD-Platelets］；PTT（部分トロンボプラスチン時間）［凝固COAGULATION-PTT］

検索上の注意：硝子体出血(Vitreous hemorrhage)は，硝子体出血［眼球OCULAR-Vitreous］にgradingする。

有害事象	Short Name	Grade 1	Grade 2	Grade 3	Grade 4	Grade 5
出血-その他 （具体的に記載＿＿＿） Hemorrhage／Bleeding-Other (Specify, ＿)	出血-その他 Hemorrhage-Other	軽度で輸血を要さない	―	輸血を要する	大がかりな(major)緊急処置（種類を問わない）が必要なコントロール不能の出血	死亡

肝胆膵　HEPATOBILIARY / PANCREAS

有害事象	Short Name	Grade 1	Grade 2	Grade 3	Grade 4	Grade 5
検索上の注意：胆管の障害（Biliary tree damage）は，消化管瘻-選択［消化管 GASTROINTESTINAL-Fistula, GI］；消化管リーク（吻合部を含む）-選択［消化管 GASTROINTESTINAL-Leak, GI］；消化管壊死-選択［消化管 GASTROINTESTINAL-Necrosis, GI］；消化管閉塞-選択［消化管 GASTROINTESTINAL-Obstruction］；消化管穿孔-選択［消化管 GASTROINTESTINAL-Perforation, GI］；消化管狭窄（吻合部を含む）-選択［消化管 GASTROINTESTINAL-Stricture］に grading する．							
胆嚢炎 Cholecystitis	胆嚢炎 Cholecystitis	症状がない 画像所見のみ	症状があり，内科的治療を要する	IVR による処置/内視鏡的処置/外科的処置を要する	生命を脅かす（例：敗血症または穿孔）	死亡
関連 AE：Grade 3－4 の好中球減少を伴う感染（臨床的または微生物学的に確認）-選択［感染 INFECTION-Infection］；好中球数が不明または Grade 1－2 の好中球減少を伴う感染［感染 INFECTION-Infection］；好中球数が不明な感染-選択［感染 INFECTION-Infection］							
肝機能障害/肝不全 （臨床的） Liver dysfunction / failure (clinical)	肝機能障害 Liver dysfunction	－	黄疸	羽ばたき振戦	脳症または昏睡	死亡
注：黄疸は，AE ではないが，肝臓が十分に機能していない場合，または胆管が閉塞している場合に発生する．肝機能障害/肝不全またはビリルビン値上昇に grading する． 関連 AE：ビリルビン（高ビリルビン血症）［代謝 METABOLIC-Bilirubin］							
膵外分泌酵素分泌不全 Pancreas, exocrine enzyme deficiency	膵外分泌酵素分泌不全 Pancreas, exocrine enzyme deficiency	－	排便頻度/排便量/便臭の増加； 脂肪便	吸収障害に続発する症状（例：体重減少）	生命を脅かす	死亡
関連 AE：下痢［消化管 GASTROINTESTINAL-Diarrhea］							
膵炎 Pancreatitis	膵炎 Pancreatitis	症状がなく，酵素の上昇および/または画像所見あり	症状があり，内科的治療を要する	IVR による処置/外科的処置を要する	生命を脅かす （例：循環器不全，出血，敗血症）	死亡
関連 AE：アミラーゼ［代謝 METABOLIC-Amylase］							
検索上の注意：狭窄（胆管，肝内胆管，膵管）〔Stricture (biliary tree, hepatic or pancreatic)〕は，消化管狭窄（吻合部を含む）-選択［消化管 GASTROINTESTINAL-Stricture］に grading する．							
肝胆膵-その他 （具体的に記載＿＿＿） Hepatobiliary / Pancreas -Other (Specify, ＿)	肝胆膵-その他 Hepatobiliary-Other	軽症	中等症	重症	生命を脅かす； 活動不能/動作不能	死亡

感染　INFECTION

有害事象	Short Name	Grade 1	Grade 2	Grade 3	Grade 4	Grade 5
感染性大腸炎 （例：Clostridium difficile） Colitis, infectious (e.g., Clostridium difficile)	感染性大腸炎 Colitis, infectious	症状がなく，病理所見または画像所見のみ	粘液便または血便の混入を伴う腹痛	抗生物質の静脈内投与または TPN を要する	生命を脅かす（例：穿孔，出血，虚血，壊死，中毒性巨大結腸症）；外科的切除や腸瘻の造設を要する	死亡
関連 AE：消化管出血-選択［出血 HEMORRHAGE-Hemorrhage, GI］；盲腸炎［消化管 GASTROINTESTINAL-Typhlitis］							
発熱性好中球減少（臨床的または微生物学的に感染が確認されない感染巣不明の発熱）（ANC＜1.0×10⁹/L，発熱≧38.5℃） Febrile neutropenia (fever of unknown origin without clinically or microbiologically documented infection) (ANC＜1.0×10⁹/L, fever≧38.5℃)	G3－4 の好中球減少を伴う感染（感染巣不明） Febrile neutropenia	－	－	あり	生命を脅かす（例：敗血症性ショック，血圧低下，アシドーシス，壊死）	死亡
関連 AE：好中球/顆粒球（ANC/AGC）［血液 BLOOD-Neutrophils］							

有害事象共通用語規準（CTCAE）v3.0

	感染　　　　INFECTION					
		Grade				
有害事象	Short Name	1	2	3	4	5
Grade3－4の好中球減少を伴う感染（臨床的または微生物学的に確認）（ANC＜1.0×10⁹/L）-選択：（カテゴリー末尾の項目より選択）Infection（documented clinically or microbiologically）with Grade 3 or 4 neutrophils（ANC＜1.0×10⁹/L）-Select：	G3－4の好中球減少を伴う感染（臨床的に確認）-選択 Infection（documented clinically）-Select	－	限局性，局所的処置を要する	抗生物質の静脈内投与/抗真菌剤/抗ウイルス剤による治療を要する；IVRによる処置/外科的処置を要する	生命を脅かす（例：敗血症性ショック，血圧低下，アシドーシス，壊死）	死亡

注：感染が確認されていないGrade 3－4の好中球減少を伴う発熱は，**発熱性好中球減少（臨床的または微生物学的に感染が確認されない感染巣不明の発熱）**[感染 INFECTION-Febrile] にgradingする．
関連AE：好中球/顆粒球（ANC/AGC）[血液 BLOOD-Neutrophils]

好中球数が正常またはGrade 1－2の好中球減少を伴う感染-選択：（カテゴリー末尾の項目より選択）Infection with normal ANC or Grade 1 or 2 neutrophils-Select：	G1－2の好中球減少を伴う感染-選択 Infection with normal ANC-Select	－	限局性，局所的処置を要する	抗生物質/抗真菌剤/抗ウイルス剤の静脈内投与による治療を要する；IVRによる処置/外科的処置を要する	生命を脅かす（例：敗血症性ショック，血圧低下，アシドーシス，壊死）	死亡
好中球数が不明な感染-選択：（カテゴリー末尾の項目より選択）Infection with unknown ANC-Select：	好中球数不明の感染-選択 Infection with unknown ANC-Select	－	限局性，局所的処置を要する	抗生物質/抗真菌剤/抗ウイルス剤の静脈内投与による治療を要する；IVRによる処置/外科的処置を要する	生命を脅かす（例：敗血症性ショック，血圧低下，アシドーシス，壊死）	死亡

注：好中球数が不明な感染-選択は，ANCが不明であるまれな症例に適用する．

Grade 2以上のリンパ球減少を伴う日和見感染 Opportunistic infection associated with ≧Grade 2 Lymphopenia	G2以上のリンパ球減少を伴う日和見感染 Opportunistic infection	－	限局性，局所的処置を要する	抗生物質/抗真菌剤/抗ウイルス剤の静脈内投与による治療を要する；IVRによる処置/外科的処置を要する	生命を脅かす（例：敗血症性ショック，血圧低下，アシドーシス，壊死）	死亡

関連AE：リンパ球減少 [血液 BLOOD-Lymphopenia]

ウイルス性肝炎 Viral hepatitis	ウイルス性肝炎 Viral hepatitis	感染あり；トランスアミナーゼ値および肝機能は正常	トランスアミナーゼ値が異常だが，肝機能は正常	肝機能障害による症状あり；生検により線維化が確認される；代償性肝硬変	非代償性の肝機能障害（例：腹水，凝固障害，脳症，昏睡）	死亡

注：非ウイルス性肝炎は**感染-選択**にgradingする．
関連AE：血清アルブミン値の低下（低アルブミン血症）[代謝 METABOLIC-hypoalbuminemia]；ALT [代謝 METABOLIC-ALT]；AST [代謝 METABOLIC-AST]；ビリルビン（高ビリルビン血症）[代謝 METABOLIC-Bilirubin]；脳症 [神経 NEUROLOGY-Encephalopathy]

感染-その他（具体的に記載＿＿＿）Infection-Other（Specify,＿）	感染-その他 Infection-Other	軽症	中等症	重症	生命を脅かす；活動不能/動作不能	死亡

| 感染-選択 | INFECTION-*SELECT* |

聴覚器/耳 AUDITORY/EAR
- 外耳（外耳炎）External ear (otitis externa)
- 中耳（中耳炎）Middle ear (otitis media)

心血管系 CARDIOVASCULAR
- 動脈 Artery
- 心臓（心内膜炎）Heart (endocarditis)
- 脾臓 Spleen
- 静脈 Vein

皮膚科/皮膚 DERMATOLOGY/SKIN
- 口唇/口周囲 Lip/perioral
- ストーマ周囲 Peristomal
- 皮膚（蜂巣炎）Skin (cellulitis)
- 爪 Ungual (nails)

消化管 GASTROINTESTINAL
- 腹部-細分類不能 Abdomen NOS
- 肛門/肛門周囲 Anal/perianal
- 虫垂 Appendix
- 盲腸 Cecum
- 結腸 Colon
- 歯 Dental-tooth
- 十二指腸 Duodenum
- 食道 Esophagus
- 回腸 Ileum
- 空腸 Jejunum
- 口腔ー歯肉（歯肉炎）Oral cavity-gums (gingivitis)
- 腹腔 Peritoneal cavity
- 直腸 Rectum
- 唾液腺 Salivary gland
- 小腸-細分類不能 Small bowel NOS
- 胃 Stomach

全身 GENERAL
- 血液 Blood
- カテーテル感染 Catheter-related
- 異物（例：移植片，インプラント，プロテーゼ，ステント）Foreign body (e.g., graft, implant, prosthesis, stent)
- 創傷 Wound

肝胆膵 HEPATOBILIARY/PANCREAS
- 胆管 Biliary tree
- 胆嚢（胆嚢炎）Gallbladder (cholecystitis)
- 肝 Liver
- 膵 Pancreas

リンパ管 LYMPHATIC
- リンパ管 Lymphatic

筋骨格 MUSCULOSKELETAL
- 骨（骨髄炎）Bone (osteomyelitis)
- 関節 Joint
- 筋肉（感染性筋炎）Muscle (infection myositis)
- 軟部組織-細分類不能 Soft tissue NOS

神経 NEUROLOGY
- 脳（感染性脳炎）Brain (encephalitis, infectious)
- 脳十脊髄（脳脊髄炎）Brain＋Spinal cord (encephalomyelitis)
- 髄膜（髄膜炎）Meninges (meningitis)
- 脳神経 Nerve-cranial
- 末梢神経 Nerve-peripheral
- 脊髄（脊髄炎）Spinal cord (myelitis)

眼球 OCULAR
- 結膜 Conjunctiva
- 角膜 Cornea
- 眼-細分類不能 Eye NOS
- 水晶体 Lens

肺/上気道 PULMONARY/UPPER RESPIRATORY
- 気管支 Bronchus
- 喉頭 Larynx
- 肺（肺炎）Lung (pneumonia)
- 縦隔-細分類不能 Mediastinum NOS
- 粘膜 Mucosa
- 頸部-細分類不能 Neck NOS
- 鼻 Nose
- 鼻周囲 Paranasal
- 咽頭 Pharynx
- 胸膜（胸膜炎）Pleura (empyema)
- 副鼻腔 Sinus
- 気管 Trachea
- 上気道/上部消化管-細分類不能 Upper aerodigestive NOS
- 上気道-細分類不能 Upper airway NOS

腎/泌尿生殖器 RENAL/GENITOURINARY
- 膀胱 Bladder (urinary)
- 腎臓 Kidney
- 前立腺 Prostate
- 尿管 Ureter
- 尿道 Urethra
- 尿路-細分類不能 Urinary tract NOS

性/生殖機能 SEXUAL/PEPRODUCTIVE FUNCTION
- 子宮頸部 Cervix
- 卵管 Fallopian tube
- 骨盤-細分類不能 Pelvis NOS
- 陰茎 Penis
- 陰嚢 Scrotum
- 子宮 Uterus
- 腟 Vagina
- 外陰部 Vulva

有害事象共通用語規準 (CTCAE) v3.0

	リンパ管　　　LYMPHATICS					
		Grade				
有害事象	Short Name	1	2	3	4	5
乳びまたはリンパ液漏出 Chyle or lymph leakage	乳びまたはリンパ液漏出 Chyle or lymph leakage	症状がなく, 臨床所見または画像所見のみ	症状があり, 内科的治療を要する	IVRによる処置/外科的処置を要する	生命を脅かす	死亡
関連AE：乳び胸［肺 PULMONARY-Chylothorax］						
皮膚の変化 リンパ浮腫, 静脈リンパ浮腫 Dermal change lymphedema, phlebolymphedema	皮膚の変化（リンパ浮腫） Dermal change	わずかな肥厚またはわずかな変色	顕著な変色；皮革のような皮膚の質感；乳頭形成	–	–	–
注：皮膚の変化 リンパ浮腫, 静脈リンパ浮腫は, 静脈うっ血による変化に適用する.						
関連AE：潰瘍［皮膚科 DERMATOLOGY-Ulceration］						
浮腫： 頭頸部 Edema：head and neck	浮腫：頭頸部 Edema：head and neck	頭頸部近傍に限局し, 機能障害なし	機能障害を伴う顔面の一部分または頸部の一部分に限局する浮腫	機能障害を伴う顔面または頸部全体の浮腫（例：ベースラインと比較して首を回したり開口が困難）	潰瘍化または脳浮腫を伴う重篤な浮腫；気管切開または経管栄養を要する	死亡
浮腫： 四肢 Edema：limb	浮腫：四肢 Edema：limb	四肢間の差が最も大きく見える部分で, 体積または周長の差が5－10％；腫脹または四肢の解剖学的構造が不明瞭になっていることが注意深い診察でわかる；圧痕浮腫（pitting edema）	四肢間の差が最も大きく見える部分で, 体積または周長の差が>10－30％；腫脹または四肢の解剖学的構造が不明瞭になっていることが診察で容易にわかる；皮膚のしわの消失；解剖学的な輪郭の異常が容易にわかる	体積の差が>30％；リンパ漏；解剖学的な輪郭の異常が著明であり, 日常生活に支障あり	悪性化した場合（すなわちリンパ管肉腫）；切断を要する；活動不能/動作不能	死亡
浮腫： 体幹/生殖器 Edema：trunk/genital	浮腫：体幹/生殖器 Edema：trunk/genital	腫脹または解剖学的構造が不明瞭になっていることが注意深い診察でわかる；圧痕浮腫（pitting edema）	解剖学的構造が不明瞭になっていることが診察で容易にわかる；皮膚のしわの消失；解剖学的な輪郭の異常が容易にわかる	リンパ漏；解剖学的な輪郭の異常が著明であり, 日常生活に支障あり	悪性化した場合（すなわちリンパ管肉腫）；活動不能/動作不能	死亡
浮腫： 内臓 Edema：viscera	浮腫：内臓 Edema：viscera	症状がない；臨床所見または画像所見のみ	症状があり；内科的治療を要する	症状があり, 経口的に十分な栄養を摂取できない；IVRによる処置/外科的処置を要する	生命を脅かす	死亡
リンパ浮腫による線維症 Lymphedema-related fibrosis	リンパ浮腫による線維症 Lymphedema-related fibrosis	軽－中等度の軟部組織の腫脹があり, 挙上または圧迫にても軽快せず, 中等度に硬い質感またはスポンジ状の触感がある	可動性を伴うまたは伴わない密度および硬さの顕著な増加	浮腫領域の≧40％の可動性の消失を伴う, 極めて顕著な密度および硬さの増加	–	–
リンパ嚢腫 Lymphocele	リンパ嚢腫 Lymphocele	症状がなく, 臨床所見または画像所見のみ	症状がある；内科的治療を要する	症状があり, IVRによる処置/外科的処置を要する	–	–
静脈リンパ管の索状変化 Phlebolymphatic cording	静脈リンパ管の索状変化 Phlebolymphatic cording	症状がなく, 臨床所見のみ	症状がある；内科的治療を要する	症状があり, 拘縮または可動域の減少がある	–	–
リンパ管-その他（具体的に記載____） Lymphatics-Other（Specify,__）	リンパ管-その他 Lymphatics-Other	軽症	中等症	重症	生命を脅かす；活動不能/動作不能	死亡

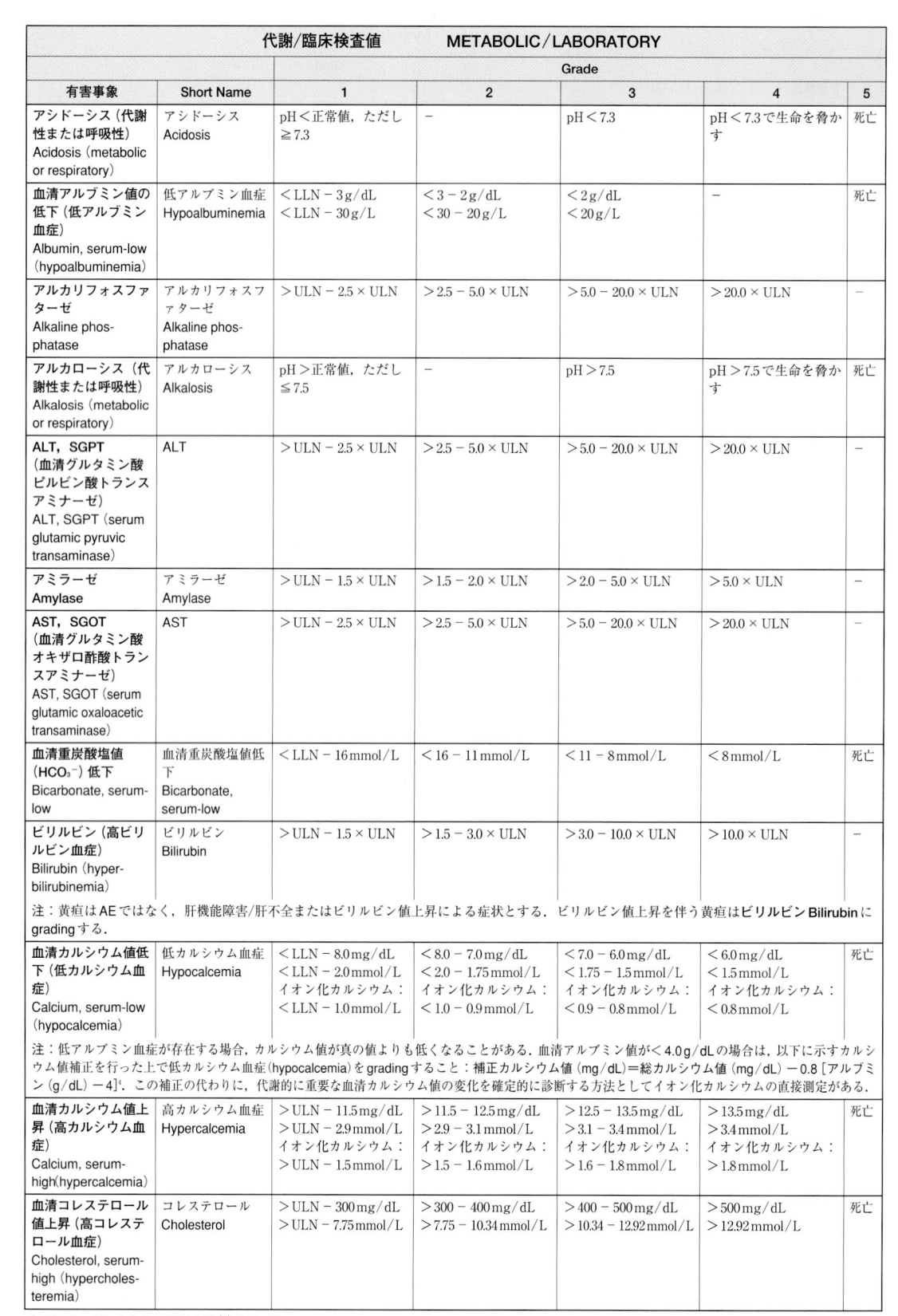

代謝/臨床検査値　METABOLIC/LABORATORY							
有害事象	Short Name	Grade				
		1	2	3	4	5
アシドーシス（代謝性または呼吸性） Acidosis (metabolic or respiratory)	アシドーシス Acidosis	pH＜正常値，ただし≧7.3	―	pH＜7.3	pH＜7.3で生命を脅かす	死亡
血清アルブミン値の低下（低アルブミン血症） Albumin, serum-low (hypoalbuminemia)	低アルブミン血症 Hypoalbuminemia	＜LLN－3g/dL ＜LLN－30g/L	＜3－2g/dL ＜30－20g/L	＜2g/dL ＜20g/L	―	死亡
アルカリフォスファターゼ Alkaline phosphatase	アルカリフォスファターゼ Alkaline phosphatase	＞ULN－2.5×ULN	＞2.5－5.0×ULN	＞5.0－20.0×ULN	＞20.0×ULN	―
アルカローシス（代謝性または呼吸性） Alkalosis (metabolic or respiratory)	アルカローシス Alkalosis	pH＞正常値，ただし≦7.5	―	pH＞7.5	pH＞7.5で生命を脅かす	死亡
ALT，SGPT（血清グルタミン酸ピルビン酸トランスアミナーゼ） ALT, SGPT (serum glutamic pyruvic transaminase)	ALT	＞ULN－2.5×ULN	＞2.5－5.0×ULN	＞5.0－20.0×ULN	＞20.0×ULN	―
アミラーゼ Amylase	アミラーゼ Amylase	＞ULN－1.5×ULN	＞1.5－2.0×ULN	＞2.0－5.0×ULN	＞5.0×ULN	―
AST，SGOT（血清グルタミン酸オキザロ酢酸トランスアミナーゼ） AST, SGOT (serum glutamic oxaloacetic transaminase)	AST	＞ULN－2.5×ULN	＞2.5－5.0×ULN	＞5.0－20.0×ULN	＞20.0×ULN	―
血清重炭酸塩値（HCO₃⁻）低下 Bicarbonate, serum-low	血清重炭酸塩値低下 Bicarbonate, serum-low	＜LLN－16mmol/L	＜16－11mmol/L	＜11－8mmol/L	＜8mmol/L	死亡
ビリルビン（高ビリルビン血症） Bilirubin (hyperbilirubinemia)	ビリルビン Bilirubin	＞ULN－1.5×ULN	＞1.5－3.0×ULN	＞3.0－10.0×ULN	＞10.0×ULN	―
注：黄疸はAEではなく，肝機能障害/肝不全またはビリルビン値上昇による症状とする．ビリルビン値上昇を伴う黄疸はビリルビンBilirubinにgradingする．							
血清カルシウム値低下（低カルシウム血症） Calcium, serum-low (hypocalcemia)	低カルシウム血症 Hypocalcemia	＜LLN－8.0mg/dL ＜LLN－2.0mmol/L イオン化カルシウム： ＜LLN－1.0mmol/L	＜8.0－7.0mg/dL ＜2.0－1.75mmol/L イオン化カルシウム： ＜1.0－0.9mmol/L	＜7.0－6.0mg/dL ＜1.75－1.5mmol/L イオン化カルシウム： ＜0.9－0.8mmol/L	＜6.0mg/dL ＜1.5mmol/L イオン化カルシウム： ＜0.8mmol/L	死亡
注：低アルブミン血症が存在する場合，カルシウム値が真の値よりも低くなることがある．血清アルブミン値が＜4.0g/dLの場合は，以下に示すカルシウム値補正を行った上で低カルシウム血症（hypocalcemia）をgradingすること：補正カルシウム値（mg/dL）＝総カルシウム値（mg/dL）－0.8［アルブミン（g/dL）－4］[4]．この補正の代わりに，代謝的に重要な血清カルシウム値の変化を確定的に診断する方法としてイオン化カルシウムの直接測定がある．							
血清カルシウム値上昇（高カルシウム血症） Calcium, serum-high (hypercalcemia)	高カルシウム血症 Hypercalcemia	＞ULN－11.5mg/dL ＞ULN－2.9mmol/L イオン化カルシウム： ＞ULN－1.5mmol/L	＞11.5－12.5mg/dL ＞2.9－3.1mmol/L イオン化カルシウム： ＞1.5－1.6mmol/L	＞12.5－13.5mg/dL ＞3.1－3.4mmol/L イオン化カルシウム： ＞1.6－1.8mmol/L	＞13.5mg/dL ＞3.4mmol/L イオン化カルシウム： ＞1.8mmol/L	死亡
血清コレステロール値上昇（高コレステロール血症） Cholesterol, serum-high (hypercholesteremia)	コレステロール Cholesterol	＞ULN－300mg/dL ＞ULN－7.75mmol/L	＞300－400mg/dL ＞7.75－10.34mmol/L	＞400－500mg/dL ＞10.34－12.92mmol/L	＞500mg/dL ＞12.92mmol/L	死亡

[4] Crit Rev Clin Lab Sci 1984；21(1)：51-97

		代謝/臨床検査値	METABOLIC/LABORATORY			
		Grade				
有害事象	Short Name	1	2	3	4	5
CPK（クレアチンホスホキナーゼ） CPK (creatine phosphokinase)	CPK	>ULN − 2.5 × ULN	>2.5 × ULN − 5 × ULN	>5 × ULN − 10 × ULN	>10 × ULN	死亡
クレアチニン Creatinine	クレアチニン Creatinine	>ULN − 1.5 × ULN	>1.5 × ULN − 3.0 × ULN	>3.0 × ULN − 6.0 × ULN	>6.0 × ULN	死亡
注：小児患者については年齢による適正レベルに補正すること． 関連AE：糸球体ろ過率［代謝METABOLIC-GFR］						
GGT（γ-グルタミルトランスペプチダーゼ） GGT (γ-Glutamyl transpeptidase)	GGT	>ULN − 2.5 × ULN	>2.5 × ULN − 5.0 × ULN	>5.0 × ULN − 20.0 × ULN	>20.0 × ULN	−
糸球体ろ過率 Glomerular filtration rate	GFR	<75%LLN − 50%LLN	<50%LLN − 25%LLN	<25%LLN，長期の透析を要さない	長期の透析または腎移植を要する	死亡
関連AE：クレアチニン［代謝METABOLIC-Creatinine］						
血糖値上昇（高血糖） Glucose, serum-high (hyperglycemia)	高血糖 Hyperglycemia	>ULN − 160 mg/dL >ULN − 8.9 mmol/L	>160 − 250 mg/dL >8.9 − 13.9 mmol/L	>250 − 500 mg/dL >13.9 − 27.8 mmol/L	>500 mg/dL >27.8 mmol/L またはアシドーシス	死亡
注：プロトコールに特に指定がなければ，高血糖は一般に空腹時血糖値を用いて判定する．						
血糖値低下（低血糖） Glucose, serum-low (hypoglycemia)	低血糖 Hypoglycemia	<LLN − 55 mg/dL <LLN − 3.0 mmol/L	<55 − 40 mg/dL <3.0 − 2.2 mmol/L	<40 − 30 mg/dL <2.2 − 1.7 mmol/L	<30 mg/dL <1.7 mmol/L	死亡
ヘモグロビン尿症 Hemoglobinuria	ヘモグロビン尿症 Hemoglobinuria	あり	−	−	−	死亡
リパーゼ Lipase	リパーゼ Lipase	>ULN − 1.5 × ULN	>1.5 × ULN − 2.0 × ULN	>2.0 × ULN − 5.0 × ULN	>5.0 × ULN	−
血清マグネシウム値上昇（高マグネシウム血症） Magnesium, serum-high (hypermagnesemia)	高マグネシウム血症 Hypermagnesemia	>ULN − 3.0 mg/dL >ULN − 1.23 mmol/L	−	>3.0 − 8.0 mg/dL >1.23 − 3.30 mmol/L	>8.0 mg/dL >3.30 mmol/L	死亡
血清マグネシウム値低下（低マグネシウム血症） Magnesium, serum-low (hypomagnesemia)	低マグネシウム血症 Hypomagnesemia	<LLN − 1.2 mg/dL <LLN − 0.5 mmol/L	<1.2 − 0.9 mg/dL <0.5 − 0.4 mmol/L	<0.9 − 0.7 mg/dL <0.4 − 0.3 mmol/L	<0.7 mg/dL <0.3 mmol/L	死亡
血清リン酸値低下（低リン酸血症） Phosphate, serum-low (hypophosphatemia)	低リン酸血症 Hypophosphatemia	<LLN − 2.5 mg/dL <LLN − 0.8 mmol/L	<2.5 − 2.0 mg/dL <0.8 − 0.6 mmol/L	<2.0 − 1.0 mg/dL <0.6 − 0.3 mmol/L	<1.0 mg/dL <0.3 mmol/L	死亡
血清カリウム値上昇（高カリウム血症） Potassium, serum-high (hyperkalemia)	高カリウム血症 Hyperkalemia	>ULN − 5.5 mmol/L	>5.5 − 6.0 mmol/L	>6.0 − 7.0 mmol/L	>7.0 mmol/L	死亡
血清カリウム値低下（低カリウム血症） Potassium, serum-low (hypokalemia)	低カリウム血症 Hypokalemia	<LLN − 3.0 mmol/L	−	<3.0 − 2.5 mmol/L	<2.5 mmol/L	死亡
タンパク尿 Proteinuria	タンパク尿 Proteinuria	1＋または 0.15 − 1.0 g/24時間	2＋ − 3＋または >1.0 − 3.5 g/24時間	4＋または >3.5 g/24時間	ネフローゼ症候群	死亡
血清ナトリウム値上昇（高ナトリウム血症） Sodium, serum-high (hypernatremia)	高ナトリウム血症 Hypernatremia	>ULN − 150 mmol/L	>150 − 155 mmol/L	>155 − 160 mmol/L	>160 mmol/L	死亡

| 代謝/臨床検査値 METABOLIC/LABORATORY |||||||
| 有害事象 | Short Name | Grade |||||
		1	2	3	4	5
血清ナトリウム値低下（低ナトリウム血症） Sodium, serum-low (hyponatremia)	低ナトリウム血症 Hyponatremia	＜LLN－130 mmol/L	－	＜130－120 mmol/L	＜120 mmol/L	死亡
血清トリグリセリド値上昇（高トリグリセリド血症） Triglyceride, serum-high (hypertriglyceridemia)	高トリグリセリド血症 Hypertriglyceridemia	＞ULN－2.5×ULN	＞2.5×ULN－5.0×ULN	＞5.0×ULN－10×ULN	＞10×ULN	死亡
血清尿酸値上昇（高尿酸血症） Uric acid, serum-high (hyperuricemia)	高尿酸血症 Hyperuricemia	＞ULN－10 mg/dL ≦0.59 mmol/L であり，生理機能に影響なし	－	＞ULN－10 mg/dL ≦0.59 mmol/L であり，生理機能に影響あり	＞10 mg/dL ＞0.59 mmol/L	死亡
関連AE：クレアチニン［代謝 METABOLIC-Creatinine］；血清カリウム値上昇［代謝 METABORIC-Hyperkalemia］；腎不全［腎 RENAL-Renal］；腫瘍融解症候群［症候群 SYNDROMES-Tumor］						
代謝/臨床検査値－その他 （具体的に記載＿＿＿） Metabolic/Laboratory -Other (Specify __)	代謝/検査-その他 Metabolic/Lab-Other	軽度	中等度	高度	生命を脅かす；活動不能/動作不能	死亡

| 筋骨格/軟部組織 MUSCULOSKELETAL/SOFT TISSUE |||||||
| 有害事象 | Short Name | Grade |||||
		1	2	3	4	5
関節炎（非敗血症性） Arthritis (non-septic)	関節炎 Arthritis	炎症，紅斑，関節腫脹を伴う軽度の疼痛，ただし機能障害なし	炎症，紅斑，関節腫脹を伴う中等度の疼痛，機能障害があるが日常生活に支障がない	炎症，紅斑，関節腫脹を伴う高度の疼痛，日常生活に支障あり	活動不能/動作不能	死亡
注：関節炎と診断された場合のみ報告すること（例：関節の炎症または関節の炎症に特徴的な状態）。関節痛（関節の疼痛徴候または症状，特に非炎症的なもの）は疼痛-選択［疼痛 PAIN-pain］にgradingする。						
骨：脊柱側弯 Bone：spine-scoliosis	側弯 Scoliosis	≦20°；診察にて指摘できない	＞20－45°；前屈時に肉眼で確認できる；機能障害があるが日常生活に支障がない	＞45°；前屈時に肩甲骨が突出；外科的処置を要する；日常生活に支障あり	活動不能/動作不能（例：心肺機能障害あり）	死亡
頸椎の可動域 Cervical spine-range of motion	頸椎の可動域 Cervical spine ROM	回旋または屈曲が60－70°まで軽度に制限される	左または右への回転が＜60°；屈曲が＜60°	複数の頸椎が強直/癒着し，頸椎が全く回転しない	－	－
注：車をバックさせるには60－65°の頸椎の回転が必要である。靴紐を結ぶには60－65°の頸椎の屈曲が必要である。						
外骨（腫）症 Exostosis	外骨（腫）症 Exostosis	症状がない	複数の部位で発症；疼痛ありまたは日常生活に支障あり	切除を要する	悪性化した場合（すなわち軟骨肉腫）	死亡
下肢（歩行） Extremity-lower (gait/walking)	歩行 Gait/walking	訓練を受けた観察者のみが確認可能な跛行があり，≧1 km歩行可能；歩行に杖を要する	顕著な跛行，または下肢の機能制限あり，≧0.1 kmの歩行可能（市街地の1ブロックに相当）；歩行に4点杖を要する	バランス維持のために歩行が変化する高度の跛行（体を支えるために両足を広く開き，歩幅が顕著に短縮）；歩行器でのみ歩行可能；松葉杖を要する	歩行不能	－
関連AE：運動失調［神経 NEUROLOGY-Ataxia］；全身性または限局性筋脱力（神経障害によらない）-選択［筋骨格 MUSCULOSKELETAL- Muscle］						
上肢（機能） Extremity-upper (function)	上肢（機能） Extremity-upper (function)	患肢を用いて大半の家事または仕事が可能	健肢の補助により大半の家事または仕事が可能	日常生活に支障あり	活動不能/動作不能；患肢が全く機能しない	－
線維化-美容 Fibrosis-cosmesis	線維化-美容 Fibrosis-cosmesis	注意深い診察によって観察される	容易に観察され，変形なし	顕著な変形；患者が希望する場合は手術的処置が適応になる	－	－

有害事象共通用語規準 (CTCAE) v3.0

筋骨格/軟部組織　MUSCULOSKELETAL/SOFT TISSUE

有害事象	Short Name	Grade 1	Grade 2	Grade 3	Grade 4	Grade 5
線維化-深部結合組織 Fibrosis-deep connective tissue	線維化-深部結合組織 Fibrosis-deep connective tissue	硬い質感またはスポンジ状の触感	可動性の低下，もしくは硬結を伴う密度の増加	可動性の消失を伴う密度の増加；外科的処置を要する；日常生活に支障あり	生命を脅かす；活動不能/動作不能；患肢の喪失；主要臓器機能障害あり	死亡
関連AE：硬結/線維化（皮膚および皮下組織）[皮膚科 DERMATOLOGY-Induration]；全身性または限局性筋脱力（神経障害によらない）-選択 [筋骨格 MUSCULOSKELETAL-Muscle]；神経障害-運動性 [神経 NEUROLOGY-Neuropathy-motor]；神経障害-感覚性 [神経 NEUROLOGY-Neuropathy-sensory]						
骨折 Fracture	骨折 Fracture	症状がない；画像所見のみ（例：単純X線撮影による症状のない肋骨骨折，MRIによる骨盤の不全骨折など）	症状があるが変位はない；固定を要する	症状があり，変位または開放骨折がある；外科的処置を要する	活動不能/動作不能；切断を要する	死亡
関節滲出液 Joint-effusion	関節滲出液 Joint-effusion	症状がなく，臨床所見または画像所見のみ	症状あり；機能障害あるが，日常生活に支障なし	症状があり，日常生活に支障あり	活動不能/動作不能	死亡
関連AE：関節炎（非敗血症性）[筋骨格 MUSCULOSKELETAL-Arthritis]						
関節機能[5] Joint-function	関節機能 Joint-function	運動機能障害をきたす強直；≦25％の可動域の減少	機能障害があるが日常生活に支障のない強直；＞25－50％の可動域の減少	日常生活に支障がある強直；＞50－75％の可動域の減少	関節の固定または機能喪失（関節固定）；＞75％の可動域の減少	－
関連AE：関節炎（非敗血症性）[筋骨格 MUSCULOSKELETAL-Arthritis]						
装置/プロテーゼによる局所合併症 Local complication-device/prosthesis-related	装置/プロテーゼ device/prosthesis	症状がない	症状があるが日常生活に支障なし；局所的な創傷治療；内科的治療を要する	症状があり，日常生活に支障あり；外科的処置を要する（例：ハードウェア/装置の置換または除去，再構築）	生命を脅かす；活動不能/動作不能；患肢または臓器の喪失	死亡
腰椎の可動域 Lumbar spine-range of motion	腰椎の可動域 Lumbar spine ROM	強直，および軽い物を床より拾い上げるための前屈が困難だが可能	腰椎の一部が屈曲するが，軽い物を床から拾い上げるために補助具を要する	複数の腰椎が強直/融合し，腰椎が全く屈曲しない（すなわち軽い物を拾い上げるのに床に手が届かない）	－	－
全身性または限局性筋脱力（神経障害によらない）-選択： Muscle weakness, generalized or specific area (not due to neuropathy) -Select： ―眼周囲 Extraocular ―下肢 Extremity-lower ―上肢 Extremity-upper ―顔面 Facial ―左側 Left-sided ―眼筋 Ocular ―骨盤 Pelvic ―右側 Right-sided ―体幹 Trunk ―全身 Whole body／generalized	筋脱力（非神経性）-選択 Muscle weakness-Select	症状なし，ただし理学的検査で脱力を確認	症状があり，機能障害があるが，日常生活に支障なし	症状があり，日常生活に支障あり	生命を脅かす；活動不能/動作不能	死亡
関連AE：疲労（無力，嗜眠，倦怠感）[全身症状 CONSTITUTIONAL-Fatigue]						
筋/骨格形成不全 Muscular/skeletal hypoplasia	筋/骨格形成不全 Muscular/skeletal hypoplasia	美容的，機能的に重大でない形成不全	プロテーゼ（例：靴の中敷）で補正または衣服で被覆可能な変形，形成不全または非対称性	プロテーゼでの補正や衣服での被覆が不可能な機能的に重大な変形，形成不全または非対称性	活動不能/動作不能	－
筋炎（筋の炎症/損傷） Myositis (inflammation/damage of muscle)	筋炎 Myositis	軽い疼痛があるが，機能障害はない	疼痛により機能障害があるが，日常生活には支障がない	疼痛により日常生活に支障がある	活動不能/動作不能	死亡
注：筋炎とは筋肉の損傷を意味する．（すなわちCPK上昇を伴う） 関連AE：CPK（クレアチンホスホキナーゼ）[代謝 METABOLIC-CPK]；疼痛-選択 [疼痛 PAIN-Pain]						

[5] International SFTR Method of Measuring and Recording Joint Motion. International Standard Orthopedic Measurements（ISOM, Jon J. Gerhardt and Otto A. Russee, Bern, Switzerland, Han Huber 9 Publisher, 1975より改変）．

筋骨格/軟部組織　MUSCULOSKELETAL/SOFT TISSUE

有害事象	Short Name	Grade 1	Grade 2	Grade 3	Grade 4	Grade 5
骨壊死（無血管性壊死）Osteonecrosis (avascular necrosis)	骨壊死 Osteonecrosis	症状がなく，画像所見のみ	症状があり，機能障害があるが，日常生活には支障がない；最小限の骨切除術を要する（すなわち腐骨切除術）	症状があり日常生活に支障がある；外科的処置または高圧酸素療法を要する	活動不能/動作不能	死亡
骨粗鬆症[6] Osteoporosis	骨粗鬆症 Osteoporosis	画像で骨粗鬆症の所見あり，または骨塩密度(BMD)tスコアが−1から−2.5（骨量減少）であり，身長の低下がなく，治療を要さない	BMD tスコア<−2.5；身長低下が<2cm；骨粗鬆症に対する治療を要する	骨折；身長低下が≧2cm	活動不能/動作不能	死亡
漿液腫 Seroma	漿液腫 Seroma	症状なし	症状あり；内科的治療または吸引を要する	症状があり，IVRによる処置/外科的処置を要する	−	−
軟部組織壊死−選択：Soft tissue necrosis-Select： ―腹部 Abdomen ―下肢 Extremity-lower ―上肢 Extremity-upper ―頭部 Head ―頸部 Neck ―骨盤 Pelvic ―胸郭 Thorax	軟部組織壊死−選択 Soft tissue necrosis-Select	−	局所的創傷ケア；内科的治療を要する	外科的な壊死組織除去などの侵襲的処置を要する（例：高圧酸素療法）	生命を脅かす；大がかりな(major)侵襲的処置を要する（例：組織再建術，フラップまたは移植術）	死亡
開口障害（開口時の困難，制限または疼痛）Trismus (difficulty, restriction or pain when opening mouth)	開口障害 Trismus	摂食障害を伴わない可動域の減少	きざみ食，軟らかい食事またはピューレを必要とする可動域の減少	栄養や水分を十分に経口摂取できない可動域の減少	−	−
検索上の注意：創傷−感染性(Wound-infections)は，感染−選択[感染INFECTION-Infection]にgradingする．						
検索上の注意：創傷−非感染性(Wound non-infectious)は，創傷合併症−非感染性[皮膚科DERMATOLOGY-Wound]にgradingする．						
筋骨格/軟部組織−その他（具体的に記載＿＿）Musculoskeletal/Soft Tissue-Other (Specify, __)	筋骨格−その他 Musculoskeletal-Other	軽症	中等症	重症	生命を脅かす；活動不能/動作不能	死亡

[6] "Assessment of Fracture Risk and its Application to Screening for Postmenopausal Osteoporosis," *Report of a WHO Study Group Technical Report Series*, No.843, 1994, v+129 pages[C*, E, F, R, S]，ISBN 92 4 120843 0, Sw.fr.22.-/ US $19.70；開発途上国：Sw.fr. 15.40, Order no. 1100843

神経　NEUROLOGY

有害事象	Short Name	Grade 1	Grade 2	Grade 3	Grade 4	Grade 5
検索上の注意：注意欠陥障害(Attention Deficit Disorder：ADD)は，認知障害[神経NEUROLOGY-Cognitive]にgradingする．						
検索上の注意：受容性失語や表出性失語(Aphasia, receptive and/or expressive)は，言語障害[神経NEUROLOGY-Speech]にgradingする．						
無呼吸 Apnea	無呼吸 Apnea	−	−	あり	挿管を要する	死亡
くも膜炎/髄膜炎/神経根炎 Arachnoiditis/meningismus/radiculitis	くも膜炎/髄膜炎/神経根炎 Arachnoiditis	症状があるが，機能障害はない；内科的治療を要する	症状があり（例：羞明，悪心），機能障害はあるが，日常生活に支障がない	症状があり，日常生活に支障あり	生命を脅かす；活動不能/動作不能（例：対麻痺）	死亡
関連AE：発熱（ANC<1.0×10⁹/Lと定義される好中球減少がない場合）[全身症状CONSTITUTIONAL-Fever]；Grade 3−4の好中球減少を伴う感染（臨床的または微生物学的に確認）−選択[感染INFECTION- Infection]；好中球数が正常またはGrade 1−2の好中球減少を伴う感染−選択[感染INFECTION-Infection]；好中球数が不明な感染−選択[感染INFECTION-Infection]；疼痛−選択[疼痛PAIN-Pain]；嘔吐[消化管GASTROINTESTINAL-Vomiting]						

有害事象共通用語規準（CTCAE）v3.0

有害事象	Short Name	Grade 1	Grade 2	Grade 3	Grade 4	Grade 5
神経 NEUROLOGY						
運動失調（協調運動障害） Ataxia (incoordination)	運動失調 Ataxia	症状がない	症状があるが、日常生活に支障がない	症状があり、日常生活に支障あり；補助器具を要する	活動不能/動作不能	死亡
注：運動失調（協調運動障害）は，内科的治療または外科的処置の結果によるものである．						
腕神経叢障害 Brachial plexopathy	腕神経叢障害 Brachial plexopathy	症状がない	症状があるが、日常生活に支障がない	症状があり、日常生活に支障あり	活動不能/動作不能	死亡
中枢神経系脳血管虚血 CNS cerebrovascular ischemia	中枢神経虚血 CNS ischemia	–	症状がなく，画像所見のみ	≦24時間の一過性脳虚血発作（TIA）	脳血管障害（脳卒中）>24時間の神経障害	死亡
検索上の注意：中枢神経出血（CNS hemorrhage/bleeding）は，中枢神経出血［出血HEMORRHAGE-Hemorrhage, CNS］にgradingする．						
中枢神経壊死/嚢胞形成 CNS necrosis/cystic progression	中枢神経壊死 CNS necrosis	症状がなく，画像所見のみ	症状があるが、日常生活には支障がない；内科的治療を要する	症状があり、日常生活に支障あり；高圧酸素療法を要する	生命を脅かす；活動不能/動作不能；中枢神経壊死/嚢胞形成の予防または治療のための外科的処置を要する	死亡
認知障害 Cognitive disturbance	認知障害 Cognitive disturbance	作業/学業/日常生活に支障のない軽度の認知障害；特別な教育/器具は要さない	中等度の認知障害；作業/学業に支障があるが，自立した生活は可能；専門職員による短時間の定期的ケアを要する	高度の認知障害；作業/学業に重大な障害	日常生活が不可能；専門職員による常時ケアまたは入院を要する	死亡
注：認知障害は，注意欠陥障害（ADD）に適用することもある．						
錯乱 Confusion	錯乱 Confusion	一過性の錯乱，見当識障害，集中力の欠如	錯乱，見当識障害，短時間の集中力の欠如 機能障害はあるが日常生活に支障なし	錯乱またはせん妄 日常生活に支障あり	自傷他害の危険あり；入院を要する	死亡
注：注意欠陥障害（Attention Deficit Disorder：ADD）は，認知障害［神経NEUROLOGY-Cognitive］にgradingする．						
検索上の注意：脳神経障害（Cranial neuropathy）は，神経障害：脳神経-選択［神経NEUROLOGY-Neuropathy］としてgradingする．						
めまい Dizziness	めまい Dizziness	頭位変換または眼振の時のみ；機能障害がない	機能障害はあるが、日常生活に支障がない	日常生活に支障あり	活動不能/動作不能	–
注：めまいには，平衡失調，ふらつき（lightheadedness），回転性めまいを含める． 関連AE：神経障害：脳神経-選択［神経NEUROLOGY-Neuropathy］；失神［神経NEUROLOGY-Syncope］						
検索上の注意：受容性不全失語や表出性不全失語（Dysphasia, receptive and/or expressive）は，言語障害（例：不全失語または失語）［神経NEUROLOGY-Speech］にgradingする．						
脳症 Encephalopathy	脳症 Encephalopathy	–	軽度の徴候または症状；日常生活に支障がない	徴候または症状があり，入院を要する	生命を脅かす；活動不能/動作不能	死亡
関連AE：認知障害［神経NEUROLOGY-Cognitive］；錯乱［神経NEUROLOGY-Confusion］；めまい［神経NEUROLOGY-Dizziness］；記憶障害［神経NEUROLOGY-Memory］；精神状態［神経NEUROLOGY-Mental］；気分変動-選択［神経NEUROLOGY-Mood］；精神病（幻覚/妄想）［神経NEUROLOGY-Psychosis］；傾眠/意識レベルの低下［神経NEUROLOGY-Somnolence］						
錐体外路症状/不随意運動/静止不能 Extrapyramidal/involuntary movement/restlessness	不随意運動 Involuntary movement	軽度の不随意運動があるが機能障害はない	中等度の不随意運動があり機能障害はあるが、日常生活に支障はない	高度の不随意運動または斜頚により日常生活に支障あり	活動不能/動作不能	死亡
検索上の注意：頭痛/神経障害による疼痛（Headache/neuropathic pain）（例：顎痛，神経痛，幻肢痛，感染後神経痛または疼痛性神経障害）は，疼痛-選択［疼痛PAIN-Pain］にgradingする．						
水頭症 Hydrocephalus	水頭症 Hydrocephalus	症状がなく，画像所見のみ	軽度〜中等度の症状があるが，日常生活に支障はない	高度の症状または神経障害により日常生活に支障あり	活動不能/動作不能	死亡
易刺激性（3歳未満の小児） Irritability (children < 3 years of age)	易刺激性 Irritability	軽症；簡単に治まる	中等症；注意を要する	重症；治まらない	–	–

巻末資料

		神経　　NEUROLOGY				
		Grade				
有害事象	Short Name	1	2	3	4	5
喉頭神経障害 Laryngeal nerve dysfunction	喉頭神経 Laryngeal nerve	症状がなく，診察／検査のみで脱力を確認	症状があるが，日常生活に支障なし；治療を要さない	症状があり，日常生活に支障あり；治療を要する（例：甲状軟骨形成術，声帯注射）	生命を脅かす；気管切開を要する	死亡
脳脊髄液漏出 Leak, cerebrospinal fluid (CSF)	髄液漏 CSF leak	一過性の頭痛；体位の工夫を要する	症状があるが日常生活に支障あり；ブラッドパッチを要する	症状があり，日常生活に支障あり；外科的処置を要する	生命を脅かす；活動不能／動作不能	死亡
注：脳脊髄液漏出は手術に付随して起こり，＞72時間持続する脳脊髄液漏出に適用することもある．						
白質脳症（画像所見） Leukoencephalopathy (radiographic findings)	白質脳症 Leukoencephalopathy	軽度のくも膜下腔拡大；軽度の脳室拡大；脳室周囲の白質または＜1/3の大脳白質に小さな（単発多発問わず）巣状のT2強調像	中等度のくも膜下腔拡大；中等度の脳室拡大；半卵円に至る，または大脳白質の1/3－2/3にまで拡大した巣状のT2強調像	高度のくも膜下腔拡大；高度の脳室拡大；白質のほぼ全体に及ぶT2強調像または瀰漫性低吸収域（CT）	-	-
注：白質脳症とは，白質のび漫性病変であって，特に壊死を<u>伴わない</u>ものをさす．白質脳症（画像所見）には神経組織の欠損であるラクナ（lacuna）を含めない．						
記憶障害 Memory impairment	記憶障害 Memory impairment	機能障害がない記憶障害	記憶障害により機能障害があるが，日常生活には支障がない	記憶障害により日常生活に支障あり	健忘症	-
精神状態[7] Mental status	精神状態 Mental status	-	ミニメンタルステートテスト（MMSE）で年齢および教育レベル標準値を1－3ポイント下回る	MMSEで年齢および教育レベル標準値を＞3下回る	-	-
気分変動-選択： Mood alteration -Select： 　―興奮 Agitation 　―不安 Anxiety 　―鬱 Depression 　―多幸 Euphoria	気分変動-選択： Mood alteration- Select	軽度の気分変動，ただし機能障害はない	中等度の気分変動により機能障害はあるが，日常生活に支障はない；薬物治療を要する	高度の気分変動により日常生活に支障あり	自殺企図；自傷他害の危険あり	死亡
脊髄炎 Myelitis	脊髄炎 Myelitis	症状がなく，軽度の徴候を示す（例：Babinski徴候，Lhermitte徴候）	脱力または感覚障害があるが，日常生活に支障はない	脱力または感覚障害により日常生活に支障あり	活動不能／動作不能	死亡
検索上の注意：神経障害による疼痛（Neurophathic pain）は，<u>疼痛-選択［疼痛PAIN-Pain］</u>にgradingする．						
神経障害：脳神経 -選択： Neuropathy： cranial-Select：	神経障害：脳神経 -選択： Neuropathy：cranial-Select	症状がなく，診察／検査によってのみ確認される	症状があるが，日常生活に支障がない	症状があり，日常生活に支障あり	生命を脅かす；活動不能／動作不能	死亡
―第Ⅰ脳神経CN Ⅰ　　嗅覚 Smell 　―第Ⅱ脳神経CN Ⅱ　　視覚 Vision 　―第Ⅲ脳神経CN Ⅲ　　瞳孔，上眼瞼，眼球運動 Pupil, upper eyelid, extra ocular movements 　―第Ⅳ脳神経CN Ⅳ　　眼球の下方，内転運動 Downward, inward movement of eye 　―第Ⅴ脳神経CN Ⅴ　　顎運動；顔面知覚 Motor-jaw muscles；Sensory-facial 　―第Ⅵ脳神経CN Ⅵ　　眼球の外転 Lateral deviation of eye 　―第Ⅶ脳神経CN Ⅶ　　顔面の運動；味覚 Motor-face；Sensory-taste 　―第Ⅷ脳神経CN Ⅷ　　聴覚および平衡感覚 Hearing and balance 　―第Ⅸ脳神経CN Ⅸ　　咽頭の運動；耳，咽頭，舌の知覚 Motor-pharynx；Sensory-ear, pharynx, tongue 　―第Ⅹ脳神経CN Ⅹ　　口蓋，咽頭，喉頭の運動 Motor-palate；pharynx, larynx 　―第Ⅺ脳神経CN Ⅺ　　胸鎖乳突筋および僧帽筋の運動 Motor-sternomastoid and trapezius 　―第Ⅻ脳神経CN Ⅻ　　舌の運動 Motor-tongue						
神経障害：運動性 Neuropathy：Motor	神経障害：運動性 Neuropathy-motor	症状がなく，診察／検査によってのみ脱力が確認される	症状を伴う脱力により機能障害はあるが，日常生活には支障がない	脱力により日常生活に支障あり；歩行時にバランスの確保または補助を要する（例：杖または歩行器）	生命を脅かす；活動不能／動作不能（例：麻痺）	死亡
注：<u>運動性脳神経障害</u>（Cranial nerve <u>motor</u> neuropathy）は，<u>神経障害：脳神経-選択［神経NEUROLOGY-Neuropathy：cranial］</u>にgradingする． 関連AE：<u>喉頭神経障害［神経NEUROLOGY-Laryngeal］</u>；<u>横隔神経障害［神経NEUROLOGY-Phrenic］</u>						

[7] Folstein MF, Folstein SE and McHugh PF (1975) "Mini-Mental State：A Practical Method for Grading the State of Patients for the Clinician," *Journal of Psychiatric Research*, 12：189-198

有害事象共通用語規準(CTCAE)v3.0

	神経　　NEUROLOGY					
		Grade				
有害事象	Short Name	1	2	3	4	5
神経障害：感覚性 Neuropathy：sensory	神経障害：感覚性 Neuropathy-sensory	症状がない；深部腱反射消失または知覚異常(疼きを含む)があるが機能障害はない	知覚変化または知覚異常(疼きを含む)による機能障害はあるが，日常生活には支障がない	日常生活に支障がある知覚変化または知覚異常	活動不能/動作不能	死亡
注：感覚性脳神経障害(Cranial nerve sensory neuropathy)は，神経障害：脳神経-選択[神経NEUROLOGY-Neuropathy：cranial]にgradingする．						
人格/行動 Personality/behavioral	人格 Personality	変化はあるが，患者または家族にとって有害な影響はない	患者または家族にとって有害な変化	精神医学的治療を要する	自傷他害の危険あり；入院を要する	死亡
横隔神経障害 Phrenic nerve dysfunction	横隔神経 Phrenic nerve	症状がなく，診察/検査によってのみ脱力が確認される	症状はあるが，日常生活に支障はない；治療を要しない	著明な機能障害；処置を要する(例：横隔膜縫縮)	生命を脅かす呼吸障害；人工呼吸を要する	死亡
精神病(幻覚/妄想) Psychosis (hallucinations/delusions)	精神病 Psychosis	−	一過性	日常生活に支障あり；薬物療法，監視または拘束を要する	自傷他害の危険あり；生命を脅かす	死亡
錐体路障害 (例：筋緊張，反射亢進，Babinski反射陽性，巧緻協調運動障害) Pyramidal tract dysfunction (e.g., ↑tone, hyperreflexia, positive Babinski, ↓fine motor coordination)	錐体路障害 Pyramidal tract dysfunction	症状はなく，診察/検査でのみ確認される異常	症状あり；機能障害はあるが日常生活には支障がない	日常生活に支障あり	活動不能/動作不能；麻痺	死亡
痙攣 Seizure	痙攣 Seizure	−	単発の短時間の全般性発作；鎮痙薬で良好にコントロールされる発作，または日常生活に支障のないまれな巣状痙攣発作	意識変容をきたす発作；内科的治療を施しても全般化を伴うコントロール不良の痙攣	持続性/反復性/コントロール困難なあらゆる種類の痙攣(例：痙攣重積状態，難治性てんかん)	死亡
傾眠/意識レベルの低下 Somnolence/depressed level of consciousness	傾眠 Somnolence	−	傾眠または鎮静により機能低下をきたすが，日常生活には支障がない	感覚鈍麻または混迷；覚醒困難；日常生活に支障あり	昏睡	死亡
言語障害(例：不全失語/失語) Speech impairment (e.g., dysphasia or aphasia)	言語障害 Speech impairment	−	自覚できる受容性失語または表出性失語，意思疎通に支障なし	受容性失語または表出性失語，意思疎通に支障あり	意思疎通不能	−
注：言語障害とは，原発性中枢神経病変を意味しており，神経障害または臓器の機能障害によるものを意味しない． 関連AE：喉頭神経障害[神経NEUROLOGY-Laryngeal]；声の変化(例：嗄声，声の消失または変化，喉頭炎)[肺PULMONARY-Voice]						
失神 Syncope (fainting)	失神 Syncope (fainting)	−	−	あり	生命を脅かす	死亡
関連AE：中枢神経脳血管虚血[神経NEUROLOGY-CNS]；伝導異常/房室ブロック-選択[不整脈CARDIAC-Conduction]；めまい[神経NEUROLOGY-Dizziness]；上室性および結節性不整脈-選択[不整脈CARDIAC-Supraventricular]；血管迷走神経症状[不整脈CARDIAC-Vasovagal]；心室性不整脈-選択[不整脈CARDIAC-Ventricular]						
検索上の注意：味覚変化(CN Ⅶ, Ⅸ)[Taste alteration(dysgeusia)]は，消化管[GASTROINTESTINAL-Taste]にgradingする．						
振戦 Tremor	振戦 Tremor	短時間または間欠的，かつ軽度；機能障害なし	中等度の振戦；機能障害はあるが日常生活には支障なし	高度の振戦，日常生活に支障あり	活動不能/動作不能	−
神経-その他 (具体的に記載____) Neurology-Other (Specify, __)	神経-その他 Neurology-Other	軽症	中等症	重症	生命を脅かす；活動不能/動作不能	死亡

眼球/視覚　　OCULAR/VISUAL

有害事象	Short Name	Grade 1	Grade 2	Grade 3	Grade 4	Grade 5
白内障 Cataract	白内障 Cataract	症状がなく，診察によってのみ発見	症状あり，中等度の視力低下を伴う(0.5以上*)；眼鏡で矯正可能な視力低下	症状あり，顕著な視力低下を伴う(0.5未満*)；外科的処置を要する(例：白内障手術)	–	–
眼球乾燥症候群 Dry eye syndrome	眼球乾燥 Dry eye	軽症，治療を要さない	症状があり，機能障害はあるが，日常生活には支障がない；内科的治療を要する	症状があり，または日常生活に支障のある視力低下；外科的処置を要する	–	–
眼瞼機能障害 Eyelid dysfunction	眼瞼機能障害 Eyelid dysfunction	症状がない	症状があり，機能障害はあるが，日常生活には支障がない；局所薬または抜毛を要する	症状があり；日常生活に支障あり；外科的処置を要する	–	–

注：眼瞼機能障害には，小管狭窄，睫毛外反，睫毛内反，紅斑，睫毛脱落，眼瞼癒着，毛細血管拡張，肥厚，睫毛乱生が含まれる．
関連AE：神経障害：脳神経-選択［神経NEUROLOGY-Neuropathy：cranial］

有害事象	Short Name	Grade 1	Grade 2	Grade 3	Grade 4	Grade 5
緑内障 Glaucoma	緑内障 Glaucoma	単剤の局所薬を要する眼圧上昇；視野欠損を伴わない	初期の視野欠損を伴う眼圧上昇(すなわち鼻側階段状や弓状暗点)；複数の局所薬または経口薬を要する	眼圧上昇による顕著な視野欠損(すなわち上方視野と下方視野両方の欠損)；外科的処置を要する	眼圧上昇による失明(0.1以下*)；眼球摘出術を要する	–
角膜炎（角膜の炎症/角膜潰瘍） Keratitis（corneal inflammation/corneal ulceration）	角膜炎 Keratitis	眼科的異常所見のみ；治療を要さない	症状があり機能障害はあるが，日常生活には支障がない	症状があり，日常生活に支障あり；外科的処置を要する	穿孔または失明(0.1以下*)	–

検索上の注意：外眼筋の脱力(Ocular muscle weakness)は，全身性または限局性筋脱力（神経障害によらない）-選択［筋骨格MUSCULOSKELETAL-Muscle］にgradingする．

有害事象	Short Name	Grade 1	Grade 2	Grade 3	Grade 4	Grade 5
夜盲症 Night blindness (nyctalopia)	夜盲症 Nyctalopia	症状があるが，機能障害はない	症状があり，機能障害はあるが，日常生活には支障がない	症状があり，日常生活に支障あり	活動不能/動作不能	–
眼振 Nystagmus	眼振 Nystagmus	症状なし	症状があり，機能障害はあるが，日常生活には支障がない	症状があり，日常生活に支障あり	活動不能/動作不能	–

関連AE：神経障害：脳神経-選択［神経NEUROLOGY-Neuropathy］；外眼筋麻痺/複視［眼球OCULAR-diplopia］

有害事象	Short Name	Grade 1	Grade 2	Grade 3	Grade 4	Grade 5
角結膜疾患 Ocular surface disease	角結膜疾患 Ocular surface disease	症状がない，またはわずかな症状があるが機能障害はない	症状があり，機能障害はあるが，日常生活には支障がない；抗生物質の局所投与等の局所療法を要する	症状があり，日常生活に支障あり；外科的処置を要する	–	–

注：角結膜疾患には，結膜炎，乾性角結膜炎，結膜浮腫，角化症，眼瞼結膜上皮化生が含まれる．

有害事象	Short Name	Grade 1	Grade 2	Grade 3	Grade 4	Grade 5
外眼筋麻痺/複視 Ophthalmoplegia/diplopia(double vision)	複視 Diplopia	間欠的に症状を示すが，治療を要さない	症状があり，機能障害はあるが，日常生活には支障がない	症状があり，日常生活に支障あり；外科的処置を要する	活動不能/動作不能	–

関連AE：神経障害：脳神経-選択［神経NEUROLOGY-Neuropathy］

有害事象	Short Name	Grade 1	Grade 2	Grade 3	Grade 4	Grade 5
視神経乳頭浮腫 Optic disc edema	視神経乳頭浮腫 Optic disc edema	症状がない	視力低下(0.5以上*)；視野欠損あり	視力低下(0.5未満*)；顕著な視野欠損があるが，中心から20°以内は回避されている	失明(0.1以下*)	–

関連AE：神経障害：脳神経-選択［神経NEUROLOGY-Neuropathy］

有害事象	Short Name	Grade 1	Grade 2	Grade 3	Grade 4	Grade 5
眼球突出/陥凹 Proptosis/enophthalmos	眼球突出/陥凹 Proptosis/enophthalmos	症状がなく，治療を要さない	症状があり，機能障害はあるが，日常生活には支障がない	症状があり，日常生活に支障あり	–	–
網膜剥離 Retinal detachment	網膜剥離 Retinal detachment	滲出性；中心視野の欠損なし；治療を要さない	滲出性であり，視力は0.5以上*，ただし治療を要さない	裂孔原性または滲出性の剥離；外科的処置を要する	失明(0.1以下*)	–
網膜症 Retinopathy	網膜症 Retinopathy	症状なし	症状があり，中等度の視力低下を伴う(0.5以上*)	症状があり，顕著な視力低下を伴う(0.5未満*)	失明(0.1以下*)	–

* 訳注：オリジナルCTCAE v3.0では米国で頻用されている分数視力表記であったため，わが国で頻用されている小数視力に変換した．

眼球/視覚　OCULAR/VISUAL

有害事象	Short Name	Grade 1	Grade 2	Grade 3	Grade 4	Grade 5
強膜壊死/融解 Scleral necrosis/melt	強膜壊死 Scleral necrosis	症状がない、または症状はあるが機能障害がない	症状があり、機能障害があるが、日常生活には支障がない；中等度の視力低下(0.5以上*)；内科的治療を要する	症状があり、日常生活に支障がある；顕著な視力低下(0.5未満*)；外科的処置を要する	失明(0.1以下*)；眼球摘出術を要する眼痛	−
ぶどう膜炎 Uveitis	ぶどう膜炎 Uveitis	症状がない	前部ぶどう膜炎；内科的治療を要する	後部または全ぶどう膜炎；外科的処置を要する	失明(0.1以下*)	−
視覚-かすみ目 Vision-blurred vision	かすみ目 Blurred vision	症状があるが、機能障害はない	症状があり、機能障害はあるが、日常生活には支障がない	症状があり、日常生活に支障あり	活動不能/動作不能	−
視覚-ちらつき/飛蚊症 Vision-flashing lights/floaters	ちらつき Flashing lights	症状があるが、機能障害はない	症状があり、機能障害はあるが、日常生活には支障がない	症状があり、日常生活に支障あり	活動不能/動作不能	−
視覚-羞明 Vision-photophobia	羞明 Photophobia	症状があるが、機能障害はない	症状があり、機能障害はあるが、日常生活には支障がない	症状があり、日常生活に支障あり	活動不能/動作不能	−
硝子体出血 Vitreous hemorrhage	硝子体出血 Vitreous hemorrhage	臨床所見のみ	症状があり、機能障害はあるが、日常生活には支障がない；治療を要さない	症状があり、日常生活に支障あり；硝子体手術を要する	−	−
なみだ目(流涙) Watery eye (epiphora, tearing)	なみだ目 Watery eye	症状があるが、治療を要さない	症状があり、機能障害はあるが、日常生活には支障がない	症状があり、日常生活に支障あり	−	−
眼球/視覚-その他(具体的に記載＿＿) Ocular/Visual-Other (Specify, ＿)	眼球-その他 Ocular-Other	症状があるが、機能には支障がない	症状があり、機能障害はあるが、日常生活には支障がない	症状があり、日常生活に支障あり	失明(0.1以下*)	死亡

* 訳注：オリジナルCTCAE v3.0では米国で頻用されている分数視力表記であったため、わが国で頻用されている小数視力に変換した．

疼痛　PAIN

有害事象	Short Name	Grade 1	Grade 2	Grade 3	Grade 4	Grade 5
疼痛-選択： (カテゴリー末尾の項目より選択) Pain-Select：	疼痛-選択 Pain-Select	機能障害のない軽度の疼痛	中等度の疼痛；または鎮痛薬使用による機能障害はあるが、日常生活には支障がない	高度の疼痛；または鎮痛薬使用により日常生活に重大な支障あり	活動不能/動作不能	−
疼痛-その他 (具体的に記載＿＿) Pain-Other (Specify, ＿)	疼痛-その他 Pain-Other	機能障害のない軽度の疼痛	中等度の疼痛；または鎮痛薬使用による機能障害はあるが、日常生活には支障がない	高度の疼痛；または鎮痛薬使用により日常生活に重大な支障あり	活動不能/動作不能	−

疼痛-選択　PAIN-SELECT

聴覚器/耳 AUDITORY/EAR
　—外耳 External ear
　—中耳 Middle ear

心血管系 CARDIOVASCULAR
　—心臓 Cardiac/heart
　—心膜 Pericardium

皮膚科/皮膚 DERMATOLOGY/SKIN
　—顔面 Face
　—口唇 Lip
　—口腔-歯肉 Oral-gums
　—頭皮 Scalp
　—皮膚 Skin

消化管 GASTROINTESTINAL
　—腹部-細分類不能 Abdomen NOS
　—肛門 Anus
　—歯科/歯/歯周(歯根膜) Dental/teeth/periodontal
　—食道 Esophagus
　—口腔 Oral cavity
　—腹膜 Peritoneum
　—直腸 Rectum
　—胃 Stomach

全身 GENERAL
　—疼痛-細分類不能 Pain NOS
　—腫瘍痛 Tumor pain

肝胆膵 HEPATOBILIARY/PANCREAS
　—胆嚢 Gallbladder
　—肝 Liver

疼痛-選択	PAIN-*SELECT*
リンパ管 LYMPHATIC 　—リンパ節 Lymph node 筋骨格 MUSCULOSKELETAL 　—背部 Back 　—骨 Bone 　—臀部 Buttock 　—四肢 Extremity-limb 　—腸 Intestine 　—関節 Joint 　—筋肉 Muscle 　—頸部 Neck 　—幻肢痛（切断肢の疼痛）Phantom (pain associated with missing limb) 神経 NEUROLOGY 　—頭部/頭痛 Head/headache 　—神経痛/末梢神経 Neuralgia/peripheral nerve 眼球 OCULAR 　—眼 Eye	肺/上気道 PULMONARY/UPPER RESPIRATORY 　—胸壁 Chest wall 　—胸部-胸郭-細分類不能 Chest/thorax NOS 　—喉頭 Larynx 　—胸膜 Pleura 　—副鼻腔 Sinus 　—咽喉/咽頭/喉頭 Throat/pharynx/larynx 腎/泌尿生殖器 RENAL/GENITOURINARY 　—膀胱 Bladder 　—腎臓 Kidney 性/生殖機能 SEXUAL/REPRODUCTIVE FUNCTION 　—乳房 Breast 　—排卵痛 Ovulatory 　—骨盤 Pelvis 　—陰茎 Penis 　—会陰 Perineum 　—前立腺 Prostate 　—陰嚢 Scrotum 　—精巣 Testicle 　—尿道 Urethra 　—子宮 Uterus 　—膣 Vagina

肺/上気道		PULMONARY/UPPER RESPIRATORY				
		Grade				
有害事象	Short Name	1	2	3	4	5
成人呼吸促迫症候群（ARDS） Adult Respiratory Distress Syndrome (ARDS)	ARDS	−	−	あるが，挿管を要さない	あり，挿管を要する	死亡
関連 AE：呼吸困難（息切れ）[肺 PULMONARY-Dyspnea]；低酸素血症 [肺 PULMONARY-Hypoxia]；肺臓炎/肺浸潤 [肺 PULMONARY-Pneumonitis]						
誤嚥 Aspiration	誤嚥 Aspiration	症状がない（"silent aspiration"）；内視鏡所見または画像所見（例：バリウム造影）のみ	症状あり（例：誤嚥に伴う摂食習慣の制約，咳，むせる）；内科的治療を要する（例：抗生物質，吸引，酸素）	肺炎または肺臓炎の臨床所見または画像所見；経口的に栄養摂取できない	生命を脅かす（例：誤嚥性肺炎または肺臓炎）	死亡
関連 AE：Grade 3−4 の好中球減少を伴う感染（臨床的または微生物学的に確認）-選択 [感染 INFECTION-Infection]；好中球数が正常または Grade 1−2 の好中球減少を伴う感染-選択 [感染 INFECTION-Infection]；好中球数が不明な感染-選択 [感染 INFECTION-Infection]；喉頭神経障害 [神経 NEUROLOGY-Laryngeal nerve]；神経障害：脳神経-選択 [神経 NEUROLOGY-Neuropathy：cranial]；肺臓炎/肺浸潤 [肺 PULMONARY-Pneumonitis]						
無気肺 Atelectasis	無気肺 Atelectasis	症状がない	症状があり（例：呼吸困難，咳），内科的治療を要する（例：気管支鏡による吸引，肺理学療法，吸引）	外科的処置を要する（例：ステント，レーザー）	生命を脅かす	死亡
関連 AE：成人呼吸促迫症候群（ARDS）[肺 PULMONARY-ARDS]；咳 [肺 PULMONARY-Cough]；呼吸困難（息切れ）[肺 PULMONARY-Dyspnea]；低酸素血症 [肺 PULMONARY-Hypoxia]；Grade 3−4 の好中球減少を伴う感染（臨床的または微生物学的に確認）-選択 [感染 INFECTION-Infection]；好中球数が正常または Grade 1−2 の好中球減少を伴う感染-選択 [感染 INFECTION-Infection]；好中球数が不明な感染-選択 [感染 INFECTION-Infection]；気道閉塞/狭窄-選択 [肺 PULMONARY-Airway]；肺臓炎/肺浸潤 [肺 PULMONARY-Pneumonitis]；肺線維症（画像上の変化）[肺 PULMONARY-Pulmonary]						
気管支痙攣，喘鳴 Bronchospasm, wheezing	気管支痙攣 Bronchospasm	症状がない	症状があるが，機能障害はない	症状があり，機能障害がある	生命を脅かす	死亡
関連 AE：アレルギー反応/過敏症（薬剤熱を含む）[アレルギー ALLERGY-Allergic]；呼吸困難（息切れ）[肺 PULMONARY-Dyspnea]						
一酸化炭素拡散能（DL_{co}） Carbon monoxide diffusion capacity (DL_{co})	DL_{co}	予測値の 90−75%	予測値の <75−50%	予測値の <50−25%	予測値の <25%	死亡
関連 AE：低酸素血症 [肺 PULMONARY-Hypoxia]；肺臓炎/肺浸潤 [肺 PULMONARY-Pneumonitis]；肺線維症（画像上の変化）[肺 PULMONARY-Pulmonary]						

有害事象共通用語規準(CTCAE) v3.0

肺/上気道		PULMONARY/UPPER RESPIRATORY				
		Grade				
有害事象	Short Name	1	2	3	4	5
乳び胸 Chylothorax	乳び胸 Chylothorax	症状がない	症状あり；胸腔穿刺または胸腔ドレナージを要する	外科的処置を要する	生命を脅かす(例：循環動態が不安定，または人工呼吸を要する)	死亡
咳 Cough	咳 Cough	症状があり，非麻薬性薬剤のみを要する	症状があり，麻薬性薬剤を要する	症状があり，睡眠や日常生活に顕著な支障がある	-	-
呼吸困難(息切れ) Dyspnea (shortness of breath)	呼吸困難 Dyspnea	労作時呼吸困難，ただし休息をとらずに階段を1階分上ることができる	労作時呼吸困難，ただし階段を1階分上る，または市街地の1区画(0.1km)を歩く際に休息を要する	日常生活動作に伴う呼吸困難あり	安静時呼吸困難；挿管/人工呼吸器を要する	死亡

関連AE：低酸素血症[肺PULMONARY-Hypoxia]；神経障害-運動性[神経NEUROLOGY-Neuropathy-motor]；肺臓炎/肺浸潤[肺PULMONARY-Pneumonitis]；肺線維症(画像上の変化)[肺PULMONARY-Pulmonary]

| 喉頭浮腫
Edema, larynx | 喉頭浮腫
Edema, larynx | 症状なし，検査所見のみ | 症状があるが，呼吸困難なし | 喘鳴；呼吸困難；日常生活に支障あり | 生命を脅かす；気管切開/挿管/喉頭摘出を要する | 死亡 |

関連AE：アレルギー反応/過敏症(薬剤熱を含む)[アレルギーALLERGY-Allergic]

| 1秒量
FEV₁ | 1秒量
FEV₁ | 予測値の90−75% | 予測値の<75−50% | 予測値の<50−25% | 予測値の<25% | 死亡 |
| 肺/上気道瘻-選択：
Fistula, pulmonary / upper respiratory -Select：
—気管支 Bronchus
—喉頭 Larynx
—肺 Lung
—口腔 Oral cavity
—咽頭 Pharynx
—胸膜 Pleura
—気管 Trachea | 肺瘻-選択
Fistula, pulmonary -Select | 症状なし，画像所見のみ | 症状があり，胸腔ドレナージ(tube thoracostomy)または内科的管理を要する；呼吸機能に変化があり，日常生活には支障がない | 症状があり，呼吸機能に変化があり，日常生活に支障あり；内視鏡的処置(例：ステント)または外科的処置による一次閉鎖を要する | 生命を脅かす；胸郭切除術，長期開放ドレナージ，または複数回の開胸術を要する | 死亡 |

注：瘻は，2つの体腔間または体腔と皮膚の間に形成された異常な交通と定義する。瘻の部位は，異常が発生したと思われる部位を選択する。例えば，食道癌の切除または放射線照射による気管-食道瘻は消化管瘻-食道(Fistula, GI-esophagus)としてgradingする。

検索上の注意：喀血(Hemoptysis)は，肺/上気道出血-選択[出血HEMORRHAGE-Hemorrhage]にgradingする。

吃逆(しゃっくり) Hiccoughs (hiccups, singultus)	吃逆 Hiccoughs	症状があり，治療を要さない	症状があり，処置を要する	症状があり，睡眠や日常生活に顕著な支障がある	-	-
低酸素血症 Hypoxia	低酸素血症 Hypoxia	-	労作時の酸素飽和度の低下(例：パルスオキシメーターで<88%)；間欠的な酸素投与を要する	安静時の酸素飽和度の低下；持続的酸素投与を要する	生命を脅かす；挿管または人工呼吸器を要する	死亡
鼻腔/副鼻腔の反応 Nasal cavity / paranasal sinus reactions	鼻腔/副鼻腔の反応 Nasal/paranasal reactions	症状のない粘膜の痂皮化，少量の血液の混じった鼻汁	症状のある狭窄；浮腫/狭窄によって鼻の通りが悪い	顕著な狭窄による鼻閉；日常生活に支障あり	軟部組織または骨の壊死	死亡

関連AE：Grade 3−4の好中球減少を伴う感染(臨床的または微生物学的に確認)-選択[感染INFECTION-Infection]；好中球数が正常またはGrade 1−2の好中球減少を伴う感染-選択[感染INFECTION-Infection]；好中球数が不明な感染-選択[感染INFECTION-Infection]

| 気道閉塞/狭窄-選択：
Obstruction / stenosis of airway -Select：
—気管支 Bronchus
—喉頭 Larynx
—咽頭 Pharynx
—気管 Trachea | 気道閉塞-選択
Airway obstruction-Select | 症状がなく，検査/内視鏡/画像により確認される閉塞または狭窄 | 症状があるが(例：呼吸時の気道雑音)，呼吸障害を伴わない；内科的管理を要する(例：ステロイド) | 日常生活に支障あり；喘鳴ありまたは内視鏡的処置を要する(例：ステント，レーザー) | 生命を脅かす；気管切開または挿管を要する | 死亡 |

肺/上気道　PULMONARY/UPPER RESPIRATORY						
有害事象	Short Name	\multicolumn{5}{c}{Grade}				
		1	2	3	4	5
胸水（非悪性） Pleural effusion (non-malignant)	胸水（非悪性） Pleural effusion	症状なし	症状があるが，利尿剤または≦2回の胸腔穿刺を要する	症状があり，酸素補給/>2回の胸腔穿刺/胸腔ドレナージ/胸膜癒着術を要する	生命を脅かす（例：循環動態が不安定または人工呼吸を要する）	死亡
\multicolumn{7}{l}{関連 AE：無気肺 ［肺PULMONARY-Atelectasis］；咳 ［肺PULMONARY-Cough］；呼吸困難（息切れ）［肺PULMONARY-Dyspnea］；低酸素血症 ［肺PULMONARY-Hypoxia］；肺臓炎/肺浸潤 ［肺PULMONARY-Pneumonitis］；肺線維症（画像上の変化）［肺PULMONARY-Pulmonary］}						
\multicolumn{7}{l}{検索上の注意：胸膜痛（Pleuritic pain）は，疼痛-選択［疼痛PAIN-Pain］にgradingする．}						
肺臓炎/肺浸潤 Pneumonitis/pulmonary infiltrates	肺臓炎 Pneumonitis	症状がなく，画像所見のみ	症状あり，日常生活に支障がない	症状があり，日常生活に支障あり；酸素吸入を要する	生命を脅かす；人工呼吸を要する	死亡
\multicolumn{7}{l}{関連 AE：成人呼吸促迫症候群（ARDS）［肺PULMONARY-ARDS］；咳 ［肺PULMONARY-Cough］；呼吸困難（息切れ）［肺PULMONARY-Dyspnea］；低酸素血症 ［肺PULMONARY- Hypoxia］；Grade 3－4の好中球減少を伴う感染（臨床的または微生物学的に確認）-選択［感染 INFECTION-Infection］；好中球数が正常またはGrade 1－2の好中球減少を伴う感染-選択［感染 INFECTION-Infection］；好中球数が不明な感染-選択［感染INFECTION-Infection］；肺線維症（画像上の変化）［肺PULMONARY-Pulmonary］}						
気胸 Pneumothorax	気胸 Pneumothorax	症状がなく，画像所見のみ	症状あり；処置を要する（例：経過観察入院，胸膜癒着術を伴わない胸腔ドレーン留置）	胸膜癒着術，および/または外科的処置を要する	生命を脅かし，循環動態が不安定（例：緊張性気胸）；人工呼吸を要する	死亡
肺切除後の長期間の胸腔ドレナージまたはエアリーク Prolonged chest tube drainage or air leak after pulmonary resection	肺切除後の胸腔ドレナージまたはエアリーク Chest tube drainage or leak	–	胸膜癒着術または追加の胸腔ドレナージを要する	外科的処置を要する（例：ステープラまたはシーラントを使用する開胸術）	生命を脅かす；活動不能/動作不能；臓器切除を要する	死亡
肺切除後の長期間の挿管（手術後＞24時間） Prolonged intubation after pulmonary resection（＞24 hrs after surgery）	肺切除後の長期間の挿管 Prolonged intubation	–	術後24－72時間で抜管	気管切開には至らず，術後＞72時間で抜管	気管切開を要する	死亡
\multicolumn{7}{l}{検索上の注意：肺塞栓（Pulmonary embolism）は，血栓症/塞栓症（血管内挿入による）［血管VASCULAR-Thrombosis/embolism］または血栓症/血栓/塞栓［血管VASCULAR-Thrombosis/thrombus］としてGrade 4にgradingする．}						
肺線維症（画像上の変化） Pulmonary fibrosis (radiographic changes)	肺線維症 Pulmonary fibrosis	画像上わずかな所見あり（または斑状病変や両側肺底部の変化），ただし画像所見上，線維化が総肺容積の＜25％を占めると推定される	画像所見上，線維化が総肺容積の25－＜75％を占めると推定される斑状病変または両側肺底部の変化	画像所見上，線維化が総肺容積の50－＜75％を占めると推定される濃い範囲の浸潤/硬化	画像所見上，線維化が総肺容積の≧75％を占めると推定される；蜂巣肺	死亡
\multicolumn{7}{l}{注：肺線維症は放射線または集学的治療（手術を含む）より，通常＞3カ月後にみられる"遅発性の影響"である．肺組織の瘢痕化/線維化を意味する．放射線または集学的治療より，通常3カ月以内にみられる肺臓炎との鑑別が困難なこともある．}						
\multicolumn{7}{l}{関連 AE：成人呼吸促迫症候群（ARDS）［肺PULMONARY-ARDS］；咳 ［肺PULMONARY-Cough］；呼吸困難（息切れ）［肺PULMONARY-Dyspnea］；低酸素血症 ［肺PULMONARY-Hypoxia］；Grade 3－4の好中球減少を伴う感染（臨床的または微生物学的に確認）-選択 ［感染 INFECTION-Infection］；好中球数が正常またはGrade 1－2の好中球減少を伴う感染-選択［感染 INFECTION-Infection］；好中球数が不明な感染-選択 ［感染 INFECTION-Infection］}						
\multicolumn{7}{l}{検索上の注意：反回喉頭神経機能障害（Recurrent laryngeal nerve dysfunction）は，喉頭神経障害 ［神経NEUROLOGY-Laryngeal］にgradingする．}						
肺活量 Vital capacity	肺活量 Vital capacity	予測値の90－75％	予測値の＜75－50％	予測値の＜50－25％	予測値の＜25％	死亡
声の変化/構音障害（例：嗄声，声の変化または発声不能，喉頭炎） Voice changes/dysarthria (e.g., hoarseness, loss or alteration in voice, laryngitis)	声の変化 Voice changes	軽度または間欠的な嗄声や声の変化，ただし完全に聞き取れる	中等度または持続的な声の変化，時に反唱が必要であるが，電話で聞き取れる	高度の声の変化（ほとんどがささやき声になる）；聞き取るために頻回な反唱や顔を近づけて話す必要がある；≦50％の会話に発声補助装置（例：エレクトロラリンクス）が必要である	活動不能/動作不能；聞き取れない声または失声；＞50％の会話に発声補助装置（例：エレクトロラリンクス）が必要である；＞50％に筆談が必要である	死亡
\multicolumn{7}{l}{関連 AE：喉頭神経障害 ［神経NEUROLOGY-Laryngeal］；言語障害（例：不全失語/失語）［神経 NEUROLOGY-Speech］}						
肺/上気道-その他（具体的に記載＿＿＿） Pulmonary/Upper Respiratory-Other (Specify, __)	肺-その他 Pulmonary-Other	軽症	中等症	重症	生命を脅かす；活動不能/動作不能	死亡

腎/泌尿生殖器　RENAL/GENITOURINARY

有害事象	Short Name	Grade 1	Grade 2	Grade 3	Grade 4	Grade 5
膀胱痙攣 Bladder spasms	膀胱痙攣 Bladder spasms	症状あり，治療を要さない	症状あり，鎮痙薬を要する	麻薬性薬剤を要する	大がかりな(major)外科的処置を要する（例：膀胱切除術）	—
膀胱炎 Cystitis	膀胱炎 Cystitis	症状がない	排尿痛を伴う頻尿；肉眼的血尿	輸血/鎮痛薬の静脈内投与/膀胱灌流を要する	コントロール不能の出血；緊急処置を要する	死亡

関連AE：Grade 3－4の好中球減少を伴う感染（臨床的または微生物学的に確認）-選択［感染 INFECTION-Infection］；好中球数が正常またはGrade 1－2の好中球減少を伴う感染-選択［感染 INFECTION-Infection］；好中球数が不明な感染-選択［感染 INFECTION-Infection］；疼痛-選択［疼痛 PAIN-Pain］

有害事象	Short Name	Grade 1	Grade 2	Grade 3	Grade 4	Grade 5
泌尿生殖器瘻 -選択： Fistula, GU-*Select*： 　—膀胱 Bladder 　—女性生殖器 Genital tract-female 　—腎臓 Kidney 　—尿管 Ureter 　—尿道 Urethra 　—子宮 Uterus 　—腟 Vagina	泌尿生殖器瘻 -選択 Fistula, GU-*Select*	症状がなく，画像所見のみ	症状あり；非侵襲的治療を要する	症状があり，日常生活に支障あり；侵襲的治療を要する	生命を脅かす：臓器の部分切除または全摘を要する外科的処置；永久的な尿路変向術を要する	死亡

注：瘻は，2つの体腔間または体腔と皮膚の間に形成された異常な交通と定義する．瘻の部位は，異常が発生したと思われる部位を選択する．

有害事象	Short Name	Grade 1	Grade 2	Grade 3	Grade 4	Grade 5
尿失禁 Incontinence, urinary	尿失禁 Incontinence, urinary	偶発的（例：咳，くしゃみなどに伴う），パッドを要さない	自然尿失禁，パッドを要する	日常生活に支障あり；治療を要する（例：クランプ，コラーゲン注射）	外科的処置を要する（例：膀胱切除または永久的な尿路変向術）	—
泌尿生殖器リーク（吻合部を含む） -選択： Leak (including anastomotic), GU-*Select*： 　—膀胱 Bladder 　—卵管 Fallopian tube 　—腎臓 Kidney 　—精索 Spermatic cord 　—ストーマ Stoma 　—尿管 Ureter 　—尿道 Urethra 　—子宮 Uterus 　—腟 Vagina 　—精管 Vas deferens	泌尿生殖器リーク-選択 Leak GU-*Select*	症状がなく，画像所見のみ	症状あり；内科的治療を要する	症状があり，泌尿生殖機能障害あり；侵襲的処置または内視鏡的治療を要する	生命を脅かす	死亡

注：泌尿生殖器リーク（吻合部を含む）-選択は，臨床徴候および症状または画像所見により同定された，瘻の形成を伴わない吻合部のリークに適用する．

有害事象	Short Name	Grade 1	Grade 2	Grade 3	Grade 4	Grade 5
泌尿生殖器閉塞 -選択： Obstruction, GU-*Select*： 　—膀胱 Bladder 　—卵管 Fallopian tube 　—前立腺 Prostate 　—精索 Spermatic cord 　—ストーマ Stoma 　—精巣 Testes 　—尿管 Ureter 　—尿道 Urethra 　—子宮 Uterus 　—腟 Vagina 　—精管 Vas deferens	泌尿生殖器閉塞 -選択 Obstruction, GU-*Select*	症状がなく，画像所見または内視鏡的所見のみ	症状があるが，水腎症，敗血症，臓器機能障害を伴わない；拡張術/内視鏡的再建術/ステント留置を要する	症状あり，臓器機能に影響を及ぼす（例：敗血症，水腎症，腎機能障害）；外科的処置を要する	生命を脅かす；臓器不全；臓器の全摘が必要な外科的処置を要する	死亡

検索上の注意：手術での損傷(Operative injury)は，術中損傷-臓器/構造-選択［手術 SURGERY-Intra-operative］にgradingする．

腎/泌尿生殖器 RENAL/GENITOURINARY					
有害事象	Short Name	Grade				
		1	2	3	4	5
泌尿生殖器穿孔-選択： Perforation, GU -Select： 　—膀胱 Bladder 　—卵管 Fallopian tube 　—腎臓 Kidney 　—卵巣 Ovary 　—前立腺 Prostate 　—精索 Spermatic cord 　—ストーマ Stoma 　—精巣 Testes 　—尿管 Ureter 　—尿道 Urethra 　—子宮 Uterus 　—腟 Vagina 　—精管 Vas deferens	泌尿生殖器穿孔-選択： Perforation, GU -Select	症状がなく，画像所見のみ	症状があり，腎/泌尿生殖器機能に影響する	症状があり，外科的処置を要する	生命を脅かす；臓器不全；臓器の切除が必要な外科的処置を要する	死亡
泌尿器ストーマの脱出 Prolapse of stoma, GU	泌尿器ストーマの脱出 Prolapse stoma, GU	症状がなく，特別な局所ケアを要さない	特別な局所ケアまたは管理；局所麻酔下での小規模な再建を要する	ストーマの機能不全；外科的処置またはストーマの大がかりな(major)再建を要する	生命を脅かす	死亡
注：その他のストーマ合併症は，泌尿生殖器瘻-選択 [腎 RENAL-Fistula]；泌尿生殖器リーク（吻合部を含む）-選択 [腎 RENAL-Leak]；泌尿生殖器閉塞-選択 [腎 RENAL-Obstruction]；泌尿生殖器穿孔-選択 [腎 RENAL-Perforation, GU]；泌尿生殖器狭窄（吻合部を含む）-選択 [腎 RENAL-Stricture] に grading されうる。					
腎不全 Renal failure	腎不全 Renal failure	-	-	長期的な人工透析を要さない	長期的な人工透析または腎移植を要する	死亡
関連 AE：糸球体ろ過率 [代謝 MEATABOLIC-GFR]					
泌尿生殖器狭窄（吻合部を含む）-選択： Stricture/stenosis (including anastomotic), GU -Select： 　—膀胱 Bladder 　—卵管 Fallopian tube 　—前立腺 Prostate 　—精索 Spermatic cord 　—ストーマ Stoma 　—精巣 Testes 　—尿管 Ureter 　—尿道 Urethra 　—子宮 Uterus 　—腟 Vagina 　—精管 Vas deferens	泌尿生殖器狭窄-選択 Stricture, anastomotic, GU-Select	症状がなく，画像または内視鏡的所見のみ	症状があるが，水腎症，敗血症，腎機能障害を伴わない；拡張術/内視鏡の再建術/ステント留置を要する	症状あり，臓器機能に影響を及ぼす（例：敗血症，水腎症，腎機能障害）；外科的処置を要する	生命を脅かす；臓器不全；臓器の切除が必要な外科的処置を要する	死亡
関連 AE：泌尿生殖器閉塞-選択 [腎 RENAL-Obstruction]					
尿中電解質喪失（例：Fanconi症候群，尿細管アシドーシス） Urinary electrolyte wasting (e.g., Fanconi's syndrome, renal tubular acidosis)	尿中電解質喪失 Urinary electrolyte wasting	症状がなく，治療を要さない	軽度，可逆性，かつ電解質補充により治療可能	非可逆性で，持続的な電解質補充が必要である	-	-
関連 AE：アシドーシス（代謝性または呼吸性）[代謝 METABOLIC-Acidosis]；血清重炭酸塩値（HCO_3^-）の低下 [代謝 METABOLIC-Bicarbonate]；血清カルシウム値低下（低カルシウム血症）[代謝 METABOLIC-Hypocalcemia]；血清リン酸値低下（低リン酸血症）[代謝 METABOLIC-Hypophosphatemia]					
頻尿/尿意切迫 Urinary frequency/urgency	頻尿 Urinary frequency	排尿回数または夜間排尿が正常時の≦2倍の増加；遺尿	正常時の＞2倍の排尿回数増加 ただし1時間に＜1回	1時間に≧1回の尿意切迫；カテーテル留置を要する	-	-

有害事象共通用語規準(CTCAE) v3.0

腎/泌尿生殖器	RENAL/GENITOURINARY						
		Grade					
有害事象	Short Name	1	2	3	4	5
尿閉(神経因性膀胱を含む) Urinary retention (including neurogenic bladder)	尿閉 Urinary retention	排尿遅延や尿滴下があるが明らかな残尿はない；周術期の一時的な残尿	薬物治療が必要な排尿遅延；周術期を超えて一時的な6週未満のカテーテル留置が必要な術後膀胱アトニー	1日1回以上の導尿を要する；泌尿器科的処置を要する(例：TURP, 膀胱瘻, 尿道切開)	生命を脅かす；臓器不全(例：膀胱破裂)；臓器の切除が必要な外科的処置を要する	死亡
注：残尿の病因が判明している場合は，泌尿生殖器閉塞-選択[腎RENAL-Obstruction]；泌尿生殖器狭窄(吻合部を含む)-選択[腎RENAL-Stricture]にgradingする． 関連AE：泌尿生殖器閉塞-選択[腎RENAL-Obstruction]；泌尿生殖器狭窄(吻合部を含む)-選択[腎RENAL-Stricture]						
尿の色の変化 Urine color change	尿の色の変化 Urine color change	あり	–	–	–	–
注：尿の色の変化とは，他の食事または生理的原因(例：ビリルビン，濃縮尿，血尿)によらないものを指す．						
腎/泌尿生殖器-その他 (具体的に記載＿＿) Renal/Genitourinary-Other (Specify, __)	腎-その他 Renal-Other	軽症	中等症	重症	生命を脅かす；活動不能/動作不能	死亡

二次性悪性腫瘍	SECONDARY MALIGNANCY						
		Grade					
有害事象	Short Name	1	2	3	4	5
二次性悪性腫瘍-悪性腫瘍の治療によると思われるもの (具体的に記載＿＿) Secondary Malignancy-possibly related to cancer treatment (Specify, __)	二次性悪性腫瘍(悪性腫瘍の治療によると思われるもの) Secondary Malignancy (possibly related to cancer treatment)	–	–	生命を脅かさない皮膚の基底細胞癌または扁平上皮癌	固形腫瘍, 白血病, リンパ腫	死亡
注：二次性悪性腫瘍には，原発巣の転移を含めない．悪性腫瘍の治療と関係する可能性のあるすべての悪性腫瘍(AML/MDSを含める)は，各プロトコールで規定される報告手順に従って報告しなければならない． 重要*：二次性悪性腫瘍はNCIの急送報告制度の例外である．二次性悪性腫瘍があれば「Grade 4, あり」であるが，NCIではいずれの二次性悪性腫瘍(治療との関係の有無に関わらず)についてもNCIへの急送報告を必要としない．NCI提供の治験薬による治療後のAML/MDSの診断は，CTEPのウェブサイト(http://ctep.cancer.gov)のフォームを用いて報告する．治療と関係する疑いのない悪性腫瘍についてはこの報告も不要である．						

* 訳注：ここはNCIがスポンサーする臨床試験に関する規定が記載されており，そのまま訳したが，日本国内の試験では当てはまらない．各試験毎にプロトコールに規定された取扱いに従うこと．

性/生殖機能	SEXUAL/REPRODUCTIVE FUNCTION						
		Grade					
有害事象	Short Name	1	2	3	4	5
乳房機能/授乳 Breast function/lactation	乳房機能 Breast function	乳房の異常，機能的には問題がない	乳房の異常，機能的に問題がある	–	–	–
乳頭/乳輪の変形 Breast nipple/areolar deformity	乳頭/乳輪 Nipple/areolar	限局的な乳輪の非対称性，ただし乳頭の突起には変化なし	乳頭-乳輪部分の非対称性，ただし乳頭がわずかに偏位	乳頭の顕著な偏位	–	–
乳房体積/形成不全 Breast volume/hypoplasia	乳房 Breast	わずかな非対称性；わずかな形成不全	乳房体積の≦1/3相当の非対称性；中等度の形成不全	乳房体積の>1/3相当の非対称性；高度の形成不全	–	–
注：乳房体積は両腕を挙上した状態の体積とする．						
検索上の注意：月経困難(Dysmenorrhea)は，疼痛-選択[疼痛PAIN-Pain]にgradingする．						
検索上の注意：性交困難症(Dyspareunia)は，疼痛-選択[疼痛PAIN-Pain]にgradingする．						
検索上の注意：排尿痛(排尿時の疼痛)〔Dysuria (painful urination)〕は，疼痛-選択[疼痛PAIN-Pain]にgradingする．						

| 性/生殖機能　　SEXUAL/REPRODUCTIVE FUNCTION |||||||
| | | Grade |||||
有害事象	Short Name	1	2	3	4	5
勃起障害 Erectile dysfunction	勃起障害 Erectile dysfunction	勃起機能の低下（勃起頻度/硬度），ただし勃起補助治療を要さない	勃起機能の低下（勃起頻度/硬度），勃起補助治療を要する	勃起機能の低下（勃起頻度/硬度），ただし勃起補助治療が有効でない；陰茎プロテーゼを要する	－	－
射精障害 Ejaculatory dysfunction	射精障害 Ejaculatory dysfunction	射精機能の減弱	無射精または逆行性射精	－	－	－
検索上の注意：女性化（Feminization of male）は，［内分泌 ENDOCRINE-Feminization］に grading する．						
女性化乳房 Gynecomastia	女性化乳房 Gynecomastia	－	症状のない乳房肥大	症状のある乳房肥大；治療を要する	－	－
関連 AE：疼痛-選択［疼痛 PAIN-Pain］						
不妊症 Infertility/sterility	不妊症 Infertility/sterility	－	男性：乏精子症/精子数減少 女性：妊孕性/排卵の減少	男性：不妊症/無精子症 女性：不妊症/無排卵	－	－
月経不順（ベースラインからの変化） Irregular menses (change from baseline)	月経不順 Irregular menses	1－3カ月間無月経	3－6カ月間無月経，ただし月経は持続	＞6カ月の持続する無月経	－	－
性欲 Libido	性欲 Libido	性欲の低下，ただしパートナーとの関係には影響なし；治療を要さない	性欲が低下し，パートナーとの関係に悪影響；治療を要する	－	－	－
検索上の注意：男性化（Masculinization of female）は，［内分泌 ENDOCRINE-Masculinization］に grading する．						
オルガスム障害 Orgasmic dysfunction	オルガスム障害 Orgasmic function	一時的な低下	治療を要するオルガスムの低下	オルガスムが完全に欠如；治療に反応しない	－	－
検索上の注意：骨盤痛（Pelvic pain）は，疼痛-選択［疼痛 PAIN-Pain］に grading する．						
検索上の注意：陰唇や会陰の潰瘍（Ulcers of the labia or perineum）は，潰瘍［皮膚科 DERMATOLOGY-Ulceration］に grading する．						
腟分泌物（非感染性） Vaginal discharge (non-infectious)	腟分泌物（非感染性） Vaginal discharge	軽度の増加	中－高度の増加；パッドの使用を要する	－	－	－
腟乾燥 Vaginal dryness	腟乾燥 Vaginal dryness	軽度	性機能障害あり；性交困難症；治療を要する	－	－	－
関連 AE：疼痛-選択［疼痛 PAIN-Pain］						
腟粘膜炎 Vaginal mucositis	腟粘膜炎 Vaginal mucositis	粘膜の紅斑；わずかな症状	斑状潰瘍；中等度の症状または性交困難症	集簇性潰瘍；創傷を伴う出血；内診/性行為/タンポンの留置ができない	壊死；大量の自然出血；生命を脅かす	－
腟狭窄/腟長 Vaginal stenosis/length	腟狭窄 Vaginal stenosis	腟の狭窄および/または腟長短縮，ただし機能障害はない	腟の狭窄および/または腟長短縮，機能障害あり	完全に閉塞；外科的に修復が不可能	－	－
腟炎（非感染性） Vaginitis (not due to infection)	腟炎（非感染性） Vaginitis (not due to infection)	軽症，治療を要さない	中等症，治療を要する	重症，治療にても改善しない；外科的処置を要さない潰瘍	潰瘍化し，外科的処置を要する	－
性/生殖機能-その他 （具体的に記載＿＿） Sexual/Reproductive Function-Other (Specify, __)	性-その他 Sexual-Other	軽症	中等症	重症	生命を脅かす；活動不能/動作不能	死亡

手術/術中損傷　SURGERY/INTRA-OPERATIVE INJURY

有害事象	Short Name	Grade				
		1	2	3	4	5

検索上の注意：手術中の出血(Intraoperative hemorrhage)は，**手術に関連する出血（術中または術後）**[出血HEMORRHAGE-Hemorrhage]としてgradingする．

有害事象	Short Name	1	2	3	4	5
術中損傷-臓器/構造-選択： (カテゴリー末尾の項目より選択) Intra-operative injury-Select Organ or Structure	術中損傷-選択 Intraop injury-Select	損傷臓器/構造の修復を要するが切除を要さない	損傷臓器/構造の部分切除を要する	損傷臓器/構造の完全切除または再建術を要する	生命を脅かす；活動不能/動作不能	–

注：ここで「選択すべきAE」は，手術時に認められた，重要でかつ事前に想定していなかった損傷と定義する．術中所見に基づく術式の変更による追加的，外科的処置は「選択すべきAE」に該当しない．術中損傷の結果として生じた患者に好ましくない後遺症はすべて，該当するCTCAE用語で記録しgradingしなければならない．

有害事象	Short Name	1	2	3	4	5
術中損傷-その他 (具体的に記載____) Intra-operative Injury-Other (Specify, _)	術中損傷-その他 Intraop injury-Other	損傷臓器/構造の修復を要するが切除を要さない	損傷臓器/構造の部分切除を要する	損傷臓器/構造の完全切除または再建術を要する	生命を脅かす；活動不能/動作不能	–

注：**術中損傷-その他**は，カテゴリー末尾に挙げたAE項目 'Select' AEに含まれていない臓器/構造についてのみ適用する．術中損傷の結果として生じた患者に好ましくない後遺症はすべて，該当するCTCAE用語で記録しgradingしなればならない．

手術/術中損傷-選択　SURGERY/INTRA-OPERATIVE INJURY-SELECT

聴覚器/耳 AUDITORY/EAR
―内耳 Inner ear
―中耳 Middle ear
―外耳-細分類不能 Outer ear NOS
―外耳-耳介 Outer ear-Pinna

心血管系 CARDIOVASCULAR
―大動脈 Artery-aorta
―頸動脈 Artery-carotid
―大脳動脈 Artery-cerebral
―下肢の動脈 Artery-extremity (lower)
―上肢の動脈 Artery-extremity (upper)
―肝動脈 Artery-hepatic
―臓器の主要な動脈 Artery-major visceral artery
―肺動脈 Artery-pulmonary
―動脈-細分類不能 Artery NOS
―心臓 Heart
―脾臓 Spleen
―下肢の静脈 Vein-extremity (lower)
―上肢の静脈 Vein-extremity (upper)
―肝静脈 Vein-hepatic
―下大静脈 Vein-inferior vena cava
―頸静脈 Vein-jugular
―臓器の主要な静脈 Vein-major visceral vein
―門脈 Vein-portal vein
―肺静脈 Vein-pulmonary
―上大静脈 Vein-superior vena cava
―静脈-細分類不能 Vein NOS

皮膚科/皮膚 DERMATOLOGY/SKIN
―乳房 Breast
―爪 Nails
―皮膚 Skin

内分泌 ENDOCRINE
―副腎 Adrenal gland
―副甲状腺 Parathyroid
―下垂体 Pituitary
―甲状腺 Thyroid

頭頸部 HEAD AND NECK
―歯肉 Gingiva
―喉頭 Larynx
―口唇/口周囲 Lip/perioral area
―顔面-細分類不能 Face NOS
―鼻腔 Nasal cavity
―鼻咽頭 Nasopharynx
―頸部-細分類不能 Neck NOS
―鼻 Nose
―口腔-細分類不能 Oral cavity NOS
―耳下腺 Parotid gland
―咽頭 Pharynx
―唾液管 Salivary duct
―唾液腺 Salivary gland
―副鼻腔 Sinus
―歯 Teeth
―舌 Tongue
―上気道/上部消化管-細分類不能 Upper aerodigestive NOS

消化管 GASTROINTESTINAL
―腹部-細分類不能 Abdomen NOS
―肛門括約筋 Anal sphincter
―肛門 Anus
―虫垂 Appendix
―盲腸 Cecum
―結腸 Colon
―十二指腸 Duodenum
―食道 Esophagus
―回腸 Ileum
―空腸 Jejunum
―口腔 Oral
―腹腔 Peritoneal cavity
―直腸 Rectum
―小腸-細分類不能 Small bowel NOS
―ストーマ Stoma (GI)
―胃 Stomach

肝胆膵 HEPATOBILIARY/PANCREAS
―胆管-総胆管 Biliary tree-common bile duct
―胆管-総肝管 Biliary tree-common hepatic duct
―胆管-左肝管 Biliary tree-left hepatic duct
―胆管-右肝管 Biliary tree-right hepatic duct
―胆管-細分類不能 Biliary tree NOS
―胆嚢 Gallbladder
―肝 Liver
―膵 Pancreas
―膵管 Pancreatic duct

筋骨格 MUSCULOSKELETAL
―骨 Bone
―軟骨 Cartilage
―下肢 Extremity-lower
―上肢 Extremity-upper
―関節 Joint
―靭帯 Ligament
―筋肉 Muscle
―軟部組織-細分類不能 Soft tissue NOS
―腱 Tendon

手術/術中損傷 SURGERY/INTRA-OPERATIVE INJURY		
神経 NEUROLOGY 　―脳 Brain 　―髄膜 Meninges 　―脊髄 Spinal cord 　神経 <u>NERVES</u>： 　　―腕神経叢 Brachial plexus 　　―第Ⅰ脳神経 CNⅠ（嗅神経 olfactory） 　　―第Ⅱ脳神経 CNⅡ（眼神経 optic） 　　―第Ⅲ脳神経 CNⅢ 　　　　（動眼神経 oculomotor） 　　―第Ⅳ脳神経 CNⅣ（滑車神経 trochlear） 　　―第Ⅴ脳神経 CNⅤ（三叉神経 trigeminal） 　　　運動系 motor 　　―第Ⅴ脳神経 CNⅤ（三叉神経 trigeminal） 　　　感覚系 sensory 　　―第Ⅵ脳神経 CNⅥ（外転神経 abducens） 　　―第Ⅶ脳神経 CNⅦ（顔面神経 facial） 　　　運動系-顔面 motor-face 　　―第Ⅶ脳神経 CNⅦ（顔面神経 facial） 　　　感覚系-味覚 sensory-taste 　　―第Ⅷ脳神経 CNⅧ 　　　　（前庭神経 vestibulocochlear） 　　―第Ⅸ脳神経 CNⅨ 　　　　（舌咽神経 glossopharyngeal） 　　　咽頭運動系 motor pharynx	―第Ⅸ脳神経 CNⅨ 　　（舌咽神経 glossopharyngeal） 　耳-咽頭-舌感覚系 　sensory ear-pharynx-tongue ―第Ⅹ脳神経 CNⅩ（迷走神経 vagus） ―第Ⅺ脳神経 CNⅪ 　　（副神経 spinal accessory） ―第Ⅻ脳神経 CNⅫ 　　（舌下神経 hypoglossal） ―脳神経または分枝-細分類不能 　Cranial nerve or branch NOS ―舌神経 Lingual ―肺胸郭の神経 Lung thoracic ―末梢運動神経-細分類不能 　Peripheral motor NOS ―末梢感覚神経-細分類不能 　Peripheral sensory NOS ―反回喉頭神経 Recurrent laryngeal ―仙骨神経叢 Sacral plexus ―坐骨神経 Sciatic ―胸背神経 Thoracodorsal	眼球 OCULAR 　―結膜 Conjunctiva 　―角膜 Cornea 　―眼-細分類不能 Eye NOS 　―水晶体 Lens 　―網膜 Retina 肺/上気道 PULMONARY/UPPER RESPIRA- TORY 　―気管支 Bronchus 　―肺 Lung 　―縦隔 Mediastinum 　―胸膜 Pleura 　―胸管 Thoracic duct 　―気管 Trachea 　―上気道-細分類不能 Upper airway NOS 腎/泌尿生殖器 RENAL/GENITOURINARY 　―膀胱 Bladder 　―子宮頸部 Cervix 　―卵管 Fallopian tube 　―腎臓 Kidney 　―卵巣 Ovary 　―骨盤-細分類不能 Pelvis NOS 　―陰茎 Penis 　―前立腺 Prostate 　―陰嚢 Scrotum 　―精巣 Testis 　―尿管 Ureter 　―尿道 Urethra 　―導管 Urinary conduit 　―尿路-細分類不能 Urinary tract NOS 　―子宮 Uterus 　―腟 Vagina 　―外陰部 Vulva

症候群 SYNDROMES						
		Grade				
有害事象	Short Name	1	2	3	4	5
検索上の注意：急性血管漏出症候群（Acute vascular leak syndrome）は，［**血管 VASCULAR-Acute**］に grading する．						
検索上の注意：副腎機能障害（Adrenal insufficiency）は，［**内分泌 ENDOCRINE-Adrenal**］に grading する．						
検索上の注意：成人呼吸促迫症候群〔Adult Respiratory Distress Syndrome（ARDS）〕は，［**肺 PULMONARY-ARDS**］に grading する．						
アルコール不耐症候群（アンタビュース様症候群） Alcohol intolerance syndrome（antabuse-like syndrome）	アルコール不耐症候群 Alcohol intolerance syndrome	－	－	あり	－	死亡
注：アンタビュース様症候群は，一部の新規の抗アンドロゲン薬（例：nilutamide）を服用している患者が同時に飲酒した場合に発生する．						
検索上の注意：自己免疫反応（Autoimmune reaction）は，**自己免疫反応/過敏症（薬剤熱を含む）**［アレルギー **ALLERGY-Autoimmune**］に grading する．						

有害事象共通用語規準（CTCAE）v3.0

		\multicolumn{5}{c}{症候群　　SYNDROMES}

		Grade				
有害事象	Short Name	1	2	3	4	5
サイトカイン放出症候群/急性輸注反応 Cytokine release syndrome / acute infusion reaction	サイトカイン放出症候群 Cytokine release syndrome	軽度の反応；点滴の中断を要さない；治療を要さない	治療または点滴の中断が必要，ただし症状に対する治療（例：抗ヒスタミン薬，NSAIDS，麻薬性薬剤，静脈内輸液）には速やかに反応する；≦24時間の予防的投薬を要する	遷延（症状に対する治療および/または短時間の点滴中止に対して速やかに反応しない）；一度改善しても再発する；続発症（例：腎障害，肺浸潤）により入院を要する	生命を脅かす；陽圧呼吸または人工呼吸を要する	死亡
注：サイトカイン放出症候群/急性輸注反応は，アレルギー/過敏反応（Allergic/hypersensitive reaction）とは異なるが，両AE間で一部の症状が共通している．急性輸注反応はサイトカイン放出を引き起こす薬剤によって発生することがある（例：モノクローナル抗体などの生物学的製剤）．通常，徴候および症状は薬剤点滴中またはその直後に発生し，点滴終了より24時間以内に完全に回復する．徴候/症状には以下のものが含まれる：アレルギー反応/過敏症（薬剤熱を含む）；関節痛；気管支痙攣；咳；めまい；呼吸困難（息切れ）；疲労（無力，嗜眠，倦怠感）；頭痛；高血圧；低血圧；筋肉痛；悪心；瘙痒感；皮疹/落屑；悪寒戦慄；発汗；頻脈；腫瘍痛（治療により惹起または増強される腫瘍痛）；蕁麻疹（蕁麻疹，みみず腫れ，膨疹）；嘔吐． 関連AE：アレルギー反応/過敏症（薬剤熱を含む）［アレルギー ALLERGY-Allergic］；気管支痙攣，喘鳴［肺 PULMONARY-Bronchospasm］；呼吸困難（息切れ）［肺 PULMONARY-Dyspnea］；高血圧［心臓全般 CARDIAC-Hypertension］；低血圧［心臓全般 CARDIAC-Hypotension］；低酸素血症［肺 PULMONARY-Hypoxia］；QTc延長［不整脈 CARDIAC-Prolonged］；上室性および結節性不整脈-選択［不整脈 CARDIAC- Supraventricular］；心室性不整脈-選択［不整脈 CARDIAC-Ventricular］．						
検索上の注意：播種性血管内凝固（DIC）は，［凝固 COAGULATION-DIC］として gradingする．						
検索上の注意：Fanconi症候群（Fanconi's syndrome）は，尿中電解質喪失（例：Fanconi症候群，尿細管アシドーシス）［腎 RENAL-Urinary］として gradingする．						
感冒様症候群 Flu-like syndrome	感冒様症候群 Flu-like syndrome	症状あるが，機能障害なし	中等度または一部の日常生活に支障あり	日常生活に支障がある高度の症状	活動不能/動作不能	死亡
注：感冒様症候群は，カタル様症状を伴う咳，発熱，頭痛，倦怠感，筋痛，虚脱などの一連の症状を指し，単一の要因に起因する病態生理学的変化により生じたと判断される一連の症候に対して適用する．						
検索上の注意：尿細管アシドーシス（Renal tubular acidosis）は，尿中電解質喪失（例：Fanconi症候群，尿細管アシドーシス）［腎 RENAL- Urinary］として gradingする．						
「レチノイン酸症候群」 "Retinoic acid syndrome"	レチノイン酸症候群 "Retinoic acid syndrome"	水分貯留；3kg未満の体重増加；水分摂取制限および/または利尿薬による治療を要する	軽－中等度の徴候/症状；ステロイド薬を要する	重篤な徴候/症状；入院を要する	生命を脅かす；人工呼吸を要する	死亡
注：急性前骨髄球性白血病患者は，三酸化ヒ素などのレチノイン酸以外の薬剤により，いわゆる「レチノイン酸症候群」（"Retinoic acid syndrome"）と類似した一連の症状を経験することがある．この症候群は，通常他の病因では説明できない発熱，体重増加，呼吸困難，肺浸潤および/または胸水などを呈する．白血球増加を伴うことも伴わないこともある． 関連AE：急性血管漏出症候群［血管 VASCULAR-Acute］；胸水（非悪性）［肺 PULMONARY-Pleural］；肺臓炎/肺浸潤［肺 PULMONARY-Pneumonitis］．						
検索上の注意：SIADHは，神経内分泌；ADH分泌異常（例：SIADHまたは低ADH）［内分泌 ENDOCRINE-ADH］に gradingする．						
検索上の注意：Stevens-Johnson症候群（Stevens-Johnson syndrome）は，皮疹：多形紅斑（例：Stevens-Johnson症候群，中毒性皮膚壊死）［皮膚科 DERMATOLOGY-Rash］に gradingする．						
検索上の注意：血栓性微小血管症候群（Thrombotic microangiopathy）は，血栓性微小血管症候群（例：血栓性血小板減少性紫斑病［TTP］または溶血性尿毒症症候群［HUS］）［凝固 COAGULATION-Thrombotic］に gradingする．						
腫瘍フレア Tumor flare	腫瘍フレア Tumor flare	軽度の疼痛 機能障害なし	中等度の疼痛；疼痛または鎮痛薬により機能障害はあるが，日常生活には支障がない	高度の疼痛；疼痛または鎮痛薬により機能障害があり，日常生活に支障あり	活動不能/動作不能	死亡
注：腫瘍フレアとは，治療（例：抗エストロゲン剤/抗アンドロゲン剤/その他のホルモン剤）を開始したことに直接関係して生じる一連の徴候および症状を特徴とする．症状/徴候には腫瘍痛，眼に見える部位にある腫瘍の炎症，高カルシウム血症，び漫性の骨痛，他の電解質異常を含む． 関連AE：血清カルシウム値上昇（高カルシウム血症）［代謝 MATABOLIC-Hypercalcemia］						
腫瘍融解症候群 Tumor lysis syndrome	腫瘍融解症候群 Tumor lysis syndrome	−	−	あり	−	死亡
関連AE：クレアチニン［代謝 METABOLIC-Creatinine］；血清カリウム値上昇［代謝 METABORIC-Hyperkalemia］						
症候群-その他 （具体的に記載＿＿＿） Syndromes-Other（Specify, __）	症候群-その他 Syndromes-Other	軽症	中等症	重症	生命を脅かす；活動不能/動作不能	死亡

巻末資料

343

巻末資料

血管　　VASCULAR						
		\multicolumn{5}{c}{Grade}					
有害事象	Short Name	1	2	3	4	5
急性血管漏出症候群 Acute vascular leak syndrome	急性血管漏出症候群 Acute vascular leak syndrome	−	症状あるが，補液を要さない	呼吸障害あり，または補液を要する	生命を脅かす；陽圧呼吸または人工呼吸を要する	死亡
末梢動脈虚血 Peripheral arterial ischemia	末梢動脈虚血 Peripheral arterial ischemia	−	非外科的に治療できる，永続的障害を残さない短時間（<24時間）の虚血症状	再発性または持続的（≧24時間）かつ/または侵襲的処置を要する	生命を脅かす；活動不能/動作不能および/または末梢側の臓器障害（例：患肢の喪失）	死亡
静脈炎（表在性血栓症を含む） Phlebitis (including superficial thrombosis)	静脈炎 Phlebitis		あり			
関連AE：注射部位の反応/血管外漏出［皮膚科 DERMATOLOGY-Injection］						
門脈血流 Portal vein flow	門脈血流 Portal flow	−	門脈血流の低下	門脈血流の逆流	−	−
血栓症/塞栓症（血管内挿入による） Thrombosis/embolism (vascular access-related)	血栓症/塞栓症（血管内挿入） Thrombosis/embolism (vascular access)	−	深部静脈血栓症または心内血栓；処置は要さない（例：抗凝固薬，血栓溶解剤，フィルター，侵襲的処置）	深部静脈血栓症または心内血栓；処置を要する（例：抗凝固薬，血栓溶解剤，フィルター，侵襲的処置）	肺塞栓症を含む塞栓症；生命を脅かす	死亡
血栓症/血栓/塞栓症 Thrombosis/thrombus/embolism	血栓症/血栓/塞栓症 Thrombosis/thrombus/embolism	−	深部静脈血栓症または心内血栓；処置は要さない（例：抗凝固薬，血栓溶解剤，フィルター，侵襲的処置）	深部静脈血栓症または心内血栓；処置を要する（例：抗凝固薬，血栓溶解剤，フィルター，侵襲的処置）	肺塞栓症を含む塞栓症；生命を脅かす	死亡
血管損傷-動脈-選択 Vessel injury-artery -Select： ―大動脈 Aorta ―頸動脈 Carotid ―下肢 Extremity-lower ―上肢 Extremity-upper ―その他-細分類不能 Other NOS ―内臓 Visceral	動脈損傷-選択 Artery injury -Select	症状がなく，診断所見のみ；治療を要さない	症状あり（例：跛行）；日常生活に支障なし；修復や再建を要さない	症状があり，日常生活に支障あり；修復または再建を要する	生命を脅かす；活動不能/動作不能，末梢側の臓器障害（例：脳卒中，心筋梗塞，臓器または患肢の喪失）	死亡
検索上の注意：手術中の動脈損傷（Vessel injury an artery intra-operatively）は，**術中損傷-臓器/構造-選択**［手術 SURGERY-Intra-operative］にgradingする。						
血管損傷-静脈-選択 Vessel injury-vein -Select： ―下肢 Extremity-lower ―上肢 Extremity-upper ―下大静脈 IVC ―頸静脈 Jugular ―その他-細分類不能 Other NOS ―上大静脈 SVC ―内臓 Viscera	静脈損傷-選択 Vein injury-Select	症状がなく，診断所見のみ；治療を要さない	症状あり（例：跛行）；日常生活に支障なし；修復や再建を要さない	症状があり，日常生活に支障あり；修復または再建を要する	生命を脅かす；活動不能/動作不能；末梢側の臓器障害	死亡
検索上の注意：手術中の静脈損傷（Vessel injury to a vein intra-operatively）は，**術中損傷-臓器/構造-選択**［手術 SURGERY-Intra-operative］にgradingする。						
内臓動脈虚血（心筋以外） Visceral arterial ischemia (non-myocardial)	内臓動脈虚血 Visceral arterial ischemia	−	内科的に治療できる，永続的障害を残さない短時間（<24時間）の虚血症状	再発性または持続的（≧24時間）および/または侵襲的処置を要する	生命を脅かす，活動不能/動作不能および/または末梢側の臓器障害	死亡
関連AE：中枢神経系脳血管虚血［神経 NEUROLOGY-CNS］						
血管-その他 （具体的に記載＿＿） Vascular-Other (Specify, __)	血管-その他 Vascular-Other	軽症	中等症	重症	生命を脅かす；活動不能/動作不能	死亡

臨床試験のABC 索引

欧文索引

A
ARR 112

B
Bayesian法 100

C
CAST 83, 150
CBEL 52
CDC 138
CER 112
CONSORT 167
Cooperative Group 35
CRADA 26, 138
CRC 30, 43, 90, 101, 133, 156, 162, **206**, 220
CRF 41, 43, 134, 155, 186, **210**, 220
CRO 20, 32, 161, 203, 213, **218**
CTCAE 95, **297**

E
EER 112
exposure/response 74

F
FDA 37, 122, 138
fen-phen 84

G
GCP 16, 37, **159**, 185, 213, 223, **258**
 ―― に関連する主な省令・通知 224
GCP実地調査 134
GHTF 102
GLP 27
GMP 27, 118, 130
GPSP 82, 130, 225
GQP 127
GVP 127

H
HIPAA 60

I
ICH 16, 120, 138, **141**, 160, 166, 185, 191, 225
 ―― -GCP 29, 101, 206
ICH E1 199, 201
ICH E2A 198, 201
ICH E2E 85, 199, 201
ICH E3 201
ICH E4 72, 193, 201
ICH E5 200, 201
ICH E6 201
ICH E7 199, 201
ICH E8 71, 191, 201
ICH E9 193, 201
ICH E10 193, 201
ICH E11 87, 200, 201
ICH M1ガイドライン 201
ICH Q5E 121
IRB 20, 30, 37, 60, 67, 134, 156, 161, 166, **170**, 185, 197, 219
ISO 102

J
JCOG 34, **37**

M
MREC 31

N
NAS 24
NCI 35
NIH 23, 138
NNT 112
NSF 24

P
PK/PD 74
PL法 102
population pharmacokinetics 71
PROMISE 84

R
RCT 26
RR 112
RRR 112

S
SMO 20, 32, 133, 203, **218**

T
therapeutic orphan 87
TR 27

和文索引

あ

アウトカム研究　24
悪性腫瘍
　——の第Ⅰ相試験　94
　——の第Ⅱ相試験　95
　——の第Ⅲ相試験　96
　——の治験　93
アーム　78
安全性確認試験　80
安全性評価のガイダンス　191

い

医師主導治験
　　　　18, 26, 34, 163, 185
医師主導臨床試験　26
異種移植の実施に伴う公衆衛生
　上の感染症問題に関する指針
　　　　55
一般医療機器　99
遺伝子解析研究3省指針　50
遺伝子治療臨床研究に関する指
　針　50, 55, 60
医薬品
　——のグローバル開発　33
　——の承認申請書に添付すべ
　　き資料　126
医薬品 GPSP　225
医薬品安全性監視の計画
　　　　85, 199, 201
医薬品，医薬部外品，化粧品及
　び医療機器の製造販売後安全
　管理の基準　127
医薬品，医薬部外品，化粧品及
　び医療機器の品質管理の基準
　　　　127
医薬品医療機器総合機構　131
医薬品及び医薬部外品の製造管
　理及び品質管理規則
　　　　27, 118, 130
医薬品開発の流れ　16
医薬品等の副作用の重篤度分類
　基準　287
医薬品の安全性に関する非臨床
　試験の実施の基準　27
医薬品の製造販売後の調査及び
　試験の実施の基準　82, 130
医薬品の製造販売承認制度　126
医薬品の臨床試験の実施の基準
　　　　16, 37, **159**, 185, 213, 223, **258**
医薬品副作用被害救済制度
　　　　202, **229**
医療・介護事業者における個人
　情報の適切な取扱いのための
　ガイドライン　59
医療機関研究ネットワーク　36
医療機器
　——のクラス分類　99
　——の承認申請書に添付すべ
　　き資料　126
　——の治験　98
　——のトランスレーショナル・
　　リサーチ　102
医療機器 GPSP　225
医療機器規制の国際整合化会議
　　　　102
医療機器産業ビジョン　102
医療機器治験
　——のデザイン　99
　——の問題点　98
医療機器の製造販売後の調査及
　び試験の実施の基準に関する
　省令　225
医療機器の製造販売承認制度
　　　　126
医療機器の臨床試験の実施の基
　準に関する省令　224
医療統計学　**106**
インフォームド・アセント　89
インフォームド・コンセント
　　　　18, 49, 54, 62, 173

え

疫学研究　24
疫学研究に関する倫理指針
　　　　25, 50, 55, 60
エンドポイントの検索　71

お

オーファン・ドラッグ　90, 133

か

外因性民族的要因　142
海外の臨床試験　144
外国で実施された医薬品の臨床
　試験データの取扱い　200, 201
外国臨床データ　141
　——を受け入れる際に考慮す
　　べき民族的要因　73, 127
外挿　73
開発業務受託機関
　　　　20, 29, 161, 203, 213, **218**
開発研究費　25
外部監査　38
偏りを回避する手法　194
監査　213
　——への対応　216
患者指向型研究　24
管理医療機器　99
含量が異なる経口固形製剤の生
　物学的同等性試験ガイドライ
　ン　201

き

キー　79
キーオープン　79
キーコード　79
危険率　112
基準適合性書面調査　133
希少疾病用医薬品　89
基礎研究費　25
行政機関個人情報保護法　60
強制的漸増法　78
共同研究開発協定　26, 138
業務手順書　42

く

クロスオーバー試験　195

け

経口固形製剤の処方変更の生物

学的同等性試験ガイドライン
　　　　　　　　　　　201
継続投与試験　80
劇薬　118
　──の指定　119
ケース・コントロール研究　107
ケース・シリーズ研究　108
研究者主導臨床試験　34
研究デザイン　106
研究倫理　48
研究倫理審査委員会　60
健康サービス研究　24, 25
健康被害発生時の補償対応　204
検証的試験　192
　──のデザイン　195

こ
抗悪性腫瘍薬の臨床評価　82, 93
抗がん薬
　──の第Ⅰ相試験　94
　──の第Ⅱ相試験　95
　──の第Ⅲ相試験　96
後期第Ⅱ相試験　71, 72
後期第Ⅱ相試験終了後相談　132
公共政策合同運営委員会　23
交叉比較試験　195
向精神薬　226
公的研究費　23
行動科学研究　24
高度管理医療機器　99
抗不整脈薬の臨床評価に関する
　ガイドライン　201
交絡　108
抗リウマチ薬の臨床評価方法に
　関するガイドライン　201
高齢者に使用される医薬品の臨
　床評価法に関するガイドライ
　ン　127, 199, 201
国際標準化機構　102
個人情報保護法　**59**, 60
　──, 行政機関　60
　──, 独立行政機関　60
　──の適用除外　61
国家研究規制法　49

コホート研究　107

さ
剤形が異なる製剤の追加のため
　の生物学的同等性試験ガイド
　ライン　201
細胞内移行性　75

し
ジェイコグ　34
試験参加への中止　69
施設訪問モニタリング　38
実施計画書　155
質的研究　106
市販後臨床試験　82
重篤な有害事象報告書の作成補
　助　211
手術等で摘出されたヒト組織を
　用いた研究開発の在り方　55
ジュネーブ宣言　54
主要評価項目　193
小児
　──の治験　**87**
　──を対象とする臨床試験
　　　　　　　　　　　200
小児集団における医薬品の臨床
　試験に関するガイダンス
　　　　　　　　87, 127, 200
症例登録　207
症例報告書
　　　　41, 134, 155, 186, 210, 219
　──の作成支援　210
初回治験届出　29
新GCP　27, 29
新医薬品の承認に必要な用量-反
　応関係の検討のための指針
　　　　　　　　72, 127, 193, 201
新生児臨床研究ネットワーク
　　　　　　　　　　　　90
申請前相談　132
信頼性保証業務　133

す
スクリーニング検査　67

スタートアップ・ミーティング
　　　　　　　　　　　207

せ
製造販売後臨床試験　34, 82, 225
製造販売承認　130
製造販売承認後の適応拡大　34
製造物責任法　102
生物製剤　**120**
　──の治験薬　121
生物薬品(バイオテクノロジー応
　用医薬品/生物起源由来医薬
　品)の製造工程変更にともなう
　同等性/同質性評価　121
生物由来製品感染等被害救済制
　度　231
生命・医療倫理人材養成ユニッ
　ト　52
生命倫理　48
絶対危険減少　112
瀬踏み試験　71
前期第Ⅱ相試験　71, 72
全国治験活性化3カ年計画
　　　　　　　　　　　19, 40
漸増試験　78
選択バイアス　108
セントラルIRB　52

そ
総括製造販売責任者　127
相対危険　111
相対危険減少　111, 112
層別無作為化　78, 79

た
第Ⅰ相試験　17, **66**
　──, 悪性腫瘍の　94
　──, 抗がん薬の　94
　──の開始　68
　──の被験者　67
第Ⅰ相試験開始前相談　132
第Ⅱ相試験　17, **71**
　──, 悪性腫瘍薬の　95
　──, 抗がん薬の　95

第Ⅱ相試験
　── の実施時期　72
　── の種類　71
第Ⅱ相試験終了後相談　132
第Ⅲ相試験　17, **77**
　──, 悪性腫瘍の　96
　──, 抗がん薬の　96
第Ⅳ相試験　**82**
「第一種使用等」に該当する遺伝子治療臨床研究の承認申請手続き　55
代替エンドポイント　82, 83
代替評価項目　194
大規模治験　21
大規模治験ネットワーク　40, 44
対照群との比較方法　195
多施設共同治験　31
多施設共同臨床試験グループ　35
多施設研究倫理委員会　31
タスキギー事件　49
単回投与試験　66, 72
探索的試験　71, 192
単純無作為化　78
単盲検　79

ち

地域等治験ネットワーク　45
治験　16, 22, 26, 34, **126**
　──, 悪性腫瘍の　**93**
　──, 医療機器の　**98**
　──, 小児の　**87**
　── の空洞化　19, 29
　── のクオリティ　30
　── の減少　29
　── の現状と問題点　29
　── のコスト　30
　── のスピード　30
　── の流れ　17
治験開始前のモニタリング　214
治験コーディネーター　32, 43, 101, 133, 162, 181, **206**, 220
治験参加による医師のメリット　20

治験施設支援機関　20, 29, 133, 203
治験実施医師の役割と責任　19
治験実施医療機関, 第Ⅰ相試験　68
治験実施基盤の整備　40
治験実施計画書　41, 184
　──, 第Ⅰ相試験　69
治験実施計画の届出事項　128
治験実施中のモニタリング　215
治験事務局　185
治験終了後のモニタリング　215
治験審査委員会　20, 30, 67, 134, 161, 185, 197, 219
　── の構成　51
治験推進研究事業　38, 40
治験責任医師, 第Ⅰ相試験　69
治験総括報告書の構成と内容に関するガイドライン　201
治験相談　132
治験中に得られる安全性情報の取り扱い　198, 201
治験調整事務局　38
治験届の推移　29
治験ネットワーク　44
治験のあり方に関する検討会　30
治験薬　**118**
　── の管理　118
治験薬GMP　118, 121
治験薬概要書　**180**
　── の読み方　180, 184
　── の内容　180
治験薬の製造管理及び品質管理基準並びに治験薬の製造施設の構造設備基準　118, 121
致命的でない疾患に対し長期間の投与が想定される新医薬品の治験段階において安全性を評価するために必要な症例数と投与期間　127, 199, 201
中央IRB　30, 31
中央治験審査委員会　30
中央倫理審査制度　52
中間解析　197

長期投与試験　72, 80
治療効果の評価指標　111
治療的使用　192
治療必要数　112

つ

追加相談　132
追加的治験　80, 81

て

適応拡大　34
データマネジメント　43

と

同意書保存の確認　210
同意説明文書　175
　── の記載順　175
　── の説明補助　207
同意説明文書作成補助　211
統計学的検定　112
　── のプロセス　112
統計学的推定　113
同等性試験　196
特定胚の取扱いに関する指針　50
毒薬　118
　── の指定　119
独立行政機関等個人情報保護法　60
独立データモニタリング委員会　197
トランスレーショナル・リサーチ　27, 102

な

内因性民族的要因　142

に

二重盲検比較試験　79
日米EU医薬品規制調和国際会議　16, 120, 138, **141**, 160, 166, 185, 191, 225
　── -医薬品の臨床試験の実施の基準　29, 101, 206

日本医師会治験促進センター 40
日本臨床腫瘍研究グループ 37
ニュルンベルク綱領 48, 54
任意漸増法 78

―――――― は ――――――

バイアスを回避する手法 194
バイオマテリアル危機問題 102
賠償 202
賠償責任 202
賠償責任保険 204
賠償補償保険 43
パイロット試験 71, 72
橋渡し研究 102
反復投与試験 66, 72

―――――― ひ ――――――

比較試験 77
被験者識別コードリストの作成 207
被験者登録 43
―― との面談記録 210
―― の適格性の確認 207
―― のリクルート 207
ヒトES細胞の樹立及び使用に関する指針 50
ヒト幹細胞を用いる臨床研究に関する指針 50, 55
ヒトゲノム・遺伝子解析研究に関する倫理指針 50, 55, 60
ヒトに関するクローン技術等の規制に関する法律 50
ヒトを対象とした医療機器の臨床試験 102
非劣性試験 196

―――――― ふ ――――――

ファーマコゲノミクス 122
副作用報告 43
プラセボ **116**
プラセボ群 77
プラセボ効果 116
プラセボ使用の倫理性 117

プラセボ反応 116
ブリッジング 73
ブリッジング試験 142
ブロック無作為化 78
プロトコル 26, 41, 155
――, 医師主導治験の 185
―― のチェックポイント 167
―― の読み方 166
プロトコル作成のガイドライン 166
プロペンシティ・スコア 108
分子標的薬 96, 97

―――――― へ ――――――

並行群間比較試験 77, 78, 195
米国国立衛生研究所 23, 138
米国国立科学アカデミー 24
米国国立科学財団 24
米国国立がん研究所 35
米国疾病管理センター 138
米国食品医薬品局 37, 122, 138
ベイズ統計学 100
ヘルシンキ宣言 18, **54**, **56**, 173, 224
ベルモント・レポート 49

―――――― ほ ――――――

補償 202

―――――― ま ――――――

麻薬 226
―― の管理 226
―― の廃棄 227
麻薬及び向精神薬取締法 **226**
麻薬管理者 226
―― の責務 227
麻薬施用者 226
麻薬保管庫 227

―――――― み ――――――

未承認薬使用問題検討会議 80, 87
民族的要因 73

―――――― む ――――――

無作為化 78, 194
無作為化二重盲検比較臨床試験 72
無作為多時期クロスオーバー試験 78

―――――― も ――――――

盲検化 79, 194
モニタリング 213
――, 治験開始前の 214
――, 治験実施中の 215
――, 治験終了後の 215
―― と監査の違い 213

―――――― や ――――――

薬安第80号 **287**
薬効群別臨床評価ガイドライン 128
薬事法 **222**, **250**
―― の治験関連条文 223
薬事法施行規則 **254**
薬理遺伝学 122

―――――― ゆ ――――――

有意水準 113
有害事象共通用語規準 95, **297**
有効性評価のガイダンス 191

―――――― よ ――――――

用量設定試験 71, 72
用量反応試験 196

―――――― ら ――――――

ランダム化 78
ランダム化二重盲検比較試験 117

―――――― り ――――――

量的研究 106
臨床研究 22
―― の定義 24
―― の分類 24

349

臨床研究の見直し　23
臨床研究コーディネーター
　　　　　　　　　　　90
臨床研究に関する倫理指針
　　　　　25, 37, 50, 55, 60, 82
臨床研究費　25
臨床試験　16, 22, 26, 34
　——，海外の　144
　——における対照群とそれに
　　関連する諸問題　127, 193, 201
　——における同意説明文書　175
　——の一般指針
　　　　　　　　71, 127, 191, 201
　——の種類　26, 191
　——のための統計的原則
　　　　　　　　　　127, 193, 201
　——の目的　23
臨床試験コーディネーター
　　　　　　　　　　30, 133, 156
臨床試験実施計画書　26

臨床試験審査委員会
　　　　　　　　　156, 166, **170**
臨床試験成績の読み方　111
臨床試験倫理指針　54
臨床薬理試験　192
倫理審査委員会　37, 50
　——の構成　51

……………… れ ………………

連邦技術移転法　138

日本医師会生涯教育シリーズ

臨床試験のABC

本書は日本医師会生涯教育シリーズ-71（日本医師会雑誌／第135巻・臨時増刊号／平成18年11月1日刊行）として刊行された同名の雑誌をそのまま単行本化したものです．

2007年1月15日発行　第1版第1刷

- ●監　修　　高久史麿
- ●編　集　　岩砂和雄・矢崎義雄・西岡　清
　　　　　　　橋本信也・飯沼雅朗・伊藤澄信
- ●発　行　　日本医師会
　　　　　　　〒113-8621　東京都文京区本駒込2-28-16
　　　　　　　電話（03）3946-2121（代表）

　　　　　　　会　長／唐澤祥人
　　　　　　　岩砂和雄（日本医師会副会長）
　　　　　　　飯沼雅朗（日本医師会常任理事）
　　　　　　　事務局長／熊谷冨士雄

- ●編集・製作　日本医師会治験促進センター／小林史明・山下美和
- ●製作協力　　株式会社　医学書院／西村僚一・阪本　稔・板橋俊雄
- ●発　売　　株式会社　医学書院　代表取締役　金原　優
　　　　　　　〒113-8719　東京都文京区本郷5-24-3
　　　　　　　電話（03）3817-5600（社内案内）
- ●印刷・製本　大日本印刷株式会社

- ●日本医師会の生涯教育シリーズは，生涯教育用テキストとして各方面から高い評価を得ております．
- ●継続して御購読頂くためには是非日本医師会への加入をお勧めします．

Ⓒ日本医師会　2006（転載・複製の際はあらかじめ許諾をお求めください）
ISBN 978-4-260-00296-7　Y5500